风湿免疫病临床诊治手册

主　编　刘志纯　刘　磊
副主编　（按姓氏拼音排序）
　　　　封其华　郝冬林　姜一真　宋晓翔
　　　　唐　梅　卫　荣
编　者　（按姓氏拼音排序）
　　　　柏　林　车燕芳　陈玉琪　董建建
　　　　封其华　郝冬林　侯国存　黄　俊
　　　　姜一真　金晨凯　金鸥阳　刘　磊
　　　　刘志纯　师延斌　宋晓翔　孙学明
　　　　孙　岩　谭立辉　唐　梅　陶丽红
　　　　卫　荣　温　健　薛雷喜　严　冬
　　　　杨　茹　于　娜　张　雷　张亚兵
　　　　张　祎　章懿婷

苏州大学出版社

图书在版编目(CIP)数据

风湿免疫病临床诊治手册/刘志纯,刘磊主编.—苏州:苏州大学出版社,2021.7
ISBN 978-7-5672-3576-2

Ⅰ.①风… Ⅱ.①刘… ②刘… Ⅲ.①风湿性疾病—免疫性疾病—诊疗—手册 Ⅳ.①R593.21-62

中国版本图书馆 CIP 数据核字(2021)第 151173 号

风湿免疫病临床诊治手册

刘志纯　刘　磊　主编

责任编辑　倪　青

苏州大学出版社出版发行
(地址:苏州市十梓街1号　邮编:215006)
常州市武进第三印刷有限公司印装
(地址:常州市武进区湟里镇村前街　邮编:213154)

开本 787 mm×1 092 mm　1/16　印张 25.25　字数 630 千
2021 年 7 月第 1 版　2021 年 7 月第 1 次印刷
ISBN 978-7-5672-3576-2　定价:68.00 元

若有印装错误,本社负责调换
苏州大学出版社营销部　电话:0512-67481020
苏州大学出版社网址　http://www.sudapress.com
苏州大学出版社邮箱　sdcbs@suda.edu.cn

序一

辛丑正月，万物复苏，草长莺飞，春意盎然。新书《风湿免疫病临床诊治手册》定稿，即将付印，我甚为欣喜，乃为之序。

风湿免疫专业是内科学里一门年轻的专科，它在我国起步于20世纪80年代。因为国家及各地卫生部门的重视，以及专业领域内同道们的努力进取，30余年来该专业已取得了极大的发展。该学科优秀人才辈出，基础研究成果斐然，诊疗新技术层出不穷，与国际先进水平的差距不断缩小，专业医生已能很好地为风湿免疫疾病患者提供诊疗服务。

在这一领域，不论是从业多年的中高年资医生还是新近入门的年轻医生、研究生，也不论是风湿免疫专科人员还是其他专业如肾病、血液、内分泌、中医等科的医务工作者，面对风湿免疫专业迅猛发展的现状，都十分期盼有一本提纲挈领、简明扼要的参考书，以便迅速找到风湿免疫疾病诊断、鉴别诊断及治疗的相关知识。

志纯主任是风湿免疫界的新秀，她主持创办苏州大学附属第二医院风湿免疫科后，带领全科人员踏踏实实搞学科建设，在短时间内取得了长足进步，并组织苏州风湿免疫专科学会的委员们完成了本手册的撰写。相信该书的问世必将给风湿免疫科及相关专业医生带来极大便利，也定为风湿免疫事业的发展做出贡献。

陈志伟
辛丑元月于苏州

序二

风湿免疫学是一门既古老又年轻的学科。

古老，意味着历史悠久；年轻，代表着发展速度快。

近年来，随着医学科技的进步，风湿免疫学发展迅速，新理论、新诊疗技术不断出现，疾病谱不断扩大，诊疗规范和标准不断更新。各医疗机构也越来越重视风湿免疫学科的发展，苏州市所有三级医院及部分二级医院都单独设立了风湿免疫科，从事风湿免疫专科工作的临床医师队伍不断壮大。在临床实践中，同行们希望有一本能系统介绍本学科疾病最新的诊断标准和治疗规范的参考书。在此背景下，刘志纯主委牵头策划组织苏州市医学会风湿免疫学分会部分委员联合编写了这本《风湿免疫病临床诊治手册》。

阅读一本实用性强的书如同遇到一位循循善诱的老师。本书有以下几大特点：一是全面系统，共43章，包含了风湿免疫学科的各种常见病及一些罕见病；二是突出最新成果，分病种介绍了最新的诊疗标准、规范、指南和专家共识；三是理论与临床结合，既有最新的理论，也有诊断、鉴别诊断和规范治疗的临床实践；四是实用性强，凝聚了临床专家丰富的诊治经验，并化繁为简，清晰精准。本书是风湿免疫专科医务工作者案头不可或缺的参考书。

学科是在不断探索中发展的。我们希望《风湿免疫病临床诊治手册》能给同行们在临床实践中带来启发和帮助，也真诚地希望各位同行在使用过程中提出宝贵意见，以利于我们进一步修订完善图书内容，共同推进风湿免疫学科的发展。

苏州市医学会秘书长
谭秋生
2021年2月

前言

风湿病是一组侵犯骨与关节及其周围软组织和其他相关组织器官的慢性疾病。多数风湿病为自身免疫性疾病，发病较隐蔽而缓慢，病程较长，且大多具有遗传倾向，如果不及时诊治，就有致残甚至致死的风险，给社会和家庭带来负担。风湿病患者常有单一或多系统损害，症状表现各异，临床诊断困难，因此风湿病的规范诊断和治疗是专科医师经常面临的挑战。

广义上，凡是引起骨关节、肌肉疼痛的疾病，皆可归属为风湿病。至今，广义的风湿病有100多种，包括感染性、免疫性、代谢性、内分泌性、遗传性、退行性、肿瘤性、地方性、中毒性等多种原因引起的疾病；而狭义的风湿病仅限于内科与免疫相关的几十种疾病，其中有些病还是跨学科的，如痛风、骨性关节病、感染性关节炎等。

当前，各种新型检查手段不断出现，能检测的项目日益增多，需要医师仔细搜集病史与体检信息，发现疾病线索，精准开立相应检查，并不断学习国内外最新指南，才能正确诊断和治疗患者。对于青年风湿病医师来说，他们临床经验有限，迫切需要一本贴近临床、可以随时翻阅、为临床诊治提供诊断思路与参考标准的本土化"宝典"。

有鉴于此，苏州市风湿免疫学会的主任委员刘志纯教授牵头，组织苏州市各大医院的风湿免疫专家，搜集国内外最新指南和综述，经整理、分析、总结后编写成书。该书编者均为苏州市各大医院风湿专科骨干医师，其中有些还是硕士生导师和博士生导师，具有丰富的临床经验，保证了本书的实用性和学术水平。

本书分为11篇，共43章，不仅涉及常见风湿病，还涉及罕见病和近年来才逐步得到认识的疾病。我们相信本书的形式和内容将有助于年轻医师从课堂教学过渡到临床实践，资深专家也可把它作为备忘录，其他非本专业医师则可以把它作为拓展知识的宝库，以扩展临床视野、开阔思路。

本书的编写历经一年，各位编者均担负着繁重的临床任务，感谢他们在百忙之中为该书的出版所付出的努力。由于编者水平有限，疏漏或错误之处在所难免，恳请读者不吝赐教。

编者
2021年1月

目录

第一篇 炎性关节炎

第一章 类风湿性关节炎 ······(003)

第二章 脊柱关节病总论 ······(015)

第三章 强直性脊柱炎 ······(030)

第四章 银屑病关节炎 ······(042)

第五章 反应性关节炎 ······(054)

第六章 SAPHO 综合征 ······(061)

第二篇 晶体诱导的炎症

第七章 痛风与痛风性关节炎 ······(071)

第八章 焦磷酸钙沉积病 ······(080)

第三篇 骨与软骨病

第九章 骨关节炎 ······(085)

第十章 复发性多软骨炎 ······(098)

第十一章 原发性骨质疏松症 ······(105)

第四篇 弥漫性结缔组织病

第十二章 系统性红斑狼疮 ······(121)

第十三章 抗磷脂综合征 ······(134)

第十四章 干燥综合征 ······(144)

第十五章　多发性肌炎和皮肌炎……………………………………………………（158）
第十六章　系统性硬化症……………………………………………………………（171）
第十七章　混合性结缔组织病………………………………………………………（178）

第五篇　血管病

第十八章　系统性血管炎……………………………………………………………（187）
第十九章　大动脉炎…………………………………………………………………（193）
第二十章　肉芽肿性血管炎…………………………………………………………（200）
第二十一章　显微镜下多血管炎……………………………………………………（207）
第二十二章　嗜酸性肉芽肿性多血管炎……………………………………………（211）
第二十三章　结节性多动脉炎………………………………………………………（218）
第二十四章　白塞病…………………………………………………………………（224）
第二十五章　巨细胞动脉炎…………………………………………………………（233）

第六篇　自身免疫性肝病

第二十六章　自身免疫性肝炎………………………………………………………（243）
第二十七章　原发性胆汁性胆管炎…………………………………………………（259）

第七篇　儿童风湿病

第二十八章　儿童风湿病总论………………………………………………………（267）
第二十九章　幼年特发性关节炎与巨噬细胞活化综合征…………………………（280）
第三十章　儿童系统性红斑狼疮……………………………………………………（291）

第八篇　感染与关节炎

第三十一章　风湿热…………………………………………………………………（305）
第三十二章　莱姆病…………………………………………………………………（312）

第九篇　其他风湿免疫病

第三十三章　大骨节病………………………………………………………………（317）

第三十四章　成人斯蒂尔病 …………………………………………………… (319)

第三十五章　纤维肌痛综合征 ………………………………………………… (324)

第三十六章　淀粉样变性 ……………………………………………………… (329)

第三十七章　结节性红斑 ……………………………………………………… (334)

第三十八章　结节性脂膜炎 …………………………………………………… (337)

第十篇　罕见病

第三十九章　IgG4 相关疾病 …………………………………………………… (341)

第四十章　木村病 ……………………………………………………………… (345)

第四十一章　Sweet 综合征 …………………………………………………… (349)

第十一篇　风湿病与肿瘤、妊娠

第四十二章　风湿病与肿瘤 …………………………………………………… (359)

第四十三章　风湿病与妊娠 …………………………………………………… (375)

第一篇

炎性关节炎

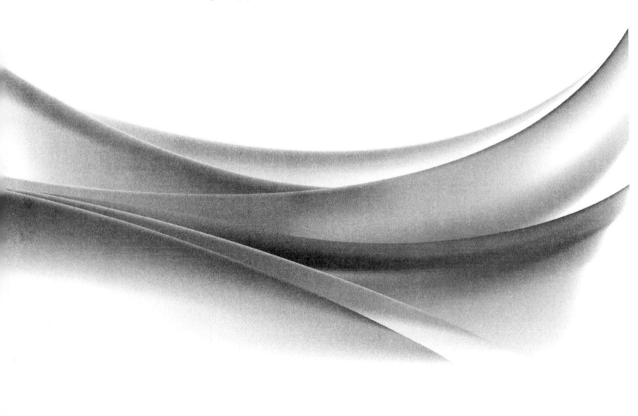

第一章 类风湿性关节炎

1 概述

类风湿性关节炎（rheumatoid arthritis，RA）是一种以侵蚀性关节炎为主要表现的全身性自身免疫病。本病女性多发，男女患病比例约为1∶3。RA可发生于任何年龄，以30~50岁为发病的高峰年龄。我国大陆地区的RA患病率为0.2%~0.4%。本病表现为以双手和腕关节等小关节受累为主的对称性、持续性多关节炎。病理表现为关节滑膜的慢性炎症、血管翳形成，并出现关节的软骨和骨破坏，最终可导致关节畸形和功能丧失。此外，患者尚可有发热及疲乏等全身表现。血清中可出现类风湿因子（RF）及抗环瓜氨酸肽抗体（ACPA）等多种自身抗体。

近年来，人们在RA的发病机制方面不断探索，临床上不断涌现新的靶向药物，美国风湿病学会（ACR）、欧洲抗风湿病联盟（EULAR）、亚太风湿病学学会联盟（APLAR）和中华医学会风湿病学分会等多个国际风湿病领域的学术组织修订了各自的RA诊疗指南。鉴于此，我们将最新的有关RA发病机制、诊断和临床治疗策略进行整理，以提高人们对RA的认知水平。

2 临床表现

2.1 流行病学和危险因素

RA发作可在任何年龄发生，但以30~50岁之间高发。估计全球RA的平均患病率为0.5%~1.0%。目前仍缺少关于我国RA患病率的确切数据。妇女、吸烟者和有该病家族史的人处于较高的发病风险中。

遗传因素占RA发病风险的60%。特别是人类白细胞抗原基因（共有表位）的变异已显示与RA相关。20世纪70年代，有研究者报道了RA与人类白细胞抗原（human leukocyte antigen，HLA）-DR基因在遗传上的联系。到目前为止，大多数与RA相关的HLA-DRB1等位基因在HLA-DR β链的第70—74位具有相似的氨基酸序列，称为共享表位（SE），尤其在ACPA阳性的患者中非常普遍。SE等位基因与RA易感性及疾病的严重程度有关，它们可以帮助鉴定RA患者亚群中的不同遗传特征。在不同RA亚组中进行的HLA-DRB1分析可以鉴定RA患者的遗传独特子集和独特的遗传背景[1]。除了公认的HLA-DRB1的作用外，最近人们还越来越关注HLA-DP基因在感染过程和自身免疫中的作用。有关这方面的研究发现，HLA-DP的亚单位HLA-DPB1中的单核苷酸多态性（SNP）rs9277535与中国西部人群的RA易感性密切相关[2]。

除HLA位点外，许多非HLA基因也与RA的易感性有关。例如，细胞因子基因启动子区域的多态性可以调节细胞因子的表达，从而影响疾病的易感性。IL-1β在介导RA的关节炎症和骨破坏中起关键作用。在RA人群中针对IL-1β基因在启动子区域-511（C/T）内的多态性作用进行研究发现，IL-1β-511启动子SNP的突变等位基因（T）不仅与抗环瓜氨酸肽（CCP）抗体和 IL-1β 水平升高有关，而且还与 RA 患者队列中的疾病易感性有关[3]。

在 RA 的发病中，TNF 受体和 TNF 受体相关因子（TRAF）也得到了广泛的研究。TNF 受体相关因子 6（TRAF6）诱导 NF-κB 活化，导致多种炎症介质的转录和分泌，不仅参与滑膜炎症，还参与软骨和骨破坏。关于一组 RA 患者的研究发现，TRAF6 rs540386 SNP 与低骨密度（BMD）相关[4]。除此之外，趋化因子、半胱氨酸蛋白酶（CASPs）和对氧磷酶（PON）在 RA 的炎症状态中也起着重要作用[5-7]。

尽管公认 HLA 和非 HLA 基因位点与 RA 有关，但它们不能单独解释疾病的易感性。表观遗传学（epigenetics）方面的研究是在 DNA 序列不变的前提下表型或基因表达的性质改变的机制。一些表观遗传学信息，如 DNA 的甲基化，可以从亲代传至下一代，这也为环境因素下人群对疾病的易感性的快速改变提供了另一种解释机制。Webster 等[8]对 DNA 甲基化的研究结果支持表观遗传变异性在 RA 和其他自身免疫性疾病的发病中的重要性。除 DNA 甲基化外，组蛋白修饰的评估可能有助于理解 RA 亚型的表观基因组概况。有关这方面的研究发现，RA 患者成纤维细胞样滑膜细胞（FLS）中存在异常的组蛋白赖氨酸甲基化（HKM）。具体而言，HKM 修饰酶（包括组蛋白赖氨酸甲基转移酶和脱甲基酶）的基因表达失调与 HKM 的改变有关，导致 FLS 的基因表达发生变化，从而导致炎症的扩散及滑膜病变[9]。

新近引起关注的另一类遗传变异是 microRNA（miRNA）的 DNA 多态性。miRNA 属于一类小的、非编码 RNA 分子，长度约为 21 个核苷酸，它可通过降低其目标信使 RNA（mRNA）促进蛋白合成的能力来调节基因表达。一些研究提示，miRNA 与 RA 易感性相关[10-12]。

除了遗传因素外，其他重要的危险因素包括女性（女性患病风险增加两倍）和吸烟者，尤其是那些共有表位呈阳性的人。

2.2 症状和体征

2.2.1 关节受累

RA 的主要临床表现为对称性、持续性关节肿胀和疼痛，常伴有晨僵（持续 1 h 以上）。以小关节为主，主要为近端指间关节、掌指关节和腕关节。颈椎、颞颌关节、胸锁和肩锁关节也可受累。远端指间和腰椎通常不受影响。中、晚期患者可出现手指的天鹅颈及纽扣花样畸形，关节强直和掌指关节半脱位，表现为掌指关节向尺侧偏斜（图 1-1、图 1-2、图 1-3）。

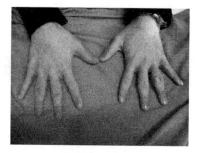

图 1-1 新发 RA 患者的近端指间关节肿胀

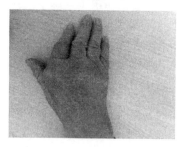

图 1-2 晚期 RA 患者掌指关节向尺侧偏斜

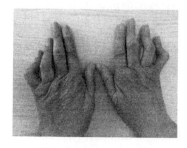

图 1-3 晚期 RA 患者手指呈纽扣花样畸形

2.2.2 关节外表现

RA 是一种以关节滑膜炎为主要表现的全身性自身免疫性疾病。患者除有上述典型的关节受累表现外,还可出现累及眼睛、皮肤、肺脏、肾脏、心血管等关节外器官的表现(表 1-1)。关节外表现的发生率为 8%~40%。RA 患者还常有低热、疲乏等全身表现。

表 1-1 RA 患者的关节外表现及其临床特点[13]

关节外表现	临床特点
心血管	
动脉粥样硬化	RA 患者的主要死亡原因之一
心包炎	尸检发现,30%~50% 的 RA 患者患有心包炎,很少有心包填塞
眼	
巩膜炎/角膜炎	表现为急性充血、疼痛;发生率不到 1%
干燥性角结膜炎	继发性干燥综合征,也可能发生口干
周围溃疡性角膜炎	更严重的巩膜炎,如果不及时治疗,溃疡可穿透前房
血液系统	
淀粉样变性	由慢性炎症引起
Felty 综合征	脾大,中性粒细胞减少,血小板减少
神经系统	
颈椎病	由 C1-C2 半脱位引起,X 线片上可见
神经病变	腕管,多发性单神经炎(脚下垂)
肺	
卡普兰综合征	结节和尘肺病(多见于煤矿工人)
间质性肺疾病	可能类似于闭塞性细支气管炎,伴有组织性肺炎、特发性肺纤维化。患者也可能患有肺动脉高压
胸腔积液	渗出液,葡萄糖水平明显偏低
肺结节	患者可以无症状
皮肤	
类风湿结节	结节坚硬或呈橡胶状,位于易受压区域(例如尺骨鹰嘴部位)
血管炎	预后较差,病死率增加,很少见,但发生于病情严重(骨侵蚀、关节变形和血清学指标阳性)的 RA

2.2.2.1 肺部表现

2.2.2.1.1 肺间质病变:是引起 RA 患者死亡的重要原因之一(图 1-4)。患者起病隐匿,常在肺间质病变晚期才会出现症状,合并肺动脉高压和呼吸衰竭,查体可闻及双肺底爆裂音。当患者出现运动耐量下降、活动后气短、干咳和发热症状时,要注意排除 RA 继发肺间质纤维化的可能。主要的肺间质病变类型为普通型间质性肺炎(usual interstitial pneumonia,UIP)和非特异性间质性肺炎(non-specific interstitial pneumonia,NSIP)。

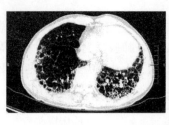
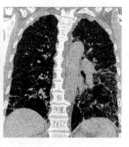

图 1-4　晚期 RA 患者肺间质病变

2.2.2.1.2　肺类风湿结节：常为双肺多发圆形结节，密度均匀，边界清，多发于胸膜下，与小叶间隔相连。患者一般无肺部相关症状，结节可随 RA 病情控制而得到缓解，但要与原发性肺癌、结核、肉芽肿性病变相鉴别（图 1-5）。密切随诊十分关键。

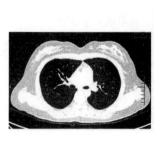
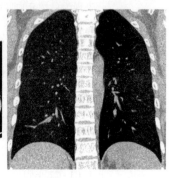

图 1-5　RA 患者右上肺结节，术后病理检查显示为周围型多发性微浸润腺癌

2.2.2.1.3　胸膜病变：常为单侧病变，以胸膜增厚、粘连为主，可伴有胸腔积液。临床表现为胸痛、呼吸困难、发热，查体可闻及胸膜摩擦音及胸腔积液体征。胸膜穿刺表现为渗出液，穿刺液葡萄糖水平明显偏低。

2.2.2.2　肾脏表现

患者肾脏表现为多种肾小球肾炎、肾小管间质性肾炎（继发干燥综合征多见）。RA 病情严重、病程较长者亦可出现肾淀粉样变，这主要与血清 AA 蛋白浓度升高和长期慢性炎症病变相关。另外，与 RA 治疗相关的药物，比如非甾体类抗炎药（NSAIDs）、环孢素等均可导致肾脏损伤（常表现为肾小管间质性肾炎）。

2.2.2.3　血液系统表现

贫血常见，但 RA 患者很少出现白细胞和血小板减少。如果患者出现白细胞和血小板减少，则提示可能由药物副作用所致，或者并发 Felty 综合征和继发干燥综合征。

2.2.2.4　心血管系统表现

RA 患者冠心病发病率明显升高，冠心病也是导致 RA 患者死亡的原因之一。心包炎亦较常见。尸检发现，30%~50% 的 RA 患者患有心包炎，但很少有心包填塞。

2.3　实验室检查

2.3.1　血常规

患者常表现为小细胞低色素性贫血。长期服用 NSAIDs 的患者要注意消化道慢性失血可能。通常患者血小板计数升高并与病情活动程度相关。

2.3.2 非特异性免疫炎症指标

红细胞沉降率（ESR）和 C 反应蛋白（CRP）水平升高并与 RA 病情活动相关。

2.3.3 特异性免疫学指标

主要特异性免疫学指标包括类风湿因子（RF）、抗环瓜氨酸肽（CCP）抗体、抗核周因子（APF）、抗角质层蛋白抗体（AKA）、抗突变型瓜氨酸波形蛋白（MCV）抗体、抗 P68 抗体和抗 PAD4 抗体等。临床上以 RF 和抗 CCP 抗体（ACPA）最为常用。

2.4 影像学检查

在常规临床实践中，针对 RA 患者关节受累及关节外器官受累检查方面，最常使用的四种影像学技术为普通 X 线摄影、计算机断层摄影（CT）、超声波（US）和磁共振成像（MRI）。其他技术如核医学成像、外围定量计算机体层摄影（pQCT）、数字 X 线放射测量、双能 X 线吸收检查等的适应证有限，是否应用于临床是目前研究的课题[14]。

早期 X 线表现为关节周围软组织肿胀及关节附近骨质疏松；随病情进展，可出现关节面破坏、关节间隙狭窄、关节融合或脱位。但是，评估 RA 早期变化和早期 RA 的监测，需要更敏感的成像。US 和 MRI 可对软组织进行详细评估，并可评估炎症的存在及其程度。MRI 对骨髓水肿（BME）评估相对于 US 有显著优势。EULAR 建议，在 RA 管理中 MRI 可以提高 RA 诊断的确定性，并比普通 X 线更早地发现结构损伤[15]。尽管研究数据支持 MRI 可用于早期 RA 诊断和预后/风险分层，但 MRI 的敏感性和特异性仍然存在争议[16]。此外，MRI 检查成本较高、检查时间长、患者舒适性差和基层医院缺乏 MRI 设备等是其临床应用中的不足之处。

3 诊断标准

RA 的诊断主要依靠临床表现、实验室检查及影像学检查。典型病例按 1987 年美国 ACR 的分类标准诊断并不困难，但不典型及早期 RA 易被误诊或漏诊。对这些患者，除 RF 和抗 CCP 抗体等检查外，还可考虑 MRI 及超声检查，以利于早期诊断。对可疑 RA 的患者要定期复查和随访。2009 年，ACR 和 EULAR 提出了新的 RA 分类标准和评分系统（表 1-2）[17]，标准中不再包括类风湿结节或 X 线影像学侵蚀性变化的临床表现，因为 RA 早期出现这两种临床表现的可能性均较小。血清学指标（RF 和 ACPA）阳性及炎性标志物水平升高可能有助于确诊。

表 1-2 2009 年 ACR/EULAR 类风湿性关节炎分类标准

目标人群（应该接受测试的人群）：
(1) 至少有一个关节患有明确的临床滑膜炎（肿胀）①
(2) 滑膜炎不能用其他疾病更好地解释②
RA 的分类标准（基于评分的算法：将 A 到 D 类别的得分相加；在 10 分中得分必须≥6 分才可诊断)③

标准	得分
A. 关节数④	
1 个大关节⑤	0 分
2~10 个大关节	1 分

续表

标准	得分
1~3个小关节⑥（有或没有大关节参与）	2分
4~10个小关节（有或没有大关节参与）	3分
>10个关节（至少一个小关节）⑦	5分
B. 血清学（分类需要至少一个测试结果）⑧	
RF 和 ACPA 阴性	0分
RF 或 ACPA 低滴度	2分
RF 或 ACPA 高滴度	3分
C. 急性期反应物（分类需要至少一种测试结果）⑨	
ESR 和 CRP 水平正常	0分
ESR 或 CRP 水平升高	1分
D. 症状持续时间⑩	
<6 周	0分
≥6 周	1分

注：ACPA 代表抗瓜氨酸肽抗体；CRP 代表 C 反应蛋白；ESR 代表红细胞沉降率；RA 代表类风湿性关节炎；RF 代表类风湿因子。① 该标准旨在对新发病的患者进行分类。② 表现不同的患者的鉴别诊断也不同，但是它们可能包括全身性红斑狼疮、银屑病关节炎和痛风等疾病。如果不清楚要考虑的相关鉴别诊断，则应咨询风湿病专家。③ 尽管得分低于 6 分（满分 10 分）的患者不能归类为 RA，但可以重新评估其状态，并且随着时间的推移可能会逐渐满足该标准。④ 关节受累是指检查中任何肿胀或压痛的关节可通过滑膜炎的影像学证据予以证实。评估不包括远端指间关节，第一腕掌关节和第一跖趾关节。关节分布的类别根据所涉及关节的位置和数量进行分类，并根据关节参与的模式将其置最高的类别中。⑤ 大关节是肩膀、肘部、臀部、膝盖和脚踝。⑥ 小关节是掌指关节、近端指间关节、第二至第五跖趾关节、拇指指间关节和手腕。⑦ 在此类别中，至少一个涉及的关节必须是小关节；其他关节可以包括大关节和其他小关节的任意组合，以及其他地方未特别列出的其他关节（例如颞下颌、肩锁骨、胸锁骨）。⑧ 阴性是指小于或等于实验室和化验的正常上限的国际单位值；低滴度是指国际单位值高于实验室和测定法的正常上限，但等于或小于正常上限的 3 倍；高滴度是指国际单位值是实验室和测定法正常上限的 3 倍以上。当仅提供阳性或阴性的 RF 信息时，对 RF 的阳性结果应记为低阳性。⑨ 正常/异常由当地实验室标准确定。⑩ 症状持续时间是指患者在评估时自行报告的临床涉及的关节滑膜炎的体征或症状（例如疼痛、肿胀、压痛）的持续时间，而与治疗状态无关。

4 治疗

RA 的治疗措施主要包括一般治疗、药物治疗和外科治疗。对于一般治疗和外科治疗，此处不做赘述。下面结合 2019 年 EULAR 最新建议，对 RA 的治疗策略和新药方面做一总结。新的建议中相关术语及其定义详见表 1-3。

表 1-3 2019 年 EULAR 最新建议中相关术语及其定义

术语	定义
预后不良因素	尽管采用常规传统合成 DMARDs 治疗，但根据包括关节计数在内的综合指标，仍持续中等或较高的疾病活动度
	急性期反应物水平增高
	肿胀的关节数多
	RF 和（或）ACPA 阳性，尤其是高滴度时

续表

术语	定义
预后不良因素	存在早期骨侵蚀 两种或多种传统合成 DMARDs 药物治疗失败
小剂量糖皮质激素	剂量<7.5 mg/d（泼尼松）
减药	减小药物剂量或增加用药间隔时间 可以包括停止用药，但仅在缓慢减药的基础上
停药	停用一种特定的药物

新的 2019 年版 EULAR 建议有助于在治疗计划中重新审视不同的改善病情抗风湿药（disease-modifying anti-rheumatic drugs，DMARDs）的相关位置。目前，新药正处于开发阶段，主要是 Janus 激酶抑制剂（JAKis），但是，由于在具体治疗方法之间缺乏充分的头对头比较［生物（b）DMARDs 和靶向合成（ts）DMARDs］，因此在治疗反应方面，具体的治疗策略比单独的 DMARDs 更为重要，并且普遍认为这些药物的疗效相似。在这种情况下，如果缺乏能够预测治疗反应的可靠生物标志物，治疗决策主要由特定的临床或个体因素决定，应考虑到患者的合并症、特定治疗的副作用、患者的喜好及药物选择的成本。

在新的 EULAR RA 指南[18-19]中，工作组就 5 项主要原则（表 1-4）和 12 项建议（表 1-5）达成了一致，涉及下列药物：传统合成（cs）DMARDs，如甲氨蝶呤、来氟米特、磺胺嘧啶；糖皮质激素（GC）；生物类（b）DMARDs——肿瘤坏死因子抑制剂（阿达木单抗、赛妥珠单抗、依那西普、戈利木单抗、英夫利昔单抗），以及阿巴西普、利妥昔单抗、托珠单抗和生物类似（bs）DMARDs；靶向合成（ts）DMARDs，如托法替布、巴瑞替尼、非戈替尼、乌帕替尼。上述药物的具体信息见表 1-6。建议中提出的 RA 治疗策略中，继续推荐甲氨蝶呤作为一线治疗药物，除非存在禁忌证。甲氨蝶呤可能不适用于发生肝毒性风险较高的患者，例如经常饮酒的患者或已有肝病的患者[20]。这类患者的一线治疗可以考虑使用其他传统合成 DMARDs，如来氟米特、羟氯喹和柳氮磺吡啶。如果疾病活动度很高，则还可以添加糖皮质激素。通常，每天泼尼松 5~10 mg，持续 4~6 周就足够了，但是在达到 DMARDs 治疗起效之前，应尽可能短地使用最低剂量激素作为过渡。疾病活动度可以使用各种经过验证的评分系统进行衡量，包括疾病活动度评分（http：//www.4s-dawn.com/DAS28/）。设计用于阻断特定细胞因子的价格较高的生物药物通常只用于患有难治性疾病或不能耐受非生物 DMARDs 的患者。应当告知育龄妇女已知的有致畸作用的药物，如甲氨蝶呤和来氟米特。

表 1-4 2019 年版 EULAR 建议中的 5 项主要原则

编号	内容	更新情况
1	对 RA 患者的治疗应该以最好的照料为目标，必须由患者和风湿病学家共同决策	与 2016 年版相同
2	疾病活动度、安全性问题和其他患者因素，如合并疾病和结构损伤的进展，共同制定治疗决策	比 2016 年版更注意安全性问题
3	风湿专科医生应是 RA 患者治疗关爱的主要执行者	与 2016 年版相同

续表

编号	内容	更新情况
4	患者要能够获得多种作用方式不同的药物，以解决 RA 的异质性；终其一生，他们可能需要多次连续的治疗	新增加的内容
5	类风湿性关节炎的个人、医疗和社会成本都很高，风湿科医生在治疗时应考虑所有这些因素	与 2016 年版相同

表1-5　2019 年版 EULAR 建议中的 12 项建议

建议内容	证据水平④	推荐强度	一致性程度
1. 一旦 RA 诊断成立，应尽快开始 DMARDs 治疗	1a	A	9.8
2. 每个患者的治疗均应以达到持续缓解或低疾病活动度作为目标①	1a	A	9.7
3. 对病情活动的患者应密切监测病情变化（每 1~3 个月）；若开始治疗后 3 个月疾病活动度无明显改善或 6 个月时治疗未达标，应调整治疗方案	2b	B	9.3
4. 甲氨蝶呤应作为一线治疗策略的一部分。	1a	A	9.4
5. 有甲氨蝶呤禁忌证（或早期不耐受）的患者，应考虑以来氟米特或柳氮磺吡啶作为（一线）治疗策略的一部分	1a	A	9.0
6. 开始使用或更换 csDMARDs 治疗时，应考虑短期应用糖皮质激素，可有多种给药剂量和给药途径，但应在临床允许的情况下尽快减量	1a	A	8.9
7. 如果一开始使用的 csDMARDs 方案治疗后未达标，在无预后不良因素的情况下①，应考虑应用其他 csDMARDs	5	D	8.4
8. 如果一开始使用的 csDMARDs 方案治疗后未达标，并且存在预后不良因素①，应加用一种 bDMARDs②或者一种 tsDMARDs②	1a	A	9.3
9. bDMARDs 和 tsDMARDs 应与一种 csDMARDs 联合使用；对于无法联合使用 csDMARDs 的患者，IL-6 抑制剂和 tsDMARDs 与其他 bDMARDs 相比，可能有一定优势	1a	A	8.9
10. 如果一种 bDMARDs 或 tsDMARDs 治疗失败，应考虑另外一种 bDMARDs②或 tsDMARDs③治疗；如果是一种 TNF 抑制剂治疗失败，患者可以使用其他作用机制的药物或另外一种 TNF 抑制剂	1b 5	A D	8.9
11. 对糖皮质激素减量后持续缓解的患者，可考虑逐渐减小 bDMARDs 或 tsDMARDs 的剂量，尤其是联合应用一种 csDMARDs 时	1b	A	9.2
12. 如果患者病情持续缓解，可以考虑逐渐减小 csDMARDs 剂量	2b	B	9.0

注：①有关缓解、低疾病活动度和预后不良因素的定义参见表 1-3。②包括阿巴西普、利妥昔单抗、沙鲁鲁玛（sarilumab）、托珠单抗和 TNF 抑制剂（如阿达木单抗、赛妥珠单抗、依那西普、戈利木单抗、英夫利昔单抗），即生物源研 DMARDs（boDMARDs）和欧洲药品管理局（EMA）/美国食品药品监督管理局（FDA）批准的生物仿制 DMARDs（bsDMARDs）。③靶向合成 DMARDs，当前为 Janus 激酶（JAK）抑制剂。④根据牛津循证医学中心的标准。

表 1-6 改善病情抗风湿药物（DMARDs）汇总

药物	机制	不良反应	典型剂量
合成 DMARDs 包括传统合成 DMARDs（csDMARDs）和靶向合成 DMARDs（tsDMARDs）			
传统合成 DMARDs（csDMARDs）			
甲氨蝶呤	抑制二氢叶酸还原酶	肝脏影响，致畸作用，脱发，口腔溃疡	每周口服或皮下注射最高剂量为 25 mg
来氟米特	抑制嘧啶合成	肝脏作用，胃肠道作用，致畸作用	每周口服 10~20 mg
羟氯喹	抗疟疾，阻断 TOLL 样受体	罕见眼毒性	每天 200~400 mg
柳氮磺吡啶	叶酸耗竭，其他未知机制	6-磷酸葡萄糖脱氢酶缺乏引起的贫血，胃肠道影响	500~1500 mg，每天两次
靶向合成 DMARDs（tsDMARDs）			
托法替布	Janus 激酶抑制剂	结核，机会性感染	每天 5 mg 或每天两次，或每天 11 mg 延长释放
乌帕替尼	Janus 激酶抑制剂	恶心，上呼吸道感染，头痛，机会性感染	15 mg，每天一次，口服
生物 DMARDs 包括生物源研 DMARDs（boDMARDs）和生物仿制 DMARDs（bsDMARDs）			
抗 TNF 药物（boDMARDs）			
阿达木单抗	抗 TNF-α	结核，机会性感染	每两周皮下注射 40 mg
赛妥珠单抗	聚乙二醇化的抗 TNF-α	结核，机会性感染	每 4 周皮下注射 400 mg
依那西普	抗 TNF-α	结核，机会性感染	每周皮下注射 50 mg
戈利木单抗	抗 TNF-α	结核，机会性感染	每 4 周 100 mg
英夫利昔单抗	抗 TNF-α	结核，机会性感染，输液反应	静脉内用药，3~5 mg/kg，每 6~8 周一次
其他生物仿制 DMARDs（bsDMARDs）			
阿巴西普	共刺激抑制剂，细胞毒性 T 淋巴细胞抗原 4	机会性感染	每周皮下注射 125 mg，或每 4 周静脉注射 500~1000 mg
阿那白滞素	抗白细胞介素-1 受体阻滞剂	机会性感染，注射部位疼痛	每天皮下注射 100 mg
利妥昔单抗	抗 CD20，消除 B 细胞	输液反应，机会性感染，进行性多灶性白质脑病	每 6 个月静脉注射 1000 mg
沙鲁鲁玛	抗白细胞介素-6 受体阻滞剂	机会性感染	每两周皮下注射 150~200 mg
托珠单抗	抗白细胞介素-6 受体阻滞剂	机会性感染，高脂血症	每 4 周静脉注射 4~8 mg/kg，或每周或每两周皮下注射 162 mg

2019 年版 EULAR 更新 RA 管理和治疗相关建议反映了自 2016 年版以来 RA 的相关发展，其中包括被批准的几种新药，以及药物的长期安全性和有效性数据的积累。实际上，大多数建议仍保持不变。正如约瑟夫·斯莫伦所说："如果人们回顾十年前第一次演讲中的 EULAR 建议，与 2013 年版和 2016 年版比较，就会发现这一系列专家的意见和证据经受住了时间的考验。"[18]。2019 年版 EULAR 建议（图 1-6）提供了顺序治疗策略，主要分为三个阶段，这对今后规范化临床诊疗有重要指导作用。

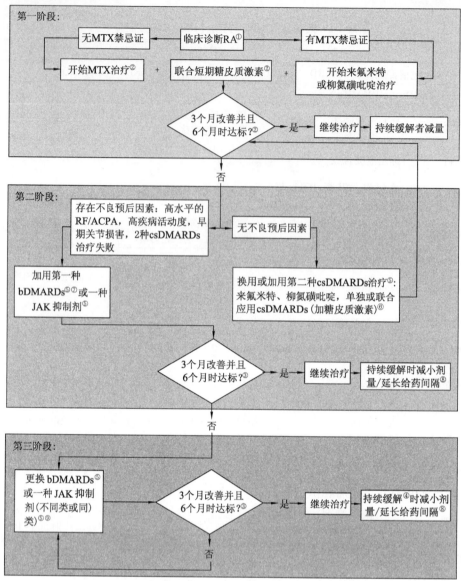

注：① 2010 年版 ACR/EULAR 分类标准可支持早期诊断。②"甲氨蝶呤应作为一线治疗策略的一部分"。虽然工作组不优先考虑 csDMARDs 联合治疗，但"开始甲氨蝶呤治疗"这一策略也包括了它联合其他 csDMARDs 药物，即便这样做可能带来更多不良事件且并不增加疗效，尤其是在甲氨蝶呤与激素联合应用时。③ 治疗目标为 ACR/EULAR 的临床缓解定义，或在临床缓解不太可能达到时，至少达到低疾病活动度；该目标应在治疗 6 个月后达到，但如果在治疗 3 个月后发现改善不够（疾病活动度下降不足 50%），应调整或改变治疗策略。④ 持续缓解：按照 ACR/EULAR 指标或 Boolean 缓解持续时间 ≥6 个月。⑤ 考虑禁忌证和风险。⑥ 最常应用的联合方案药物包括甲氨蝶呤、柳氮磺吡啶和羟氯喹。⑦ TNF 抑制剂（包括阿达木单抗、赛妥珠单抗、依那西普、戈利木单抗、英夫利昔单抗，以及 EMA/FDA 批准的 bs-DMARDs），阿巴西普，IL-6R 抑制剂或利妥昔单抗（在特定情况下）；在不能联合应用 csDMARDs 的患者中，IL-6R 抑制剂和 tsDMARDs 有一定优势。⑧ 所有 bDMARDs 和 tsDMARDs 都可安全地减小剂量或延长给药间隔，几乎没有复发风险；停药有很高的复发率；绝大多数但并非所有患者在再次应用同一种 bDMARDs/tsDMARDs 后仍能重获良好的治疗应答。⑨ JAK 抑制剂治疗失败后，应用 bDMARDs 的疗效和安全性尚不完全清楚；另外，在一种 IL-6 通路抑制剂失败后再用另一种，其疗效和安全性目前未知。在既往对 JAK 抑制剂应答不足的患者中，JAK 抑制剂的疗效和安全性不清楚。

图 1-6 2019 年版 EULAR 类风湿性关节炎管理推荐流程[19]

在基于系统文献回顾和来自世界各地专家的意见的最新更新中，治疗的目标仍然是持续临床缓解（根据 ACR/EULAR 定义）或低疾病活动度。这个目标被认为对于大多数 RA 患者来说是可以实现的，但可能需要循环使用多种不同的药物，针对目前我国国情更应该加强第一阶段药物治疗的不断尝试和组合，以便达到花最少的钱获得最佳的临床缓解。此外，尽管建议有对达到持续临床缓解的患者提供了减小药物剂量的意见，但也认识到许多患者将需要终身治疗。同时，我们也要清醒地认识到，建议中用来参考的数据来源仍以欧美地区为主，针对我国患者的相关数据仍然缺乏。因此，如何针对本种族人群的特点来设计高质量的研究意义重大。

参考文献

［1］HIWA R, IKARI K, OHMURA K, et al. HLA-DRB1 analysis identified a genetically unique subset within rheumatoid arthritis and distinct genetic background of rheumatoid factor levels from anti-cyclic citrullinated peptide antibodies［J］. J Rheumatol, 2018, 45（4）：470-480.

［2］HUANG Z, NIU Q, YANG B, et al. Genetic polymorphism of rs9277535 in HLA-DP associated with rheumatoid arthritis and anti-CCP production in a Chinese population［J］. Clin Rheumatol, 2018, 37（7）：1799-1805.

［3］JAHID M, REHAN-UL-HAQ, CHAWLA D, et al. Association of polymorphic variants in IL-1β gene with secretion of IL-1β protein and inflammatory markers in north Indian rheumatoid arthritis patients［J］. Gene, 2018, 641：63-67.

［4］HASSINE H B, ZEMNI R, NACEF I B, et al. A TRAF6 genetic variant is associated with low bone mineral density in rheumatoid arthritis［J］. Clin Rheumatol, 2019, 38（4）：1067-1074.

［5］KUO S J, HUANG C C, TSAI C H, et al. Chemokine C-C motif ligand 4 gene polymorphisms associated with susceptibility to rheumatoid arthritis［J］. Biomed Res Int, 2018, 2018：9181647.

［6］RUI H, YAN T, HU Z, et al. The association between caspase-5 gene polymorphisms and rheumatoid arthritis in a Chinese population［J］. Gene, 2018, 642：307-312.

［7］TANHAPOUR M, SHAHMOHAMADNEJAD S, VAISI-RAYGANI A, et al. Association between activity and genotypes of paraoxonase1 L55M（rs854560）increases the disease activity of rheumatoid arthritis through oxidative stress［J］. Mol Biol Rep, 2019, 46（1）：741-749.

［8］WEBSTER A P, PLANT D, ECKER S, et al. Increased DNA methylation variability in rheumatoid arthritis-discordant monozygotic twins［J］. Genome Med, 2018, 10（1）：64.

［9］ARAKI Y, AIZAKI Y, SATO K, et al. Altered gene expression profiles of histone lysine methyltransferases and demethylases in rheumatoid arthritis synovial fibroblasts［J］. Clin Exp Rheumatol, 2018, 36（2）：314-316.

[10] SHAKER O G, EL BOGHDADY N A, EL SAYED A E. Association of miRNA-146a, miRNA-499, IRAK1 and PADI4 polymorphisms with rheumatoid arthritis in Egyptian population [J]. Cell Physiol Biochem, 2018, 46 (6): 2239-2249.

[11] AYELDEEN G, NASSAR Y, AHMED H, et al. Possible use of miRNAs-146a and -499 expression and their polymorphisms as diagnostic markers for rheumatoid arthritis [J]. Mol Cell Biochem, 2018, 449 (1/2): 145-156.

[12] SUN Y, SUN X, LIU Z, et al. MiR-338-5p suppresses rheumatoid arthritis synovial fibroblast proliferation and invasion by targeting ADAMTS-9 [J]. Clin Exp Rheumatol, 2018, 36 (2): 195-202.

[13] WASSERMAN A M. Diagnosis and management of rheumatoid arthritis [J]. Am Fam Physician, 2011, 84 (11): 1245-1252.

[14] GRASSI W, OKANO T, DI GESO L, et al. Imaging in rheumatoid arthritis: options, uses and optimization [J]. Expert Rev Clin Immunol, 2015, 11 (10): 1131-46.

[15] COLEBATCH A N, EDWARDS C J, ØSTERGAARD M, et al. EULAR recommendations for the use of imaging of the joints in the clinical management of rheumatoid arthritis [J]. Ann Rheum Dis, 2013, 72 (6): 804-814.

[16] HUNT L, EUGÉNIO G, GRAINGER A J. Magnetic resonance imaging in individuals at risk of rheumatoid arthritis [J]. Best Pract Res Clin Rheumatol, 2017, 31 (1): 80-89.

[17] ALETAHA D, NEOGI T, SILMAN A J, et al. 2010 Rheumatoid arthritis classification criteria: an American College of Rheumatology/European League Against Rheumatism collaborative initiative [J]. Arthritis Rheum, 2010, 62 (9): 2569-2581.

[18] ONUORA S. EULAR updates its RA management recommendations [J]. Nat Rev Rheumatol, 2020, (3): 128.

[19] SMOLEN J S, LANDEWÉ R, BIJLSMA J, et al. EULAR recommendations for the management of rheumatoid arthritis with synthetic and biological disease-modifying antirheumatic drugs: 2019 update [J]. Ann Rheum Dis, 2020, 79 (6): 685-699.

[20] WASSERMAN A. Rheumatoid arthritis: common questions about diagnosis and management [J]. Am Fam Physician, 2018, 97 (7): 455-462.

（侯国存）

第二章　脊柱关节病总论

1　概述

脊柱关节病（spondyloarthritis，SpA）是一大类累及中轴关节和外周关节，具有相似的临床表现、实验室检查结果和影像学特征的慢性炎症性疾病，包括银屑病关节炎、强直性脊柱炎、炎症性肠病性关节炎、反应性关节炎、未分化性脊柱关节病等。其共同特征为炎性腰背痛，患者晨起背部僵硬明显，活动后好转。遗传上 SpA 与主要组织相容复合物 I 型 MHC 基因 HLA-B27 相关。外周关节表现有关节炎、附着点炎、指炎等。关节外表现有前葡萄膜炎、银屑病皮疹、炎症性肠病等，大约 40% 的患者病程中出现过至少一种关节外表现。共患病有骨质疏松、心血管病、抑郁、纤维肌痛等，这些都增加了疾病的负担和管理的难度。SpA 是潜在的严重疾病，需要多学科专家与风湿病专家共同管理。

根据累及的部位，SpA 可以分为中轴型（axialspondyloarthriti，axSpA）和外周型。axSpA 主要累及中轴关节，尤其是骶髂关节，以 X 线检查能否发现骶髂关节炎为标准把 axSpA 分为强直性脊柱炎（ankylosing spondylitis，AS）和非放射学上的中轴型 SpA（nonradiographic axSpA，nr-axSpA）。患者病情进展比例分别为：0~2 年 2%~8%；2~9 年 20%~45%；≥10 年 36%~59%。

axSpA 在美国成年人中的发病率为 0.9%~1.4%。估计亚洲强直性脊柱炎的患病率为 16.7/万。36.46% 的炎性腰背痛患者符合 nr-axSpA 的诊断标准；这些患者疾病活动度高，未能得到良好控制，导致关节功能障碍。一些患者早期就出现功能障碍和放射学进展，疾病活动度高，外周关节和髋关节受累很常见，抑郁和焦虑情绪会进一步影响生活质量[1]。ACR 和 EULAR 等国际抗风湿病组织近年都推出了相关的诊治指南，其目的是早期控制炎症和症状，阻止关节结构破坏，保存关节功能，提高患者生活质量和社会参与度[2-3]。

银屑病关节炎是一种与银屑病相关的炎性关节病。大多数患者有银屑病皮疹或银屑病家族史，并伴有关节和周围软组织疼痛、肿胀、压痛、僵硬和运动障碍。炎症性肠病性关节炎与克罗恩病或溃疡性结肠炎有关，相对少见。反应性关节炎可发生于胃肠道或泌尿道感染后。不同表型 SpA 的临床特征比较见表 2-1。

此类疾病好发于青年男性。Ramonda 等在意大利进行了 770 例 SpA 患者的问卷调查，结果发现，75% 的患者年龄≤60 岁，39% 的患者残疾，34% 的患者在领残疾救济金，36% 的患者有严重工作障碍，21% 被解雇或更换岗位。总计有一半的患者残疾，1/3 的患者工作受限[4]。早期诊断和更好地治疗可以明显改善患者预后，减少工作能力下降人数，减少或避免残疾的发生，延长工作年限，并降低由于慢性炎症状态导致的心血管发病风险。研究此类疾病的早期诊治具有深远的社会意义。

表 2-1 不同表型 SpA 的临床特征比较

	强直性脊柱炎	银屑病关节炎	肠病性关节炎	反应性关节炎
性别	男性多于女性	女性多于男性或男女相当	男女相当	男女相当
发病年龄	青壮年	任何年龄	任何年龄	任何年龄
眼色素膜炎	+	+	+	+
尿道炎	+	-	-	+
外周关节受累	下肢常见	上肢比下肢多见	下肢比上肢多见	下肢比上肢多见
骶髂关节炎	几乎 100%	约 20%	<20%	50%
肌腱端病	++	+	±	±
结膜炎	+	+	+	+
皮肤受损	-	+++	-	-
黏膜受损	-	-	+	-
脊柱受损	+++	+	+	+
HLAB27+	90%~95%	6%~8%	5%	60%

2 影像学与 SpA 的骶髂关节炎

骶髂关节是骨盆环的后连接，由髂骨和骶骨的耳状面组成，骶骨的耳状面向外向后，髂骨的耳状面向前向内，整个关节的方向为向后向内，属于微动关节，能做轻微的前倾运动。骶髂关节两个关节面之间只有很窄的间隙，并且有很多隆起与凹陷的部分，使得两个关节面密切相嵌，增加了关节的稳定性。骶髂关节可分为关节部和韧带部，其关节部占前下 1/2~2/3，为滑膜关节。韧带部是指骶髂后韧带。骶髂关节是 SpA 最易受累和最早累及的部位，SpA 分类标准将骶髂关节的影像学改变作为疾病的诊断依据。

骨盆正位平片仍然是对炎性下背痛的病人进行骶髂关节评价的首选工具，然而由于骶髂关节的两侧关节面呈耳状，X 线投照时部分重叠、遮盖，不利于病变的识别，而且不能显示滑膜软骨的形态变化，所以在骶髂关节炎早期 X 线改变不明显。骶髂关节炎的典型 X 线改变为对称性软骨下骨板模糊，随后邻近的骨质侵蚀、硬化。关节下 2/3 的滑膜部分的改变是由炎性软骨炎和相邻软骨下骨炎所导致。由于覆盖髂骨关节面的软骨比骶骨关节面的更薄，髂骨面供血较差，所以髂骨关节关节面的破坏和软骨下骨质硬化出现得更早也更明显。初期先出现髂骨侧关节面模糊，之后侵蚀破坏，关节面毛糙乃至凹凸不平，关节面下骨质内见低密度骨吸收或破坏区，周围见不规则骨质增生硬化区。起先关节间隙可有假性增宽征象，此为关节面骨质吸收的缘故，但随后间隙不规则狭窄，晚期骶髂关节面之间有粗糙骨小梁横贯通过关节间隙，形成骨性强直。按纽约标准将骶髂关节的 X 线表现分为五级：0 级为正常；Ⅰ级为可疑；Ⅱ级为轻度，关节面模糊，略有骨质硬化和微小侵蚀性病变，关节间隙轻度变窄；Ⅲ级为中度，关节面模糊，凹凸不平，有明显骨质破坏和增生硬化，关节间隙明显狭窄乃至消失；Ⅳ级为骶髂关节融合或完全骨性强直伴或不伴硬化。

20 世纪 80 年代，骶髂关节计算机断层扫描（computerized tomographic scanning，CT）被用于临床，CT 能更准确地发现关节炎的改变，被认为是优于 X 线平片的影像学诊断方法。但是 CT 和 X 线平片的局限在于均只能发现关节结构破坏，即炎症造成的结果，却不能反映活动性炎症的过程。而从活动性炎症到关节结构破坏可能需要 5~10 年的时间。骶髂关节病变 CT 表现为髂骨关节面模糊，局灶性骨质疏松，继而出现微小虫蚀状骨质破坏，皮质白线中断或增宽、模糊、密度降低，白质下松质骨密度增高，骨小梁结构分辨不清，骶髂关节髂骨面局限性骨质硬化，关节面下骨质小囊状改变，病程进一步发展可见关节间隙改变与关节强直。关节间隙狭窄或者假性增宽的出现被认为是诊断骶髂关节炎有意义的病变。骶髂关节的 CT 表现见图 2-1、图 2-2、图 2-3。

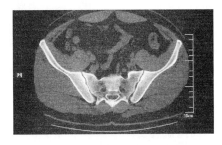

图 2-1　正常骶髂关节的 CT 表现

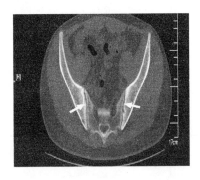

图 2-2　骶髂关节炎的 CT 表现
（骨质呈虫蚀样，关节间隙假性增宽）

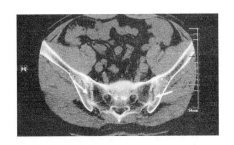

图 2-3　骶髂关节部分融合的 CT 表现

从 20 世纪 90 年代起，越来越多的学者将磁共振成像（magnetic resonance imaging, MRI）应用于 SpA 的脊柱和骶髂关节炎的定量分析。MRI 是利用人体中的氢原子核即质子在磁场中受到射频脉冲的激发而发生核磁共振现象，产生磁共振信号，经过信号采集和计算机处理而获得重建断层图像的成像技术。MRI 是一种多参数、多平面成像的无创性检查方法，能有效显示脂肪沉积、关节软骨信号的改变、骨髓水肿等，并且有较好的组织分辨力，能够同时显示炎症性病变及结构性病变，且对儿童及孕妇更安全，也更利于多次检查及复查。MRI 检查可为临床提供客观的治疗依据，有效降低致残率，提高早期强直性脊柱炎患者的生活质量。在 2003 年奥地利举办的骶髂关节炎临床影像学讨论会上，与会专家一致认为 MRI 是目前临床上对骶髂关节炎检查中最敏感、最具特异性的检查手段。MRI 能提前 3~7 年发现活动性炎症，远远早于 X 线平片，敏感度为 85%，特异度为 47%[5]。目前 MRI 已经成为诊断 nr-axSpA 的基石，是鉴别持续性炎性腰背痛最重要的影像技术之一。ARNBAK 等[6]对 1037 例 18~40 岁的炎性腰背痛病人进行研究，显示脊柱病变罕见，但是有骶髂关节改变占 28%，骨髓水肿占 21%，10% 的人符合国际评估强直性脊柱炎工作组（ASAS）的 SpA 分类标准。

MRI 分别用 T1 值和 T2 值来描述组织的纵向弛豫与横向弛豫的快慢，T1 值和 T2 值是人体组织的固有属性。在同一弛豫时间点上不同 T1 值组织产生的信号不同形成对比而构成的图像，称为 T1 加权像（T1 weighted imaging, T1WI）。T1WI 的信号高低对应的是某一时间点的组织信号强度，反映不同组织的 T1 值的差别。T2 值反映组织磁环境的特征。利用不同T2值组织产生的信号不同形成对比而构成的图像，称为T2加权像（T2 weighted imaging，T2WI）。T2WI亦反映不同组织T2值的差别。为了获得不同的加权像，须施加不同的射频脉冲组合。其中两个射频脉冲组合间的间隔时间，称为重复时间；而开始施加射频脉冲组合至信号收集的时间，称为回波时间。在MRI成像过程中，通过调节参数重复时间和回波时间即可获得T1WI和T2WI。脂肪组织T1值很短，T2值较长，在T1WI上呈现很高信号，在T2WI上呈现较高信号。脂肪组织的这些特性可能会降低MRI图像质量，从而影响病变的检出，具体表现在：（1）脂肪组织的存在降低了图像对比。如骨髓腔中的病变在T2WI上呈高信号，而骨髓由于富含脂肪组织也呈现高信号，两者之间因此缺乏对比，从而掩盖病变。（2）脂肪组织的存在会降低增强扫描的效果。在T1WI上脂肪组织呈现高信号，而注射对比剂后被增强的组织或病变也呈现高信号，两者之间的对比度降低，脂肪组织可能掩盖病变。因此MRI脂肪抑制的主要意义在于：抑制脂肪组织信号，增强图像的组织对比度；增加增强扫描的效果；判断病灶内是否含有脂肪，为鉴别诊断提供信息。短时反转恢复序列（a short tau inversion recovery，STIR）是常用的脂肪抑制技术之一。STIR技术的优点在于场强依赖性低，对磁场的均匀度要求较低，但同时该技术信号抑制的选择性也较低。正常组织的信号强度与影像灰度的区别见表2-2。

表2-2　正常组织的信号强度与影像灰度

		脑脊液和水	脂肪	肌肉	骨皮质	骨髓
T1WI	信号强度	低	高	中等	低	高
	影像灰度	黑	白	灰	黑	白
T2WI	信号强度	高	较高	中等	低	中等
	影像灰度	白	白灰	灰	黑	灰
STIR	信号强度	高	低	中等	低	中等
	影像灰度	白	黑	灰	黑	灰

骶髂关节的活动性炎症可表现为骨髓水肿/骨炎、滑囊炎、滑膜炎和附着点炎。通常STIR序列已经可以充分显示骨髓水肿病变，可以评估关节周围炎性损伤的部位、大小和严重程度；用注射钆后的增强T1WI序列发现滑囊炎、滑膜炎和附着点炎则更可靠。T1WI序列脂肪组织呈高信号，水呈低信号。而STIR序列则相反，水呈高信号，脂肪呈正常或低信号（以正常骨为参考值）。

骨髓水肿（bone marrow oedema，BMO）是指骨质中的水含量增加，在STIR序列上呈高信号而在T1序列上呈低信号。以骶骨椎间孔间的骨髓信号作为正常骨质信号的参考值，STIR序列上信号越强提示活动性炎症的可能性越大，有些甚至类似于血管或脑脊液的强度。典型的受累骨髓区域位于软骨下和关节周围。BMO可能与结构改变，例如骨质硬化和侵蚀等有关。连续两个层面出现一个BMO的信号灶或一个层面上有多个BMO的信号灶都可以被认为是活动性炎症[7]。

强直性脊柱炎1984年美国纽约修订标准如下：① 下背痛的病程至少3个月，疼痛随活动改善，休息不缓解。② 腰椎在前后屈和侧屈方向活动受限。③ 胸廓扩张范围小于同年龄和同性别者的正常值。④ 双侧骶髂关节炎2~4级。⑤ 单侧骶髂关节炎3~4级。具有上述④或⑤及①—③中任意一条临床标准者可确诊。④或⑤都可以用MRI检查后确认。

ASAS 特别重视 SpA 骶髂关节的影像学异常。2009 年发布的评估手册详细阐述了 BMO 的 MRI 表现及鉴别方法，并且 2016 年的更新手册再次确认 MRI 上骶髂关节软骨下明确的 BMO 是活动性炎症的表现，构成 SpA 的分类标准之一。

2.1 EULAR 推荐中轴型 SpA

2.1.1 诊断

年轻或病程短的患者可首选骶髂关节 MRI 检查。对于根据临床表现和 X 线表现仍不能确诊的患者，推荐做骶髂关节 MRI 检查。如果 MRI 表现为活动性炎性病变（主要表现为骨髓水肿）和结构性破坏（如骨侵蚀、新骨形成、硬化和脂肪沉积），可考虑 SpA。一般不推荐做脊柱 MRI 检查来诊断 SpA。在诊断 SpA 时，一般只推荐 X 线平片和 MRI 检查。CT 用于平片阴性而不能做 MRI 的患者。不推荐闪烁扫描和超声用于骶髂关节炎的诊断。

2.1.2 疾病活动度

除了临床和生化评估外，骶髂关节和（或）脊柱的 MRI 检查也可为评估和监测疾病活动度提供额外的信息。何时复查 MRI 取决于临床情况。通常 STIR 序列足以检测炎症，不需要使用造影剂。

2.1.3 监测结构损伤

骶髂关节和（或）脊柱的常规 X 线检查可用于长期监测结构损伤，特别是新骨的形成。应每 2 年以上检查一次，MRI 检查可以提供额外的信息。

2.1.4 预测预后/严重程度

对 AS 患者，可用常规腰椎和颈椎的 X 线检查骨赘，以预测新骨赘的发展。MRI（椎角炎或脂肪沉积）检查也可用来预测新的骨赘的发展。

2.1.5 预测治疗效果

AS 患者的脊柱 MRI 表现为广泛的活动性炎症（骨髓水肿），可以预测抗 TNF 治疗的疗效。因此，除了临床检查和检测 CRP 水平外，MRI 检查可能有助于决定是否开始抗 TNF 治疗。

2.2 EULAR 推荐外周型 SpA

2.2.1 诊断

当怀疑外周型 SpA 时，可对外周肌腱附着点进行超声或 MRI 检查，如果结果显示有炎症，则支持 SpA 的诊断。HLA-B27 阳性增加了诊断的可能。即使没有症状，如果有外周关节炎，也应予骶髂关节 X 线平片检查。超声或 MRI 可用于检查外周关节炎、腱鞘炎和滑囊炎。

2.2.2 监测结构损伤

常规 X 线检查可用于长期监测结构损伤。超声和 MRI 检查可以提供额外的信息[7]。

总的来说，MRI 可以同时显示活动性炎症和结构性病变，是 CT 无法达到的，因此，如果检查是为了确诊以及尽早治疗，MRI 应该是首选的影像学检查方法。而 CT 的高空间和组织分辨率，使其在显示结构性，尤其是骨性病变方面有一定优势，因此如果检查是为了确定疾病的进展情况和炎症程度，CT 和 MRI 都可作为首选，此时的选择应当结合患者情况而定。CT 检查有高辐射量，限制了其在青少年及育龄期妇女中的应用。而 MRI 则没有辐射暴露，但 MRI 检查费用昂贵，且检查结果的可信度在一定程度上依赖于观察者的水平，这也使得该项检查在使用中受到制约。

当怀疑 axSpA 患者发生脊柱骨折时，推荐首选常规 X 线检查。如果结果阴性，应行 CT 检查。MRI 可以提供软组织病变的信息。

在常规放射线检查中，axSpA 患者的腰椎如果没有融合的骨赘，应通过髋关节和脊柱双能 X 线吸收测定法（DXA）评估是否有骨质疏松。对腰椎有融合骨赘的患者，骨密度检测应采用髋部 DXA，辅以脊柱侧位 DXA 或脊柱量化 CT 进行评估[7]。

3　加拿大脊柱关节炎研究学组的评分系统

为了量化 MRI 检查结果，不同的学者提出了不同的评分系统，各有其优缺点。柏林评分系统、强直性脊柱炎脊柱 MRI 评分（AS spiMRI score）和加拿大脊柱关节炎研究学组（The Spondyloarthritis Research Consortium of Canada，SPARCC）的评分系统得到大多数学者的认同，这三种方法均选取脊柱 MRI 矢状面 STIR 序列进行评分，其中柏林评分和 AS spiMRI 评分均选用单个层面进行评分，而 SPARCC 评分则选取连续的矢状面立体地评估病变，所以后者的可靠性最高。

4　SpA 的治疗

SpA 的治疗目标是通过控制炎症来减轻症状，维持脊柱的灵活性和正常姿态，减少功能受限，阻止关节结构破坏，从而保持患者的工作能力和社会参与度，减少并发症的发生，提高患者生活质量。临床疾病活动度与骨赘形成及关节功能有直接关系。炎症是 SpA 最为突出的疾病特征，而且是造成患者新骨形成、脊柱强直的最根本原因，因此控制炎症始终是 SpA 治疗的根本目标。当疾病处于不活动的状态时，患者生活质量更高。

要达到对患者的最佳管理，需要非药物与药物联合治疗。非药物治疗方法包括锻炼和戒烟。锻炼是整体治疗的重要组成部分。一些涉及灵活性，增强肌肉力量、改善伸展性和呼吸训练的锻炼，例如普拉提、游泳等有氧运动均是有益的。对 AS 患者，锻炼是保持脊柱活动度、减轻疼痛、维持躯体功能的重要措施。锻炼可以改善胸部扩张度，提高步行耐力，改善腰椎的柔韧性[8]。锻炼可以改善关节功能，减轻疾病活动度和疼痛，减小心血管病发生风险[9]。康复治疗有益于有平衡障碍的 AS 病人[10]。Stasinopulos 等[11]比较了两组病人，A 组用低频激光加被动拉伸，B 组用安慰剂加同样的被动拉伸。8 周后 A 组的 VAS 评分、巴氏强直性脊柱炎功能指数（BASFI）和强直性脊柱炎疾病活动指数（BASDAI）均较 B 组明显提高；Schober 试验显示颈椎腰椎的活动度也有改善，随访 8 周后改善依然显著。吸烟患者的疾病活动度、关节损伤的进展和功能障碍均高于非吸烟者。吸烟影响患者的生活质量，还与肺病、心血管病、肿瘤的发生风险相关[12-13]。

数千年前人类就开始使用柳树等植物的皮、叶提取物治疗风湿病。1860 年，德国的 Kolbe 通过化学方法合成水杨酸并将其用于解热、抗风湿，随后水杨酸类发展成一类重要的药物——非甾体类抗炎药（NSAIDs）。NSAIDs 主要通过抑制环氧化酶（COX）来阻断前列腺素生物合成过程而实现其抗炎作用。EULAR 和 APLAR 均推荐 NSAIDs 为 SpA 的一线治疗药物，NSAIDs 可以明显改善疼痛、僵硬和患者的整体评价。此外，NSAIDs 可以抑制前列腺素 E2 的产生，从而抑制新骨形成。

美国风湿病学会（ACR）强烈推荐使用 NSAIDs 治疗活动性 AS，且持续使用优于按需使用。NSAIDs 有效性的证据主要来自几个安慰剂对照研究。专家组相信大多数病人会从

NSAIDs 治疗中获益。是否持续使用 NSAIDs 则依赖于症状的严重性和发病间隔时间、共患病的情况及病人的意愿。剂量也可以根据症状的严重程度进行调整。对不同的 NSAIDs，例如吲哚美辛、塞来昔布、双氯芬酸、酮洛芬曾经进行过几个头对头研究，并没有发现疗效的差异，所以专家组认为 NSAIDs 对于 AS 均有效且疗效相似。选择药物时主要根据既往使用 NSAIDs 的情况、副作用的发生风险和合并症来综合考虑。对于稳定的 AS，专家组推荐按需服用 NSAIDs。早期 AS、没有共患病、有可能快速进展的患者（例如男性、吸烟者、CRP 持续高水平、已经有骨赘形成者）即使获益尚不明确，也应为了可能的获益坚持每日服用 NSAIDs。对于 SpA，ACR 也做了类似的推荐[2]。EULAR 推荐，如果停用或减小 NSAIDs 剂量后症状再发，则应持续使用 NSAIDs。如果患者不能耐受 NSAIDs 或有禁忌证，可考虑用对乙酰氨基酚或阿片类镇痛药来减轻疼痛。

COX 分 COX-1 和 COX-2 两种同工酶。COX-1 是结构型生理酶，调节组织器官内生理性前列腺素，主要存在于血管、胃、肾等组织中，通过促进某些前列腺素的生物合成而发挥各种内环境平衡作用，保护胃黏膜层及抑制胃酸分泌，调节肾血流动力和水电解质的平衡，以维持胃黏膜的完整和正常的肾功能；它还能激活血小板并参与巨噬细胞分化。COX-2 是诱导酶或病理酶，在正常组织中较少表达，存在于炎症部位，如滑膜细胞、内皮细胞和巨噬细胞。在各种化学、物理性损伤和生物因子的作用下，COX-2 促使炎症介质前列腺素合成并诱发炎症反应，还参与组织修复，维持生殖系统、脑、肾、心、肺等器官的生理功能，以及肾发育。传统的 NSAIDs 如双氯芬酸、洛索洛芬钠等是非选择性 COX 抑制剂。美洛昔康介于非选择性和选择性之间。20 世纪 90 年代初，以塞来昔布为代表的 COX-2 抑制剂的发现，使抗炎药物有了新的发展。塞来昔布是由美国西尔公司开发的第一个特异性 COX-2 抑制剂，经口服后呈线性吸收，约 3 h 后达血浆峰浓度；$T_{1/2}$ 为 10~12 h；它与血浆蛋白结合率高，分布广泛，稳态分布容积约为 400 L。它主要通过细胞色素 P450 酶 2C9 旁路经肝脏代谢清除，不足 3% 的部分以原形从尿和粪便中排出。重组酶学研究表明，塞来昔布对 COX-2 和 COX-1 的 IC_{50} 分别为 0.04 μmol/L 和 15 μmol/L，对 COX-2 的选择性抑制强度比对 COX-1 强 375 倍，胃肠道不良反应低于非选择性 COX 抑制剂。

给予 NSAIDs 前应先询问患者年龄、胃肠疾病史、心脑血管疾病史、肾脏疾病史、合并用药情况（例如，有没有服用糖皮质激素、阿司匹林、其他 NSAIDs、抗凝剂等），检查肝肾功能，根据肝肾功能的情况选择合适的 NSAIDs 种类和剂量。胃肠道高危患者应加用胃黏膜保护剂或选用 COX2 抑制剂，有心脑血管疾病和肾脏疾病者尽量避免使用此类药。不宜同时使用 2 种或 2 种以上 NSAIDs，以免增加药物的不良反应。不论使用何种 NSAIDs，不仅是为了改善症状，还为了延缓或控制病情进展，通常建议较长时间持续在相应的药物治疗剂量下使用。要评估某个特定 NSAIDs 是否有效，应持续规则使用同样剂量至少 2 周。如果 1 种药物治疗 2~4 周疗效不明显，应改用其他不同类别的 NSAIDs。服药期间嘱患者注意观察有无黑便、腹痛、食欲缺乏、血尿及夜尿增多等症状。定期检查尿常规、粪常规（包括隐血）、肝肾功能和心血管系统反应等。只要严格监视、及时调整，不少患者是可以长期使用的。

Kroon 等[14] 回顾了 39 个关于 NSAIDs 治疗 axSpA 的报道，发现传统 NSAIDs 治疗 6 周后较安慰剂组有更多获益。疼痛的 VAS 评分、BASDAI、患者对疾病的整体评价、晨僵的时间、CRP 水平、ASAS 20 达标率、BASFI、胸廓扩张度、Schober 试验结果等均明显改善，疼痛缓解率≥50%；治疗12周没有出现不良事件或因严重不良事件导致停药。COX-2抑制剂与安慰剂对照研究也取得了类似的结果，仅晨僵时间、CRP水平和胸廓扩张度3项指标与安慰剂组无显著差异。研究还发现NSAIDs可以延缓axSpA脊柱的放射学进展，特别是在CRP水平升高的病人中；持续使用优于按需使用。与其他需要使用NSAIDs的风湿病如类风湿性关节炎和骨关节炎患者相比，SpA患者更年轻、共患病更少，可能是不良事件少见的原因之一。Varkas等[15]进行了一项中轴型SpA患者口服NSAIDs治疗6周的研究，结果62.5%的患者骨髓水肿减轻。

APLAR和EULAR强烈反对长期口服糖皮质激素，如果疾病活动性明显，建议短期使用不超过2周。EULAR推荐炎症关节和附着点局部注射糖皮质激素。

有条件地推荐有外周关节炎和关节外表现的患者服用合成类改善病情药。

ASAS-EULAR对axSpA患者应用生物制剂治疗的推荐如下：

对于axSpA患者，无论是否有X线可见的骶髂关节损伤，只要有CRP水平升高和（或）MRI炎症表现、BSDAI≥4或ASDAS-CRP≥2.1、患者经过传统药物治疗病情仍高度活动，均应考虑应用生物制剂治疗。ASDAS-CRP比BSDAI更客观，更能反映疾病活动度，与骨赘形成的相关性更明显，更能评估生物制剂的有效性。ASAS-EULAR推荐的生物制剂按首字母顺序依次为阿达木单抗、培化舍珠单抗、依那西普、戈利木单抗、英夫利昔单抗。TNF-α抑制剂治疗的反应似乎于2周内即可出现，且治疗期间持续有效，6~12周有效者，BSDAI改善≥2或ASDAS改善≥1.1，建议可继续使用。如果疗效不佳，应重新评估诊断。如果确认诊断无误，可换用另一种TNF抑制剂或IL-17抑制剂。绝大多数因治疗间断而复发的患者再次应用仍然安全、有效。对某种TNF-α抑制剂疗效不满意或不能耐受的患者可能对另一种制剂有较好的疗效。

中华医学会风湿病学分会推荐，已应用NSAIDs治疗但仍有中重度活动性脊柱病变的SpA患者，或者是尽管使用NSAIDs和一种其他病情控制药仍有中重度活动性外周关节炎的患者，选用生物制剂治疗。

2018年APLAR推荐使用两种不同的NSAIDs治疗4~6周仍无效的患者使用生物制剂治疗。根据有效性、费用、转运方式和病人的意愿选择TNF抑制剂。有条件地推荐除关节炎和肌腱炎外，伴发炎症性肠病、银屑病、反复发作的前葡萄膜炎患者使用TNF抑制剂单克隆抗体，而不是融合蛋白。银屑病患者更推荐司库奇尤单抗。炎症性肠病患者使用英夫利昔单抗或阿达木单抗的疗效优于依那西普。如果第一种TNF抑制剂治疗12周后仍有活动性炎症，则建议改用另一种TNF抑制剂或者司库奇尤单抗。如果有TNF抑制剂的禁忌证，除炎症性肠病外，可以选择司库奇尤单抗。随机对照研究显示，司库奇尤单抗改善AS患者病情达到ASAS20的疗效优于安慰剂[16-17]。对治疗有效持续缓解的患者，建议减少生物类改善病情药的剂量或者延长治疗间期（因为停药可能导致疾病复发）。足量治疗持续至少12周。对妊娠期病情活动的患者，建议继续使用TNF抑制剂。肾衰患者可以谨慎地个体化地使用生物制剂[18]。

经过最长8年的随访研究显示，2/3的患者对TNF-α抑制剂治疗有效。但也有相当一部分病人对生物制剂疗效不佳，这些病人改用另一种生物制剂似乎效果也不好。目前研究数据显示，继发失效的患者，在TNF-α抑制剂治疗的基础上联用甲氨蝶呤未增加额外的益处。通常患者对TNF-α抑制剂的耐受性良好。治疗期间患者可以出现轻度感染，如上呼吸道感染、鼻炎、咽炎等。TNF-α 抑制剂最主要的不良反应是输液反应或注射点反应，恶心、头痛、瘙痒、眩晕、低血压、呼吸困难、胸痛均可见。其他不良反应有感染率增加，包括常见的呼吸道感染和机会性感染（如结核）。由于 TNF-α 在肉芽肿的形成和稳定中发挥重要作用，有助于对分枝杆菌形成包裹，所以抗 TNF-α 治疗可能出现结核感染。治疗前行胸部 X 线检查和筛查结核可明显降低 TNF-α 抑制剂治疗相关的结核发病率，因此该检查现已成为常规。另外，治疗前应筛查病毒性肝炎、HIV 感染。患者接受治疗后脱髓鞘病、狼疮样综合征及充血性心力衰竭等病情加重也有报道，但发生率很低。多发性硬化、视神经炎或其他脱髓鞘病变患者使用 TNF-α 抑制剂应该谨慎或避免使用。对有心脏病病史的患者使用 TNF-α 抑制剂时应密切监测心脏功能，有心力衰竭病史的患者应禁止使用。肝功能异常也可能出现，尽管 TNF-α 抑制剂单一疗法并未将肝功能监测作为常规检查，但仍建议患者治疗初 3 个月内每月最少查 1 次肝功能，之后每 3 个月查 1 次。用药期间还要定期复查血常规、尿常规、肾功能等。肝炎病毒携带患者开始生物制剂治疗前应先进行抗病毒治疗。建议隐性乙肝病毒感染者经生物制剂治疗后每 6~12 个月复查乙肝 DNA。如果基线或使用 TNF 抑制剂期间乙肝 DNA 升高，建议抗病毒治疗[19-20]。

总体而言，使用 TNF-α 抑制剂的常见相关不良反应轻微且呈自限性，患者耐受性好，很少需要停药。严重的潜在威胁生命的不良反应少见。选择合适的病例及采取预防措施可以减少不良反应的发生。

TNF-α 是一种促炎症细胞因子，主要由活化的单核细胞和巨噬细胞产生，少量由 T 细胞产生。TNF-α 具有介导炎症反应和免疫调节作用，其效应包括促使淋巴细胞活化、成纤维细胞增生，对细胞因子、趋化因子、前列腺素、金属蛋白酶也有影响。研究发现，如果中和 TNF-α，其他促炎症细胞因子如白细胞介素-1 也受到抑制。由此推测，促炎症细胞因子相互连接形成一个网络，TNF-α 位于该网络的顶点，TNF-α 在许多免疫介导的疾病中处在中心的位置。AS 患者血清中的炎性标记物 TNF-α 和 IL-6 水平明显高于其他非炎性腰背痛患者及健康对照者。骶髂关节炎症部位存在大量能表达 TNF-α 的 T 细胞和巨噬细胞，而骶髂关节活检组织中也有大量 TNF-α mRNA 和蛋白的表达。

阿达木单抗是全人 TNF 单克隆抗体，与可溶性 TNF 结合，抑制 TNF 与细胞表面 TNF 受体结合。评估阿达木单抗治疗强直性脊柱炎的长期有效性和安全性的临床研究（The Adalimumab Trial Evaluating Long-term Efficacy and Safety for AS，ATLAS）是针对非甾体类抗炎药疗效欠佳或不耐受的 AS 患者的临床研究，阿达木单抗组（208 例，隔周给予阿达木单抗 40 mg）12 周时达到 ASAS 20 的患者占 58.2%，而安慰剂组（107 例）仅为 20.6%。患者病情改善最早于 2 周内即可出现，治疗效果持续 24 周。与安慰剂组相比，阿达木单抗组达到 ASAS 40、ASAS 50、ASAS 70、ASAS 5/6、ASAS 部分缓解的患者比例高，BASDAI、AS 测量指数（BASMI）、附着点炎临床评分（MASES 评分）、CRP 水平等指标均有显著改善。德国一项研究发现，阿达木单抗对早期中轴病变患者疗效显著。其纳入标准为满足下述 3 条中的 2 条（未达纽约标准）：炎性腰背痛；HLA-B27 阳性；尚不存在 X 线检查证实的骶髂关节结构变化，而 MRI 显示脊柱、骶髂关节活动性炎症。结果显示，阿达木单抗组应用阿达木单抗 40 mg，隔周 1 次，达到 ASAS 40 的患者占 54.5%，而安慰剂组仅为 12.5%。完成试验的 38 例患者疗效持续至 52 周。ATLAS 第 3 年的研究共纳入 315 例 AS 患者，随机分为阿达木单抗组（208 例）和安慰剂组（107 例），其中 236 例

(81.9%)患者有治疗3年的数据,该研究首次观察阿达木单抗对影响AS患者劳动能力及不适感的3个最主要症状(疼痛、乏力、晨僵)的疗效。结果显示,自基线期起3年内历次随访时,患者主诉乏力、晨僵、疼痛、生活质量、脊柱活动度、CRP水平等指标得到改善。随时间的延长,BASFI改善率大于21%,提示阿达木单抗在24周时显示其疗效后至第3年期间,进行性改善疾病活动度及功能状态,BASFI的效应值变化较大,为1.18~1.35。而BASDAI的降低在各时间点间的差异无统计学意义,提示3年中阿达木单抗治疗持续有效,且随时间推移均匀相似地发挥其疗效。

在一项24周双盲治疗SpA的研究中,培化舍珠单抗与安慰剂相比,可明显减轻疼痛,减轻疲劳感,改善睡眠质量[21]。

依那西普是一种完全人化的重组可溶性TNFp75受体二聚体融合蛋白,其相对分子质量为150000,在人体的半衰期为102 ± 30 h。该药与血浆中可溶性TNF-α和细胞膜表面的TNF-α高亲和结合,并中和其作用,使TNF-α的生物活性丧失,从而发挥临床作用。多项研究表明,依那西普治疗axSpA有效,但复发性葡萄膜炎发生率较高。

在欧盟,戈利木单抗被批准用于治疗成人重度、活动性axSpA,包括AS和nr-axSpA;在美国,它被批准用于治疗成人活动性AS。一项对照研究中治疗16周时的数据显示,戈利木单抗(50 mg,每4周)可有效改善nr-axSpA患者的临床体征和疾病症状,减轻nr-axSpA患者骶髂关节和脊柱炎症。此外,基线时的活动性炎症是戈利木单抗治疗应答的良好预测因子。在该研究中,患者对戈利木单抗的总体耐受性良好,耐受性特征与既往针对其他适应证的临床试验中观察到的结果一致。虽然需要额外的长期数据,但目前的证据表明,戈利木单抗是治疗nr-axSpA的有效选择[22]。

英夫利昔单抗是人鼠嵌合的抗TNF-α IgG1κ同型链单克隆抗体,由人体恒定区和鼠类可变区组成,其中75%为人源化,25%为鼠源化,相对分子质量为149100,在人体内的半衰期为8~9.5 d。该药也是通过与细胞膜表面的可溶性TNF-α高亲和结合而使其丧失生物活性的。英夫利昔单抗与细胞膜表面特异性抗原结合后,通过激活经典的补体激活途径和抗体依赖细胞介导的细胞毒作用导致细胞溶解。有研究显示,大约80%的病人在基线时有至少一处MRI脊柱活动性病变,英夫利昔单抗治疗6个月后MRI活动性评分(平均5.02,中位数2.72)较安慰剂组(平均0.60,中位数0.0)下降明显。欧洲AS队列研究中心随访了使用英夫利昔单抗8年的患者,结果发现,超过85%的患者能坚持治疗,没有重大不良事件发生,70%的患者减小了剂量,拉长了治疗间期,但疗效没有降低[23]。

95例脊柱关节病患者的随访数据显示,英夫利昔单抗与阿达木单抗治疗后出现抗核抗体(ANA)阳性,或ANA、抗双链DNA抗体滴度升高较依那西普常见,而抗双链DNA抗体与TNF-α抑制剂治疗无关,极少由阴性转为阳性。对TNF-α抑制剂治疗的反应性与ANA滴度无关。另一队列研究显示,英夫利昔单抗组(159例,其中RA 98例,AS 61例)27.1%的患者基线ANA为阳性,随访过程中此比例升至52%,抗双链DNA抗体阳性比例由0升至2%。依那西普组(125例,其中RA 116例,AS 9例)ANA、抗双链DNA抗体、补体水平均无显著变化。英夫利昔单抗与依那西普间的差异可能是单克隆抗体与可溶性受体结合表达TNF,从而诱导其凋亡能力不同所致。仅有3例患者出现可能与这些自身抗体有关的临床表现,如冻疮样狼疮(英夫利昔单抗组2例,依那西普组1例)。一项meta分析评估了TNF抑制剂的安全性,包括19项随机对照研究,涉及8320例RA患者、银屑病关节炎（PsA）患者或 AS 患者。治疗组（5339 例）结核的发生率为 0.6%（32 例），而对照组（2981 例）为 0。暴露于 TNF 抑制剂使结核患病风险增加 3 倍，有统计学意义[24]。

近几年来，IL-17A 抑制剂在 AS 和 PsA 患者的治疗中取得了较好的疗效。Mease 等[25]进行了一项大型双盲三期临床研究，共入组 606 名 PsA 患者，按 1∶1∶1 比例分组，以达到 ACR20 标准的比例评估疗效，结果发现 150 mg 治疗组（50.0%）和 75 mg 治疗组（50.5%）疗效均优于安慰剂组（17.3%）；次要终点 ACR50 和关节结构破坏指标的研究结果也是治疗组疗效优于安慰剂组，改善状况持续 52 周。研究结果证实了 IL-17A 是治疗的靶点之一。Strand 等[26]研究显示，IL-17 抑制剂（司库奇尤单抗）对 PsA 有良好疗效，对降低整体疾病活动度、减轻疼痛、改善生活质量、降低疲劳感均有作用。

JAK 抑制剂有一些初步的研究结果。日本学者 Asahina 等[27]使用托法替布治疗 12 例 PsA 患者取得了良好的近期疗效。也有学者应用托法替布治疗 AS 取得了良好效果[28]。

2016 年，ASAS-EULAR 对 axSpA 应用生物制剂的推荐方案如下：如果病人在 6 个月内持续缓解，生物制剂可逐步减量，方法是拉长用药间隔。Almirall 等[29]进行了相关研究，入组的 20 例均为生物制剂逐渐减量的、疾病处于低活动度、没有服用 NSAIDs 的患者。其中 16 例每 3 周应用阿达木单抗 40 mg，4 例每 8 周应用 3 mg/kg 体重的英夫利昔单抗。结果 18 例患者的血药浓度保持治疗水平，没有患者产生抗抗体，骶髂关节 MRI 均未见活动性炎症[29]。

APLAR 推荐的特殊情况：(1) 对于无法用其他方法控制的中轴型 SpA 患者，建议孕期持续使用 TNF 抑制剂，因为单克隆抗体在妊娠 14 周前大多不能通过胎盘。赛妥珠单抗没有 Fc 片段，所以不能通过胎盘，在妊娠 14 周后也可以安全使用。(2) 对肾功能衰竭患者，应谨慎使用生物制剂，并根据具体情况进行治疗。曾有报道肾衰患者应用 TNF 抑制剂、托法替布、乌斯努单抗无不良事件发生[30-31]。

总体来说，生物制剂能明显改善大部分患者的治疗结果，尤其是极大地缓解了由炎症导致的疼痛、功能障碍和活动度下降，但却似乎未在很大程度上抑制新骨形成。故应尽可能在疾病早期应用生物制剂。

APLAR 强烈推荐患者按照当地的接种计划进行疫苗注射。在开始生物制剂治疗前应进行预防接种，在生物制剂治疗期间禁用减毒活疫苗。推荐患者接种肺炎和流感疫苗。有条件地推荐患者接种乙肝、HPV 和脑膜炎球菌疫苗。

APLAR 有条件地建议，对于顽固性疼痛或有结构损伤的影像学证据的患者，无须考虑年龄，进行全髋关节置换术。对于严重残疾患者，可考虑进行脊椎矫正手术。患者接受手术治疗前应暂停使用生物制剂[18]。

EULAR 推荐，如果患者在病程中发生显著变化，除了炎症以外，还可能是脊柱骨折等原因导致的，应该仔细考虑和适当地评估后进行影像学等检查。

5　SpA 的达标治疗

达标治疗（treat-to-target，T2T）策略已经成为 SpA 患者临床管理的重要原则。T2T 治疗首先出现在类风湿性关节炎治疗中，主要是通过治疗达到疾病缓解或低活动度的目标。这个概念引入 SpA 中演变为治疗的核心目标是疾病缓解或避免放射学进展。有一项研究入组 178 名 axSpA 患者,随访了 2 年,观察患者是否出现韧带骨赘。研究结果显示,疾病活动度与放射学进展相关性很强,疾病持续高活动会加速放射学进展;韧带骨赘还与常见的关节外并发症相关,因此控制疾病活动度可以减少韧带骨赘形成,最终控制关节外并发症。早期活动性 nr-axSpA 经过依那西普治疗后临床表现改善的同时,MRI 的中轴病变表现也有改善[32]。上述研究表明,只有设法控制疾病达到缓解或低活动度,才能延缓韧带骨赘的形成。

6 SpA 的预后

SpA 预后不良的因素有髋关节炎、腊肠样指或趾、NSAIDs 疗效差、红细胞沉降率(ESR)水平升高(>30 mm/1 h)、腰椎活动度受限、寡关节炎、发病年龄<16 岁。其他一些因素也可能与患者预后不良相关,如吸烟、进行性加重的放射学改变、活动性病变(由疾病活动指数评定)、功能障碍(自我报告评估)、受教育程度较低、存在其他与 SpA 相关的疾病(如银屑病、炎症性肠病)、男性、有葡萄膜炎病史和各种涉及动柔度(能够快速、反复弯曲,扭转和伸展)或身体震动(如驾驶卡车或操作重型设备)的职业活动。另外,诊断延误、治疗不及时和不合理以及不能坚持功能锻炼者预后差。强调患者应在专科医师指导下长期随诊。

综上所述,SpA 是一大类累及中轴关节和外周关节的慢性炎症性疾病,中轴关节型最常表现为骶髂关节受累。BMO 是指骨髓的水含量增加,在 MRI 的 STIR 序列上呈高信号而在 T1 序列上呈低信号。组织学研究已经证实,骶髂关节的软骨下和关节周围 BMO 是骶髂关节活动性炎症的重要表现,因此,骶髂关节的这种 MRI 表现是诊断脊柱关节病骶髂关节炎的基本条件,MRI 检查是评价疾病进程和活动性的重要手段。SPARCC 评分系统简便易行,敏感性高,重复性好,适用于骶髂关节炎的 MRI 评分,并能评价药物的疗效。NSAIDs 是 SpA 的一线治疗药物,被多个指南推荐,可以减轻患者的临床症状。NSAIDs 疗效不佳者可应用生物制剂治疗。早期 SpA 患者经治疗后骶髂关节炎有可能缓解,延缓疾病的发展,保存关节功能,提高生活质量。

参考文献

[1] CHAN C, TSANG H, LAU C S, et al. Prevalence of depressive and anxiety disorders and validation of the Hospital Anxiety and Depression Scale as a screening tool in axial spondyloarthritis patients [J]. Int J Rheum Dis, 2017, 20: 317-325.

[2] WARD M M, DEODHAR A, AKL E A, et al. American College of Rheumatology/Spondylitis Association of America/Spondyloarthritis Research and Treatment Network 2015 recommendations for the treatment of ankylosing spondylitis and non-radiographic axial spondyloarthritis [J]. Arthritis Rheumatol, 2016, 68: 282-298.

[3] VAN DER HEIJDE D, RAMIRO S, LANDEWÉ R, et al. 2016 update of the ASAS-EULAR management recommendations for axial spondyloarthritis [J]. Ann Rheum Dis, 2017, 76: 978-991.

[4] RAMONDA R, MARCHESONI A, CARLETTO A, et al. Patient-reported impact of spondyloarthritis on work disability and working life: the ATLANTIS survey [J]. Arthritis Res Ther, 2016, 18: 78.

[5] 曲哲, 钱邦平, 邱勇. MRI 在强直性脊柱炎诊疗中的应用进展 [J]. 中国脊柱脊髓杂志, 2016, 26 (9): 850-853.

[6] ARNBAK B, JENSEN T S, EGUND N, et al. Prevalence of degenerative and spondyloarthritis-related magnetic resonance imaging findings in the spine and sacroiliac joints in patients with persistent low back pain [J]. Eur Radiol, 2016, 26: 1191-1203.

[7] LAMBERT R G, BAKKER P A, VAN DER HEIJDE D, et al. Defining active sacroiliitis on MRI for classification of axial spondyloarthritis: update by the ASAS MRI working group [J]. Ann Rheum Dis, 2016, 75: 1958-1963.

[8] CHANG W, TSOU Y, LEE C. Comparison between specific exercises and physical therapy for managing patients with ankylosing spondylitis: a meta-analysis of randomized controlled trials [J]. Int J Clin Exp Med, 2016, 9: 17028-17039.

[9] KARAHAN A Y, TOK F, YILDIRIM P, et al. The effectiveness of exergames in patients with ankylosing spondylitis: a randomized controlled trial [J]. Adv Clin Exper Med, 2016, 25: 931-936.

[10] DEMONTIS A, TRAINITO S, DEL FELICE A, et al. Favorable effect of rehabilitation on balance in ankylosing spondylitis: a quasi-randomized controlled clinical trial [J]. Rheumatol Int, 2016, 36: 333-339.

[11] STASINOPOULOS D, PAPADOPOULOS K, LAMNISOS D, et al. LLLT for the management of patients with ankylosing spondylitis [J]. Lasers Med Sci, 2016, 31: 459-469.

[12] GLINTBORG B, HOJGAARD P, HETLAND M L, et al. Impact of tobaccosmoking on response to tumour necrosis factor-alpha inhibitor treatment in patients with ankylosing spondylitis: results from the Danish nationwide DANBIO registry [J]. Rheumatology, 2016, 55: 659-668.

[13] CIUREA A, SCHERER A, WEBER U, et al. Impaired response to treatment with tumour necrosis factor alpha inhibitors in smokers with axial spondyloarthritis [J]. Ann Rheum Dis, 2016, 75: 532-539.

[14] KROON F P, VAN DER BURG L R, RAMIRO S, et al. Non-steroidal anti-inflammatory drugs (NSAIDs) for axial spondyloarthritis (ankylosing spondylitis and non-radiographic axial spondyloarthritis) [J]. Cochrane Database Syst Rev, 2015, 17 (7): 1-224.

[15] VARKAS G, JANS L, CYPERS H, et al. Brief report: six-week treatment of axial spondyloarthritis patients with an optimal dose of nonsteroidal anti-inflammatory drugs: early response to treatment in signal intensity on magnetic resonance imaging of the sacroiliac joints [J]. Arthritis Rheumatol, 2016, 68 (3): 672-678.

[16] SIEPER J, DEODHAR A, MARZO-ORTEGA H, et al. Secukinumab efficacy in anti-TNF-naive and anti-TNF-experienced subjects with active ankylosing spondylitis: results from the MEASURE 2 study [J]. Ann Rheum Dis, 2016, 76: 571-592.

[17] WEI J C, BAETEN D, SIEPER J, et al. Efficacy and safety of secukinumab in Asian patients with active ankylosing spondylitis: 52-week pooled results from two phase 3 studies [J]. Int J Rheumatic Dis, 2017, 20 (5): 589-596.

[18] TAM L S, WEI J C, AGGARWAL A, et al. 2018 APLAR axial spondyloarthritis treatment recommendations [J]. Int J Rheum Dis, 2019, 22: 340-356.

[19] WANG Q, KLENERMAN P, SEMMO N. Significance of anti-HBc alone serological status in clinical practice [J]. Lancet Gastroenterol Hepatol, 2017, 2: 123-134.

[20] LOOMBA R, LIANG T J. Hepatitis B reactivation associated with immune suppressive and biological modifier therapies: current concepts, management strategies, and future directions [J]. Gastroenterology, 2017, 152: 1297-1309.

[21] SIEPER J, KIVITZ A, VAN TUBERGEN A, et al. Impact of certolizumab pegol on patient-reported outcomes in patients with axial spondyloarthritis [J]. Arthritis Care Res (Hoboken), 2015, 67: 1475-1480.

[22] PACCOU J, FLIPO R M. An appraisal of golimumab in the treatment of severe, active nonradiographic axial spondyloarthritis [J]. Drug Design, Development and Therapy, 2016, 10: 2255-2262.

[23] BARALIAKOS X, HELDMANN F, VAN DEN BOSCH F, et al. Long-term efficiency of infliximab in patients with ankylosing spondylitis: real life data confirm the potential for dose reduction [J]. RMD Open, 2016, 2: e000272.

[24] MINOZZI S, BONOVAS S, LYTRAS T, et al. Risk of infections using anti-TNF α gents in rheumatoid arthritis, psoriatic arthritis, and ankylosing spondylitis: a systematic review and meta-analysis [J]. Expert Opinion on Drug Safety, 2016, 15: 11-34.

[25] MEASE P J, MCINNES I B, KIRKHAM B, et al. Secukinumab inhibition of interleukin-17a in patients with psoriatic arthritis [J]. N Engl J Med, 2015, 373: 1329-1339.

[26] STRAND V, MEASE P, GOSSEC L, et al. Secukinumab improves patient-reported outcomes in subjects with active psoriatic arthritis: results from a randomised phase Ⅲ trial (FUTURE 1) [J]. Ann Rheum Dis, 2017, 76: 203-207.

[27] ASAHINA A, ETOH T, IGARASHI A, et al. Oral tofacitinib efficacy, safety and tolerability in Japanese patients with moderate to severe plaque psoriasis and psoriatic arthritis: a randomized, double-blind, phase 3 study [J]. J Dermatol, 2016, 43: 869-80.

[28] VAN DER HEIJDE D, DEODHAR A, WEI J C, et al. Tofacitinib in patients with ankylosing spondylitis: a phase Ⅱ, 16-week, randomised, placebo-controlled, dose-ranging study [J]. Ann Rheum Dis, 2017, 76: 1340-1347.

[29] ALMIRALL M, GIMENO R, SALMAN-MONTE T C, et al. Drug levels, immunogenicity and assessment of active sacroiliitis in patients with axial spondyloarthritis under biologic tapering strategy [J]. Rheumatol Int, 2016, 36: 575-578.

[30] KIM H W, LEE C K, CHA H S, et al. Effect of antitumour necrosis factor alpha treatment of rheumatoid arthritis and chronic kidney disease [J]. Rheum Int, 2015, 35: 727-734.

[31] NIMMANNITYA K, TATEISHI C, MIZUKAMI Y, et al. Successful treatment with ustekinumab of psoriasis vulgaris in a patient undergoing hemodialysis [J]. J Dermatol, 2016, 43: 92-94.

[32] MAKSYMOWYCH W P, DOUGADOS M, VAN DER HEIJDE D, et al. Clinical and MRI responses to etanercept in early non-radiographic axial spondyloarthritis: 48-week results from the EMBARK study [J]. Ann Rheum Dis, 2016, 75: 1328-1335.

(唐　梅)

第三章　强直性脊柱炎

1　概述

强直性脊柱炎（ankylosing spondylitis，AS）是一种慢性炎症性疾病，主要侵犯骶髂关节、脊柱骨突、脊柱旁软组织及外周关节，并可伴发关节外表现，严重者可发生脊柱畸形和强直。AS 的患病率在各国报道不一，日本人为 0.05%~0.2%，我国患病率初步调查为 0.2%~0.5%。本病男女患病人数之比为（2~3）:1，女性发病较缓慢且病情较轻。发病年龄通常在 13~31 岁，高峰为 20~30 岁。40 岁以后及 8 岁以前发病者少见。

AS 的病因未明。从流行病学调查发现，遗传和环境因素在本病的发病中发挥作用。已证实，AS 的发病和人类白细胞抗原（HLA）－B27 密切相关，并有明显家族聚集倾向。健康人群的 HLA-B27 阳性率因种族和地区不同而差别很大，如欧洲的白种人为 4%~13%，我国为 2%~7%，可是 AS 患者的 HLA-B27 阳性率在我国高达 90% 左右。AS 的病理性标志和早期表现之一为骶髂关节炎。脊柱受累晚期的典型表现为竹节样改变。外周关节的滑膜炎在组织学上与类风湿性关节炎（RA）难以区别。肌腱端病为本病的特征之一。

2020 年，EULAR 在血清阴性脊柱关节病（seronegative spondyloarthropathy，SpA）的病因与发病机制方面提出新进展，介绍了关于高危因素（肠道菌群、HLA-B27、性别）与 SpA 的关系。肠-骨轴可能通过 HLA-B27 相关联而影响 SpA。最新研究发现，肠道菌群变化可能与放射学变化、疾病活动性、附着点炎和脊柱活动度有关。关于 SpA 的临床表现有性别的差异，这可能与男性体内有较高水平的 IL-17、TNF-α 有关。

2　临床表现

本病发病隐袭。患者逐渐出现腰背部或骶髂部疼痛和（或）晨僵，半夜痛醒，翻身困难，晨起或久坐后腰痛明显，活动后减轻。部分患者有臀部钝痛或骶髂部剧痛，偶尔向周边放射。咳嗽、打喷嚏、突然扭动腰部可加重疼痛。疾病早期，臀部疼痛多为一侧呈间断性或交替性疼痛，数月后疼痛多为双侧且呈持续性。多数患者随病情进展由腰椎向胸、颈部脊椎发展，出现相应部位疼痛、活动受限或脊柱畸形。

24%~75% 的 AS 患者在病初或病程中出现髋关节和外周关节病变，其中膝、踝和肩关节居多，肘及手、足小关节偶有受累。外周关节病变多为非对称性，常只累及少数关节或单关节；下肢大关节的关节炎为本病外周关节炎的特征之一。骶髂关节、膝关节及其他关节的关节炎或关节痛多出现在发病早期，较少或几乎不引起关节破坏和残疾。髋关节受累占 38%~66%[1]，表现为局部疼痛、活动受限、屈曲挛缩及关节强直，其中大多数为双侧受累，而且 94% 的髋部症状起于发病后 5 年内。发病年龄较小及以外周关节起病者易发生髋关节病变。1/4 的患者在病程中发生眼葡萄膜炎，单侧或双侧交替，可反复发作甚至出现视力障碍。

本病的全身表现轻微，少数重症者有发热、疲倦、消瘦、贫血或其他器官受累。跖底筋膜炎、跟腱炎和其他部位的肌腱端病在本病患者中常见。神经系统症状来自压迫性脊神经炎或坐骨神经痛、椎骨骨折或不全脱位及马尾综合征，后者可引起阳痿、夜间尿失禁、膀胱和直肠感觉迟钝、踝反射消失。极少数患者出现肺上叶纤维化，有时伴有空洞形成而被误认为是结核，也可因并发霉菌感染而使病情加剧。主动脉瓣闭锁不全及传导障碍见于3.5%~10%的AS患者。AS可并发IgA肾病和淀粉样变性。

3 诊断要点

3.1 临床诊断线索

本病的主要诊断线索基于患者的症状、体征、关节外表现和家族史。AS最常见的和特征性的早期主诉为下腰背晨僵和疼痛。由于腰背痛是普通人群中极为常见的一种症状，但大多数为机械性非炎性背痛，而本病则为炎性疼痛。2009年国际AS评估工作组（ASAS）炎性背痛专家推荐诊断炎性背痛标准为以下5项中满足至少4项：① 发病年龄<40岁；② 隐匿起病；③ 活动后症状好转；④ 休息时加重；⑤ 夜间痛（晨起有晨僵，但起床活动后好转）。符合上述5项指标中的4项，可诊断为AS炎性背痛。其敏感度为79.6%，特异度为72.4%。

3.2 体格检查

骶髂关节和椎旁肌肉压痛为本病早期的阳性体征。随病情进展可见腰椎前凸变平。脊柱各个方向活动受限，胸廓扩展范围缩小，颈椎后突。以下几种方法可用于检查骶髂关节压痛或脊柱病变进展情况。① 枕壁试验：健康人在立正姿势双足跟紧贴墙根时，后枕部应贴近墙壁而无间隙。而颈假直和（或）胸椎段畸形后凸者该间隙增大至数厘米以上，致使枕部不能贴壁。② 胸廓扩展：在第4肋间隙水平测量深吸气和深呼气时胸廓扩展范围，两者之差的正常值不小于2.5 cm，而有肋骨和脊椎广泛受累者胸廓扩展范围缩小。③ Schober试验：于双髂后上棘连线中点上方垂直距离10 cm处做标记，然后嘱患者弯腰（保持双膝直立位）测量脊柱最大前屈度。正常人移动增加距离在5 cm以上，脊柱受累者则增加距离<4 cm。④ 骨盆按压：患者侧卧，从另一侧按压骨盆可引起骶髂关节疼痛。⑤ Patrick试验（下肢"4"字试验）：患者仰卧，一侧膝屈曲并将足跟放在对侧伸直的膝上。检查者用一只手下压患者屈曲的膝（此时髋关节在屈曲、外展和外旋位），并用另一只手压患者对侧骨盆，可引出对侧骶髂关节疼痛则视为阳性。有膝或髋关节病变者也不能完成"4"字试验。

3.3 影像学检查

X线表现的变化具有确定的诊断意义。AS最早的变化发生在骶髂关节。X线片显示骶髂关节软骨下骨缘模糊，骨质糜烂，关节间隙模糊，骨密度增高，关节融合。通常按X线片骶髂关节炎的病变程度分为5级。0级：正常；Ⅰ级：可疑；Ⅱ级：有轻度骶髂关节炎；Ⅲ级：有中度骶髂关节炎；Ⅳ级：关节融合强直。脊柱的X线表现有椎体骨质疏松和方形变，椎小关节模糊，椎旁韧带钙化及骨桥形成。病程晚期广泛而严重的骨化性骨桥表现称为"竹节样脊柱"。耻骨联合、坐骨结节和肌腱附着点（如跟骨）的骨质糜烂，伴邻近骨质的反应性硬化及绒毛状改变，可出现新骨形成。临床早期或可疑病例可选择CT或MRI检查。CT的辐射较普通X线的大，应仅作为诊断使用，不应反复做CT检查。

3.4 实验室检查

活动期患者的红细胞沉降率（ESR）和 C 反应蛋白（CRP）水平增高，伴轻度贫血，免疫球蛋白轻度升高。类风湿因子（RF）多为阴性，但 RF 阳性并不排除 AS 的诊断。AS 患者 HLA-B27 阳性率达 90% 左右，这对本病的诊断有辅助价值，但无诊断特异性。因为中国正常人群中 HLA-B27 阳性检出率也有 2%~7%。HLA-B27 阴性患者只要临床表现和影像学检查符合诊断标准，也不能排除 AS 可能。

3.5 2020 年 EULAR2020 的最新进展

在早期诊断方面，用 MRI 诊断骶髂关节炎时，MRI 表现过于敏感，仅出现骨组织水肿（可能是其他原因引起的，如：正常人、产妇的骨组织水肿）就可以通过 MRI 观察到，因此不能仅通过 MRI 表现来诊断骶髂关节炎。低剂量 CT 也许将改变 SpA 的诊疗方式，当然还有一些新技术，如磁共振 3D-VIBE 序列、双源 CT、骨核磁、免疫闪烁显像等也应用于 SpA 的诊疗。

4 诊断标准

近年来较多用 1984 年修订的纽约 AS 诊断标准。对一些暂时不符合上述标准者，可参考有关脊柱关节病（SpA）的诊断标准。

4.1 1984 年修订的纽约 AS 标准

① 下腰背痛持续至少 3 个月，疼痛随活动改善，但休息不减轻；② 腰椎在前后和侧屈方向活动受限；③ 胸廓扩展范围小于同年龄同性别人群的正常值；④ 双侧骶髂关节炎 Ⅱ~Ⅳ 级，或单侧骶髂关节炎 Ⅲ~Ⅳ 级。如果患者具备④并分别附加①—③条中的任何一条，可确诊为 AS。

4.2 ESSG 诊断标准

炎性脊柱痛或非对称性以下肢关节为主的滑膜炎，并附加以下任何一项：① 阳性家族史；② 银屑病；③ 炎性肠病；④ 患关节炎前 1 个月内有尿道炎、宫颈炎或急性腹泻病史；⑤ 双侧臀部交替疼痛；⑥ 肌腱端病；⑦ 骶髂关节炎。将符合条件者列入此类进行诊断和治疗，并随访观察。

4.3 2009 年 ASAS 推荐的中轴型 SpA 的分类标准

起病年龄<40 岁和腰背痛持续时间≥3 个月的患者，加上符合下述两项标准之一：① 影像学提示骶髂关节炎，即 MRI 提示骶髂关节活动性（急性）炎症或明确的骶髂关节炎影像学改变（根据 1984 年修订的纽约标准），加上至少 1 个下述 SpA 特征；② HLA-B27 阳性加上至少 2 个下述 SpA 特征。

SpA 特征包括：① 交替性臀区疼痛；② 非对称性关节炎；③ 足跟痛（附着点炎）；④ 眼葡萄膜炎；⑤ 指（趾）炎；⑥ 银屑病；⑦ 炎症性肠病（IBD）；⑧ 对非甾体抗炎药（NSAIDs）反应良好；⑨ SpA 阳性家族史；⑩ 急性期反应物（ESR 或 CRP）水平升高；⑪ HLA-B27 阳性。

4.4 2013 年 AS 修订版柏林诊断流程提及的策略

第一步：对于存在慢性腰痛（疼痛持续至少 3 个月）且发病时年龄<45 岁的患者，应行骨盆前后位 X 线平片检查骶髂关节。如果此类背痛患者的影像学表现符合骶髂关节炎标准（至少双侧 2 级或单侧 3 级），并且存在至少一种其他 SpA 典型特征，则可诊断为 AS。

第二步：如果骨盆X线平片检查显示骶髂关节炎阴性，应查明既往或当前是否存在SpA的11项特征。患者存在其中4项常可诊断为放射学阴性中轴型脊柱关节炎（nr-axSpA），但此类患者最好还需要影像学阳性表现和（或）HLA-B27阳性，因为同时缺乏这两项指标会降低SpA诊断率。

第三步：如果尚未检测HLA-B27，且SpA特征少于4项，无放射学骶髂关节炎，则应行HLA-B27检测。对于无放射学骶髂关节炎，具备SpA特征2~3项且HLA-B27阳性的患者，常可诊断为nr-axSpA。对于只有2~3项SpA特征、HLA-B27阴性且无放射学骶髂关节炎的患者，相对不太可能诊断为nr-axSpA，通常应寻找除SpA之外的诊断。但对于临床仍然高度怀疑axSpA的患者，应行MRI检查，评估骶髂关节有关节炎证据。如果存在该证据，则支持nr-axSpA的诊断。此外，MRI检查骶髂关节可能有助于证实治疗可获益的活动性炎症，或可能提供更多预后信息。

第四步：对于无放射学骶髂关节炎且没有或只有一项SpA特征但HLA-B27阳性的患者，应通过MRI检查来评估有无骶髂关节炎。MRI显示此类患者骶髂关节炎阳性，则支持nr-axSpA的诊断，但仅凭MRI表现不能确诊，应结合患者症状和其他表现进行解读。

4.5　2020年EULAR2020的最新进展

建议通过CT检查来确诊SpA，CT对诊断SpA有很大的帮助；磁共振有一定的优势，但也有弊端。随着磁共振技术的发展，磁共振检查更容易鉴别不同类型的SpA。

5　鉴别诊断

5.1　腰椎间盘突出

腰椎间盘突出是引起腰背痛的常见原因之一。该病临床表现限于脊柱，患者通常无疲劳感、消瘦、发热等全身表现，多为急性发病，只限于腰部疼痛，活动后加重，休息时缓解；站立时脊柱常有侧曲。触诊患者脊柱骨突有1~2个触痛扳机点。所有实验室检查结果均正常。它和AS的鉴别诊断可通过CT、MRI或椎管造影检查来进行。其腰部X线表现为椎间隙狭窄或前窄后宽或前后等宽，椎体缘后上或下角唇样增生或有游离小骨块；这些表现可通过CT检查来证实。

5.2　弥漫性特发性骨肥厚（DISH）综合征

DISH多生于50岁以上男性，也有脊椎痛、僵硬感及逐渐加重的脊柱运动受限。其临床表现和X线表现常与AS相似，但是该病X线片上可见韧带钙化。常累及颈椎和低位胸椎，经常可见连接至少4节椎体前外侧的流注形钙化与骨化，而骶髂关节和脊椎骨突关节无侵蚀，晨起僵硬感不严重，ESR水平正常及HLA-B27阴性。

5.3　髂骨致密性骨炎

髂骨致密性骨炎多见于中青年女性，尤其是有多次怀孕、分娩史或者从事的职业需要长期站立者。主要表现为慢性腰骶部疼痛，劳累后加重，有自限性。临床检查显示，患者除腰部肌肉紧张外，无其他异常。诊断主要依靠前后位X线表现。典型表现为在髂骨沿骶髂关节中下2/3部位有明显的骨硬化区，呈三角形者尖端向上，密度均匀，不侵犯骶髂关节面，无关节狭窄或糜烂，界限清楚，骶骨侧骨质及关节间隙正常。

5.4　其他

AS是SpA的原型，在诊断时必须与其他骶髂关节炎相关性SpA，如银屑病关节炎、肠病性关节炎或赖特综合征等相鉴别。此外，脊柱骨关节炎、RA和结核累及骶髂关节或脊柱时，须进一步根据相关的其他临床特征加以鉴别。

6 治疗

6.1 治疗目标

6.1.1 缓解症状和体征

消除或尽可能最大限度地减轻症状，如背痛、晨僵和疲劳。

6.1.2 恢复功能

最大限度地恢复患者身体功能，如脊柱活动度、社会活动能力和工作能力。

6.1.3 防止关节损伤

要防止累及髋、肩、中轴和外周关节患者的新骨形成、骨质破坏、骨性强直和脊柱变形。

6.1.4 提高患者生活质量

通过减少工作量、病退、提前退休等来提高患者生活质量。

6.1.5 防止脊柱疾病的并发症

防止脊柱骨折、屈曲性挛缩，特别是颈椎并发症。

6.2 治疗方案及原则

AS尚无根治方法。但是患者如果能得到及时诊断及合理治疗，可以控制症状并改善预后。应通过非药物、药物和手术等综合治疗方法来缓解疼痛和僵硬，控制或减轻炎症反应；通过保持良好的姿势来防止脊柱或关节变形；必要时，矫正畸形关节，以达到改善和提高患者生活质量的目的。

6.2.1 非药物治疗

对患者及其家属进行疾病知识的教育是整个治疗计划中不可缺少的部分，有助于患者主动参与治疗并与医师配合。长期计划还应包括患者的社会心理和康复的需要。总则：在工作、休息和睡眠中保持恰当的姿势；避免过度劳累，避免超重；避免抽烟；保持乐观向上的态度。

劝导患者合理和坚持进行体育锻炼，以取得和维持脊柱关节的最好位置，增强椎旁肌肉力量及心脏功能，增加肺活量。以柔韧性、伸展性运动为主，保持良好姿势。游泳是很好且有效的辅助治疗方法之一。锻炼量：每天30~40 min，低负重运动为主。可分次，每周坚持几日，缓慢增加锻炼量，循序渐进。疼痛出现时应停止锻炼，避免炎症关节负重和扭转。

步行：使用尽量大的步伐，以防限制髋关节的伸展；穿有弹性后跟的鞋子，以防通过弯曲膝盖来承担行走在坚硬路面上引起的震动。

坐姿：取坐位时，注意放一个靠垫在背后，椅子必须有平坦和坚固的表面；避免久坐，特别是在低软沙发或倾斜靠背上；带有倾斜平面的桌子有助于阅读时保持垂直姿势。

站姿：站立时，尽量保持挺胸、收腹和双眼平视前方的姿势。取坐位时，应保持胸部直立。日间经常间断做深呼吸，特别是胸式呼吸。

睡眠：使用坚固平整的床来保持夜间良好的睡姿；使用质优的床垫，有坚固的框架，多取仰卧位，避免促进屈曲畸形的体位，以防脊柱变形。睡前及早上起床前，俯卧适量时间。枕头要低，一旦出现上胸或颈椎受累，应停用枕头。如果颈椎还未僵直，建议低枕（一拳高左右）。肩部以下避免使用垫枕或枕头，否则会迫使胸廓处于弯曲的姿势；避免在膝下放置枕头，以防下肢肌肉和肌腱缩短。

工作：检查自己工作时的姿势，如有必要，改良工作环境，以保持良好姿势；避免过长时间弯腰或屈曲与拉紧背部和颈部的体力活动；安排使坐、站和行走交替的工作；过度弯曲、旋转、伸展或身体震动的工作不适合 SpA 患者。

对疼痛或炎性关节与软组织给予必要的物理治疗。

建议吸烟者戒烟。吸烟是功能预后不良的危险因素之一。

SpA 通常与骨质疏松相关，因此，通过食物摄入钙和充足的维生素 D（接受日照，多食鱼类，必要时服用维生素 D 补充剂）以及平衡饮食有助于预防骨质疏松。

如果脊柱已经融合，应避免发生颈部、腰背损伤的风险。防止跌倒，注意路面有无障碍物、有无湿滑，消除安全隐患。避免大量饮酒或服安眠药。避免容易导致身体碰撞的运动，如踢足球、打篮球等。乘坐汽车时，无论前后排，均要系好安全带，以防急刹车带来损伤。避免骑电瓶车等危险性较大的交通工具。

6.2.2 药物治疗

（1）NSAIDs：可迅速改善患者腰背部疼痛和晨僵，减轻关节肿胀和疼痛及增加活动范围。NSAIDs 对早期或晚期 AS 患者的症状治疗都是首选的药物。其种类繁多，不同 NSAIDs 对 AS 的疗效大致相当。NSAIDs 不良反应中较多见的是胃肠不适，少数可引起溃疡；其他较少见的有心血管疾病如高血压等，可伴头痛、头晕、肝、肾损伤，血细胞减少，水肿及过敏反应等。医师应针对每例患者的具体情况选用一种 NSAIDs 药物。同时使用 2 种以上的 NSAIDs 不仅不会增加疗效，反而会增加药物不良反应，甚至带来严重后果。不管使用何种 NSAIDs，不仅是为了改善症状，还希望能延缓或控制病情进展，通常建议较长时间持续在相应的药物治疗剂量下使用。要评估某个特定 NSAIDs 是否有效，应持续规则使用同样剂量的 NSAIDs 至少 2 周。如果 1 种药物治疗 2~4 周疗效不明显，应改用其他不同类别的 NSAIDs。在用药过程中应监测药物不良反应并及时调整用药。

（2）生物制剂：肿瘤坏死因子（TNF）-α 抑制剂包括依那西普（etanercept）、英夫利昔单抗（infliximab）和阿达木单抗（adalimumab）。其治疗 AS 已经过多项随机双盲安慰剂对照试验评估，总有效率达 50%~75%[2]。

应用方法参照 RA 诊断及治疗指南，但英夫利昔单抗的剂量通常比治疗 RA 用量大。建议 TNF-α 抑制剂治疗 6~12 周有效者可继续使用。一种 TNF-α 抑制剂疗效不佳或不能耐受的患者可能对另一种制剂有较好的疗效。但其长期疗效及对 AS 中轴关节 X 线病变的影响尚待继续研究。研究提示，最初反应良好的患者疗效可持续至少 2 年。虽然建议 TNF-α 抑制剂应用于按照分类标准诊断明确的 AS 患者，但有研究提示对于临床缺乏放射学典型改变、符合 AS 分类标准中"可能"或 SpA 标准的患者，下列情况下也可选用：已应用 NSAIDs 治疗，但仍有中重度活动性脊柱病变；已使用 NSAIDs 和一种其他病情控制药，但仍有中重度活动性外周关节炎。TNF-α 抑制剂最主要的不良反应为输液反应或注射点反应，从恶心、头痛、瘙痒、眩晕到低血压、呼吸困难、胸痛均可见。其他的不良反应为感染发生率增加，包括常见的呼吸道感染和机会性感染（如结核），但与安慰剂组相比差异无统计学意义。治疗前筛查结核可明显减少 TNF-α 抑制剂治疗相关的结核发病率，因此该项筛查现已成为常规。出现脱髓鞘病、狼疮样综合征及充血性心力衰竭等病情的加重也有报道，但发生率很低。用药期间要定期复查血常规、尿常规、肝功能、肾功能等。

（3）柳氮磺吡啶：该药可改善 AS 的关节疼痛、肿胀和发僵，并可降低血清 IgA 水平及其他实验室活动性指标，特别适用于改善 AS 患者的外周关节炎。至今，本药对 AS 的中轴关节病变的治疗作用及改善疾病预后的作用均缺乏证据。通常推荐用量为每日 2.0 g，分 2~3 次口服。剂量增至 3.0 g/d，疗效虽可增加，但不良反应也明显增多。本药起效较慢，通常在用药后 4~6 周起效。为了增加患者的耐受性。一般开始剂量为 0.25 g，每日 3 次，之后每周递增 0.25 g，直至 1.0 g，每日 2 次。也可根据病情或患者对治疗的反应调整剂量和疗程，维持 1~3 年。为了弥补柳氮磺吡啶起效较慢及抗炎作用欠强的缺点，通常选用一种起效快的 NSAIDs 与其并用。本药的不良反应包括消化系统症状、皮疹、血细胞减少、头痛、头晕及男性精子减少和形态异常（停药后可恢复）。对磺胺过敏者禁用。

（4）糖皮质激素：一般不主张口服或静脉全身应用皮质激素治疗 AS。因其不良反应大，且不能阻止 AS 的病程进展。顽固性肌腱端病和持续性滑膜炎可能对局部皮质激素治疗反应好。虹膜炎可以通过扩瞳和激素点眼得到较好控制。对难治性虹膜炎可能需要全身用激素或免疫抑制剂治疗。对全身用药效果不好的顽固性外周关节炎（如膝关节炎）和关节积液可进行关节腔内注射糖皮质激素治疗，重复注射应间隔 3~4 周，一般不超过 2~3 次/年。同样，对顽固性骶髂关节痛患者，可选择 CT 引导下骶髂关节内注射糖皮质激素。对类似足跟痛样的肌腱端病也可采用局部注射糖皮质激素来进行治疗。

（5）其他药物：部分男性难治性 AS 患者应用沙利度胺（thalidomide）后，临床症状与 ESR、CRP 等指标均明显改善。初始剂量为每晚 50 mg，每 10~14 d 递增 50 mg，至每晚 150~200 mg 维持（国外有人用 300 mg/d 维持）。如果用量不足，则疗效不佳，且停药后症状易迅速复发。本药的不良反应有嗜睡、口渴、血细胞下降、肝酶增高、镜下血尿及指端麻刺感等，因此在用药初期应定期查血常规、尿常规、肝功能、肾功能。对长期用药者应定期做神经系统检查，以便及时发现可能出现的外周神经炎。对上述治疗疗效不佳的患者及 AS 外周关节受累者可使用甲氨蝶呤和抗风湿植物药等，但这两种药对中轴关节病变的疗效不确定，还需进一步研究。

（6）指南提到的新药：包括司库奇尤单抗、赛妥珠单抗、JAK 抑制剂（tofacitinib，即托法替布）、IL-17 抑制剂（ixekizumab）、IL-12/23 抑制剂、靶向合成 DMARDs、磷酸二酯酶 4（PDE4）抑制剂。

6.2.3 外科治疗

髋关节受累引起的关节间隙狭窄、强直和畸形是本病致残的主要原因。人工全髋关节置换术是最佳选择，置换术后绝大多数患者的关节痛得到控制，部分患者的功能恢复正常或接近正常，90%置入关节的寿命达 10 年以上。

6.2.4 2019 年美国风湿病学会关于 AS 的治疗推荐指南

6.2.4.1 稳定期成年强直性脊柱炎患者治疗推荐

① 与连续使用非甾体类抗炎药（NSAIDs）治疗相比，在稳定期患者中，我们附加条件推荐按需使用 NSAIDs 治疗。（证据级别：低至中）

② 对于同时接受 TNF 抑制剂和 NSAIDs 治疗的稳定期成年患者，我们附加条件推荐继续单独使用 TNF 抑制剂治疗，而不是二者联合治疗。（证据级别：非常低）

③ 对于同时接受 TNF 抑制剂和传统合成抗风湿药（如柳氮磺吡啶、甲氨蝶呤或托法替布等）治疗的稳定期成年患者，我们附加条件推荐继续单独使用 TNF 抑制剂治疗，而不是二者联合治疗。（证据级别：非常低）

④ 对于正在接受生物制剂治疗的稳定期成年患者，我们附加条件反对停用生物制剂。（证据级别：非常低至低）

⑤ 对于正在接受生物制剂治疗的稳定期成年患者，我们附加条件反对把减少生物制剂剂量作为标准方法。（证据级别：非常低至低）

⑥ 对于正在接受原研 TNF 抑制剂的患者，我们强烈推荐继续使用原研 TNF 抑制剂，而不是强制使用生物仿制药替换。（证据级别：非常低）

⑦ 对于稳定期患者，与不进行物理治疗相比，我们强烈推荐采取物理治疗。（证据级别：低）

6.2.4.2　活动期成年强直性脊柱炎患者治疗推荐

① 与不使用非甾体类抗炎药（NSAIDs）治疗相比，我们更强烈地推荐使用 NSAIDs 治疗。（证据级别：低）

② 附加条件推荐持续使用 NSAIDs 治疗，而不是按需使用 NSAIDs——做出是否持续使用 NSAIDs 的决策，应基于症状严重程度、患者意愿、胃肠道/肾脏/心血管疾病并发症发生风险情况分析等。（证据级别：低至中）

③ 推荐无偏好选择 NSAIDs——目前无研究提示不同 NSAIDs 间存在疗效差异。（证据级别：低至中）

④ AS 患者使用 NSAIDs 后病情仍存在活动性时，附加条件推荐使用柳氮磺吡啶、甲氨蝶呤或托法替布治疗。柳氮磺吡啶或甲氨蝶呤只在外周关节炎明显或无法应用 TNF 抑制剂的患者中考虑。（证据级别：非常低至中）

⑤ AS 患者使用 NSAIDs 后病情仍存在活动性时，与托法替布相比，我们优先推荐使用 TNF 抑制剂。（证据级别：非常低）

⑥ AS 患者使用 NSAIDs 后病情仍存在活动性时，我们强烈推荐使用 TNF 抑制剂，而不是不使用 TNF 抑制剂。（证据级别：高）

⑦ 推荐无偏好选择 TNF 抑制剂。（证据级别：中）

⑧ AS 患者使用 NSAIDs 后病情仍存在活动性时，我们强烈推荐使用司库奇尤单抗（secukinumab）或伊凯珠单抗（ixekizumab）治疗，而不是不使用 secukinumab 或 ixekizumab 治疗。（证据级别：高）

⑨ AS 患者使用 NSAIDs 后病情仍存在活动性时，我们附加条件推荐优先选择 TNFi 抑制剂，而不是 secukinumab 或 ixekizumab。（证据级别：非常低）

⑩ AS 患者使用 NSAIDs 后病情仍存在活动性时，我们附加条件推荐优先选择 secukinumab 或 ixekizumab 治疗，而不是托法替布。（证据级别：非常低）

⑪ AS 患者使用 NSAIDs 后病情仍存在活动性且存在 TNF 抑制剂禁忌证时，附加条件推荐优先选择 secukinumab 或 ixekizumab 治疗，而不是柳氮磺吡啶、甲氨蝶呤或者托法替布。（证据级别：低）

⑫ AS 患者使用 TNF 抑制剂作为一线治疗药物，治疗无应答时，我们优先推荐使用 secukinumab 或 ixekizumab 治疗，而不是更换另外一种 TNF 抑制剂。（证据级别：非常低）

⑬ AS 患者使用 TNF 抑制剂作为一线治疗药物，治疗无应答时，我们优先推荐使用另外一种 TNF 抑制剂，而不是非生物制剂治疗。（证据级别：非常低）

⑭ AS 患者使用 TNF 抑制剂作为一线治疗药物，我们强烈反对更换为生物类似物替代原治疗药物。（证据级别：非常低）

⑮ AS 患者使用 TNF 抑制剂作为一线治疗药物，病情仍活跃时，我们附加条件反对联合柳氮磺吡啶或甲氨蝶呤，而更推荐更换一种新的生物制剂。（证据级别：非常低）

⑯ 我们强烈反对系统性应用糖皮质激素治疗。（证据级别：非常低）

对于使用 NSAIDs 治疗后，仍有孤立骶髂关节炎的患者，我们附加条件推荐使用局部激素治疗。（证据级别：非常低）

⑰ 对于使用 NSAIDs 治疗后，中轴病变稳定而起止点炎仍明显的患者，我们附加条件推荐使用局部激素治疗——跟腱、膝关节肌腱、股四头肌肌腱应避免注射。（证据级别：非常低）

⑱ 对于使用 NSAIDs 治疗后，中轴病变稳定而外周关节炎仍明显的患者，我们附加条件推荐使用局部激素治疗/关节腔注射。（证据级别：非常低）

⑲ 我们强烈推荐采取物理治疗。（证据级别：中）

⑳ 我们附加条件推荐主动物理治疗（监护指导下训练）优于被动物理治疗（按摩、超声、热疗）。（证据级别：非常低）

㉑ 我们附加条件推荐基于陆地的物理治疗优于水上物理治疗——场地条件要求高而不容易持续。（证据级别：中）

6.2.5　TNF-α 抑制剂在合并肝炎、结核等疾病患者中的应用管理

6.2.5.1　TNF-α 抑制剂在结核病患者中的应用管理

TNF-α 抑制剂用药前应进行结核病筛查（包括询问病史、辅助检查），对结核潜伏感染和陈旧性结核给予预防性抗结核治疗。建议跟专科医师讨论后决定预防性抗结核的治疗方案，可参考方案：（1）异烟肼 0.3 g/d，利福平 0.45 g/d，连续治疗 6 个月；（2）异烟肼 0.6 g，每周 2 次，利福喷汀 0.6 g，每周 2 次，连续治疗 6 个月。治疗超过 4 周，可以使用 TNF 抑制剂，治疗期间严密监测，警惕潜伏性结核的活化及新发结核感染。对于结核感染和活动性结核，不推荐使用 TNF 抑制剂治疗，且须转专科医院就诊并给予标准抗结核治疗[3]。

6.2.5.2　TNF-α 抑制剂在乙肝患者中的应用管理

在应用生物制剂或靶向治疗之前，筛查 HBV 感染（HBsAg、HBcAb 和 HBsAb）。若 HBsAg（+），则应检测 HBeAg、HBeAb、HBV-DNA、谷丙转氨酶（ALT），考虑为慢性乙肝或非活动性乙肝携带者。在开始或恢复使用生物制剂之前应该进行抗病毒治疗，优选具有低耐药率的药物（如恩替卡韦、替诺福韦或替诺福韦艾拉芬胺富马酸盐）。抗病毒治疗结束，检测指标正常后，再开始使用生物制剂治疗。每 1~3 个月监测 ALT，每 3 个月监测 HBV-DNA。如果选择恩替卡韦、替诺福韦或替诺福韦艾拉芬胺富马酸盐作为抗病毒药物，监测 HBV-DNA 的间隔可延长至第一次随访后 6~12 个月。每 6 个月监测甲胎蛋白并行肝脏超声检查。

若 HBsAg（-），HBcAb（+），HBsAb（+/-），则应检测 HBV-DNA。

若 HBV-DNA（+），考虑为隐匿性乙肝病毒感染，同样进行抗病毒治疗。

若 HBV-DNA（-），HBsAb（-），则感染已痊愈，可开始生物制剂治疗并进行监测

（监测指标同乙肝患者）。

若 HBV-DNA（-），HBsAb（+），则感染已痊愈，可开始生物制剂治疗。每 1~3 个月监测 ALT 水平，如果 ALT 水平升高，则检测 HBV-DNA。

对 HBsAg（-）/HBcAb（-），HBsAb（-），从未发生乙肝感染的，建议接种乙肝疫苗，然后开始生物制剂治疗。每 1~3 个月监测 ALT 水平，如果 ALT 水平升高，则检测 HBV-DNA[4]。

6.2.5.3　TNF-α 抑制剂在肝功能异常患者中的应用管理

抗肿瘤坏死因子-α 单克隆抗体治疗炎症性肠病专家共识（2017）[5]指出，抗 TNF-α 药物可致药物诱导肝损伤、自身免疫性肝炎等，出现下列情况须考虑停药：① 血清谷丙转氨酶或谷草转氨酶水平>8 倍参考值上限（ULN）；② 血清谷丙转氨酶或谷草转氨酶水平>5ULN 持续 2 周；③ 血清谷丙转氨酶或谷草转氨酶水平>3ULN 且总胆红素水平>2ULN 或国际标准化比值>5；④ 血清谷丙转氨酶或谷草转氨酶水平>3ULN，伴疲劳及消化道症状等逐渐加重，和（或）嗜酸性粒细胞增多（>5%）。

6.2.5.4　TNF-α 抑制剂在恶性肿瘤患者中的应用管理

目前尚无证据显示单用抗 TNF 药物增加淋巴增殖性疾病或实体肿瘤的发生风险，但并不排除这种可能。抗 TNF 治疗前须排除淋巴瘤或其他恶性肿瘤（包括现症和既往史），治疗期间须加强监测。

对有恶性肿瘤病史（不包括淋巴增殖性疾病）的患者，若病程超过 5 年且无复发迹象，须与肿瘤科医师共同严格评估肿瘤性质、复发风险后，方可考虑推荐使用抗 TNF 药物，且治疗期间和治疗后须严格监控随访[5]。

6.2.5.5　TNF-α 抑制剂在围手术期患者中的应用管理

2017 年美国风湿病协会/美国髋膝关节外科医师协会指南[6]提出：术前应停用 TNF 抑制剂，术后至少 14 天后可开始使用 TNF 抑制剂。

6.2.5.6　TNF-α 抑制剂在疫苗接种中的应用管理

参考《2019 年 EULAR 疫苗接种推荐》进行管理。

（1）六项总体原则：① 每年评估疫苗接种状况和进一步接种指征。② 向患者解释个性化疫苗接种计划，为共同决策提供基础，并由初级保健医生、风湿病小组和患者共同实施。③ 最好在疾病静止期接种疫苗。④ 最好在计划免疫抑制治疗前接种疫苗，尤其是 B 细胞耗竭治疗。⑤ 灭活疫苗可用于正在接受系统糖皮质激素和 DMARDs［DMARDs 包括传统改善病情的抗风湿药、生物制剂（如英夫利昔单抗、戈利木单抗）及靶向合成改善病情的抗风湿药］治疗的患者。⑥ 谨慎考虑使用减毒活疫苗。

（2）九项建议：①和② 流感病毒、肺炎球菌疫苗（强烈推荐）。③和④ 破伤风类毒素和人乳头瘤病毒疫苗（按照普通人群建议，尤其 SLE，建议接种人乳头瘤病毒疫苗）。⑤和⑥ 甲型肝炎、乙型肝炎和带状疱疹病毒疫苗（给予有风险的患者）。⑦ 黄热病疫苗（一般应避免接种）。⑧ 除口服脊髓灰质炎疫苗外，应鼓励患者家庭成员中免疫能力强的人根据国家指南接种疫苗。⑨ 如果母亲在怀孕的后半期接受生物制剂治疗，那么新生儿出生后 6 个月内应避免接种减毒活疫苗。

灭活疫苗包括百白破、甲肝、乙肝、流感嗜血杆菌 B、人乳头瘤病毒、流感病毒、脑膜炎球菌、胃肠外脊髓灰质炎、蜱传脑炎、肺炎球菌、胃肠外伤寒等疫苗，减毒活疫苗包括麻疹、腮腺炎、口服脊髓灰质炎、口服伤寒、水痘带状疱疹、黄热病等疫苗。

（3）注意事项：① 不宜接种活疫苗。② 目前所用的狂犬疫苗是灭活疫苗，引发脑炎的概率降低。接受激素和其他免疫抑制剂的风湿病患者，皮内注射疫苗所获的抗体滴度较低，故建议肌内注射疫苗，2019 年版 EULAR 指南不再提及预防接种狂犬疫苗。③ 因风湿病患者发生带状疱疹的概率较高，故指南建议风湿病患者接种带状疱疹疫苗。2006 年低温冷冻干燥减毒活疫苗问世，效力高，适合于免疫功能正常者，而不推荐用于免疫功能低下、正在服用免疫抑制剂及患急性带状疱疹或疱疹后神经痛的患者。对年龄超过 60 岁、服低剂量甲氨蝶呤（每周剂量≤0.4 mg/kg）或激素（剂量≤20 mg/d，时间<2 周）或硫唑嘌呤（剂量≤3 mg·kg^{-1}·d^{-1}）的类风湿性关节炎患者，也可接种该疫苗。④ 2019 年版 EULAR 指南已删除不推荐接种卡介苗建议。

6.2.5.7　TNF-α 抑制剂在妊娠期和哺乳期妇女中的应用管理

（1）英夫利昔单抗（IFX）可以继续使用至妊娠 16 周，依那西普（ETA）和阿达木单抗（ADA）可以继续使用至妊娠中期结束。

（2）为了确保分娩时脐血中药物水平低或检测不到药物，在妊娠晚期应避免使用 ETA 和 ADA，妊娠第 16 周时停用 IFX。如果因为治疗活动性疾病而继续使用了上述药物，则在婴儿出生后 7 个月内应避免使用活疫苗。

（3）整个妊娠期间均可使用赛妥珠单抗，该药与其他 TNF 抑制剂相比，胎盘转运率较低。

（4）妊娠早期使用戈利木单抗不太可能产生有害效应。

（5）不应阻止使用 TNF 抑制剂的母亲进行母乳喂养，但建议她们要十分谨慎，直到获得进一步的信息。

（6）基于有限的证据，胎儿父亲可以使用 IFX、ETA 和 ADA[7-9]。

7　病程和预后

应强调指出的是，本病在临床上表现的轻重程度差异较大，有的患者病情反复持续进展，有的长期处于相对稳定状态。仅局部受累的轻度 AS 患者可以保持几乎全部的功能和就业能力。然而，部分患者会发展成严重的骨骼活动受限或危及生命的肌肉骨骼外并发症。疾病活动度通常存在个体差异。症状通常持续几十年。少数可出现疾病活动的"平息（burnout）"期，并随后达到长期缓解。一项由美国、加拿大和欧洲 10 个国家 AS 患者参与的问卷调查评价了 AS 活动性与妊娠的关系，结果发现疾病活动性对生育、妊娠结局或新生儿没有不利影响。AS 罹患淋巴瘤的风险似乎没有显著增加。

有研究证明，多个指标对判断 AS 的预后有参考价值，包括髋关节炎、腊肠样指或趾、NSAIDs 疗效差、ESR 水平升高（>30 mm/1 h）、腰椎活动度受限、髋关节炎和发病年龄<40 岁。其他一些因素也可能与 AS 患者预后不良相关，如吸烟、进行性加重的放射学改变、活动性病变（由疾病活动指数评定）、功能障碍（自我报告评估）、受教育程度较低、存在其他与 SpA 相关的疾病（如银屑病、炎症性肠病）、男性、有葡萄膜炎病史和各种涉及动柔度（能够快速或反复弯曲、扭转和伸展）或身体震动的职业活动（如驾驶卡车或操作重型设备）。另外，诊断延误、治疗不及时和不合理，以及不能长期坚持功能锻炼者的预后差。AS 患者应在专科医师指导下接受长期随诊。

参考文献

[1] VANDER CRUYSSEN B, MUÑOZ-GOMARIZ E, FONT P, et al. Hip involvement in ankylosing spondylitis: epidemiology and risk factors associated with hip replacement surgery [J]. Rheumatology (Oxford), 2010, 49 (1): 73-81.

[2] WARD M M, DEODHAR A, AKL E A, et al. American College of Rheumatology/Spondylitis Association of America/Spondyloarthritis Research and Treatment Network 2015 recommendations for the treatment of ankylosing spondylitis and non-radiographic axial spondyloarthritis [J]. Arthritis Rheumatol, 2016, 68 (2): 282-298.

[3] 肿瘤坏死因子拮抗剂应用中结核病预防与管理专家建议组. 肿瘤坏死因子拮抗剂应用中结核病预防与管理专家共识 [J]. 中华风湿病学杂志, 2013, 17 (8): 508-512.

[4] CHEN Y M, YANG S S, CHEN D Y. Risk-stratified management strategies for HBV reactivation in RA patients receiving biological and targeted therapy: a narrative review [J]. J Microbiol Immunol Infect, 2019, 52 (1): 1-8.

[5] 李玥, 钱家鸣. 抗肿瘤坏死因子α单克隆抗体治疗炎症性肠病专家共识 (2017) [J]. 协和医学杂志, 2017, 38 (134): 45-49.

[6] GOODMAN S M, SPRINGER B, GUYATT G, et al. 2017 American College of Rheumatology/American Association of Hip and Knee Surgeons guideline for the perioperative management of anti-rheumatic medication in patients with rheumatic diseases undergoing elective total hip or total knee arthroplasty [J]. Arthritis Rheumatol, 2017, 69 (8): 1538-1551.

[7] ALIJOTAS-REIG J, ESTEVE-VALVERDE E, FERRER-OLIVERAS R, et al. Tumor necrosis factor-alpha and pregnancy: focus on biologics. An updated and comprehensive review [J]. Clin Rev Allergy Immunol, 2017, 53 (1): 40-53.

[8] FLINT J, PANCHAL S, HURRELL A, et al. BSR and BHPR guideline on prescribing drugs in pregnancy and breastfeeding—Part I: standard and biologic disease modifying anti-rheumatic drugs and corticosteroids [J]. Rheumatology (Oxford), 2016, 55 (9): 1693-1697.

[9] GÖTESTAM SKORPEN C, HOELTZENBEIN M, TINCANI A, et al. The EULAR points to consider for use of anti-rheumatic drugs before pregnancy, and during pregnancy and lactation [J]. Ann Rheum Dis, 2016, 75 (5): 795-810.

(金鸥阳)

第四章 银屑病关节炎

1 概述

银屑病关节炎（psoriatic arthritis，PsA）是一种与银屑病相关的炎性关节病，患者有银屑病皮疹并导致外周关节炎、中轴关节炎、腱鞘炎、附着点炎等表现。25%~75%的PsA患者有中轴关节累及，患者可有骶髂关节炎和（或）脊柱炎，病程迁延，易复发，多数呈良性进展，小部分表现为严重的甚至是残毁性关节炎。银屑病是一种异质性的、可能导致预后不良的疾病，但目前对其认识有限，诊治有难度，需要多学科协同治疗。全球银屑病患病率为2%~4%，大约30%的银屑病患者最终发展为PsA[1]。

美国PsA患病率为0.1%~0.2%，银屑病患者以2.7%的年发病率发生关节炎，患关节炎者占银屑病患者总数的6%~41%。皮肤受累部位越多，患PsA的风险越大。3处以上皮肤受累者患PsA的风险是单处皮肤受累者的2.24倍，头皮受累者的风险增加3.98倍，臀部和肛周皮肤受累的风险增加2.35倍[2]。发展为PsA的危险因素有严重的银屑病、受教育水平低、服用类维生素A药物。HLA-B27、B08、B38阳性是银屑病发展为PsA的危险因素，HLA-C06阳性是保护性因素[3]。

我国PsA患病率约为1.23%。约75%的PsA患者皮疹出现在关节炎之前，同时出现者约占15%，皮疹出现在关节炎后者约占10%。该病可发生于任何年龄，高峰年龄为40~50岁，无性别差异，但多关节受累以女性多见，脊柱受累以男性较多。

2 临床表现

本病起病隐袭，约1/3的患者呈急性发作，起病前常无明显诱因。

2.1 关节表现

关节表现多种多样，除四肢外周关节病变外，部分患者还可累及脊柱。受累关节表现为疼痛、压痛、肿胀、晨僵和功能障碍。1973年Wright依据患者临床特点将PsA分为5种类型，60%的类型间可相互转化，合并存在。

2.1.1 单关节炎或少关节炎型

该型占70%。病变以手、足远端或近端指（趾）关节为主，膝、踝、髋、腕关节亦可受累，分布不对称。因伴发远端和近端指（趾）间关节滑膜炎和腱鞘炎，受损指（趾）可呈现全指（趾）弥漫性肿胀，即典型的腊肠指（趾），常伴有指（趾）甲病变。此型患者1/3~1/2可演变为多关节炎类型。

2.1.2 远端指间关节炎型

该型占5%~10%。病变累及远端指间关节，为典型的PsA，通常伴银屑病指甲病变。

2.1.3 残毁性关节炎型

该型占5%，是PsA的严重类型，好发年龄为20~30岁。受累指、掌、跖骨可有骨溶解，指节为望远镜式的套叠状，关节可强直、畸形，常伴发热和骶髂关节炎，皮肤病变严重。

2.1.4 对称性多关节炎型

该型占15%。病变累及5个或以上的关节，以近端指（趾）间关节为主，可累及远端指（趾）间关节及大关节，如腕、肘、膝和踝关节等。该型患者的临床症状容易与类风湿性关节炎的临床症状混淆，特别是部分患者血清中可能出现低滴度的类风湿因子。

2.1.5 脊柱关节病型

该型约占5%。男性、年龄大者多见，以脊柱和骶髂关节病变为主，常为单侧，下背痛或胸壁痛等症状可缺如或很轻。脊柱炎表现为韧带骨赘形成，严重时可出现脊柱融合、骶髂关节模糊、关节间隙狭窄甚至融合，可影响颈椎导致寰椎和轴下不全脱位。其他类型可以同时出现脊柱受累。仅有脊柱炎而无外周关节炎者多见于男性，活动受限明显，甲营养不良少见，虹膜炎多见，HLA-B27常呈阳性。而脊柱炎伴远端指间关节炎者以女性稍多见，颈部韧带骨赘多见，40%的患者伴附着点炎，骶髂关节炎少见，HLA-B27常呈阴性。

5种类型可相互重叠，相互转换。有20%~60%的患者与初发时类型不同。多数由少关节炎型发展为多关节炎型，也有多关节炎型发展为残毁型，或少关节型转变为中轴型。

通过美国登记的1530名PsA患者数据分析显示：基线时有12.5%的患者有中轴受累，这些患者皮肤关节受累更明显，附着点炎更多，疾病活动度更高（BASDAI、BASFI值和CRP水平更高），更年轻，生活质量受疾病影响更大。

也有学者将PsA分为下列3种类型：① 类似反应性关节炎伴附着点炎的单关节和寡关节炎型；② 类似类风湿性关节炎的对称性多关节炎型；③ 类似强直性脊柱炎的以中轴关节病变为主（脊柱炎、骶髂关节炎和髋关节炎），伴有或不伴有周围关节病变的脊柱病型。

严重PsA的表现：有骨侵蚀；ESR或CRP水平升高；长病程导致的关节功能障碍、畸形；疾病高度活动导致生活质量下降；指（趾）炎，附着点炎；疾病快速进展[4]。

2009年，银屑病与银屑病关节炎研究评估协作组（GRAPPA）建议将银屑病关节炎分为5个主要临床表现类型，同时根据疾病严重程度将各型又分为轻、中、重三级（表4-1）。

表4-1 银屑病关节炎临床分型和疾病严重程度的分级

分类	轻度	中度	重度
周围关节炎型	受累关节数<5个 X线未见破坏 无躯体功能受损 生活质量轻度下降 患者自我评估轻度	受累关节数≥5个 （肿胀触痛） X线可见破坏 躯体功能轻度受损 轻度治疗反应不足 生活质量中度下降 患者自我评估中度	受累关节数≥5个 （肿胀触痛） X线可见严重破坏 躯体功能严重受损 中、重度治疗反应不足 生活质量重度下降 患者自我评估重度
皮肤损害型	BSA<5，PASI<5，无症状	局部用药无效， DLQI<10，PASI<10	BSA>10， DLQI>10，PASI>10
脊柱关节炎型	轻度疼痛，无功能受损	功能受损或BASDAI>4	既往治疗无效

续表

分类	轻度	中度	重度
附着点炎型	1~2个受损部位，无功能受损	>2个受损部位或功能受损	>2个受损部位或功能受损，既往治疗无效
指（趾）炎型	无疼痛或功能轻度受损	侵蚀性损害或功能受损	既往治疗无效

注：BSA为体表面积；DLQI为皮肤病生活质量指数；PASI为银屑病面积与严重程度指数；BASDAI为强直性脊柱炎病情活动指数。

2.2 皮肤表现

根据银屑病的临床特征，皮肤表现一般可分为寻常型、脓疱型、关节病型及红皮病型4种类型。皮肤银屑病变好发于头皮及四肢伸侧（图4-1、图4-2），尤其肘、膝部位，呈散在或泛发分布。要特别注意隐藏部位的皮损，如头发、耳内、会阴、臀、脐等。皮损表现为丘疹或斑块，呈圆形或不规则形，表面有丰富的银白色鳞屑，去除鳞屑后为发亮的薄膜，除去薄膜可见点状出血（Auspitz征），该特征对银屑病具有诊断意义。存在银屑病是PsA与其他炎性关节病的重要区别。皮肤病变的严重性和关节炎症程度无直接关系，仅有35%的PsA患者二者相关。

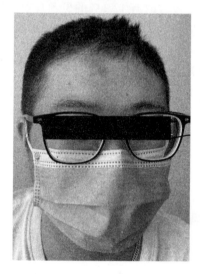

图4-1 皮疹分布在发际线、头皮

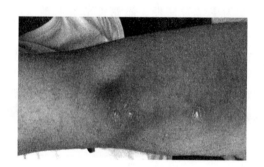

图4-2 皮疹位于肘关节伸侧

2.3 指（趾）甲表现

80%~90%的PsA患者有指（趾）甲病变，而无关节炎的银屑病患者指甲病变发生率为20%，因此指（趾）甲病变是PsA的特征（图4-3），并与远端指（趾）间关节病变相关，与皮肤和关节病变的程度相关。甲受累患者出现关节受累的比例为43%~70%，是银屑病患者关节受累最强的预测因素。常见指（趾）甲表现为顶针样凹陷，炎症远端指间关节的指甲有多发性凹陷是PsA的特征性变化，其他表现有甲板增厚、浑浊、色泽发乌或有白甲、表面高低不平、有横沟

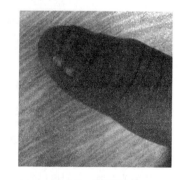

图4-3 指甲病变

及纵嵴，常有甲下角质增生，重者可有甲剥离。有时形成匙形甲。

2.4 其他表现

2.4.1 全身症状

少数患者有发热、体重减轻和贫血等表现。

2.4.2 系统性损害

7%~33%的PsA患者有眼部病变，如结膜炎、葡萄膜炎、虹膜炎和干燥性角膜炎等，常常是慢性的、双侧的、累及眼球后部的病变；有骶髂关节炎或HLA-B27阳性的PsA患者发生虹膜炎的概率明显增加。接近4%的PsA患者出现主动脉瓣关闭不全，常见于疾病晚期，另有心脏肥大和传导阻滞等；PsA患者肺部可见上肺纤维化；胃肠道可有炎性肠病，罕见淀粉样变；还可出现骨质疏松。

2.4.3 附着点炎

附着点炎特别易发生在跟腱和跖腱膜附着部位。足跟痛和足掌痛是附着点炎的表现。临床上仅22%的PsA患者表现为附着点炎，而应用超声检查可以发现56%的PsA患者肌腱端异常。

3 诊断要点

3.1 症状和体征

3.1.1 皮肤表现

皮肤银屑病是PsA的重要诊断依据。皮损出现在关节炎之后者诊断困难，细致询问病史，银屑病家族史、儿童时代的滴状银屑病、检查隐蔽部位的银屑病（如头皮、脐周或肛周）和特征性放射学表现可提供重要线索，但应排除其他疾病，并应定期随访。

3.1.2 指（趾）甲表现

指（趾）甲表现包括顶针样凹陷（>20个），指甲脱离、变色、增厚、粗糙、纵嵴和甲下过度角化等。指（趾）甲病变是银屑病可能发展为PsA的重要临床表现。

3.1.3 关节表现

病变累及1个或多个关节，以指关节、跖趾关节等手足小关节为主，远端指间关节最易受累，常不对称，关节表现为僵硬、肿胀、压痛和功能障碍。

3.1.4 脊柱表现

脊柱病变可引起腰背痛和脊柱强直等表现。

3.2 辅助检查

3.2.1 实验室检查

本病无特殊实验室检查。病情活动时，红细胞沉降率（ESR）增快，C反应蛋白（CRP）、IgA、IgE及补体水平增高等；滑液呈非特异性反应，白细胞轻度增加，以中性粒细胞为主；类风湿因子（RF）阴性，2%~10%的患者可有低滴度RF；5%的患者可有CCP抗体阳性；14%的患者有抗核抗体低滴度阳性。中轴型、多关节型伴中轴关节受累及少关节型伴中轴关节受累患者HLA-B27阳性率分别为56%、24%及31%，HLA-B27与附着点炎、指（趾）炎和对称性骶髂关节炎的发病相关。

3.2.2 影像学检查

关节骨质既有破坏又有增生表现，是本病的特征性改变。2003年爱尔兰学者报道：

即使在早期采用 DMARDs 治疗 2 年，仍有 47% 的患者出现放射学进展[5]。在评估关节病变时，X 线平片、CT、超声、MRI 均可应用，超声和 MRI 比 X 线平片和 CT 更敏感。为了早期发现 PsA 患者，Gisondi 等使用超声附着点评分系统（Glasgow ultrasound enthesis scoring system，GUESS）比较银屑病患者和对照组的附着点，发现银屑病患者附着点的厚度高于对照组，在两年的随访后，他们发现 30 例患者中 3 例发展为 PsA。2019 年，为了找到新的 PsA 附着点炎超声评分系统，GRAPPA 超声工作组评估了 PsA 患者和对照组的附着点的超声图像。他们建立了一个最佳模型，曲线下面积为 0.93，包括赘生物、多普勒信号、侵蚀、增厚、低回声和 6 个附着点部位（髌韧带嵌入远端髌骨和胫骨粗隆处、跟腱、跖筋膜嵌入跟骨处、伸肌肌腱嵌入外上髁处、冈上肌嵌入肱骨上关节面处）[6]。对脊柱关节炎型，建议选择 MRI 进行骶髂和脊柱检查，而周围关节炎型可选择 X 线、超声和（或）MRI 检查；超声和 MRI 检查更有助于附着点炎、指（趾）炎等炎症性病变的发现和评估。

（1）周围关节炎：末节指骨远端有骨质溶解、吸收，而基底有骨质增生；可有中间指骨远端因侵蚀破坏变尖和远端指骨骨质增生，二者可造成铅笔帽样畸形或望远镜样畸形；受累指间关节间隙变窄、融合、强直和畸形。长骨骨干绒毛状骨膜炎可能累及的关节有掌指关节（MCP）、近端指间关节（PIP）、远端指间关节（DIP）、腕关节等[7]。

（2）中轴关节炎：表现为不对称骶髂关节炎，关节间隙模糊、变窄、融合。椎间隙变窄、强直，不对称性韧带骨赘形成（图 4-4），椎旁骨化。其特点是相邻椎体的中部之间的韧带骨化形成骨桥，并呈不对称分布。

3.3 诊断依据

银屑病患者有上述炎性关节炎表现即可诊断为 PsA。部分 PsA 患者银屑病出现在关节炎之后，此类患者的诊断较困难，应通过收集临床和放射学线索，如银屑病家族史、隐蔽部位的银屑病变、受累关节部位、有无脊柱关节病等来做出诊断并排除其他疾病。

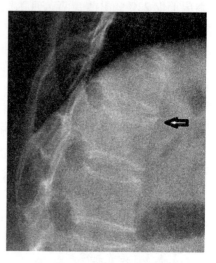

图 4-4　腰椎骨赘形成

关于 PsA 的诊断标准，目前尚未统一。较简单而实用的 PsA 诊断标准有 MOLL 和 Wright 的 PsA 分类标准：① 至少有 1 个关节发生关节炎并持续 3 个月以上；② 至少有银屑病皮损和（或）1 个指（趾）甲上有 20 个以上顶针样凹陷的小坑或甲剥离；③ 血清 IgM 型 RF 阴性（滴度<1∶80）。

2006 年，CASPAR 标准为：① 皮肤银屑病：现患 2 分；既往 1 分；有家族史，目前未患 1 分；② 指甲病变：甲床分离、凹陷、角化过度 1 分；③ 指炎：现有或曾有（由风湿病学专家记录）1 分；④ 类风湿因子：除乳胶法外，任何方法均为阴性 1 分；⑤ 靠近关节处骨形成：区别于骨质增生 1 分。评分≥3 分且合并关节炎的患者，可诊断为银屑病关节炎。该标准的特异度为 98.7%，敏感度为 91.4%[8]。

4 鉴别诊断

4.1 类风湿性关节炎（RA）

二者均有小关节炎，但 PsA 有银屑病皮损和特殊指甲病变、指（趾）炎、附着点炎，常侵犯远端指间关节，RF 阴性，特殊的表现如笔帽样改变，部分患者有脊柱和骶髂关节病变；而 RA 多为对称性小关节炎，以近端指间关节和掌指关节、腕关节受累常见，可有皮下结节、RF 阳性，X 线表现以关节侵蚀性改变为主。

4.2 强直性脊柱炎（AS）

侵犯脊柱的 PsA，脊柱和骶髂关节病变不对称，可为跳跃式病变，发病常见于年龄大的男性，症状较轻，有银屑病皮损和指甲改变，与 HLA-B27 关联性较弱；而 AS 发病者多较年轻，无皮肤、指甲病变，脊柱、骶髂关节病变常呈对称性。

4.3 骨关节炎（OA）

二者均侵蚀远端指间关节，但 OA 患者无银屑病皮损和指甲病变，可有赫伯登（Heberden）结节、布夏尔（Bouchard）结节，无 PsA 的典型 X 线改变，发病多见于 50 岁以上老年人。

5 内科治疗方案及原则

PsA 治疗的目的在于控制炎症、缓解疼痛和延缓关节破坏，尽可能保存关节功能。目标是使患者获得最好的照顾，达到疾病缓解或低活动度，提高患者生活质量和社会参与度。应兼顾治疗关节炎和银屑病皮损，考虑到每一个肌肉骨骼症状，制订治疗方案应因人而异，考虑有效、安全、经济三方面。管理银屑病关节炎患者时，还应重视非肌肉骨骼（如皮肤、眼睛和胃肠道）的表现，以及代谢综合征、心血管疾病、抑郁症等共患病[9]。

5.1 一般治疗

适当休息，避免过度疲劳和关节损伤，控制体重，注意关节功能锻炼，忌烟、酒和刺激性食物。

5.2 药物治疗

2015 年英国学者提出了达标疗法，即采用最有效的方法控制炎症，使关节破坏最小化[10-11]。达到疾病缓解或最小活动度（minimal disease activity，MDA）的目标应根据疾病严重性、病程、共患病的情况确定。

MDA 包括：触痛关节数≤1；肿胀关节数≤1；银屑病面积及严重程度指数≤1 或体表受累面积≤3%；患者疼痛视觉模拟量表（VAS）评分≤15；患者整体疾病活动 VAS 评分≤20；健康评估问卷得分≤0.5；肿胀的附着点数≤1。

5.2.1 非甾体类抗炎药（NSAIDs）

NSAIDs 具有抗炎、止痛、退热和消肿作用，但对皮损和关节破坏无效，适用于轻、中度活动性关节炎者。治疗剂量应个体化；只有在一种 NSAIDs 足量使用 1~2 周无效后才可更换为另一种 NSAIDs；避免同时服用 2 种或 2 种以上 NSAIDs，因疗效不叠加，而不良反应增多；老年人宜选用半衰期短的 NSAIDs 药物，对有溃疡病史的患者，宜服用选择性环氧化酶（COX）-2 抑制剂，以减少胃肠道的不良反应。对外周关节炎患者，如果单用 NSAIDs 治疗 1 个月后疾病仍活动，应考虑加用其他治疗方案。对中轴关节炎患者，如果用NSAIDs治疗在4周内已经诱导缓解，则治疗应延长至12周。NSAIDs的不良反应主要有：胃肠道反应，如恶心、呕吐、腹痛、腹胀、食欲不佳，严重者有消化道溃疡、出血、穿孔等；肾脏不良反应，如水钠潴留、高血钾、血尿、蛋白尿、间质性肾炎，严重者发生肾坏死甚至肾功能不全。NSAIDs还可以引起外周血细胞减少、凝血障碍、再生障碍性贫血、肝功能损害，少数患者会发生过敏反应（皮疹、哮喘）、无菌性脑膜炎以及耳鸣、听力下降等。

5.2.2 改善病情抗风湿药（DMARDs）

DMARDs能防止病情恶化及延缓关节组织的破坏。患多关节炎或者患单关节炎但有预后不良因素的患者应快速启动DMARDs。如果单用1种DMARDs无效，也可联合用药，以甲氨蝶呤（MTX）作为联合治疗的基本药物。如果1种DMARDs治疗3个月没有达到病情减轻50%或者6个月没有达到治疗目标时，应更换治疗方案。当患者病情持续缓解时间超过6个月时，可采用减小药物剂量或延长治疗间期的方法逐步减停DMARDs，最终达到最小有效剂量。

（1）MTX：对皮损和关节炎均有效，尤其适用于多关节型，可作为首选药。MTX对指（趾）炎可能有效。用法：口服、肌肉注射和静脉注射，开始7.5~25 mg，每周1次，宜从小剂量开始。病情控制后逐渐减量，维持量5~10 mg，每周1次。常见不良反应有恶心、口炎、腹泻、脱发、皮疹、肝功能受损，少数出现骨髓抑制、听力损害和肺间质病变，也可引起流产、畸胎而影响生育力。服药期间应定期查血常规和肝功能。可与生物制剂联用，适用于严重的PsA、MTX部分有效的患者或合并葡萄膜炎的患者。MTX还可能延缓或阻止针对生物制剂的抗抗体产生[4]。

（2）柳氮磺吡啶（SSZ）：对外周关节炎有效。从小剂量逐渐加量有助于减少不良反应。使用方法：从每日250~500 mg开始，之后每周增加500 mg，直至2.0 g。如果疗效不明显，可增至每日3.0 g。主要不良反应有恶心、厌食、消化不良、腹痛、腹泻、皮疹、无症状性转氨酶增高和可逆性精子减少，偶有白细胞、血小板减少，对磺胺过敏者禁用。服药期间应定期查血常规和肝功能。

（3）硫唑嘌呤（AZA）：对皮损也有效，常用剂量为12 mg/(kg·d)，一般100 mg/d，维持量50 mg/d。不良反应有脱发、皮疹、骨髓抑制（包括白细胞减少、血小板减少、贫血）、胃肠反应（恶心、呕吐），可有肝损害、胰腺炎，对精子、卵子有一定损伤，出现致畸作用，长期应用可致癌。服药期间应定期查血常规和肝功能等。

（4）环孢素A（CsA）：美国食品和药品管理局（FDA）已通过将CsA用于重症银屑病治疗，CsA对皮肤和关节型银屑病有效。FDA认为1年内维持治疗，更长期使用对银屑病是禁止的。常用量为3~5 mg/(kg·d)，维持量是2~3 mg/(kg·d)。CsA的主要不良反应有高血压、肝肾毒性、神经系统损害、继发感染、肿瘤及胃肠道反应、齿龈增生、多毛等。不良反应的严重程度、持续时间均与剂量和血药浓度有关。服药期间应查血常规、血肌酐和血压等。

（5）来氟米特（LEF）：对于中、重度患者，可用LEF 20 mg/d。越来越多的国际资料显示，LEF治疗PsA有较好疗效，使用方法同RA。主要不良反应有腹泻、瘙痒、高血压、肝酶增高、皮疹、脱发和一过性白细胞下降等。服药期间应定期查血常规和肝功能。

5.2.3 阿维 A 酯

阿维 A 酯属芳香维 A 酸类。开始剂量为 0.75~1 mg/kg，病情缓解后逐渐减量，疗程 4~8 周。肝肾功能不正常、血脂过高者及孕妇、哺乳期妇女禁用。用药期间注意查肝功能及血脂等。长期使用该药可使脊柱韧带钙化，因此中轴病变者应避免使用该药。

5.2.4 糖皮质激素

推荐局部注射糖皮质激素，作为辅助治疗。全身应用于病情严重者及一般药物治疗不能控制时。糖皮质激素的不良反应大，突然停用可诱发严重的银屑病，且停用后易复发，因此一般不选用，也不长期使用。应谨慎使用最低有效剂量，且不推荐用于中轴型患者。但也有学者认为，小剂量糖皮质激素可缓解患者症状，并在 DMARDs 起效前起"桥梁"作用。

5.2.5 生物制剂

近年来，用生物制剂治疗 PsA 已有大量报道，也取得了很好的疗效。生物制剂还可与 MTX 合用。常用的生物制剂包括肿瘤坏死因子抑制剂（TNFi）和以 IL-12/23、IL-17a、磷酸二酯酶-4（PDE-4）、JAKs 为靶点的合成类改善病情药。

（1）应由诊疗经验丰富的，充分了解适应证、禁忌证、副作用的专科医师决定生物制剂的使用和随访。

生物制剂治疗指征：甲氨蝶呤和环孢素治疗失败、不能耐受或有禁忌证；银屑病造成了很大的生理、心理或社会功能影响；银屑病累及皮肤超过全身体表面积的 10%；局部银屑病（如指甲、面部、手掌、足底、皱褶处、外阴等）皮损严重造成功能障碍或治疗困难；合并活动性银屑病关节炎；顽固性银屑病或治疗后 3 个月内快速复发，不能继续予 B 波紫外线和环孢素治疗。使用前应进行血常规、尿常规、肝功能、肾功能、病毒性肝炎、结核、肿瘤指标筛查，使用中注意监测这些指标。

合并脱髓鞘病患者和一级亲属患脱髓鞘病的患者禁用 TNF-α 抑制剂。脱髓鞘病症状包括单眼视力下降或丧失、眼球活动时疼痛、复视、感觉过敏和（或）减弱、平衡障碍、Lhermitte 综合征。

（2）应用生物制剂前应充分告知患者获益、风险和高质量的研究信息。详细告知患者治疗方案及坚持规律治疗的重要性，并允许患者进行充分考虑。治疗过程中给予支持和建议。

（3）应用生物制剂后应从以下几个方面进行评估：① 银屑病疾病严重程度与基线（如终点 PASI 和基线 PASI 评分）比较；② 是否达到商定的治疗目标；③ 是否控制银屑病关节炎的活动和（或）炎症性肠病的活动；④ 疾病对患者的生理、心理和社会功能的影响；⑤ 继续治疗的获益和风险；⑥ 接受治疗的患者（及其家人）的意见；⑦ 治疗的依从性。

（4）评估疗效是否满足最小治疗反应标准：疾病严重程度较基线降低 ≥50%（如 PASI 50 反应或 BSA 百分比）；生理、心理或社会功能的临床相关改善（如 DLQI 改善 ≥4 或情绪好转）。

（5）下列情况下要改变治疗方案：疗效未能满足最小治疗反应标准；继发失效；不能耐受目前的治疗或出现禁忌证。

（6）选择生物制剂时应考虑下列因素：① 综合考虑皮肤和关节病变；② 仔细评估有

无关节炎；③ 关节炎为中轴型还是外周型。

（7）个体化治疗时应考虑的因素：① 银屑病因素，包括治疗目标、疾病表型和活动模式、疾病严重程度和对患者的影响、是否存在银屑病性关节炎、银屑病既往治疗的结果。② 其他个体因素，包括患者年龄、既往和目前共患病情况（如炎症性肠病、心力衰竭）、妊娠计划、体重、患者的观点及其对给药途径和频率的要求、坚持治疗的可能性、治疗费用。

（8）药物的选择：TNF-α 抑制剂和 IL-17 抑制剂均是一线药物。例如，依那西普（etanercept）为注射用重组人Ⅱ型肿瘤坏死因子受体-抗体融合蛋白，用于中、重度或其他药物治疗疗效不佳或不能使用其他药物的 PsA 患者，每次皮下注射 25 mg，每周 2 次。另一类为抗肿瘤坏死因子的单克隆抗体，包括注射用英夫利昔单抗（infliximab），也用于重度或其他药物治疗疗效不佳或不能使用其他药物的 PsA 患者，首次 3~5 mg/kg 静脉滴注后，第 2、6 周及以后每 8 周给予相同剂量各 1 次。注射用阿达木单抗（adalimumab），每 2 周 1 次皮下注射 40 mg。常见不良反应主要有注射部位的局部反应，如红斑、瘙痒、疼痛和肿胀等，一般持续 3~5 d，其他有头疼、眩晕、皮疹、咳嗽、腹痛、血液系统受损、感染、过敏反应等。对于活动性感染、活动性结核、肿瘤、充血性心力衰竭及对本药成分过敏者应禁用。

如果患者有外周关节炎，使用至少一种合成类或生物类改善病情药疗效不佳，或者不能使用生物类改善病情药，可考虑使用 JAK 抑制剂。要求口服药物治疗或近期有念珠菌感染的患者可考虑托法替布。应用托法替布时，须注意感染（尤其是带状疱疹病毒感染）风险。有心血管风险的老年患者服用托法替布时，须注意发生下肢深静脉血栓的风险。

轻症患者（受累关节数≤4、疾病中低度活动、皮肤受累局限）使用至少一种合成类改善病情药疗效不佳时，可考虑 PDE-4 抑制剂。

应用 TNF 抑制剂后有严重或反复感染且银屑病不严重的患者，可考虑使用阿巴西普。

有附着点炎的患者，如果使用 NSAIDs 或局部注射糖皮质激素疗效不佳，可考虑生物类改善病情药。

对于活动性中轴型脊柱病患者，NSAIDs 治疗疗效不佳时，应考虑生物类改善病情药，根据目前的临床实践，首选 TNF 抑制剂；当有皮肤受累时，IL-12/23 或 IL-17 抑制剂可能更合适。肠道受累的患者，使用 TNF 抑制剂和 IL-12/23 抑制剂更合适，首先考虑 TNF 抑制剂。葡萄膜炎患者首选 TNF 抑制剂[9]。

（9）疗效不佳时，须考虑下列因素：① 是否肥胖或依从性差；② 血药浓度是否不足。排除上述因素后，可做出以下选择：① 优化辅助治疗；② 改为其他生物制剂；③ 住院治疗、光疗、系统治疗等。

（10）转换生物制剂注意事项：① 两种生物制剂转换时须考虑两种药物的药理机制；② 患者的病情和对转换药物性价比的观点；③ 原生物制剂应停药 1 个月或 1 个治疗周期后再转换为另一种生物制剂。④ 当由标准全身治疗转换为生物制剂时，尽可能将甲氨蝶呤以外的免疫抑制剂停用 1 个月后再开始生物制剂治疗；⑤ 如果停药困难，应在生物制剂起效时立即停免疫抑制剂。

（11）建议育龄期妇女使用生物制剂治疗期间有效避孕，并与主诊医生讨论妊娠计划。主诊医生应告知备孕和妊娠期患者下列注意事项：① 控制严重或不稳定银屑病对维持产妇健康的重要性；② 现有大多数风湿病或炎症性肠病患者妊娠证据与 TNF-α 抑制剂有关；③ 大多数孕妇在妊娠时暴露于 TNF-α 抑制剂已成功分娩；④ 妊娠期间暴露于 TNF-α 抑制剂可能增加产妇感染风险；⑤ 母体 IgG 及目前批准用于治疗银屑病的生物制剂（除赛妥珠单抗外）在妊娠中晚期可经过胎盘转运，对新生儿发育的影响和感染风险尚未得到充分研究；中晚期妊娠患者可考虑停用原生物制剂，改为环孢素或赛妥珠单抗；⑥ 赛妥珠单抗通过胎盘转运的量很少（可以忽略），可作为计划妊娠患者的一线选择；⑦ 妊娠 16 周以上接受生物制剂治疗的母亲，所生婴儿在出生后 6 个月内应避免接种活疫苗；⑧ 哺乳有益，可在哺乳期开始或重启生物制剂治疗，进入乳汁的生物制剂量很小，不可能被婴儿吸收。

（12）活疫苗接种 4 周后可开始生物制剂治疗。生物制剂治疗期间避免接种活疫苗。根据每种药物的药代动力学和药效学特点，停用生物制剂 6~12 个月后可接种活疫苗。

（13）患者手术注意事项：术前停用生物制剂 3~5 个半衰期或一个治疗周期；告知手术医生患者有较高的术后感染风险；术后无感染证据且伤口愈合良好时，再开始生物制剂治疗[12]。

5.2.6 局部用药

（1）关节腔注射长效皮质激素类药物：适用于急性单关节或少关节炎型患者，但不应反复使用，1 年内不宜超过 4 次，同时应避开皮损处注射。因为过多的关节腔穿刺除了易并发感染外，还可发生类固醇晶体性关节炎。

（2）局部治疗银屑病的外用药：以还原剂、角质剥脱剂及细胞抑制剂为主，可根据皮损类型、病情等进行选择。对于疾病急性期患者及皮损发生在皱褶处的患者，应避免使用刺激性强的药物；稳定期患者可以使用作用较强的药物，如 5% 的水杨酸软膏、焦油类油膏、0.1%~0.5% 的蒽林软膏等；稳定期皮损可以选用的药物还有钙泊三醇（calcipotriol，一种维生素 D 的衍生物）、他扎罗丁（tazarotene，维 A 酸类药）等。稳定期患者如果存在病情顽固的局限性皮损，可以配合外用类固醇皮质激素。外涂药物后加封包可以促进疗效，使皮损较快消退，但应注意激素的局部不良反应，以及在应用范围较广时可能发生的全身吸收作用。

5.3 物理疗法

5.3.1 紫外线治疗

主要为 B 波紫外线治疗，可以单独应用，也可以在服用光敏感药物或外涂焦油类制剂后照射 B 波紫外线，再加水疗（三联疗法）。

5.3.2 长波紫外线照射（PUVA）治疗

PUVA 治疗又称光化学疗法，包括口服光敏感药物（通常为 8-甲氧补骨脂，8-MOP），再进行 PUVA。服用 8-MOP 期间注意避免日光照射引起光感性皮炎。有人认为长期使用 PUVA 可能增加发生皮肤鳞癌的机会。

5.3.3 水浴治疗

水浴治疗包括温泉浴、糠浴、中药浴、死海盐泥浸浴治疗等。水浴治疗有助于湿润皮肤、祛除鳞屑以及缓解干燥与瘙痒症状。

6 外科治疗

对已出现关节畸形伴功能障碍的患者,考虑外科手术治疗,如关节成形术等。

7 预后

PsA患者一般病程良好,只有少数患者(<5%)有关节破坏和畸形。有银屑病家族史、20岁前发病、HLA-DR3或DR4阳性、侵蚀性或多关节病变、ESR或CRP水平明显升高、指(趾)炎、指甲受累、广泛皮肤病变等提示预后较差。

8 患者教育

应开展广泛的患者教育活动,教育患者认识银屑病关节炎的慢性性质和非药物治疗(包括锻炼、戒烟、减肥、物理治疗和职业治疗)的重要性。告知患者疾病的波动性质,要由多学科治疗小组进行非常密切的随访。详细告知患者免疫抑制药物相关的副作用,并告知患者家属。

参考文献

[1] HELMICK C G, LEE-HAN H, HIRSCH S C, et al. Prevalence of psoriasis among adults in the US: 2003—2006 and 2009—2010 National Health and Nutrition Examination Surveys [J]. Am J Prev Med, 2014, 47 (1): 37-45.

[2] WILSON F C, ICEN M, CROWSON C S, et al. Incidence and clinical predictors of psoriatic arthritis in patients with psoriasis: a population-based study [J]. Arthritis Rheum, 2009, 61 (2): 233-239.

[3] EDER L, CHANDRAN V, PELLET F, et al. Human leucocyte antigen risk alleles for psoriatic arthritis among patients with psoriasis [J]. Ann Rheum Dis, 2012, 71 (1): 50-55.

[4] SINGH J A, GUYATT G, OGDIE A, et al. 2018 American College of Rheumatology/National Psoriasis Foundation guideline for the treatment of psoriatic arthritis [J]. Arthritis Care Res (Hoboken), 2019, 71 (1): 22-29.

[5] KANE D, STAFFORD L, BRESNIHAN B, et al. A prospective, clinical and radiological study of early psoriatic arthritis: an early synovitis clinic experience [J]. Rheumatology (Oxford), 2003, 42 (12): 1460-1468.

[6] TOM S, ZHONG Y, COOK R, et al. Development of a preliminary ultrasonographic enthesitis score in psoriatic arthritis—GRAPPA Ultrasound Working Group [J]. J Rheumatol, 2019, 46 (4): 384-390.

[7] KWIATKOWSKA B. Diagnostic imaging of psoriatic arthritis. Part I: etiopathogenesis, classifications and radiographic features [J]. J Ultrason, 2016, 16 (64): 65-77.

[8] TAYLOR W, GLADMAN D, HELLIWELL P, et al. Classification criteria for psoriatic

arthritis: development of new criteria from a large international study [J]. Arthritis Rheum, 2006, 54 (8): 2665-2673.

[9] GOSSEC L, BARALIAKOS X, KERSCHBAUMER A, et al. EULAR recommendations for the management of psoriatic arthritis with pharmacological therapies: 2019 update [J]. Ann Rheum Dis, 2020, 79 (6): 700-712.

[10] COATES L C. Treating to target in psoriatic arthritis [J]. Curr Opin Rheumatol, 2015, 27 (2): 107-110.

[11] COATES L C, MOVERLEY A R, MCPARLAND L, et al. Effect of tight control of inflammation in early psoriatic arthritis (TICOPA): a UK multicentre, open-label, randomised controlled trial [J]. Lancet, 2015, 386 (10012): 2489-2498.

[12] YIU Z Z N, MASON K J, SMITH C H, et al. The British Association of Dermatologists Biologics and Immunomodulators Register: a centenary celebration of research collaboration in British dermatology [J]. Br J Dermatol, 2020, 183 (6): 981-983.

（唐　梅）

第五章 反应性关节炎

1 概述

反应性关节炎（reactive arthritis，ReA）是一种发生于某些特定部位（如肠道和泌尿生殖道）感染之后而出现的关节炎，而不是关节本身组织感染导致的关节炎。因为 ReA 与人类白细胞抗原（HLA）B27 相关，关节受累模式为非对称性且以下肢关节为主，以及可能累及脊柱，所以它被归入脊柱关节病的范畴。它曾被称为 Reiter 综合征，具有典型的尿道炎、结膜炎和关节炎三联征。1969 年，Abvonen 将其命名为 ReA，目前该名称已被广泛采用。ReA 病程通常是自限性的，6~12 个月缓解，但也可能迁延不愈，30%的病例有持续 6 个月以上的关节和腰背痛，15%~30%的病例转为慢性，出现外周关节骨侵蚀和脊柱关节炎，最终导致功能障碍。进展为慢性关节炎的相关因素包括 HLA-B27 阳性、慢性消化道炎症或者有脊椎关节炎家族史[1]。

本病有 2 种流行病学模式：战争中军队或食物中毒后社区内流行；散发的病例。有 2 种起病形式，即性传播型和肠道型。前者主要见于 20~40 岁男性，男性发病率是女性的10 倍，因衣原体（35%~69%）或支原体感染泌尿生殖系统后，抑制主要外膜蛋白合成，促进热休克蛋白激活，导致关节炎的发生，88%的患者有 30 天内的性接触史，平均在泌尿道症状出现 14 d 后出现关节炎。后者男女发病率基本相等，肠道感染菌多为革兰阴性杆菌，包括志贺菌属、沙门菌属、耶尔森菌属及弯曲杆菌属等。ReA 的发病与感染、遗传标记（HLA-B27）和免疫失调有关。患者亲属中骶髂关节炎、强直性脊柱炎和银屑病发病数增加。滑膜的病理改变为非特异性炎症，韧带及关节囊附着点的炎症性病变是 ReA 病变活动的常见部位。

本病多见于青年男性，发病率根据对感染细菌的不同反应而变化。美国的学者估计，在消化道感染后的发病率为 1%~1.5%，生殖道感染后发病率为 4%~8%[2]。全球发病率为 0.6/万~3/万[3]。澳大利亚 1992—2012 年的回顾性研究发现，性传播疾病导致的 ReA发病率下降，而衣原体导致的 ReA 发病率升高[4]。其治疗需要风湿科、感染科等多专科协同治疗。

2 临床表现

2.1 全身症状

患者通常全身症状突出，一般在感染后数周出现发热、体质量下降、严重的倦怠无力和大汗。热型为中至高热，每日 1~2 个高峰，多不受退热药物影响，通常持续 10~40 d，之后自行缓解。

2.2 关节炎

首发症状以急性关节炎多见，典型的关节炎出现在尿道或肠道感染后 1~6 周，呈急性发病，多为单一或少关节炎，非对称性分布。30%的性传播 ReA 患者出现腱鞘炎导致活动时疼痛，16%的患者出现伴有关节周围炎症的腊肠样指（趾）。关节炎一般持续1~3个月，个别病例可长达半年以上。

病变主要累及膝及踝等下肢大关节，肩、腕、肘、髋关节及手和足的小关节也可累及。受累关节出现发热、肿胀、剧痛和触痛。膝关节常有明显肿胀及大量积液。背部不适常放射到臀部和大腿，在卧床休息和不活动时加重。10%的性传播ReA患者在急性期发生骶骨疼痛和骶髂关节炎症。

超过40%的性传播ReA患者出现附着点炎和筋膜炎。肌腱端病的典型表现是跟腱附着点炎，表现为疼痛、僵硬、行走困难。

初次发病症状通常在3~4个月内消退，并可恢复正常。但性传播ReA有50%的复发倾向，17%的患者症状持续超过1年，更有可能发展为侵蚀性关节炎，尤其是HLA-B27阳性患者，常累及足部小关节，12%的患者出现畸形，但是除合并银屑病外，罕见严重的畸形。15%的性传播ReA患者出现跖趾、膝、踝关节和中轴关节侵蚀病变，导致持续性活动障碍。某些患者可在反复发作过程中发生关节畸形、强直、骶髂关节炎和（或）脊柱炎。目前尚不明确强直性脊柱炎是ReA的并发症还是在同样的遗传倾向下独立发展出的另一种疾病。

2.3　泌尿生殖道炎症

典型患者是在性接触或痢疾后7~14 d发生无菌性尿道炎。男性患者有尿频和尿道烧灼感，尿道口红肿，可见清亮的黏液样分泌物，也可以出现自发缓解的出血性膀胱炎或前列腺炎。旋涡状龟头炎为阴茎龟头和尿道口无痛的浅表性红斑溃疡，见于20%~40%的男性患者。龟头炎的发生与尿道炎的有无或轻重无关。龟头炎一般在数天或数周内痊愈，极少数可持续几个月。女性患者可表现为无症状或症状轻微的膀胱炎和宫颈炎，有少量阴道分泌物或排尿困难。少数患者出现宫颈接触性出血和下腹痛。

2.4　皮肤黏膜表现

超过50%的患者可出现皮肤黏膜症状。溢脓性皮肤角化症为病变皮肤的过度角化，见于10%~30%的患者，通常出现于足底和手掌，也可累及指甲周围、阴囊、阴茎、躯干和头皮。开始为红斑基底上清亮的小水疱，然后发展成斑疹、丘疹并形成角化小结节。这种皮损无论从临床表现还是从组织病理上都很难与脓疱性银屑病相鉴别。类似于银屑病的指甲角化也可见于6%~12%的患者。10%的患者可出现一过性浅表口腔溃疡，溃疡多位于硬腭和软腭、牙龈、舌和颊黏膜，开始表现为水疱，逐渐发展成浅小、有时融合的溃疡，多为无痛性。16%的性传播ReA患者出现地图舌。结节红斑是耶尔森菌感染的临床表现，常见于女性、HLA-B27阴性及缺乏胃肠道症状的患者。

2.5　眼部症状

1/3的ReA患者可出现结膜炎，通常症状较轻，常常在关节炎发作时出现，可以是单侧或双侧受累，伴有无菌性分泌物。多可1~4周内自发缓解，但很容易复发。2%~11%的患者出现急性前葡萄膜炎（虹膜炎），表现为眼睛疼痛、发红和畏光，预后一般较好，但是如果不治疗，有11%的患者可出现失明。角膜炎、角膜溃疡、表面巩膜炎、视神经和球后神经炎、前房积血也可见于持续性或慢性患者。

2.6　心脏表现

心脏表现可以包括主动脉病变和传导异常。主动脉环和升主动脉是通常受累的部位，少数患者由于主动脉中层病变和主动脉根部扩张，最终发生主动脉瓣关闭不全。5%~14%的患者可出现心电图异常，慢性病患者（病程超过10年）最常报道的为Ⅰ度房室传导阻滞，可能进展为Ⅱ度或完全性房室传导阻滞。性传播ReA还可出现无症状的心动过速、左室扩张和心包炎。

2.7 其他

蛋白尿、镜下血尿或无菌性脓尿可见于大约50%的性传播型ReA，并且这些患者常常无症状。肾小球肾炎和IgA肾病可见于少数患者。严重的系统性坏死性血管炎、血栓性浅表性静脉炎、紫癜、淀粉样变性、脑神经和周围神经病是慢性病患者少见的并发症。

3 实验室检查

3.1 病原体培养

对有尿道炎症状者，可做尿培养；有肠道症状时，粪培养对确定诱发疾病的微生物有帮助。

3.2 炎症指标

急性期可有白细胞增高，红细胞沉降率（ESR）增快，C反应蛋白（CRP）水平升高。慢性患者可出现轻度正细胞性贫血，补体水平增高。

3.3 HLA-B27检测

HLA-B27阳性与中轴关节病、心脏炎和眼色素膜炎相关，因此，该项检查对本病的诊断有辅助价值。同其他脊柱关节病一样，患者的类风湿因子（RF）和抗核抗体通常为阴性。

3.4 关节液

对关节液进行细胞计数、革兰氏染色、细菌培养、晶体检查等。

4 影像学检查

放射学检查虽然并非ReA诊断的必要条件，但是对于ReA患者的评价仍非常重要。在病程早期，放射学表现可以是完全正常的或仅显示软组织肿胀。当关节炎反复发作后，约20%的患者可以出现放射学异常。最具特征性的受累部位包括足小关节、跟骨、踝和膝关节，在中轴部位则包括骶髂关节、脊柱、耻骨联合和胸肋关节等。炎症部位非对称的骨化是具有诊断价值的放射学特征。肌腱附着点特别是在跟腱、足底肌腱和筋膜处可见骨膜反应和骨侵蚀。侵蚀性关节可累及足小关节，有12%的患者可出现足畸形，伴独特的边缘和绒毛状周围骨炎；沿着掌指、跖趾和指趾体部出现线形骨周围炎。10%的患者在疾病早期即出现骶髂关节炎。最终约有70%的慢性ReA患者出现单侧（早期）或双侧（晚期）骶髂关节异常；非对称性椎旁逗号样骨化是ReA独特的影像学发现，多累及下3个胸椎和上3个腰椎，椎体方形变不常见。

超声可以检查受累的外周关节和肌腱端。

MRI可检查受累的中轴关节。

5 诊断要点

ReA是一种与特定部位感染相关的脊柱关节炎，因此诊断时须注意寻找泌尿生殖道或肠道前驱感染的证据，同时具备脊柱关节病常见的临床表现。例如，典型的外周关节炎为以下肢为主的非对称性寡关节炎，常有肌腱端炎、眼炎、炎性下腰痛、阳性家族史及 HLA-B27 阳性等。有以上表现者诊断并不困难，但由于各种表现可在不同时期出现，所以诊断有时需要数月时间，须排除感染性关节炎和晶体性关节炎。发展为慢性 ReA 的患者，其关节炎和（或）皮损的表现类似银屑病关节炎、强直性脊柱炎和白塞病。

目前多沿用 1996 年 Kingsley 与 Sieper 提出的 ReA 分类标准进行诊断。(1) 外周关节炎：以下肢为主的非对称性寡关节炎。(2) 前驱感染的证据：① 如果 4 周前有临床典型的腹泻或尿道炎，则实验室证据可有可无；② 如果缺乏感染的临床表现，则必须有感染的实验室证据。(3) 排除引起单或寡关节炎的其他原因，如其他脊柱关节病、感染性关节炎、莱姆病及链球菌 ReA。(4) HLA-B27 阳性，ReA 的关节外表现（如结膜炎、虹膜炎、皮肤、心脏与神经系统病变等），或典型脊柱关节病的临床表现（如炎性下腰痛、交替性臀区疼痛、肌腱端炎或虹膜炎）不是确诊 ReA 必须具备的条件。

6 鉴别诊断

ReA 须同多种风湿性疾病，如急性风湿热、痛风性关节炎和脊柱关节病的其他类型（银屑病关节炎、强直性脊柱炎、肠病性关节炎等）相鉴别。但最重要的是排除细菌性关节炎。

6.1 细菌性关节炎

细菌性关节炎多为单关节炎，急性发病，常伴有高热、乏力、寒战等感染中毒症状，关节局部多有比较明显的红、肿、热、痛等炎症表现，滑液为重度炎性改变，通常白细胞计数 $>50\times10^9$/L，中性粒细胞多在 75% 以上。滑液培养可以发现致病菌。

6.2 急性风湿热

本病属于广义 ReA 的范畴。患者多为医疗条件较差地区的青少年，发病较急，起病前 2~3 周多有链球菌感染史。临床上患者常有咽痛、发热和以四肢大关节为主的游走性关节炎，关节肿痛消退后不遗留骨侵蚀和关节畸形。患者还常同时伴发皮肤环形红斑、心脏炎，检查外周血白细胞增高，抗"O"升高。

6.3 痛风性关节炎

痛风性关节炎多发于中老年男性，最初表现为反复发作的急性关节炎，最常累及足第一跖趾关节和跗骨关节，表现为关节红、肿和剧烈疼痛。患者多有高嘌呤饮食史，血尿酸水平升高，滑液中有尿酸盐结晶。

6.4 银屑病关节炎

本病好发于中年人，起病多较缓慢。ReA 主要与 PsA 5 种临床类型中的非对称性少关节炎型相鉴别。此型常累及近端指（趾）间关节、掌指关节、跖趾关节及膝和腕关节等四肢大小关节，少数患者可以遗留关节残毁。PsA 患者常有银屑病皮肤和指（趾）甲病变。

6.5 强直性脊柱炎

本病好发于青年男性，主要侵犯脊柱，但也可累及外周关节，在病程的某一阶段甚至可以出现类似 ReA 的急性非对称性少关节炎，但患者常同时有典型的炎性下腰痛和 X 线证实的骶髂关节炎。

6.6 肠病性关节炎

本病除可有类似 ReA 的急性非对称性少关节炎外，还伴有明显的胃肠道症状，如反复腹痛、脓血便、里急后重等。纤维结肠镜检查可以明确克罗恩病或溃疡性结肠炎的诊断。

6.7 白塞病

本病基本病变为血管炎，全身大小动静脉均可受累。患者有反复口腔黏膜、生殖器溃疡并伴眼炎。患者虽可有关节病、关节炎，但通常症状较轻。本病有较为特异的皮肤损害，如针刺反应、结节红斑等。患者可有动脉栓塞和静脉血栓形成。

7 治疗方案及原则

目前ReA尚无特异性或根治性治疗方法。和其他炎性关节病一样，ReA的治疗目的在于控制和缓解疼痛，防止关节破坏，保护关节功能，使炎症快速缓解或达到低活动度。医生通常根据受累关节是中轴还是外周，疾病是急性还是慢性期，来决定个体化的治疗方案。

7.1 一般治疗

口腔与生殖器黏膜溃疡多能自发缓解，无须治疗。急性关节炎患者（尤其是下肢关节受累时）可卧床休息，但应避免使用固定关节夹板，以免引起纤维强直和肌肉萎缩。当急性炎症症状缓解后，应尽早开始关节功能锻炼。有中轴关节受累时，物理治疗和功能锻炼特别重要。

7.2 非甾体抗炎药（NSAIDs）

本类药物种类繁多，但疗效大致相当，选择因人而异。NSAIDs可减轻关节肿胀和疼痛及增加活动范围，是早期或晚期患者症状治疗的首选。在考虑胃肠、肾脏、心脑血管副作用的前提下，尽可能最短时间应用。高危患者应避免使用。NSAIDs出现胃肠道副作用的危险因素包括既往上消化道疾病或出血史，年龄>65岁，男性，吸烟，酗酒，以及口服糖皮质激素、抗凝剂、小剂量阿司匹林。NSAIDs与胃黏膜保护剂或质子泵抑制剂联用可降低胃肠道副作用风险。

7.3 抗生素

抗生素的治疗仍有争议。早期有效的抗生素治疗可以阻止ReA启动和持续。对于获得性ReA，短期使用抗生素（氧氟沙星或大环内酯类抗生素）治疗并发的尿道感染可能降低有ReA病史患者的关节炎复发风险。有一项随机双盲研究，比较联用两种抗生素（多西环素加利福平和阿奇霉素加利福平）与安慰剂治疗42例感染衣原体（PCR阳性）后慢性反应性关节炎患者，显示联用抗生素组优先达到治疗终点（63%对20%）[5]。可以认为，联合抗生素治疗对伴有活动性感染的反应性关节炎患者，尤其是沙眼衣原体和肺炎衣原体感染后的ReA，似乎有益。而对于肠道型ReA，抗生素治疗常常是无效的，并不推荐在ReA发生之后使用抗生素。

7.4 糖皮质激素

使用NSAIDs不能缓解症状的个别患者可短期使用中小剂量糖皮质激素，但口服治疗不仅不能阻止本病的发展，还会因长期治疗带来不良反应，适用于多关节严重受累者。外用糖皮质激素和角质溶解剂对溢脓性皮肤角化症有用。关节内注射糖皮质激素可暂时缓解膝关节和其他关节的肿胀。对足底筋膜或跟腱滑囊引起的疼痛和压痛可局部注射糖皮质激素治疗，使踝关节早日活动，以免跟腱变短和纤维强直。必须注意避免直接跟腱内注射，否则会引起跟腱断裂。

7.5 改善病情抗风湿药（DMARDs）

当 NSAIDs 不能控制关节炎，关节症状持续 1 个月以上或存在关节破坏的证据时，可加用改善病情抗风湿药。应用最广泛的 DMARDs 是柳氮磺吡啶（SASP）。1996 年，Clegg 进行了相关对照研究，入组 134 例非甾体类抗炎药治疗失败患者，SASP 组有效率（63%）优于安慰剂组（47%）。SASP 对于肠黏膜的作用使其尤其适用于消化道感染导致的 ReA，可以减轻病情、缩短病程，可通过逐步加量至 2 g/d 的治疗量。对于重症不缓解的 ReA 可试用甲氨蝶呤（MTX），常用剂量为每周 7.5~15 mg，口服；或硫唑嘌呤 1~4 mg/kg。但 MTX 和 SASP 对中轴病变疗效不显著。

7.6 生物制剂

近 10 年来，TNF-α 抑制剂的应用是治疗策略上最显著的改变。但是 ReA 的发病率很低，缺乏对照研究数据。只有一些孤立性观察或回顾性研究，结果差异大，因此证据不充分。另外，还必须考虑自发病程通常局限于几个月内对疗效评估的影响。

生物制剂适用于 NSAIDs、合成类 DMARDs 治疗 12 周和抗生素疗效不佳的患者。据报道，起始治疗的时间从几周到几年，主要应用的药物有阿达木单抗、英夫利昔单抗和依那西普，按常规剂量使用，总体治疗效果满意，能减少受累关节数，降低疼痛评分和炎症指标水平，对关节外表现尤其是皮肤病变有效。可能在用药 1.5~10 个月后停药。疗效与引起 ReA 的感染源无关。治疗的安全性良好，不会加重初始感染[6-8]。有少量用司库奇尤单抗治疗有效的报道[9-10]。

7.7 附着点炎的治疗

治疗方法包括休息、理疗和超声治疗，鞋垫矫正，应用 NSAIDs，关节局部注射糖皮质激素。对严重的持续性足跟肿痛，可予放疗、手术治疗和应用生物制剂。

7.8 皮肤病变

轻症患者无须治疗，中到重症患者可外用水杨酸或糖皮质激素或骨化三醇，重症患者可应用 MTX 和维 A 酸。

7.9 炎症后疼痛和疲劳的治疗

症状明显者可应用三环类药物，如阿米替林 10~25 mg，夜间口服。

7.10 妊娠和哺乳期患者的治疗

妊娠和哺乳期患者尽可能避免药物治疗。（1）妊娠期使用 NSAIDs 可能导致胎儿动脉导管过早关闭，羊水过少，延迟发作，增加分娩时间。（2）糖皮质激素是低危药物，但长期服用会抑制胎儿发育和肾上腺功能。哺乳期服用 40 mg 以下的泼尼松龙是安全的。如果使用更大剂量，则须监测婴儿肾上腺功能。（3）在孕期和哺乳期须谨慎使用 SASP。硫唑嘌呤可在孕期使用，禁用于哺乳期。（4）禁用 MTX 和维 A 酸。如果服用 MTX，则须停药 3 个月后再考虑妊娠。服用维 A 酸者须停药 3 年后再考虑妊娠。（5）生物制剂应根据其说明书使用。

疗效评估没有统一的标准，临床医生可根据受累的关节数、附着点炎、指（趾）炎和 CRP 水平调整治疗方案。

8 病程和预后

ReA 的自然病程因人而异，可能与感染的特殊微生物和宿主因素，包括 HLA-B27 阳性有关。第一次发作的寡关节炎多在 3~6 个月内缓解，75% 的患者 2 年后病情完全缓解，还有10%~15%的患者病程可超过2年，另外有1%的患者，特别是伴有溢脓性皮肤角化症的患者，预后可能更差。更长期的随访发现，第一次发病3~4年后，部分患者可出现包括外周关节炎、肌腱端炎、虹膜炎或其他关节外症状的复发。HLA-B27进一步分型对判断疾病的严重性、长期性、发生脊柱炎和葡萄膜炎的倾向性具有预后意义。

髋关节受累、持续性ESR水平升高以及对NSAIDs反应不好提示预后不良。部分ReA患者（3%）可以出现与强直性脊柱炎难以鉴别的中轴关节病。大约有20%的ReA患者出现外周或中轴关节炎而被迫改变职业。

病愈后应避免潜在的可能诱发ReA的感染。

参考文献

[1] LUCCHINO B, SPINELLI F R, PERRICONE C, et al. Reactive arthritis: current treatment challenges and future perspectives [J]. Clin Exp Rheumatol, 2019, 37 (6): 1065-1076.

[2] SCHMITT S K. Reactive Arthritis [J]. Infect Dis Clin North Am, 2017, 31 (2): 265-277.

[3] ZENG H, LUO B, ZHANG Y, et al. Treatment of reactive arthritis with biological agents: a review [J]. Biosci Rep, 2020, 40 (2): BSR20191927.

[4] MASON E, WRAY L, FOSTER R, et al. Reactive arthritis at the Sydney Sexual Health Centre 1992—2012: declining despite increasing chlamydia diagnoses [J]. Int J STD AIDS, 2016, 27 (10): 882-889.

[5] CARTER J D, ESPINOZA L R, INMAN R D, et al. Combination antibiotics as a treatment for chronic Chlamydia-induced reactive arthritis: a double-blind, placebo-controlled, prospective trial [J]. Arthritis Rheum, 2010, 62 (5): 1298-1307.

[6] COURCOUL A, MUIS PISTOR O, TEBIB J G, et al. Early treatment of reactive arthritis with etanercept and 2 years follow-up [J]. Joint Bone Spine, 2017, 84 (3): 367.

[7] ANNE, BRINSTER, XAVIER, et al. Anti-TNF treatment of reactive arthritis. A monocentric experience [J]. Joint Bone Spine, 2017, 84 (2): 237-238.

[8] THORSTEINSSON B, GEIRSSON A J, KROGH N S, et al. Outcomes and safety of TNF inhibitors in reactive arthritis: a nationwide experience from Iceland [J]. J Rheumatol, 2020, 47 (10): 1575-1581.

[9] GUPTA V, MOHTA P, SHARMA V K, et al. A retrospective case series of 12 patients with chronic reactive arthritis with emphasis on treatment outcome with biologics [J]. Indian J Dermatol Venereol Leprol, 2021, 87 (2): 227-234.

[10] VAN MENS L J J, VAN DE SANDE M G H, MENEGATTI S, et al. IL-17 blockade with secukinumab in peripheral spondyloarthritis impacts synovial immunopathology without compromising systemic immune responses [J]. Arthritis Rheumatol, 2018, 70 (12): 1994-2002.

（唐　梅）

第六章　SAPHO 综合征

1　概述

SAPHO 综合征是一种罕见的累及皮肤、骨和关节的炎症性疾病。根据早期报道中患者所述的滑膜炎（synovitis）、痤疮（acne）、脓疱病（pustulosis）、骨肥厚（hyperostosis）和骨髓炎（osteomyelitis）的症状，1987 年，有研究者取其首字母，首次将类似疾病描述为 SAPHO 综合征[1]。该综合征曾使用过许多不同的名称，包括胸肋锁骨肥大症、痤疮相关性脊椎关节炎和脓疱性关节炎性骨炎[2-3]。其共同特点是皮肤及骨受累，皮肤表现为痤疮或脓疱，骨损害包括无菌性骨炎、无菌性骨髓炎和关节炎[4-5]。

2　发病机制

SAPHO 综合征的发病机制尚不清楚。基于目前的研究，它被认为是一种自发性炎症性疾病，许多遗传和环境（如感染）因素及免疫失调共同促进疾病的易感和发展。

2.1　遗传因素

SAPHO 综合征的遗传基础仍然未知。在一些研究中，有人提出与人类白细胞抗原（HLA）相关，包括 HLA-A26、HLA-B27、HLA-B39 和 HLA-B61。位于 1 号和 18 号染色体上的几个基因与 SAPHO 综合征相似，包括 LPIN2、PSTPIP2 和 NOD2，但尚未发现它们与 SAPHO 综合征有因果关联关系[6]。

2.2　感染

有报道发现，在骨髓炎病变的 SAPHO 患者的骨髓中分离出了几种细菌病原体，包括角质杆菌、金黄色葡萄球菌、副流感嗜血杆菌及放线菌等[7]。其中报道最多的细菌是角质杆菌。至少有一项针对 21 位 SAPHO 患者的研究表明，2/3（21 例中的 14 例）患者的骨髓培养出角质杆菌[8]。但是，许多其他研究未能证实这些观察结果[9]。

2.3　免疫功能失调

有人认为，SAPHO 综合征比自身免疫性疾病更易引起自身炎症，其发现包括 p53 形成受损、白细胞介素（IL）-10 生成增加以及对活性氧的反应能力降低。SAPHO 患者中观察到的炎症反应包括多种促炎细胞因子（IL-1、IL-8、IL-18）和肿瘤坏死因子（TNF）-α。具有与 SAPHO 类似特征的其他自发性骨疾病也与 IL-1 产生增加有关。T 辅助 17（Th17）细胞途径也参与其中[11-12]。

3　流行病学

SAPHO 综合征是一种罕见疾病，关于其患病率的可用数据有限。据估计，在白种人群中每 10000 人中就有 1 例 SAPHO 综合征患者[13-15]。许多病例报告来自欧洲（如法国、德国、西班牙和荷兰），但非裔美国人、拉丁美洲、日本、中国、澳大利亚也有报道，这表明其分布在世界各地[16]。

年龄在30~50岁之间的人群多发，但也有儿童、年轻人及老年人患病的报道。女性有明显的发病倾向，尤其是小于30岁者[14]。

4 临床表现

骨骼和关节表现是该疾病的主要标志，无论伴或不伴皮肤受累。然而，超过60%的SAPHO患者会出现相关的皮肤表现，并且还可能存在其他特征[17]。

4.1 骨关节表现

临床上常表现为骨和关节的疼痛、肿胀和压痛，可能是慢性或发作性的、复发性的、局灶或多发的。

4.1.1 骨骼和关节特征（包括以下一项或多项）

（1）滑膜炎：通常是一种非侵蚀性炎症性关节炎，但也可能会发生关节周围骨质疏松、关节间隙变窄及骨侵蚀性改变。

（2）骨炎：伴有疼痛、压痛。有时会出现由于皮质、髓腔或两者的局灶性炎症而导致骨肿胀。

（3）骨质增生：由于骨内膜和（或）骨膜增生，通常会在疾病过程的后期出现骨质过度生长。骨的硬化改变可能是由小梁和皮质增厚及髓管狭窄引起的。当同时存在骨炎和骨质增生时，骨质增生可与溶骨性病变并存。

（4）与中轴型脊柱关节病类似的改变，比如累及骶髂关节和脊柱以及肌腱和韧带的附着点炎症。也可能会出现弥漫性特发性骨骼肥大（DISH）样的非边缘性骨赘形成。

4.1.2 骨骼和关节受累部位

病变可能会影响多个区域，尤其是前胸壁；中轴骨，包括骶髂关节和脊柱；下肢的中到大关节。

（1）65%~90%的患者可出现前胸壁受累，它是与SAPHO综合征高度相关的特征；通常病变区域包括胸肋和胸锁关节及肋锁韧带，查体可见受累区域周围皮肤发红、肿胀，肋骨变软[18]。

（2）骶髂关节和脊柱是次于胸壁的第二好发部位（占32%~52%）[19]。骶髂关节受累通常是单侧的。

（3）外周关节受累占比低于30%。髋关节、膝关节和踝关节受累比上肢关节更常见。也有下颌受累的报道，特别是弥漫性硬化性无菌性骨髓炎[20]。

4.1.3 骨骼肌肉的影像学特征

4.1.3.1 X线平片

X线表现包括肥大性改变（骨膜、皮质和骨内膜增厚）、硬化病变、骨溶解、骨膜反应和骨增生（伴随骨赘形成）。

疾病发作后的数月内，X线平片可无异常。但随着病程进展，大多数患者会出现X线改变。在骨病变中，骨炎通常先于骨硬化发生。

儿童和成人均可有中轴骨受累表现，包括椎角病变、非特异性脊椎盘炎、骨破坏性病变、硬化性病变、椎旁骨化和骶髂关节炎。

部分病人可出现椎体的溶骨性病变，并导致椎体塌陷。部分病人椎体角处的局灶性皮质糜烂，出现角征。椎旁骨化最常见为非边缘性和不对称性韧带骨赘的形成，边缘的韧带骨赘也可出现。与典型的脊柱炎不同，SAPHO 患者的骶髂关节炎通常是单侧的，而且是发生在关节的髂骨面的硬化和肥大。

4.1.3.2　其他影像学表现

（1）CT 表现：多探测器计算机断层扫描（MDCT）可以显示各种骨关节表现和疾病的严重程度。

（2）骨扫描表现：放射性核素骨扫描可能显示出多个受累部位的摄取增加。骨扫描成像中的"牛头征"是伴有锁骨炎的 SAPHO 综合征的特征表现。骨扫描用于快速定位全骨骼的"典型"受累部位最为有用，可作为一种辅助手段，再下一步进行有针对性的 X 线检查。

（3）MRI 表现：MRI 可以检测出 X 线平片显示不到的骨炎（骨髓水肿），并显示周围软组织的病变。MRI（T1 序列）上可显示骨的结构病变，如骨的糜烂和强直。

（4）FDG-PET/CT 表现：可以区分 SAPHO 综合征的活动性病变与非活动性病变[21-22]。

4.2　皮肤表现

SAPHO 综合征患者的皮肤表现包括各种痤疮和中性粒细胞性皮肤病。约 70% 的患者皮肤和关节炎/骨炎症状发生的时间间隔小于 2 年[23]。骨关节和皮肤病表现的加重更可能单独出现而不是同时发生[24]。

掌跖脓疱病是最常见的表现。有多达 60% 的患者出现皮肤表现。中度至重度的结节囊肿性痤疮也很典型，累及面部、胸部和背部，常伴有残余瘢痕，发生在 25% 的患者，尤其是男性。除痤疮外，还可能出现毛囊闭塞综合征的其他特征，包括化脓性皮炎[25-26]。

其他中性粒细胞性皮肤病，如角膜下脓疱性皮肤病（又称 Sneddon-Wilkinson 病）、Sweet 综合征和皮炎性坏疽，作为 SAPHO 的一部分较少报道。斑块状银屑病也有报道[27]。

4.3　其他表现

（1）乏力和发热。

（2）10% 以上的 SAPHO 综合征患者合并炎症性肠病（IBD）[28-29]，其中与克罗恩病相比，溃疡性结肠炎的发病率更高。

（3）其他不常见的表现，其中有一个或多个病例报告。

（4）静脉血栓形成，最常影响锁骨下静脉[30-33]。

（5）肥厚性脑膜炎。

（6）葡萄膜炎。

（7）坐骨神经痛（可能是由于软组织受累和脊髓神经受侵犯）。

（8）AA 型淀粉样变性与相关的肾脏受累[34-35]。

（9）胸膜受累。

4.4　实验室检查

患者可能出现 ESR 和 CRP 水平升高，补体水平升高[36]，血常规可能提示轻度白细胞增多、血小板增多、轻度贫血。人类白细胞抗原（HLA）-B27 水平未见升高。

5　诊断

一般来说，符合炎症性关节炎和（或）骨炎的骨关节症状的患者，特别是当病变累及前胸壁、骶髂关节或脊柱时，尤其是当骨病变与中性粒细胞皮肤病或痤疮暴发相关联时，应怀疑有SAPHO综合征。

SAPHO综合征的诊断在很大程度上仍是一种临床诊断，其主要诊断依据是综合临床特征，同时要排除感染、恶性肿瘤及经典的风湿性疾病，如类风湿性关节炎、中轴型脊柱关节病或银屑病关节炎等。

6 鉴别诊断

在评估患者是否患有SAPHO综合征时，应考虑其他炎症性、感染和肿瘤性病因。

6.1 骨关节疾病

关于骨关节（骨和关节）表现，要鉴别的主要疾病是骨髓炎和恶性肿瘤。

6.1.1 骨髓炎

早期SAPHO与骨髓炎均可能出现局部的骨痛、触痛和肿胀，并伴有发热。然而，骨髓炎多为局灶性的，通过骨髓培养可以鉴别无菌性骨炎（如SAPHO）与感染性骨髓炎。骨扫描可将多部位炎症受累与单部位的局灶性感染或恶性肿瘤区分开来。

6.1.2 恶性肿瘤

须鉴别的恶性肿瘤包括骨肉瘤和骨转移癌。骨肉瘤和SAPHO均可出现局部骨痛和周围肿胀，无全身症状。但与SAPHO不同的是，骨肉瘤通常发生在单个骨病变中，常影响长骨，且具有明显的放射学特征。活检有助于明确诊断。

骨转移癌也可出现骨痛。常见部位包括椎骨、骶骨、骨盆和股骨。通过确定癌症的原发部位和支持性的放射学和（或）骨活检结果来鉴别。

6.2 具有骨关节表现的皮肤病

SAPHO综合征患者应与炎症性皮肤疾病合并骨关节表现的患者鉴别。骨或关节疼痛可能发生在孤立性掌跖脓疱病、痤疮性脓疱病、银屑病、皮炎性坏疽和Sweet综合征。

6.3 系统性炎症/自身免疫性疾病伴中性粒细胞性皮肤病

某些自身免疫性疾病，如类风湿性关节炎和炎症性肠病（IBD），分别以炎症性关节炎为特征或有时伴有炎症性关节炎，患者患中性粒细胞性皮肤病的风险增加。SAPHO综合征的区别在于检测到与SAPHO一致的骨关节发病模式。

7 治疗

建议针对SAPHO综合征的骨关节和皮肤表现进行治疗，以缓解症状，并将关节损伤和进一步发生并发症的风险降至最低。治疗方法主要以病例报告、病例系列或专家意见为指导，并根据患者的具体表现而有所不同。

7.1 仅有骨关节表现的患者

对于仅有骨关节表现（如滑膜炎、骨炎）的患者，我们建议先使用非甾体类抗炎药（NSAIDs）治疗。骨关节症状的改善往往在7~10天内明显。对要求立即缓解骨关节疼痛和肿胀的患者，可以短期口服糖皮质激素（通常是泼尼松每天10~20 mg）进行治疗，最佳的治疗时间应限定在2~4周。一般应避免长期使用糖皮质激素治疗。

对上述初始治疗反应不佳的患者，首选的二线治疗方案是甲氨蝶呤（MTX）和TNF抑制剂（如依那西普、阿达木单抗、英夫利昔单抗）。

对于无中轴受累（无胸壁骨炎或滑膜炎、骶髂炎、脊柱炎或椎间盘炎）的外周关节炎患者，建议使用 MTX。如果 3 个月后 MTX 治疗疗效仍不佳，建议单用或联用 TNF 抑制剂治疗。

对于 NSAIDs 治疗疗效不佳的严重内脏受累患者，更倾向于使用 TNF 抑制剂。因为在中轴性脊柱关节病或银屑病关节炎患者中，缺乏证据表明改善病情抗风湿药物（DMARDs，包括 MTX）对内脏受累者有效。然而，对于脊柱关节炎或银屑病关节炎，临床试验数据已经证实出现内脏等其他肌肉骨骼受累外周表现的患者采用 TNF 抑制剂和其他生物制剂治疗有效。

对于中轴受累（如骶髂炎、脊柱炎、椎间盘炎）患者，如果对 NSAIDs 没有足够的症状缓解反应，建议使用 TNF 抑制剂，而不是传统的 DMARD。没有数据表明，在仅有骨关节表现的患者中，某一种 TNF 抑制剂优于另一种，但在严重银屑病皮肤病、视网膜炎或其他表现的患者中，我们更倾向于使用单克隆抗体，而不是融合蛋白。

秋水仙碱和柳氮磺吡啶通常是耐受性良好的二线替代疗法药物，对于那些对 NSAIDs 不能充分反应或不能耐受 NSAIDs 的轻度关节炎患者来说其疗效足够，但往往不能满足症状更严重的患者的需求。

SAPHO 综合征患者的病程通常是慢性的，症状有复发和缓解。一旦患者病情稳定，处于缓解或疾病活动度低的状态，在密切监测的情况下，缓慢地减少药物；如果复发，则恢复之前的治疗药物。

7.2 既有骨关节表现又有其他表现的患者

7.2.1 SAPHO 综合征伴掌跖脓疱病

对于伴有广泛掌跖脓疱病的 SAPHO 患者，口服维 A 酸是首选的一线治疗方法。

7.2.2 SAPHO 综合征伴痤疮

对于伴有中度至重度痤疮的 SAPHO 患者，使用具有抗炎特性的抗生素可以改善皮肤和骨骼症状。首选口服四环素作为初始治疗方案。常用的治疗方案包括多西环素（100 mg，每天两次）和米诺环素（100 mg，每天两次）。在治疗数周后，患者痤疮症状可明显改善，骨关节症状也可能得到改善。通常根据反应情况，全剂量使用 1~3 个月，然后将反应良好的患者的剂量减小到每天一次。在 3 个月内没有充分反应的患者要换一种药治疗，再治疗 3 个月，直到尝试减量（如多西环素减至每日 40 mg）或停药。

对于出现严重的瘢痕性痤疮或掌跖脓疱病的患者，口服异维 A 酸是首选的一线治疗方法。该药也可以改善骨关节表现。

7.3 其他治疗

对常规治疗方法效果不佳的患者（指导治疗的数据有限），根据存在的特殊表现和疾病的严重程度，采用双膦酸盐、抗 IL-1、抗 IL-12/23 或抗 IL-17 治疗可能有用。

8 预后

大多数 SAPHO 综合征病例会遵循稳定的慢性或复发-缓解的病程。虽然病程多变，外周关节炎可能会出现侵蚀，骨和肢体长度差异也可能发生，但致残性并发症并不常见。

长期来看，病程早期经过一段时间的疾病活动后，进展相对较缓慢。女性、前胸壁受累、外周关节炎、皮肤受累、初诊时炎症标志物水平高与慢性病程有关。

参考文献

[1] BENHAMOU C L, CHAMOT A M, KAHN M F. Synovitis-acne-pustulosis hyperostosis-osteomyelitis syndrome (SAPHO). A new syndrome among the spondyloarthropathies [J]. Clin Exp Rheumatol, 1988, 6 (2): 109-112.

[2] FERGUSON P J, SANDU M. Current understanding of the pathogenesis and management of chronic recurrent multifocal osteomyelitis [J]. Curr Rheumatol Rep, 2012, 14 (2): 130-141.

[3] RUKAVINA I. SAPHO syndrome: a review [J]. J Child Orthop, 2015, 9 (1): 19-27.

[4] STERN S M, FERGUSON P J. Autoinflammatory bone diseases [J]. Rheum Dis Clin North Am, 2013, 39 (4): 735-749.

[5] NGUYEN M T, Borchers A, Selmi C, et al. The SAPHO syndrome [J]. Semin Arthritis Rheum, 2012, 42 (3): 254-265.

[6] HURTADO-NEDELEC M, CHOLLET-MARTIN S, CHAPETON D, et al. Genetic susceptibility factors in a cohort of 38 patients with SAPHO syndrome: a study of PSTPIP2, NOD2, and LPIN2 genes [J]. J Rheumatol, 2010, 37 (2): 401-409.

[7] HURTADO-NEDELEC M, CHOLLET-MARTIN S, NICAISE-ROLAND P, et al. Characterization of the immune response in the synovitis, acne, pustulosis, hyperostosis, osteitis (SAPHO) syndrome [J]. Rheumatology (Oxford), 2008, 47 (8): 1160-1167.

[8] ASSMANN G, KUECK O, KIRCHHOFF T, et al. Efficacy of antibiotic therapy for SAPHO syndrome is lost after its discontinuation: an interventional study [J]. Arthritis Res Ther, 2009, 11 (5): R140.

[9] COLINA M, LO MONACO A, KHODEIR M, et al. Propionibacterium acnes and SAPHO syndrome: a case report and literature review [J]. Clin Exp Rheumatol, 2007, 25 (3): 457-460.

[10] ASSMANN G, WAGNER A D, MONIKA M, et al. Single-nucleotide polymorphisms p53 G72C and Mdm2 T309G in patients with psoriasis, psoriatic arthritis, and SAPHO syndrome [J]. Rheumatol Int, 2010, 30 (10): 1273-1276.

[11] FIRINU D, BARCA M P, LORRAI M M, et al. Th17 cells are increased in the peripheral blood of patients with SAPHO syndrome [J]. Autoimmunity, 2014, 47 (6): 389-394.

[12] NAIK H B, COWEN E W. Autoinflammatory pustular neutrophilic diseases [J]. Dermatol Clin, 2013, 31 (3): 405-425.

[13] SALLÉS M, OLIVÉ A, PEREZ-ANDRES R, et al. The SAPHO syndrome: a clinical and imaging study [J]. Clin Rheumatol, 2011, 30 (2): 245-249.

[14] HAYEM G, BOUCHAUD-CHABOT A, BENALI K, et al. SAPHO syndrome: a

long-term follow-up study of 120 cases [J]. Semin Arthritis Rheum, 1999, 29 (3): 159-171.

[15] COLINA M, TROTTA F. Clinical and radiological characteristics of SAPHO syndrome [J]. Curr Rheumatol Rev, 2013, 9 (1): 22-27.

[16] CARNEIRO S, SAMPAIO-BARROS P D. SAPHO syndrome [J]. Rheum Dis Clin North Am, 2013, 39 (2): 401-418.

[17] CIANCI F, ZOLI A, GREMESE E, et al. Clinical heterogeneity of SAPHO syndrome: challenging diagnose and treatment [J]. Clin Rheumatol, 2017, 36 (9): 2151-2158.

[18] BOUTIN R D, RESNICK D. The SAPHO syndrome: an evolving concept for unifying several idiopathic disorders of bone and skin [J]. AJR Am J Roentgenol, 1998, 170 (3): 585-591.

[19] EARWAKER J W, COTTEN A. SAPHO: syndrome or concept? Imaging findings [J]. Skeletal Radiol, 2003, 32 (6): 311-327.

[20] MOCHIZUKI Y, OMURA K, HIRAI H, et al. Chronic mandibular osteomyelitis with suspected underlying synovitis, acne, pustulosis, hyperostosis, and osteitis (SAPHO) syndrome: a case report [J]. J Inflamm Res, 2012, 5: 29-35.

[21] KOHLFUERST S, IGERC I, LIND P. FDG PET helpful for diagnosing SAPHO syndrome [J]. Clin Nucl Med, 2003, 28 (10): 838-839.

[22] PICHLER R, WEIGLEIN K, SCHMEKAL B, et al. Bone scintigraphy using Tc-99m DPD and F18-FDG in a patient with SAPHO syndrome [J]. Scand J Rheumatol, 2003, 32 (1): 58-60.

[23] SONOZAKI H, MITSUI H, MIYANAGA Y, et al. Clinical features of 53 cases with pustulotic arthro-osteitis [J]. Ann Rheum Dis, 1981, 40 (6): 547-553.

[24] COLINA M, GOVONI M, ORZINCOLO C, et al. Clinical and radiologic evolution of synovitis, acne, pustulosis, hyperostosis, and osteitis syndrome: a single center study of a cohort of 71 subjects [J]. Arthritis Rheum, 2009, 61 (6): 813-821.

[25] DE SOUZA A, SOLOMON G E, STROBER B E. SAPHO syndrome associated with hidradenitis suppurativa successfully treated with infliximab and methotrexate [J]. Bull NYU Hosp Jt Dis, 2011, 69 (2): 185-187.

[26] OZYEMISCI-TASKIRAN O, BÖLÜKBASI N, GÖGÜS F. A hidradenitis suppurativa related SAPHO case associated with features resembling spondylarthropathy and proteinuria [J]. Clin Rheumatol, 2007, 26 (5): 789-791.

[27] ZUO R C, SCHWARTZ D M, LEE C C, et al. Palmoplantar pustules and osteoarticular pain in a 42-year-old woman [J]. J Am Acad Dermatol, 2015, 72 (3): 550-553.

[28] HAYEM G. Valuable lessons from SAPHO syndrome [J]. Joint Bone Spine, 2007, 74 (2): 123-126.

[29] NAVES J E, CABRÉ E, MAÑOSA M, et al. A systematic review of SAPHO syndrome and inflammatory bowel disease association [J]. Dig Dis Sci, 2013, 58 (8): 2138-2147.

[30] YAMASAKI O, IWATSUKI K, KANEKO F. A case of SAPHO syndrome with pyoderma gangrenosum and inflammatory bowel disease masquerading as Behçet's disease [J]. Adv Exp Med Biol, 2003, 528: 339-341.

[31] CARRANCO-MEDINA T E, HIDALGO-CALLEJA C, CALERO-PANIAGUA I, et al. Thrombotic manifestations in SAPHO syndrome. Review of the literature [J]. Reumatol Clin, 2015, 11 (2): 108-111.

[32] COLOE J, DIAMANTIS S, HENDERSON F, et al. Synovitis-acne-pustulosis-hyperostosis-osteitis (SAPHO) syndrome complicated by seven pulmonary emboli in a 15-year old patient [J]. J Am Acad Dermatol, 2010, 62 (2): 333-336.

[33] LEGOUPIL N, RÉVELON G, ALLAIN J, et al. Iliac vein thrombosis complicating SAPHO syndrome: MRI and histologic features of soft tissue lesions [J]. Joint Bone Spine, 200, 68 (1): 79-83.

[34] FUJITA S, KOSAKA N, MITO T, et al. Development of aseptic subcutaneous abscess after tocilizumab therapy in a patient with SAPHO syndrome complicated by amyloid A amyloidosis [J]. Int J Rheum Dis, 2015, 18 (4): 476-479.

[35] CORREIA C P, MARTINS A, OLIVEIRA J, et al. Systemic amyloidosis with renal failure: a challenging diagnosis of SAPHO syndrome [J]. Eur J Case Rep Intern Med, 2019, 6 (4): 001087.

[36] HASEGAWA S, YABE H, KANEKO N, et al. Synovitis-acne-pustulosis-hyperostosis-osteitis (SAPHO) syndrome with significant bilateral pleural effusions [J]. Intern Med, 2017, 56 (20): 2779-2783.

(孙 岩)

第二篇

晶体诱导的炎症

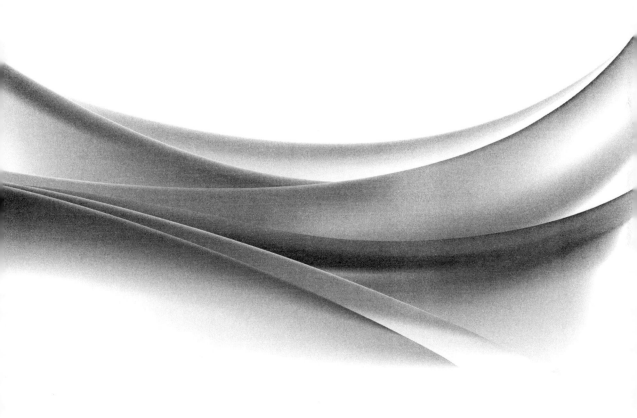

第一章

绪论

第七章 痛风与痛风性关节炎

1 概述

痛风是嘌呤代谢紊乱及（或）尿酸排泄减少所引起的一种晶体性关节炎。其临床表现为高尿酸血症、反复发作的急性关节炎、慢性关节肿大、痛风石，可累及肾脏，表现为急慢性尿酸盐肾病、尿酸性尿路结石等，严重者可出现关节残疾、肾功能衰竭。痛风发病与经济水平、饮食结构有密切关系。随着我国经济的不断发展，近年来国人痛风的患病率快速上升，目前已成为仅次于糖尿病的第二大代谢性疾病。痛风分为原发性和继发性两大类。原发性痛风有一定的家族遗传性，10%~20%的患者有阳性家族史。除1%左右的原发性痛风由先天性酶缺陷引起外，绝大多数痛风的发病原因不明。继发性痛风发生于其他疾病过程中，有明确的病因，如各种血液病（急慢性白血病、多发性骨髓瘤、淋巴瘤、红细胞增多症等），以及肿瘤放化疗、慢性肾脏疾病、某些药物因素等。

2 临床表现

依据痛风发生、发展的不同阶段，痛风病可分为高尿酸血症期、急性痛风性关节炎期、间歇期、慢性痛风性关节炎期及肾病期（表7-1）。临床医生应根据痛风发病的不同时期、严重程度，同时兼顾痛风并发症来制订治疗方案。

表7-1 痛风的分期

分期	主要临床特点
高尿酸血症期	有高尿酸血症，未曾有过痛风的症状和体征
急性痛风性关节炎期	主要累及下肢单个关节的红、肿、热、痛
间歇期	两次痛风发作之间，通常可测得高尿酸血症
慢性痛风性关节炎期	关节畸形、局部骨质破坏、痛风石
肾病期	肾功能进行性衰退

2.1 急性痛风性关节炎期

患者突发下肢单个关节红、肿、热、痛，发病前常有诱发因素，诱发因素包括饮酒、过度疲劳、紧张、关节局部损伤、受冷刺激等。患者可于凌晨因关节疼痛而惊醒，进行性加重，剧痛如刀割样，疼痛于24~48小时达到高峰，多于数天内自行缓解。首次发作多为单关节炎，60%~70%首发于第一跖趾关节，在之后的病程中，90%的患者反复该部位受累。由于急性期大量炎性因子的产生和应激激素水平的升高，肾脏代谢性尿酸排泄增加，使该期患者血尿酸水平比平时低60~100 μmol/L，约30%的患者血尿酸可处于正常水平。

2.2 间歇期

多数患者在初次发作后出现较长的间歇期，间歇期长短差异很大，长者可达2年。如果不进行积极干预，随着病情的进展，间歇期逐渐缩短，每次发作症状持续时间延长，以致不能完全缓解，或者间歇期消失。

2.3 慢性痛风性关节炎期

患者尿酸水平持续升高，尿酸盐反复沉积在关节及软组织，使局部组织发生慢性异物样反应，沉积物周围被单核细胞、上皮细胞、巨噬细胞包绕，纤维组织增生形成结节，称为痛风石。痛风石多在起病10年后出现，是病程进入慢性的标志，可见于关节内、关节周围、皮下组织及内脏器官等。典型部位在耳郭，也常见于足趾、手指、腕、踝、肘等关节周围，隆起于皮下，外观为芝麻大到鸡蛋大的黄白色赘生物，表面菲薄，破溃后排出白色粉末状或糊状物，经久不愈，但较少继发感染。痛风石发生于关节内可造成关节软骨及骨质侵蚀破坏、反应性增生，关节周围组织纤维化，患者出现持续关节疼痛、肿胀、强直、畸形，甚至骨折。少数患者可有骶髂、胸锁或颈椎等部位受累，甚至关节周围滑囊、肌腱、腱鞘等处尿酸盐沉积，症状渐趋不典型。

2.4 肾病期

患者血尿酸水平过高，尿酸盐在肾脏长期沉积、结晶，会引起以肾间质性炎症为主的肾损害。痛风性肾病在临床上主要有3种类型，即急性梗阻性肾病、慢性间质性肾炎和肾结石。痛风患者肾脏病理检查结果几乎均显示有损害，临床上大约1/3的痛风患者会出现肾脏症状，可见于痛风病程的任何时期。

2.4.1 急性尿酸性肾病

该病起病急骤，大量尿酸结晶沉积于肾间质及肾小管内，肾小管腔被尿酸填充、堵塞，导致少尿型急性肾衰竭。该病多见于继发性高尿酸血症，主要见于肿瘤放疗化疗后，血、尿尿酸突然明显升高，大量尿酸结晶沉积于肾小管、集合管、肾盂、输尿管，造成广泛而严重的尿路阻塞，表现为少尿、无尿、急性肾功能衰竭，尿中可见大量尿酸结晶和红细胞。此外，剧烈运动、癫痫大发作产生明显的高尿酸血症和高尿酸尿症，强酸性尿和酸中毒等均可使尿酸结晶沉积在集合管、肾盂和输尿管，形成急性尿酸性肾病。

2.4.2 尿酸性尿路结石

尿液中尿酸浓度增加并沉积形成尿路结石，且可能出现于痛风性关节炎发病之前。痛风患者肾结石的发生率较正常人高200倍，大约25%的痛风患者有泌尿系结石，其中约80%属于尿酸性肾结石，其余约20%是尿酸性和草酸钙的混合型或单纯草酸盐或磷酸盐结石。肾结石患者可出现疼痛、血尿、尿中排出沙石、梗阻、感染等临床表现。

2.4.3 尿酸盐肾病

过量尿酸盐在肾脏中沉积，可导致肾间质纤维化和肾动脉硬化。尿酸盐结晶沉积于肾组织，特别是肾髓质和锥体部，可导致慢性间质性肾炎，使肾小管变形、萎缩、纤维化、硬化，进而累及肾小球血管床。患者临床表现为肾小管浓缩功能下降、夜尿增多、低比重尿、血尿、蛋白尿、腰痛、水肿、高血压，晚期出现肾功能不全等。

3 诊断

痛风的诊断主要依靠典型临床表现、血尿酸水平、查找尿酸盐结晶和影像学表现。

3.1 症状

（1）患者突发关节红肿、疼痛，累及肢体远端单关节，特别是第一跖趾关节多见。症状常于24小时左右达到高峰，数天至数周内症状自行缓解。

(2) 早期使用秋水仙碱可迅速缓解症状。
(3) 饱餐、饮酒、过劳、局部创伤等为常见诱因。
(4) 上述症状可反复发作，间歇期无明显症状。
(5) 皮下可出现痛风石结节。
(6) 随病程迁延，受累关节可持续肿痛，活动受限。
(7) 患者可有肾绞痛、血尿、尿排结石史或腰痛、夜尿增多等症状。

3.2 体征
(1) 急性单关节炎表现：受累关节局部皮肤紧张、红肿、灼热，触痛明显。
(2) 部分患者体温升高。
(3) 间歇期无体征或仅有局部皮肤色素沉着、脱屑等。
(4) 患者耳郭、关节周围偏心性结节，破溃时有白色粉末状或糊状物溢出，经久不愈。
(5) 慢性期受累关节持续肿胀、压痛、畸形甚至骨折。
(6) 患者可伴水肿、高血压、肾区叩痛等。

3.3 辅助检查

3.3.1 血尿酸的测定

血液中98%的尿酸以钠盐的形式存在，在37 ℃、pH 7.4的生理条件下，尿酸盐溶解度约为6.4 mg/dL，加上与血浆蛋白结合的尿酸盐约为0.4 mg/dL，血液中尿酸盐饱和度约为420 μmol/L。无论男性还是女性，非同日2次血尿酸水平超过420 μmol/L，称为高尿酸血症。由于血尿酸受多种因素影响，急性关节痛发作期血尿酸水平甚至较平时有所下降，故应反复测定尿酸。

3.3.2 尿尿酸的测定

低嘌呤饮食5 d后，留取24 h尿，采用尿酸酶法检测。尿尿酸正常水平为1.2~2.4 mmol（200~400 mg），大于3.6 mmol（600 mg）为尿酸生成过多型，仅占少数；多数小于3.6 mmol（600 mg），为尿酸排泄减少型。实际上不少患者同时存在两种缺陷，而以其中一种为主。通过尿尿酸测定，可初步判定高尿酸血症的分型，有助于降尿酸药物的选择及鉴别尿路结石的性质。

3.3.3 滑液及痛风石检查

急性关节炎期，行关节穿刺抽取滑液，在偏振光显微镜下，滑液中或白细胞内有负性双折光针状尿酸盐结晶，阳性率约为90%。穿刺或活检痛风石内容物，亦可发现同样形态的尿酸盐结晶。此项检查具有确诊意义，应视为痛风诊断的金标准。

3.3.4 X线检查

急性关节炎期可见软组织肿胀；慢性关节炎期可见关节间隙狭窄、关节面不规则、痛风石沉积，典型者骨质呈类圆形穿凿样或虫噬样缺损，边缘呈尖锐的增生钙化，严重者出现脱位、骨折。

3.3.5 超声检查

在诊断痛风性关节炎时，高频超声能够早期准确发现关节积液、关节滑膜炎、肌腱炎、腱鞘炎、滑囊炎、关节软骨破坏、骨质侵蚀等病变，同时能够评价积液多少、滑膜炎、肌腱炎、腱鞘炎、滑囊炎等炎症活跃程度、关节软骨破坏及骨质侵蚀程度等。尿酸盐结晶在关节内、腱鞘内、肌腱内、滑膜囊内、关节周围软组织析出沉积，可以形成云雾状稍强回声，也称为"暴风雪征"，伴发钙化的可表现为强回声后方伴声影，尿酸盐结晶在关节软骨表面沉积，可形成特异性的超声表现，关节软骨"双边征"（也称为"双轨征"），其在诊断痛风性关节炎方面具有较高的特异性。此外，超声还可发现及诊断痛风性肾病。

3.3.6 能谱 CT 检查

双源 CT 的双能量成像痛风结石识别功能能够显示出关节中可能存在的尿酸盐结晶。使用造影剂增强扫描的双能量成像能够进一步提高痛风结石诊断的特异性和可靠性。对于已经确诊为痛风的病人，双源 CT 可以对亚临床痛风石体积进行连续定量监测来评估治疗效果。此外，对于不明原因关节疼痛的病人，双源 CT 也是一种很有效的筛查手段，用来排除痛风所致的关节损害。

3.3.7 MRI 检查

与 X 线、CT 等影像技术相比，磁共振可以任意角度、方向及任意平面直接成像，有着良好的软组织分辨率，可以很好地显示关节各组织和其结构（肌腱、韧带、骨髓及滑膜囊），MRI 在诊断痛风性关节炎方面仍然具有非常优越的作用。对比其他常用的影像学检查，MRI 能更清楚地显示髓内病变、皮质旁病变及病变对关节的侵犯，更清楚地显示关节肿胀并确定其病理性质，包括关节积液、关节囊及其周围软组织水肿，以及软骨板、韧带等结构，更容易显示关节及滑囊内游离体，还能发现邻关节骨和软组织的小病灶，MRI 增强扫描还能确定病变的范围和对血管、神经、髌板及肌肉的浸润。

当前国内外有多个痛风分类标准，其中以 1977 年美国风湿病学会（ACR）的痛风诊断标准和 2015 年 ACR 和 EULAR 更新的痛风分类标准较为常用。

1977 年 ACR 痛风诊断标准为符合以下 3 条中的任意一条：

（1）关节液中有特异性尿酸盐结晶。

（2）用化学方法或偏振光显微镜证实痛风石中含尿酸盐结晶。

（3）具备以下 12 条临床、实验室、X 线表现中的 6 条：① 急性关节炎发作次数>1次；② 炎症反应在 1 d 内达高峰；③ 单关节炎发作；④ 可见关节发红；⑤ 第一跖趾关节疼痛或肿胀；⑥ 单侧第一跖趾关节受累；⑦ 单侧跗骨关节受累；⑧ 可疑痛风石；⑨ 高尿酸血症；⑩ 不对称关节内肿胀（X 线证实）；⑪ 无骨侵蚀的骨皮质下囊肿（X 线证实）；⑫ 关节炎发作时关节液微生物培养阴性。

关节腔内及关节周围或痛风石内尿酸盐结晶的发现或证实是诊断痛风的金标准，但尿酸盐结晶临床不易获取，这就限制了该标准的广泛使用。该标准的实用性不强，已逐渐被新的标准取代。2015 年 ACR 和 EULAR 更新的痛风分类标准（表 7-2）较其他标准更加科学、系统与全面。该标准适用于至少发作过 1 次外周关节肿胀、疼痛或压痛的痛风疑似患者。对已在发作关节液、滑囊或痛风石中找到尿酸盐结晶者，可直接诊断为痛风。该标准包含 3 个方面、8 个条目，共计 23 分。对得分≥8 分者，可诊断为痛风。2015 年 ACR 和 EULAR 制定的痛风分类标准显示，当满足临床表现、实验室检查、影像学检查三个方面时，诊断痛风的敏感度为 92%，特异度为 89%；若仅考虑临床表现，其敏感度为 85%，特异度为 78%。

表 7-2　2015 年 EULAR/ACR 痛风最新分类标准

标准	分类	得分
临床表现		
受累关节部位和数目	踝关节/足中段（单关节或寡关节）	1
	第一跖趾关节（单关节或寡关节）	2
特异性症状和数目 （红肿、明显疼痛、活动受限）	1 个	1
	2 个	2
	3 个	3
典型发作次数 （符合 2~3 条为典型发作：① 疼痛达峰时间<24 h； ② 症状缓解时间<14 d；③ 间歇期）	单次典型发作	1
	多次典型发作	2
痛风石	有	4
实验室指标		
血尿酸水平 （未使用降尿酸药物；急性发作 4 周后；任意时间 的最高值）	360~479 μmol/L	2
	480~599 μmol/L	3
	≥600 μmol/L	4
影像学		
超声或双能 CT 发现尿酸盐沉积	有	4
X 线检查显示痛风骨侵蚀表现	有	4

4　治疗方案及原则

4.1　治疗目的
（1）迅速控制痛风性关节炎的急性发作。
（2）预防急性关节炎复发。
（3）纠正高尿酸血症，延缓或避免慢性痛风关节损伤，预防关节畸形。
（4）尽可能促进已经形成的痛风石溶解。
（5）延缓或阻止痛风性肾病的发生、发展，预防慢性肾功能不全的发生。
（6）手术剔除痛风石，对毁损关节进行矫形手术，以提高生活质量。

4.2　一般治疗

4.2.1　饮食控制
痛风患者应采用低热能膳食，保持理想体重，同时避免高嘌呤食物。含嘌呤较多的食物主要包括动物内脏、沙丁鱼、蛤、蚝等海味及浓肉汤，其次为鱼虾类、肉类、豌豆等。严格戒饮各种酒类，每日饮水应在 2000 mL 以上。

4.2.2　避免诱因
避免暴食酗酒、受凉受潮、过度疲劳、精神紧张，穿鞋要舒适，防止关节损伤，慎用影响尿酸排泄的药物，如某些利尿剂、小剂量阿司匹林等。

4.2.3 防治伴发疾病

积极治疗伴发的高脂血症、糖尿病、高血压病、冠心病、脑血管病等。

4.3 急性痛风性关节炎的治疗

嘱患者卧床休息，抬高患肢，避免负重。暂缓使用降尿酸药物，以免引起血尿酸波动，导致延长发作时间或引起转移性痛风。

4.3.1 秋水仙碱

秋水仙碱为痛风急性期一线用药，也是预防痛风发作的首选药物。它通过抑制白细胞内的微管、微丝动力系统，抑制巨噬细胞对尿酸盐晶体的吞噬和炎性因子的释放，抑制中性粒细胞向炎症部位的趋化、黏附和吞噬。秋水仙碱应及早使用，大多数患者于用药后24 h内疼痛明显缓解，口服给药1 mg/d。值得注意的是，秋水仙碱治疗剂量与中毒剂量十分接近，除胃肠道不良反应外，还可有白细胞减少、再生障碍性贫血、肝细胞损害、脱发等。有肾功能不全者慎用秋水仙碱。

4.3.2 非甾体类抗炎药

非甾体类抗炎药（NSAIDs）也是痛风急性期的一线用药，也可用于预防痛风急性发作，但在预防痛风急性发作方面不作为首选。只有患者禁忌秋水仙碱时才考虑使用此类药。该类药物均通过抑制环氧酶活性，抑制前列腺素的合成，发挥镇痛作用。该类药物最常见的副作用是胃肠道症状，也可能加重肾功能不全、影响血小板功能等。活动性消化性溃疡者禁用该类药物。

4.3.3 糖皮质激素

糖皮质激素为痛风急性期二线用药。只有在秋水仙碱和NSAIDs类药物存在禁忌或无效时才考虑选择糖皮质激素镇痛。该类药物可抑制痛风炎性通路的各个阶段，有强大的镇痛效果，但停药后易反跳。糖皮质激素又分为三类。① 短效糖皮质激素：半衰期<12 h，如可的松、氢化可的松等；② 中效糖皮质激素：半衰期为12~36 h，如泼尼松、泼尼松龙等；③ 长效糖皮质激素：半衰期>36 h，如地塞米松、倍他米松等。目前临床上痛风的治疗鼓励应用中长效糖皮质激素，不建议选择短效糖皮质激素。通常口服泼尼松每日20~30 mg，3~4 d后逐渐减量停药。

4.4 间歇期和慢性期的治疗

间歇期和慢性期的治疗旨在控制血尿酸使其处于正常水平。降尿酸药物分为两类，一类是促尿酸排泄药，另一类是抑制尿酸生成药，二者均有肯定的疗效。为防止用药后因血尿酸水平迅速降低而诱发急性关节炎，应从小剂量开始，逐渐加至治疗量，生效后改为维持量，长期服用，使血尿酸水平维持在327 μmol/L（5.5 mg/dL）以下。此外，为防止急性发作，也可在开始使用降尿酸药物的同时，预防性服用秋水仙碱0.5 mg，每日1~2次，或使用非甾体类抗炎药。下列情况可两类降尿酸药物合用：① 单用一类药物效果不好；② 血尿酸水平>535 μmol/L（9.0 mg/dL）；③ 痛风石大量形成。

4.4.1 促尿酸排泄药

促尿酸排泄药可抑制近端肾小管对尿酸的重吸收，以利于尿酸排泄。由于大多数痛风患者属于尿酸排泄减少型，因此该类药物可作为首选。参照作用靶点不同，促尿酸排泄药又分为三种：① 非选择性URAT-1抑制剂，如丙磺舒、苯溴马隆、磺吡酮均属于此类药物；② 选择性URAT-1抑制剂，如RDEA-594、URAT-1抑制剂等；③ 兼有降尿酸作用的药物，如非诺贝特、氯沙坦、阿托伐他汀钙等药物可通过抑制肾小管对尿酸的重吸收或促进肾小管尿酸分泌，促进肾脏尿酸的排泄。代表性的药物苯溴马隆是一种新型促尿酸排泄药，起始剂量50 mg，每日1次，渐增至100 mg，每日1次。主要副作用为胃肠道反应（如腹泻），偶见皮疹、过敏性结膜炎及粒细胞减少等。

4.4.2 抑制尿酸生成药

该类药物通过抑制嘌呤分解代谢途径上的关键酶，抑制尿酸的合成。目前最常用的黄嘌呤氧化酶抑制剂有别嘌醇和非布司他。别嘌醇100 mg，每日1次，渐增至100~200 mg，每日3次。日剂量在300 mg以内者也可每日1次，日剂量超过300 mg者应分次口服。一日最大剂量为800 mg。主要副作用包括胃肠道反应、皮疹、药物热、骨髓抑制、肝肾功能损害等，偶有严重的毒性反应。对于肾功能不全者，应减量使用。应定期检查肝肾功能、血尿常规等。对于发展到痛风性肾病阶段或出现肾功能异常者，建议首选非布司他。

4.4.3 碱化尿液药物

在开始用促尿酸排泄药物期间，应定期检测尿液pH，使之保持在6.5左右，同时保持尿量，这是预防和治疗痛风相关肾脏病变的必要措施。目前临床常用的有碳酸氢钠片、枸橼酸钾钠颗粒等。

4.4.4 肾脏病变的治疗

慢性尿酸性肾病主要是由高尿酸血症引起的，因此降低血尿酸并使其维持在300 μmol/L（5.0 mg/dL）左右是其主要治疗措施。除积极控制血尿酸水平外，碱化尿液、多饮多尿也十分重要。对于痛风性肾病，在使用利尿剂时应避免使用影响尿酸排泄的噻嗪类利尿剂、呋塞米、依他尼酸等，可选择螺内酯等。碳酸酐酶抑制剂乙酰唑胺兼有利尿和碱化尿液作用，亦可选用。降压可用血管紧张素转化酶抑制剂，避免使用减少肾脏血流量的β受体阻滞剂和钙拮抗剂；其他治疗方法同各种原因引起的慢性肾损害。尿酸性尿路结石大部分可溶解、自行排出。对于体积大且固定的结石可采取体外碎石或手术治疗。对于急性尿酸性肾病，除使用黄嘌呤氧化酶抑制剂积极降低血尿酸外，还应按急性肾功能衰竭进行处理。

4.5 无症状性高尿酸血症的治疗

随着关节超声和能谱CT的普及，多项国内的研究表明，29%~86%的无症状性高尿酸血症患者中存在单钠尿酸盐晶体的沉积。因此，目前对于无症状性高尿酸血症的尿酸干预时机和目标已形成共识。对于无症状性高尿酸血症，无并发症者血尿酸水平≥540 μmol/L时开始降尿酸治疗，建议将血尿酸水平控制在小于420 μmol/L。有下列合并症之一的，血尿酸水平≥480 μmol/L时开始降尿酸：高血压、脂代谢异常、糖尿病、肥胖、脑卒中冠心病、心功能不全、尿酸性肾石病、肾功能损害（CKD2期），建议将血尿酸水平控制在小于360 μmol/L。

5 预后

定期健康体检可以更早地发现和诊断无症状性高尿酸血症。对于有症状的痛风患者，如能足够重视，早期诊断并非难事，通过规范化治疗，现代治疗方法能使大多数患者正常生活。即使是晚期患者，经过规范治疗，痛风石也可以溶解，关节功能可以得到改善，肾功能障碍也可以改善甚至部分逆转。

参考文献

[1] 伍沪生. 原发性痛风诊治指南（草案）[J]. 中华风湿病学杂志, 2004, 8 (3): 178-181.

[2] LI C, HAN L, LEVIN A M, et al. Multiple single nucleotide polymorphisms in the human urate transporter 1 (hURAT1) gene are associated with hyperuricacidemia in Han Chinese [J]. Journal of Medical Genetics, 2010, 47 (3): 204-210.

[3] 中华医学会风湿病学分会. 原发性痛风诊断和治疗指南 [J]. 中华风湿病学杂志, 2011, 15 (6): 410-413.

[4] 程晓宇, 苗志敏, 杨雯雯, 等. 山东沿海地区家族性痛风431例临床特点分析 [J]. 中华风湿病学杂志, 2012, 16 (4): 239-242.

[5] 中华医学会内分泌学分会. 高尿酸血症和痛风治疗的中国专家共识 [J]. 中华内分泌代谢杂志, 2013, 29 (11): 913-920.

[6] 吴华香. 2012年美国风湿病学会痛风治疗指南解读 [J]. 现代实用医学, 2013, 25 (8): 843-846.

[7] 李长贵. 实用痛风病学 [M]. 北京: 人民军医出版社, 2018: 115-124.

[8] 中国高尿酸血症与痛风诊疗指南（2019）[J]. 中华内分泌代谢杂志, 2020, 36 (1): 1-13.

[9] AHMED M S, IKRAM S, BIBI N, et al. Hutchinson-Gilford progeria syndrome: a premature aging disease [J]. Molecular Neurobiology, 2018, 55 (5): 4417-4427.

[10] SATO-KAWANO N, TAKEMOTO M, OKABE E, et al. The clinical characteristics of Asian patients with classical-type Hutchinson-Gilford progeria syndrome [J]. Journal of Human Genetics, 2017, 62 (12): 1031-1035.

[11] GONZALO S, KREIENKAMP R, ASKJAER P. Hutchinson-Gilford progeria syndrome: a premature aging disease caused by LMNA gene mutations [J]. Ageing Research Reviews, 2017, 33: 18-29.

[12] 邵苗, 张学武. 2015年欧洲抗风湿病联盟/美国风湿病学会痛风分类新标准 [J]. 中华风湿病学杂志, 2015, 19 (12): 854-855.

[13] 邓雪蓉, 张卓莉. 痛风的达标治疗建议和疾病缓解标准的提出 [J]. 中华风湿病学杂志, 2017, 21 (4): 284-285.

[14] KILTZ U, SMOLEN J, BARDIN T, et al. Treat-to-target (T2T) recommendations for gout [J]. Annals of the Rheumatic Diseases: A Journal of Clinical Rheumatology and Connective Tissue Research, 2017, 76 (4): 632-638.

[15] 徐东, 朱小霞, 曾学军, 等. 痛风诊疗规范 [J]. 中华内科杂志, 2020, 59 (6): 421-426.

[16] 黄叶飞, 杨克虎, 陈澍洪, 等. 高尿酸血症/痛风患者实践指南 [J]. 中华内科杂志, 2020, 59 (7): 519-527.

[17] 高尿酸血症相关疾病诊疗多学科共识专家组. 中国高尿酸血症相关疾病诊疗多学科专家共识 [J]. 中华内科杂志, 2017, 56 (3): 235-248.

[18] 中华医学会. 痛风及高尿酸血症基层诊疗指南（2019 年）[J]. 中华全科医师杂志, 2020, 19 (4): 293-303.

[19] 中国慢性肾脏病患者合并高尿酸血症诊治共识专家组. 中国慢性肾脏病患者合并高尿酸血症诊治专家共识 [J]. 中华肾脏病杂志, 2017, 33 (6): 463-469.

（孙学明）

第八章 焦磷酸钙沉积病

1 概述

焦磷酸钙沉积病又称假性痛风，是由于焦磷酸钙双水化合物结晶沉积于关节软骨所致的疾病，是关节炎的一种类型。其发病可能与遗传、外伤、代谢障碍等因素有关，软骨细胞的肥大性分化和无机焦磷酸盐代谢异常是焦磷酸钙沉积病的最重要的病理机制。该病除了会引起疼痛外，还会导致关节软骨钙化及关节退化。焦磷酸钙沉积病与痛风同属于晶体性关节炎，临床表现有诸多相似之处，临床工作中二者极易混淆。焦磷酸钙沉积病表现为突发的单关节或多关节疼痛、肿胀，发作可持续数天到数周。该病多见于老年人，年龄越大，患病率越高。该病在65~75岁的人群中患病率为10%~15%，在80岁以上的人群中患病率超过40%。

2 临床表现

该病好发于老年人，急性期以自限性滑膜炎最为常见，慢性关节炎表现则与骨关节炎有着密切的联系，以累及全身大关节如膝、腕、肩、髋等关节为主。

该病通常分为三类：散发性（原因不明）、家族性和继发性。其中家族性的又分两种：第一种是相对良性的形式，以多关节分布为特征，包括膝关节、腕关节、肩关节、肘关节、髋关节和踝关节，伴有急性反复发作的关节炎，无慢性变形性关节病。这种形式多发生在50岁以下的人群。第二种多发生在50岁以上的人群，具有更大的破坏性，伴有膝关节、腕关节、肩关节和髋关节的炎症及变形。继发性焦磷酸钙沉积病发于其他代谢性疾病，如甲状旁腺功能亢进症、血色素沉着症和低镁血症。创伤或外科手术也可诱发该病。

焦磷酸钙沉积病急性发作时突然起病，关节呈红、肿、热、痛等表现，这一特点与痛风相似。关节腔内常有积液，主要侵犯膝、肩、髋等大关节，膝关节最多见，其次为髋、肩、肘、踝、腕和掌指关节，也可以涉及手的小关节。焦磷酸钙沉积病的临床表现与痛风相似，但疼痛相对较轻，四肢小关节较少受累，特别很少像痛风那样侵犯足大趾，而痛风则好发于小关节。

焦磷酸钙沉积病分为急性、慢性和无症状性三种。急性发作时，肿胀和压痛快速发展，在6~24 h内达到最大值，疼痛非常剧烈但却有自限性，一般持续7~10 d可自行缓解。可以是单关节或多关节发作，迁移性或累积性，单侧或双侧发作。它是老年人急性单关节炎的主要原因。而慢性可侵犯多关节，进展缓慢，可出现晨僵、屈曲挛缩等与类风湿性关节炎类似的症状。还有一种是无症状性的，这类患者往往没有明显的临床症状，通常是在其他原因进行拍片成像检查时偶然发现的。

3 诊断

关节液穿刺检查是诊断假性痛风的金标准。如果在滑液或组织（主要是关节囊、腱鞘的活检）中直接发现焦磷酸钙晶体的存在，并排除尿酸盐结晶的可能性，就可以确诊为假性痛风。

对小于 55 岁的焦磷酸钙沉积病患者的诊断，特别是多关节的焦磷酸钙沉积，应当与原发性代谢性或家族性疾病鉴别；对大于 55 岁的焦磷酸钙沉积病患者的诊断，应考虑有无甲状旁腺功能亢进。该病患者的 X 线片上显出白色沉淀物轮廓，而痛风则无此影像特征。高分辨率超声检查有助于诊断焦磷酸钙沉积病，因为并非所有的焦磷酸钙沉积病累及的关节都可以通过 X 线观察到软骨钙盐沉积。此外，假性痛风急性发作时红细胞沉降率增快，白细胞水平增高，血尿酸值并不高。

3.1 焦磷酸钙沉积病的诊断标准

（1）标准Ⅰ：通过权威方法（如特征性的 X 线衍射法）在活组织或关节滑液中证实存在焦磷酸钙晶体。

（2）标准Ⅱ：A. 相差偏振光显微镜证实单侧或三斜晶体有弱阳性双折射（或无折射）。B. 相差偏振光显微镜显示典型的钙化（如正文所述）；纤维软骨、关节（透明）软骨和关节囊上大量点状线性钙化，尤其呈双侧对称性。C. 高分辨率超声显示关节透明软骨或纤维软骨中典型的焦磷酸钙晶体沉积。

（3）标准Ⅲ：A. 急性关节炎，特别是累及膝和其他大关节时。B. 慢性关节炎，累及膝、髋、腕、肘、肩和掌指关节，尤其是伴有急性加重时。

3.2 诊断分类

(1) 肯定诊断：必须满足标准Ⅰ或标准ⅡA。
(2) 可能诊断：必须满足标准ⅡA 或ⅡB 或ⅡC。
(3) 疑似诊断：标准ⅢA 或ⅢB 提示焦磷酸钙沉积病的潜在可能性。

4　治疗方案及原则

焦磷酸钙晶体性炎性关节炎（假性痛风）是一种关节退行性病变的表现，单纯通过控制饮食通常不能有效缓解病情，治疗应个体化。无症状者无须特别治疗，出现症状时酌情通过药物甚至是手术治疗。

对于急性焦磷酸钙晶体性关节炎，最佳的安全治疗方法包括局部冷敷、关节制动休息、关节抽吸及关节内注射长效激素。症状不严重者也可以口服非甾体类抗炎药和低剂量秋水仙碱。对于不适于关节内注射激素且症状较重的急性患者可短期口服或注射激素，或者注射促肾上腺皮质激素。用小剂量秋水仙碱或小剂量口服非甾体类抗炎药可预防频繁发作的假性痛风。对于慢性焦磷酸钙晶体性关节炎患者，药物选择是口服非甾体类抗炎药、秋水仙碱、小剂量激素、甲氨蝶呤和羟氯喹。白细胞介素-1 对焦磷酸钙沉积疾病可能有效。另外，应积极处理合并的疾病，如原发性甲状旁腺功能亢进、血色病、家族性低磷血症和低镁血症。

对于经保守治疗无效的患者，可进行关节镜下清理，对关节严重破坏者可进行关节置换。此外，患者应密切监测血磷、血钙，饮食上适当补充维生素 D，多吃含钙高的食品，多晒太阳。平时穿平底鞋，少爬山及楼梯。

参考文献

[1] 孟昭亨,屈辉,席越.假性痛风——附一例报告[J].中华内科杂志,1990,29(5):303-304.

[2] 徐长宇.痛风与X线检查[J].临床军医杂志,2006(1):108-110.

[3] 叶伟胜,张建国,王淑丽,等.焦磷酸钙结晶沉积症的临床诊断与治疗[J].中华骨科杂志,2007,27(12):915-919.

[4] 张新华,郭廷贞,乔玉青,等.颞下颌关节焦磷酸钙沉积症一例[J].中华口腔医学杂志,2015,50(7):445-446.

(孙学明)

第三篇

骨与软骨病

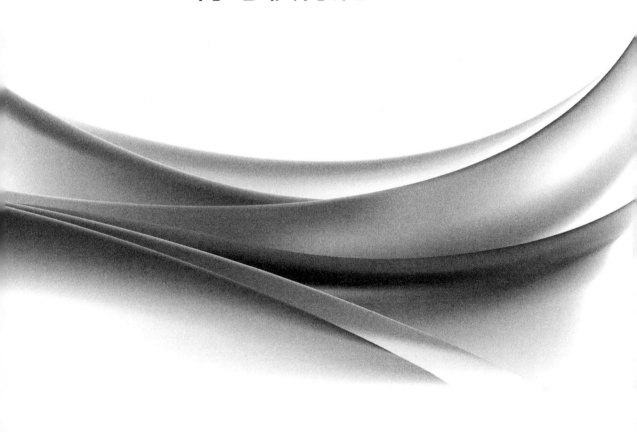

第二篇

习惯法二目

第九章 骨关节炎

1 概述

骨关节炎（osteoarthritis，OA）是一种严重影响患者生活质量的关节退行性疾病，会给患者、家庭和社会造成巨大的经济负担。为了及时反映当今 OA 药物和手术治疗的新理念和循证医学进展，优化 OA 诊疗策略，规范骨科医生诊疗行为，自 2017 年 6 月开始，中华医学会骨科学分会关节外科学组和《中华骨科杂志》编辑部组织国内关节领域相关专家，根据近年 OA 药物及手术治疗的最新进展，参考国内外 OA 诊疗指南，遵循科学性、实用性和先进性原则对原指南进行更新，形成《关节炎诊治指南》(2018 年版）。

1.1 定义

OA 是由多种因素引起关节软骨纤维化、皲裂、溃疡、脱失而导致的以关节疼痛为主要症状的一种退行性疾病。其病因尚不明确，可能与年龄、肥胖、炎症、创伤及遗传因素等有关。其病理特点为关节软骨变性破坏、软骨下骨硬化或囊性变、关节边缘骨质增生、滑膜病变、关节囊挛缩、韧带松弛或挛缩、肌肉萎缩无力等。

1.2 分类

OA 分为原发性和继发性。原发性 OA 多发生于中老年人群，无明确的全身或局部诱因，与遗传和体质因素有一定的关系。继发性 OA 可发生于青壮年，继发于创伤、炎症、关节不稳定、积累性劳损或先天性疾病等。

2 流行病学

OA 好发于中老年人群，发病率高，65 岁以上的人群 50% 以上为 OA 患者。累及部位包括膝、髋、踝、手和脊柱（颈椎、腰椎）等关节。来自中国健康与养老追踪调查数据库（China Health and Retirement Longitudinal Study，CHARLS）的研究结果显示，我国膝关节症状性 OA（膝关节 Kellgren & Lawrence 评分≥2 分，同时存在膝关节疼痛）的患病率为 8.1%；女性高于男性；呈现明显的地域差异，即西南地区（13.7%）和西北地区（10.8%）最高，华北地区（5.4%）和东部沿海地区（5.5%）相对较低[1]。从区域特征来看，农村地区膝关节症状性 OA 患病率高于城市地区[1-4]。在城市人口中，手部关节 OA 的患病率为 3%（男性）和 5.8%（女性）[5]。农村地区髋关节 OA 患病率为 0.59%。随着我国人口老龄化的进展，OA 的发病率还有逐渐上升的趋势。OA 可导致关节疼痛、畸形与活动功能障碍，进而增加心血管事件的发生率及全因死亡率[6-8]。尤其是症状性膝关节 OA，有研究认为它可导致全因死亡增加近 1 倍[9]。导致 OA 发病的相关因素较多，女性、肥胖和关节损伤与膝关节 OA 发病有关[10]；年龄、性别及某些特殊职业是手部 OA 发病的危险因素[11]；年龄、性别是髋关节 OA 发病的相关因素[12]。髋关节、膝关节 OA 的发病率均随年龄增加而增高，且女性的发病率高于男性[13]。

3 诊断

3.1 临床表现

3.1.1 关节疼痛及压痛

关节疼痛及压痛是 OA 最为常见的临床表现,发生率为 36.8%～60.7%;疼痛在各个关节均可出现,其中以髋、膝及指间关节最为常见[14-15]。初期为轻度或中度间断性隐痛,休息后好转,活动后加重;疼痛常与天气变化有关,寒冷、潮湿环境均可加重疼痛。OA 晚期可以出现持续性疼痛或夜间痛。关节局部可有压痛,在伴有关节肿胀时尤其明显。

3.1.2 关节活动受限

关节活动受限常见于髋、膝关节。患者晨起时有关节僵硬及发紧感,俗称"晨僵",活动后可缓解。关节僵硬持续时间一般较短,常为几至十几分钟,极少超过 30 min。患者在疾病中期可出现关节绞锁,晚期关节活动受限加重,最终导致残疾。

3.1.3 关节畸形

关节肿大以指间关节 OA 最为常见且明显,可出现 Heberden 结节和 Bouchard 结节(图 9-1 A、B)。膝关节因骨赘形成或滑膜炎症积液也可以造成关节肿大(图 9-1 C、D)。

骨摩擦音(感):常见于膝关节 OA。由于关节软骨破坏,关节面不平整,所以患者活动时可以出现骨摩擦音(感)。

肌肉萎缩:常见于膝关节 OA。关节疼痛和活动能力下降可以导致受累关节周围肌肉萎缩,关节无力。

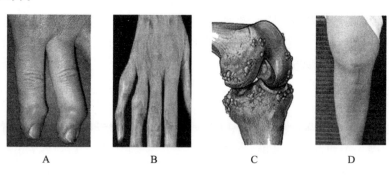

图 9-1 骨关节炎关节畸形

3.2 影像学检查

3.2.1 X 线检查

X 线检查为 OA 明确临床诊断的"金标准",是首选的影像学检查方法。在 X 线片上 OA 的三大典型表现为:受累关节非对称性关节间隙变窄,软骨下骨硬化和(或)囊性变,关节边缘骨赘形成。部分患者可有不同程度的关节肿胀,关节内可见游离体,甚至关节变形(图9-2)。

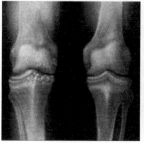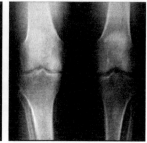

图 9-2 骨关节炎的 X 线表现

3.2.2 MRI 检查

MRI 表现为受累关节的软骨厚度变薄、缺损，骨髓水肿，半月板损伤与变性，关节积液及腘窝囊肿。MRI 对于临床诊断早期 OA 有一定价值，目前 MRI 检查多用于 OA 的鉴别诊断或临床研究。

3.2.3 CT 检查

CT 表现为受累关节间隙狭窄、软骨下骨硬化、囊性变和骨赘增生等，多用于 OA 的鉴别诊断。

3.3 实验室检查

骨关节炎患者血常规、蛋白电泳、免疫复合物及血清补体等指标一般在正常范围内。若患者同时有滑膜炎症，可出现 C 反应蛋白和红细胞沉降率水平轻度增高。继发性 OA 患者可出现与原发病相关的实验室检查结果异常。

3.4 诊断要点

OA 的诊断须根据患者病史、症状、体征、X 线表现及实验室检查做出。此外，中国最新指南提出了髋关节、膝关节和指间关节 OA 的诊断标准以供参考（表 9-1、表 9-2、表 9-3）。指南的诊断标准参照了美国风湿病学会和欧洲抗风湿联盟制定的标准并经部分骨科专家讨论确定[16-21]。

表 9-1 髋关节骨关节炎的诊断标准

序号	症状、实验室或 X 线检查结果
①	近 1 个月内反复发作的髋关节疼痛
②	红细胞沉降率 ≤20 mm/1 h
③	X 线片显示骨赘形成，髋臼边缘增生
④	X 线片显示髋关节间隙变窄

注：满足诊断标准①+②+③或①+③+④，可诊断为髋关节骨关节炎。

表 9-2 膝关节骨关节炎的诊断标准

序号	症状或体征
①	近 1 个月内反复发作的膝关节疼痛
②	X 线片（站立位或负重位）显示关节间隙变窄、软骨下骨硬化和（或）囊性变、关节边缘骨赘形成
③	年龄 ≥50 岁
④	晨僵时间 ≤30 min
⑤	活动时有骨摩擦音（感）

注：满足诊断标准①及标准②、③、④、⑤ 4 条中的任意 2 条，即可诊断为膝关节骨关节炎。

表 9-3 指间关节骨关节炎的诊断标准

序号	症状或体征
①	指间关节疼痛、发酸、发僵
②	10 个指间关节中有骨性膨大的关节个数≥2
③	远端指间关节骨性膨大的关节个数≥2
④	掌指关节肿胀的个数<3
⑤	10 个指间关节中有畸形的关节个数≥1

注：满足诊断标准①及标准②、③、④、⑤ 4 条中的任意 3 条，即可诊断为指间关节骨关节炎；10 个指间关节为双侧示、中指远端及近端指间关节，双侧第一腕掌关节。

3.5 临床分期

目前，OA 的临床分期有多种方法，包括根据临床特点的四级分期，根据 X 线改变的 Kellgren & Lawrence 分级（表 9-4）和关节镜下关节软骨损伤的 Outbridge 分级（表 9-5）。但是这些分级方法对患者的临床治疗并无明确的指导意义，大多被用于临床研究。

表 9-4 OA 的 Kellgren & Lawrence 分级方法

分级	特征描述
0 级	无改变（正常）
Ⅰ级	轻微骨赘
Ⅱ级	明显骨赘，但未累及关节间隙
Ⅲ级	关节间隙中度狭窄
Ⅳ级	关节间隙明显变窄，软骨下骨硬化

表 9-5 OA 的 Outbridge 分级方法

分级	特征描述
0 级	正变
S 级	软骨软化
Ⅰ级	软骨变软、肿胀
Ⅱ级	直径<1.3 cm 的破碎的裂开
Ⅲ级	直径>1.3 cm 的破碎的裂开
Ⅳ级	软骨下骨裸露

4 治疗

OA 的治疗目的是缓解疼痛，延缓疾病进展，矫正畸形，改善或恢复关节功能，提高患者生活质量。OA 的总体治疗原则是依据患者年龄、性别、体重、自身危险因素、病变部位及程度等选择阶梯化及个体化治疗方法（图 9-3）。

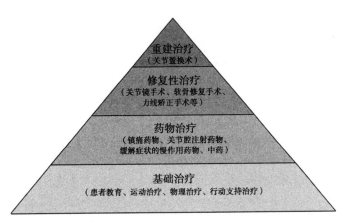

底层为基础治疗,适用于所有 OA 患者;对于早期患者,依据患者的需求和一般情况,可选择适宜的基础治疗方案;如果患者病情加重,则进入第二层药物治疗,在考虑患者发病的部位及自身危险因素的基础上,选择正确的用药途径;如果患者病情进一步加重,在基础治疗和药物治疗无效的前提下进行手术治疗,手术方案依据患者病变部位、病变程度、一般情况及自身意愿综合考虑。

图 9-3　OA 阶梯化治疗示意图

4.1　基础治疗

基础治疗是病变程度不重、症状较轻的 OA 患者首选的治疗方式。基础治疗强调改变生活及工作方式的重要性,让患者树立正确的治疗目标,减轻疼痛、改善和维持关节功能,延缓疾病进展。

4.1.1　健康教育

医务工作者应通过口头或书面形式进行 OA 的知识宣教并帮助患者建立长期监测及评估机制。根据每日活动情况,建议患者改变不良的生活及工作习惯,避免长时间跑、跳、蹲,同时减少或避免爬楼梯、爬山等。减轻体重不仅可以改善关节功能,而且可减轻关节疼痛。

4.1.2　运动治疗

在医生的指导下选择正确的运动方式,制订个体化的运动方案,从而达到减轻疼痛、改善和维持关节功能、保持关节活动度、延缓疾病进程的目的。

4.1.2.1　低强度有氧运动

采取正确合理的有氧运动方式可以改善关节功能,缓解疼痛。患者应依据发病部位及病情严重程度,在医生的指导下选择运动方式。

4.1.2.2　关节周围肌肉力量训练

加强关节周围肌肉力量既可改善关节稳定性,又可促进局部血液循环,但应注重关节活动度及平衡(本体感觉)的锻炼。医生依据患者自身情况及病变程度指导并制订个体化的训练方案。常用方法包括:① 股四头肌等长收缩训练;② 直腿抬高加强股四头肌训练;③ 臀部肌肉训练;④ 静蹲训练;⑤ 抗阻力训练。

4.1.2.3　关节功能训练

关节功能训练主要指膝关节在非负重位的屈伸活动,训练的目的保持关节最大活动度。常用方法包括:① 关节被动活动;② 牵拉;③ 关节助力运动和主动运动。

4.1.3 物理治疗

物理治疗主要是通过促进局部血液循环、减轻炎症反应来达到减轻关节疼痛、提高患者满意度的目的。常用物理治疗方法包括水疗、冷疗、热疗、经皮神经电刺激、按摩、针灸等。不同治疗方法适用于不同人群,但目前经皮神经电刺激、针灸的使用尚存一定争议,临床医生应根据患者的具体情况选择合适的治疗方法。

4.1.4 行动辅助

通过减少受累关节负重来减轻疼痛和提高患者满意度,但不同患者的临床收益存在一定差异。必要时患者应在医生指导下选择合适的行动辅助器械,如手杖、拐杖、助行器、关节支具等,也可选择平底、厚实、柔软、宽松的鞋具辅助行走。但对改变负重力线的辅助工具,如外侧楔形鞋垫尚存争议,应谨慎选用。膝骨关节炎的核心治疗方法包括关节炎教育、陆地运动伴或不伴饮食体重管理。

4.2 药物治疗

根据 OA 患者病变的部位及病变程度,采取内外结合,个体化、阶梯化的药物治疗方法。

4.2.1 非甾体类抗炎药物（NSAIDs）

NSAIDs 是 OA 患者缓解疼痛、改善关节功能最常用的药物,包括局部外用药物和全身应用药物。

4.2.1.1 局部外用药物

在使用口服药物前,建议先选择局部外用药物,尤其是老年人,可使用各种 NSAIDs 类药物的凝胶贴膏、乳胶剂、膏剂、贴剂等,如氟比洛芬凝胶贴膏。局部外用药物可迅速、有效缓解关节的轻、中度疼痛,其胃肠道不良反应轻微,但须注意局部皮肤不良反应的发生。对中、重度疼痛可联合使用局部外用药物与口服 NSAIDs 类药物。2019 OARSI 指南强烈建议膝骨关节炎患者使用局部非甾体类抗炎药[22]。

4.2.1.2 全身应用药物

根据给药途径可分为口服药物、针剂及栓剂,最为常用的是口服药物。用药原则:① 用药前进行危险因素评估,关注潜在内科疾病风险;② 根据患者个体情况,剂量个体化;③ 尽量使用最低有效剂量,避免过量用药及同类药物重复或叠加使用;④ 用药 3 个月后,根据病情选择相应的实验室检查。注意事项:口服 NSAIDs 类药物的疗效与不良反应对于不同患者并不完全相同,应参阅药物说明书并评估服用 NSAIDs 类药物的风险,包括上消化道、脑、肾、心血管疾病风险后选择性用药（表 9-6）。国内指南推荐:如果患者发生上消化道不良反应的危险性较高,可使用选择性 COX-2 抑制剂。如果使用非选择性 NSAIDs 类药物,应同时加用 H 受体拮抗剂、质子泵抑制剂或米索前列醇等胃黏膜保护剂。如果患者发生心血管疾病的危险性较高,应慎用 NSAIDs 类药物（包括非选择性和选择性 COX-2 抑制剂）。同时口服两种不同的 NSAIDs 类药物不但不会增加疗效,反而会增加不良反应的发生率。国外指南推荐:对于有胃肠道合并症的患者,选择性 COX-2 抑制剂为 1B 级推荐,而 NSAIDs 加质子泵抑制剂为 2 级推荐;对于患有心血管合并症或衰弱症的患者,不建议使用任何口服 NSAIDs[22]。2019 年 ESCEO 共识:对乙酰氨基酚作为膝关节 OA 治疗第一步长期背景治疗的药物不应规律使用（弱推荐）;使用口服 NSAIDs（选择性或非选择性）作为第二步治疗,间断或持续（长期）服用;口服 NSAIDs 的使用应基于患者的风险状况（强推荐）[23]。

表 9-6 NSAIDs 类药物治疗的危险因素评估

序号	上消化道不良反应高危患者	心、脑、肾不良反应高危患者
1	高龄（年龄>65 岁）	高龄（年龄>65 岁）
2	长期应用	脑血管病史（有过中风史或目前有一过性脑缺血发作）
3	口服糖皮质激素	心血管病史
4	上消化道溃疡、出血病史	肾脏病病史
5	使用抗凝药	同时使用血管紧张素转换酶抑制剂及利尿剂
6	酗酒史	冠脉搭桥术围手术期（慎用 NSAIDs 类药物）

4.2.2 镇痛药物

对 NSAIDs 类药物治疗无效或不耐受者，可使用非 NSAIDs 类药物、阿片类镇痛剂、对乙酰氨基酚与阿片类药物的复方制剂。但要强调的是，阿片类药物的不良反应和成瘾性发生率相对较高，建议谨慎使用。

4.2.3 关节腔注射药物

关节腔注射药物可有效缓解疼痛，改善关节功能。但该方法是侵入性治疗，可能会增加感染的风险，必须严格无菌操作及规范操作。

4.2.3.1 糖皮质激素

糖皮质激素起效迅速，短期缓解疼痛效果显著，但反复多次应用激素会对关节软骨产生不良影响，建议每年应用不超过 3 次，注射间隔时间不应短于 3 个月。

4.2.3.2 玻璃酸钠

玻璃酸钠可改善关节功能，缓解疼痛，安全性较高，可减少镇痛药物用量，对早、中期 OA 患者效果更为明显。但其在软骨保护和延缓疾病进程中的作用尚存争议，建议根据患者个体情况应用。关节内注射糖皮质激素，IA 注射透明质酸和水上运动是膝关节 OA 的 1B 级/2 级治疗方法，具体取决于合并症，但不建议髋关节或多关节 OA 患者使用[22]。有 NSAIDs 禁忌证的患者或使用 NSAIDs 后仍有症状的患者关节腔内注射透明质酸（弱推荐）[23]。

4.2.3.3 医用几丁糖

医用几丁糖可以促进软骨细胞外基质的合成，降低炎症反应，调节软骨细胞代谢；具有黏弹性，缓吸收性，可作为关节液的补充成分，减缓关节炎进展，减轻关节疼痛，改善功能，适用于早、中期 OA 患者，每疗程注射 2~3 次，每年 1~2 个疗程。

4.2.3.4 生长因子和富血小板血浆

生长因子和富血小板血浆可改善局部炎症反应，并可参与关节内组织修复及再生。但其作用机制及长期疗效尚需进一步研究。临床上有症状的 OA 患者可选择性使用该类药物。

4.2.4 缓解 OA 症状的慢作用药物（symptomatic slow-acting drugs for osteoarthritis，SYSADOAs）

SYSADOAs 包括双醋瑞因、氨基葡萄糖等。有研究认为，这些药物有缓解疼痛症状、改善关节功能、延缓病程进展的作用，但也有研究认为其并不能延缓疾病进展。目前，该类药物对 OA 的临床疗效尚存争议，对有症状的 OA 患者可选择性使用。2019 年 ESCEO 共识：将处方结晶型葡糖胺硫酸（pCGS）作为膝关节 OA 管理的第一步长期背景治疗，不鼓励使用其他氨基葡萄糖制剂；将处方药硫酸软骨素作为第一步长期背景治疗，作为 pCGS 的替代品，并将处方药物与低质量的非处方（OTC）产品区分开来（强推荐）。不应联合使用氨基葡萄糖和硫酸软骨素；使用除硫酸软骨素和 pCGS 以外的 SYSADOAs（ASU 和双醋瑞因）作为第一步背景治疗的替代药物（弱推荐）[23]。

4.2.5 抗焦虑药物

抗焦虑药物可应用于长期持续疼痛的 OA 患者，尤其是对 NSAIDs 类药物不敏感的患者，可在短期内达到缓解疼痛、改善关节功能的目的。但应用时须注意药物不良反应，包括口干、胃肠道反应等。目前，尚须进一步远期随访研究证明其在 OA 治疗中的作用，建议在专科医生指导下使用。2019 年 ESCEO 共识：在第三步短期使用弱阿片类药物作为手术前最后的药物治疗尝试；在第三步中使用度洛西汀作为弱阿片类的替代品，特别是中枢敏化疼痛患者（弱推荐）[23]。

4.2.6 中成药

中成药包括含有人工虎骨粉等有效成分的口服中成药及外用膏药。目前，有研究表明，中药可通过多种途径减轻疼痛、延缓 OA 的疾病进程、改善关节功能，但其作用机制和长期疗效尚需高级别的研究证据支持。

4.2.7 手术治疗

OA 的外科手术治疗包括关节软骨修复术、关节镜下清理手术、截骨术、关节融合术及人工关节置换术，适用于非手术治疗无效、影响正常生活的患者。手术的目的是减轻或消除患者疼痛症状、改善关节功能和矫正畸形。

4.2.7.1 关节软骨修复术

关节软骨修复术指采用组织工程及外科手段修复关节表面损伤的透明软骨。该术式主要适用于年轻、活动量大、单处小面积负重区软骨缺损患者，对老年退行性关节炎患者及多处损伤、激素引起坏死等患者的效果较差。关节软骨修复术包括自体骨软骨移植、软骨细胞移植和微骨折等技术。

4.2.7.2 关节镜清理术

关节镜清理术兼具诊断和治疗的作用，对伴有机械症状（如存在游离体、半月板撕裂移位、髌骨轨迹不良、滑膜病变、软骨面不适合等）的膝关节 OA 的治疗效果较好，通过关节镜下摘除游离体、清理半月板碎片及增生的滑膜等，能减轻部分早、中期 OA 患者症状。但有研究认为其远期疗效与保守治疗相当。对伴有机械症状但关节间隙狭窄较明显的患者，关节镜手术的益处可能有限。

4.2.7.3 截骨术

截骨术多用于膝关节 OA，能最大限度地保留关节，通过改变力线来改变关节面的接触面。该术式适合青中年活动量大、力线不佳的单间室病变，膝关节屈曲超过 90°、无固定屈曲挛缩畸形、无关节不稳及半脱位、无下肢动静脉严重病变的患者。膝关节截骨术包括：① 胫骨近端截骨术；② 股骨远端截骨术；③ 腓骨近端截骨术。

4.2.7.4 膝关节置换术

（1）全膝关节置换术：适用于严重的膝关节多间室 OA，尤其伴有各种畸形时，其远期疗效确切。全膝关节置换术后 15 年生存率为 88%～89%[24]。

（2）单髁置换术：适用于力线改变、韧带完整、屈曲挛缩不超过 15° 的膝关节单间室

OA 患者[25]。单髁置换术后 15 年假体生存率为 68%～71%[24]。全膝关节置换术与单髁置换术后 KOS、ADLS、HAAS 评分等的短期随访结果相似，且均较截骨术有更好的运动和生存率优势。

（3）髌股关节置换术，主要适用于单纯髌股关节 OA 患者。

4.2.7.5　肩关节置换术

（1）反肩置换术：适用于肩袖撕裂损伤的肩关节退变患者、骨不愈合或内植物感染后的翻修、肿瘤切除后的重建。10 年假体生存率达 93%[26]。

（2）全肩关节置换术：适用于关节盂病变严重、关节盂骨量足够、肩袖完整且功能良好的患者。全肩关节置换术术后 5 年临床满意率为 92%～95%[27]。

（3）半肩关节置换术：适用于病变仅累及肱骨头或盂肱关节炎合并肩袖损伤的高龄患者。该术式的长期临床满意率较低，15 年以上的临床满意率仅 25%。全肩关节置换术与半肩关节置换术中期随访在活动度方面无明显差异，但全肩关节置换术后疼痛改善更明显，运动功能更佳。

4.2.7.6　肘关节置换术

肘关节置换术适用于肘关节严重疼痛、非手术治疗无效、关节不稳或关节僵直的患者。该术式的术后并发症发生率较高，10 年假体生存率为 69%～94%[28]。

4.2.7.7　踝关节置换术

踝关节置换术能有效解除疼痛、保留踝关节活动功能。与踝关节融合术一样，该术式均为治疗终末期踝关节 OA 的有效方法。相对于踝关节融合术，踝关节置换术后临床功能更优异。术后 AOFAS 踝与后足评分、Kofoed 评分、VAS 评分均较术前有较大幅度的改善。

骨关节炎的诊断与评估流程（2018 年版）如图 9-4 所示。

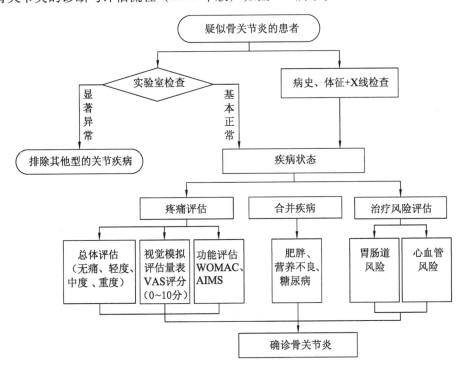

图 9-4　骨关节炎的诊断与评估流程（2018 年版）

2019 年 ESCEO 建议的 OA 治疗流程如图 9-5 所示。

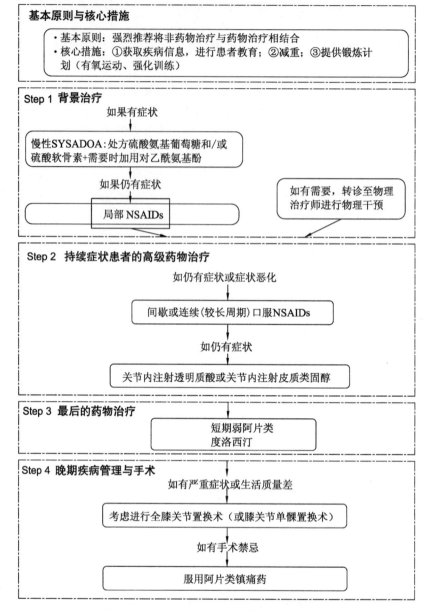

图 9-5　2019 年 ESCEO 建议的 OA 治疗流程

中国骨关节炎疼痛管理临床实践指南（2020 年版）推荐意见汇总见表 9-7。

表 9-7　中国骨关节炎疼痛管理临床实践指南（2020 年版）推荐意见

推荐条目	OA 疼痛管理具体措施
推荐 1	对 OA 疼痛患者开展健康教育，内容包括疼痛相关医学知识与患者自我管理等（1C）
推荐 2	对肥胖的 OA 疼痛患者控制体重，包括饮食管理、调整生活方式等（1A）
推荐 3	运动治疗可以有效缓解 OA 疼痛、改善关节功能，包括有氧运动、肌力训练及关节活动训练等（1A）

续表

推荐条目	OA 疼痛管理具体措施
推荐 4	物理治疗可有效缓解膝关节 OA 疼痛症状，包括脉冲超声疗法和干扰电流电刺激疗法等（1B）
推荐 5	外用 NSAIDs 可作为膝关节 OA 疼痛的首选治疗药物，尤其适用于合并胃肠疾病、心血管疾病或身体虚弱的患者（1B）
推荐 6	OA 疼痛症状持续存在或中重度疼痛患者可以口服 NSAIDs，包括非选择性 NSAIDs 和选择性 COX2 抑制剂，但须警惕胃肠道和心血管不良事件发生（1B）
推荐 7	不推荐将阿片类药物（含曲马多）作为缓解 OA 患者疼痛的一线药物（3B）
推荐 8	长期、慢性、顽固性全身广泛性疼痛或伴有抑郁的 OA 疼痛患者可以使用度洛西汀（2B）
推荐 9	重度疼痛或经治疗后无缓解甚至持续加重的 OA 患者，可以通过关节腔内注射糖皮质激素来短期缓解疼痛，但不宜多次注射（1B）
推荐 10	轻中度疼痛或经治疗后无缓解甚至持续加重的 OA 患者，可以关节腔内注射透明质酸（1B）
推荐 11	需要长期给药的 OA 慢性疼痛患者可以通过口服双醋瑞因来镇痛（1C）
推荐 12	不推荐氨基葡萄糖或硫酸软骨素用于 OA 患者镇痛（3C）
推荐 13	可以合理应用针灸和中药等干预控制 OA 疼痛（2D）
推荐 14	因持续性疼痛或多关节疼痛而长期服药的 OA 患者，尤其是伴有心血管或胃肠道疾病时，需要监测治疗的有效性和患者的安全性（1D）

注：括号内"1"代表强推荐，"2"代表弱推荐，"3"代表不推荐；A、B、C、D 分别代表证据质量高、中、低、极低。

参考文献

[1] TANG X, WANG S, ZHAN S, et al. The prevalence of symptomatic knee osteoarthritis in China: results from the China health and retirement longitudinal study [J]. Arthritis Rheumatol, 2016, 68 (3): 648-653.

[2] ZHANG J F, SONG L H, WEI J N, et al. Prevalence of and risk factors for the occurrence of symptomatic osteoarthritis in rural regions of Shanxi Province, China [J]. Int J Rheum Dis, 2016, 19 (8): 781-789.

[3] KANG X, FRANSEN M, ZHANG Y, et al. The high prevalence of kneeosteoarthritis in a rural Chinese population: the Wuchuan osteoarthritis study [J]. Arthritis Rheum, 2009, 61 (5): 641-647.

[4] 林剑浩，康晓征，李虎，等. 武川县农村居民膝关节骨关节炎患病率调查 [J]. 中华骨科杂志，2009，29（10）：929-933.

[5] LIN J H, KANG X Z, LI H, et al. The high prevalence of knee osteoarthritis in a rural Wuchuan population [J]. Chin J Orthop, 2009, 29 (10): 929-933.

[6] ZHANG Y, XU L, NEVITT M C, et al. Lower prevalence of hand osteoarthritis among Chinese subjects in Beijing compared with white subjects in the United States: the Beijing Osteo-

arthritis Study [J]. Arthritis Rheum, 2003, 48 (4): 1034-1040.

[7] HAWKER G A, CROXFBRD R, BIERMAN A S, et al. AD-cause mortality and serious cardiovascular events in people with hip and knee osteoarthritis: a population based cohort study [J]. PLoS One, 2014, 9 (3): e91286.

[8] LIU Q, NIU J, LI H, et al. Knee symptomatic osteoarthritis, walking disability, NSAIDs use and all-cause mortality: populationbased Wuchuan osteoarthritis study [J]. Sci Rep, 2017, 7 (1): 3309.

[9] XING D, XU Y, LIU Q, et al. Osteoarthritis and all-cause mortality in worldwide populations: grading the evidence from a meta-analysis [J]. Sci Rep, 2016, 6: 24393.

[10] LIU Q, NIU J, HUANG J, et al. Knee osteoarthritis and all-cause mortality: the Wuchuan osteoarthritis study [J]. Osteoarthritis Cartilage, 2015, 23 (7): 1154-1157.

[11] SILVERWOOD V, BLAGOJEVIC-BUCKNAIL M, JINKS C, et al. Current evidence on risk factors for knee osteoarthritis in older adults: a systematic review and meta-analysis [J]. Osteoarthritis Cartilage, 2015, 23 (4): 507-515.

[12] LEUNG G J, RAINSFORD K D, KEAN W F. Osteoarthritis of the hand I: aetiology and pathogenesis, risk factors, investigation and diagnosis [J]. J Pharm Pharmacol, 2014, 66 (3): 339-346.

[13] PRIETO-ALHAMBRA D, JUDGE A, JAVAID M K, et al. Incidence and risk factors for clinically diagnosed knee, hip and hand osteoarthritis: influences of age, gender and osteoarthritis affecting other joints [J]. Ann Rheum Dis, 2014, 73 (9): 1659-1664.

[14] HUANG Z, CHEN J, MA J, et al. Effectiveness of low-level laser therapy in patients with knee osteoarthritis: a systematic review and meta-analysis [J]. Osteoarthritis Cartilage, 2015, 23 (9): 1437-1444.

[15] HUANG Z, MA J, CHEN J, et al. The effectiveness of low-level lasertherapy for nonspecific chronic low back pain: a systematic review and meta-analysis [J]. Arthritis Res Ther, 2015, 17: 360.

[16] ALTMAN R, ASCH E, BLOCH D, et al. Development of criteria for the classification and reporting of osteoarthritis. Classification of osteoarthritis of the knee. Diagnostic and Therapeutic Criteria Committee of the American Rheumatism Association [J]. Arthritis Rheum, 1986, 29 (8): 1039-1049.

[17] ALTMAN R, ALARCON G, APPELROUTH D, et al. The American College of Rheumatology criteria for the classification and reporting of osteoarthritis of the hip [J]. Arthritis Rheum, 1991, 34 (5): 505-514.

[18] ZHANG W, DOHERTY M, LEEB B F, et al. EULAR evidence-based recommendations for the diagnosis of hand osteoarthritis: report of a task force of ESCSIT [J]. Ann Rheum Dis, 2009, 68 (1): 8-17.

[19] ZHANG W, DOHERTY M, PEAT G, et al. EULAR evidence-based recommendations for the diagnosis of knee osteoaithritis [J]. Ann Rheum Dis, 2010, 69 (3): 483-489.

[20] Osteoporosis Group of Chinese Orthopaedic Association. Guideline for diagnosis and treatment of osteoarthritis [J]. Chin J Orthop, 2007, 27 (10): 793-796.

[21] ALTMAN R, ALARCÓN G, APPELROUTH D, et al. The American College of Rheumatology criteria for the classification and reporting of osteoarthritis of the hand [J]. Arthritis Rheum, 1990, 33 (11): 1601-1610.

[22] BANNURU R R, OSANI M C, Vaysbrot E E. et al. OARSI guidelines for the non-surgical management of knee, hip, and polyarticular osteoarthritis [J]. Osteoarthritis Cartilage, 2019, 27 (11): 1578-1589.

[23] BRUYÈRE O, Honro G, Veronese N et al. An updated algorithm recommendation for the management of knee osteoarthritis from the European Society for Clinical and Economic Aspects of Osteoporosis, Osteoarthritis and Musculoskeletal Diseases (ESCEO) [J]. Semin Arthritis Rheum, 2019, 49 (3): 337-350.

[24] NIINIMAKI T, ESKELINEN A, MAKELA K, et al. Unicompartmental knee arthroplasty survivorship is lower than TKA survivorship: a 27-year finnish registry study [J]. Clin Orthop Relat Res, 2014, 472 (5): 1496-1501.

[25] DAI X S, MI Y F, XIONG Y, et al. Mobile bearing and fixed bearing unicompartmental knee arthroplasty for medial knee osteoarthritis [J]. Chin J Orthop, 2015, 35 (7): 691-698.

[26] BACLE G, NOVÉ-JOSSERAND L, GARAUD P, et al. Long-term outcomes of reverse total shoulder arthroplasty: a follow-up of a previous study [J]. J Bone Joint Surg Am, 2017, 99 (6): 454-461.

[27] GARCIA G H, LIU J N, SINATRO A, et al. High satisfaction and return to sports after total shoulder arthroplasty in patients aged 55 years and younger [J]. Am J Sports Med, 2017, 45 (7): 1664-1669.

[28] TOULEMONDE J, ANCELIN D, AZOULAY V, et al. Complications and revisions after semi-constrained total elbow arthroplasty: a monocentre analysis of one hundred cases [J]. Int Orthop, 2016, 40 (1): 73-80.

（刘　磊）

第十章 复发性多软骨炎

1 概述

复发性多软骨炎（relapsing polychondritis，RP）是一种免疫介导的全身性疾病[1]，其特征是软骨和富含蛋白多糖的组织反复发生炎症，包括耳鼻弹性软骨、外周关节透明软骨、轴位纤维软骨和气管支气管树软骨，导致累及结构的渐进性解剖变形和功能损害。尽管许多器官可能受累，但超过80%的患者多表现为耳软骨炎和多发性关节炎。RP起病往往较为隐匿，伴随着急性疼痛性炎症危象，然后是持续时间不同的自发缓解。这往往造成早期诊断困难，治疗延迟，从而增加永久性或危及生命的后遗症的发生风险。30%的成人RP患者与其他自身免疫性疾病相关，其中类风湿性关节炎（RA）是最常见的。RP的确切发病机制尚未明确。遗传学研究已经确定，HLA-DR4是RP的主要危险等位基因，而器官受累程度与HLA-DR6之间呈负相关[2]。RP没有家族遗传的证据。RP被认为是一种复杂的靶向性软骨结构紊乱，与体液和细胞介导的免疫系统有关[3]。RP是一种罕见疾病（ORPHA代码：728）[4]，文献中有大量的单个病例报告，但很少有病例系列报道。估计年发病率为3.5/100万。RP可以发生在任何年龄，大多数患者在诊断时的年龄为44~51岁。儿童少年RP占报告病例的5%以下，发病年龄从1.7月~17岁不等，其临床表现与成人RP相似。RP在两种性别中的发生率相似，可影响所有种族。

2 临床表现

2.1 症状和体征

软骨炎和多发性关节炎是RP最常见的临床特征[5]。但由于软骨组织的炎症可能发生在许多解剖部位，因此该病的表现常多种多样，可以是多种看似无关的体征和症状的组合。RP还可以累及其他富含蛋白多糖的结构，如眼睛、心脏瓣膜和血管。这使得诊断变得非常困难，尤其是患者仅出现全身症状（包括发热、体重减轻、盗汗、疲劳和淋巴结肿大）而尚未出现耳部及鼻腔局部表现时。

2.1.1 软骨炎

耳软骨炎是RP最常见的特征，有高达90%的RP患者会出现耳软骨炎，并且它是20%病例的首发症状。病变多局限于耳郭软骨部分，包括耳轮、耳屏，有时可侵犯外耳道，常对称性受累，但耳垂不受累。初期仅表现为耳郭红、肿、热、痛，有红斑结节，常在5~10 d内自行消退，可反复发作，久之出现耳郭塌陷畸形，局部色素沉着（图10-1）。耳郭软骨炎可导致耳松软、变形、弹力减弱，出现结节、外耳道萎缩，一小部分患者可出现类似于职业拳击手"菜花耳"样的耳郭畸形。外耳道狭窄、中耳炎症、咽鼓管阻塞可致传导性耳聋。后期可累及内耳，表现为听觉或前庭功能损伤。病变累及迷路可导致旋转性头晕、眼球震颤、共济失调、恶心及呕吐等。有46%的耳软骨炎患者可出现传导性听力损伤，6%的耳软骨炎患者有前庭功能障碍。

有24%的RP患者在诊断时出现鼻软骨炎，53%的RP患者在病程中出现鼻软骨炎。炎症主要累及鼻梁，伴有急性红肿疼痛，偶尔也会伴有鼻出血。鼻软骨的逐渐破坏导致鼻梁特征性变平，最终导致无痛、不可逆的"鞍鼻"畸形（图10-2）。

约半数RP患者累及喉、气管及支气管软骨，以女性更为常见。患者表现为声音嘶哑、刺激性咳嗽、呼吸困难和吸气性喘鸣。喉和气管炎症早期可表现为甲状软骨、环状软骨及气管软骨压痛。喉和会厌软骨炎症可导致上呼吸道塌陷，造成窒息，须急诊行气管切开术。在疾病晚期，支气管也可发生类似病变，炎症、水肿及瘢痕形成可导致严重的局灶性或弥漫性的气道狭窄，气管切开术不能有效地纠正呼吸困难。如果呼吸道分泌物不能被咯出，则可继发肺部感染，甚至导致患者死亡。

35%的RP患者有肋软骨受累，可出现胸壁疼痛或受累软骨肿胀，但在诊断时较少见。

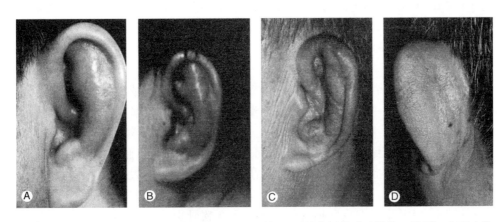

A、B：耳郭红肿、增厚，耳垂不受累；C、D：耳郭正面及背侧均明显肿胀、增厚，表面皮肤充血。

图10-1　复发性多软骨炎耳郭软骨炎急性发作期

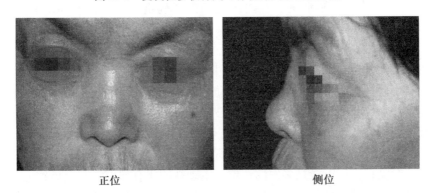

正位　　　　　　　　侧位

图10-2　复发性多软骨炎鼻软骨破坏（显示鼻软骨塌陷，呈鞍状鼻）

2.1.2　关节病

关节病是RP的第二常见症状。有50%~85%的RP患者在发病期间出现关节病，但关节病只是33%的患者的首发症状。RP关节损害的特点是外周关节非侵蚀性、非畸形性多关节炎。大小关节均可受累，呈非对称性分布，多为间歇性发作，慢性持续性者较少。肋软骨和胸锁关节及骶髂关节也可受累。此外，尚可发生短暂的腱鞘炎、肌腱炎，表现为疼痛和触痛，甚至红肿。重者关节有渗出，关节液多为非炎症性的。患者通常不出现骨侵蚀或关节畸形，当合并类风湿性关节炎时，可出现对称性、侵蚀性畸形性关节炎。

2.1.3 眼部表现

有50%~60%的RP患者有眼部表现，但很少有以此为首发症状的。最常见的临床表现是突眼、巩膜外层炎、角膜炎或葡萄膜炎。巩膜炎反复发作可导致角膜外周变薄，甚至造成眼球穿孔。此外，患者还可有球结膜水肿、结膜炎、角膜结膜炎、眼干燥、白内障、虹膜睫状体炎、眼外直肌麻痹等表现。视网膜病变如视网膜微小动脉瘤、出血和渗出、静脉闭塞、动脉栓塞也常有发生。视网膜血管炎或视神经炎可导致失明。随着病情的反复发作，患者常可同时患有数种眼疾。

2.1.4 神经系统表现

约3%的RP患者有神经系统表现，最常见的是累及Ⅴ和Ⅶ脑神经。症状通常与中枢或外周神经系统并发血管炎有关。临床表现包括头痛、脑膜炎、脑梗死、偏瘫、共济失调、癫痫、精神障碍和痴呆等。

2.1.5 肾脏表现

大约22%的RP患者会出现肾损害，伴有显微镜下血尿和（或）蛋白尿，但经活检证实的肾病患者不到10%。肾脏受累与预后不良相关，10年生存率为10%。肾脏病理表现为系膜增生、IgA肾病、肾小管间质性肾炎、节段性坏死新月体肾小球肾炎和膜性肾病。据报道，肾活检标本在免疫荧光显微镜下可显示基底膜、毛细血管壁和系膜中的IgA、IgG、IgM和补体沉积，提示免疫复合物可能在RP肾小球病变的发病中起作用。

2.1.6 皮肤表现

17%~37%的RP患者有皮肤损害，通常发生在软骨炎的同时或之后。皮损的形态是多样的，可表现为结节性红斑、紫癜、网状青斑、结节、皮肤角化、溢脓、色素沉着等。活检常呈白细胞破碎性血管炎的组织学改变。此外也可发生指（趾）甲生长迟缓、脱发及脂膜炎，口腔及生殖器黏膜溃疡。有些病例和白塞病重叠存在，如MAGIC（mouth and genital ulcers with inflamed cartilage）综合征。

2.1.7 心血管表现

心血管并发症发生在约25%的RP患者中，男性较多见，是RP的第二大致死原因。临床表现包括瓣膜性心脏病、主动脉瘤、主动脉夹层、心肌炎、心包炎、房室传导阻滞和系统性血管炎。大约10%的RP患者会发生心脏瓣膜功能不全。4%~6%的RP患者会出现主动脉瓣反流，继发于主动脉环扩张合并主动脉扩张。二尖瓣反流发生在2%~4%的患者。由于瓣膜损害发展缓慢，患者无症状，所以要对RP患者进行严格的定期心电图检查。主动脉瘤并不罕见；它们可能是多发的，位于主动脉的所有部位，甚至导致无症状患者致命的主动脉破裂。其他表现包括梗阻性病变和无症状心肌梗死。任何血管的血管炎都可能发生，临床表现从皮肤白细胞增生性血管炎到大血管炎，类似于大动脉炎、嗜酸性肉芽肿性多血管炎、结节性多动脉炎和肉芽肿性血管炎。

2.1.8 RP相关疾病

一系列疾病被报道与RP相关，包括类风湿性关节炎、系统性红斑狼疮、系统性硬化症、混合性结缔组织病、干燥综合征、皮肌炎、脊柱关节炎和血管炎。越来越多的RP病例被认为与恶性肿瘤有关，特别是骨髓增生异常综合征（MDS）或其他血液系统恶性肿瘤

（淋巴瘤）和实体瘤（膀胱癌、乳腺癌、肺癌、结肠癌、胰腺癌）。RP 与 MDS 的关联已在文献中得到充分报道，高达 27% 的 RP 患者可伴有 MDS。Sweet 综合征和 RP 一般很少同时出现在同一个病人中，但在伴有恶性血液病的癌症患者中则较为常见。

2.2 实验室检查

RP 的实验室检查缺乏特异性。急性活动期大多数患者有轻度正细胞正色素性贫血及白细胞计数中度增高，红细胞沉降率和 C 反应蛋白水平升高。少数患者有蛋白尿、血尿或管型尿，有时可出现类似肾盂肾炎的改变。急性活动期尿中酸性黏多糖排泄增加，对诊断有参考价值。20%～25% 的患者抗核抗体阳性及类风湿因子阳性。少数患者梅毒血清学反应假阳性或狼疮细胞阳性。总补体、C3、C4 水平多正常，偶有升高。IgA、IgG 水平在急性期可暂时性增高。间接荧光免疫法显示抗软骨细胞抗体阳性及抗 II 型胶原抗体阳性对 RP 的诊断可能有帮助。肾功能异常及脑脊液细胞增多提示相关的血管炎。

2.3 影像学及器械检查

影像学检查有助于 RP 的诊断。RP 患者的胸部计算机断层扫描（CT）主要表现为气道壁增厚、气道狭窄、气道软化、气道壁钙化和空气潴留（图 10-3），但有时较难与支气管结核、急性支气管炎、气管支气管淀粉样变鉴别，MRI 检查可能有助于早期诊断。特别是当关节受累时，MRI 表现出一种独特的炎症和强化显像，软骨周和软骨骨骺信号异常有助于鉴别 RP 和儿童其他关节疾病，同时，MRI 水成像在判断内耳病变时也有重要价值[6]。近年来，^{18}F-脱氧葡萄糖正电子发射断层扫描（^{18}F-FDG PET-CT）在风湿病中的应用价值不断受到关注[7]。^{18}F-FDG PET-CT 利于 RP 的早期诊断。RP 患者可出现 2 个及 2 个以上软骨区域代谢活性增高。同时，PET-CT 可以指导活检，评价疾病活动性，监测疗效。

纤维支气管镜检查可发现气管、支气管普遍狭窄，软骨环消失，黏膜增厚、充血、水肿及坏死，内有肉芽肿样改变或黏膜苍白萎缩。由于气道狭窄或塌陷等改变，患者肺功能测定显示阻塞性通气障碍。

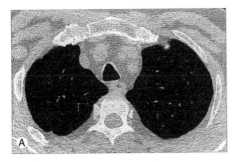
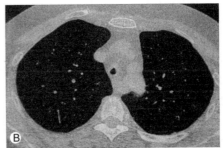

A：主气管非均一性的气管软骨破坏，气管塌陷呈三角形；B：气管管腔明显变细，管壁增厚

图 10-3 复发性多软骨炎患者胸部 CT 表现

（注：图片引自蒋明主编. 图解风湿病学［M］. 北京：协和医科大学出版社，2017）

3 诊断要点

由于 RP 缺乏特异的实验室检查指标及组织学、影像学表现，所以其诊断主要是基于典型的临床表现。不同时期 RP 的诊断标准见表 10-1。

表 10-1　不同时期 RP 的诊断标准

时间及作者	诊断标准	诊断要求
1976年，Mcadam 等[8]	① 双耳软骨炎；② 鼻软骨炎；③ 喉和（或）气管软骨炎；④ 非侵蚀性多关节炎；⑤ 眼炎；⑥ 耳蜗和（或）前庭受损，表现为听力丧失、耳鸣和眩晕	满足3条或3条以上标准即可诊断
1979年，Daminani 和 Levine[9]	① 满足3条或3条以上 McAdam 征；② 1条 McAdam 征加上病理证实，如做耳、鼻呼吸道软骨活检；③ 病变累及2个或2个以上的解剖部位，对激素或氨苯砜治疗有效	满足任意1条标准即可诊断
1989年，Michet 等[10]	主要表现：双耳软骨炎，鼻软骨炎，喉气道软骨炎；次要表现：眼炎，听力受损，前庭功能不全，血清阴性关节	有2项主要表现，或者有1项主要表现加上2项次要表现，即可诊断

由于部分 RP 患者以非典型临床表现起病，因此早期诊断有一定困难。回顾性研究发现，McAdam 等、Damiani 和 Levine 及 Michet 等诊断标准的敏感度分别为 50%、88.9% 和 66.7%。基于 Michet 诊断标准，若将眼炎纳入主要表现，皮肤、心血管受累纳入次要表现，诊断敏感度由 66.7% 升至 88.9%。我国患者误诊率高达 47%，平均诊断时间延迟 14.4 个月，因此传统诊断标准亟待更新。例如，将不典型临床表现、新兴影像学 ^{18}F-脱氧葡萄糖正电子发射断层扫描（^{18}F-FDG PET-CT）表现纳入诊断标准，以提高早期诊治率。

4 治疗方案及原则

本病的治疗目标是控制炎症和长期抑制免疫介导的发病机制[11]。考虑到长期给药的需要，理想的治疗应该能够实现症状的快速缓解和对软骨结构的多器官效应的预防，同时具有最少的副作用。

4.1 一般治疗

对急性发作期患者，要求卧床休息，视病情给予流质或半流质饮食，以免引起会厌和喉部疼痛。注意保持呼吸道通畅，预防窒息。对烦躁不安者，可适当使用镇静剂，让患者保持充足的睡眠。

4.2 药物治疗

4.2.1 非甾体类抗炎药（NSAIDs）

NSAIDs 可用于控制疼痛和 RP 的轻度炎症，其特征是仅累及鼻、外耳或关节。

4.2.2 缓解轻度症状的药物

可以用氨苯砜（50~100 mg，每天一次，最大剂量为 200 mg，每天一次）或秋水仙碱（0.6 mg，每天 2~4 次）缓解症状。

4.2.3 糖皮质激素

在非甾体类抗炎药耐药或重度炎症（包括眼部、喉气管或心脏受累、系统性血管炎和严重多软骨炎）的情况下，糖皮质激素被视为首选治疗方法。口服泼尼松通常以每天 0.25~1 mg/kg 的剂量开始，临床症状好转后逐渐减量。必要时可采用激素冲击疗法（静脉注射甲泼尼龙 500~1000 mg/d）。

4.2.4 免疫抑制剂

免疫抑制剂主要用于激素抵抗，不能耐受或停用激素后复发的患者。常用的免疫抑制剂包括甲氨蝶呤、环磷酰胺、硫唑嘌呤、环孢素A及吗替麦考酚酯等。

4.2.5 生物制剂

生物制剂给对传统治疗反应不佳的难治性RP患者带来了新的希望，应用较多且疗效较为肯定的生物制剂是TNF-α抑制剂及IL-6受体拮抗剂[12]。一项法国多中心回顾性队列研究纳入41例顽固性RP患者，共使用115次生物制剂，包括TNF-α抑制剂、托珠单抗、阿那白滞素、利妥昔单抗及阿巴西普[13]。治疗6个月后总体反应率较高（62.9%），但达到完全缓解的患者占比较低（19%）。TNF-α抑制剂、托珠单抗及利妥昔单抗临床反应率（63.3%~71.4%）高于阿巴西普及阿那白滞素（50.0%~53.3%）。疗效差异与受累器官类型相关，托珠单抗及TNF-α抑制剂对鼻、耳及关节炎症的疗效较好。伴有骨髓增生异常综合征的患者临床反应率相对较低，而鼻、耳、胸骨受累患者合用免疫抑制剂后临床反应率更高。

4.2.6 其他对症治疗方法

其他对症治疗方法包括外科手术治疗、气管切开术、主动脉瓣置换术、主动脉瘤手术及心肺移植，整形手术可以起到美观的效果，提高患者生活质量；机械通气治疗可防止软化的气道塌陷，减轻气体陷闭；对多处或较广泛的气管或支气管狭窄，可以在纤支镜下或X线引导下置入金属支架。

此外，自体间充质干细胞移植及同种异体骨髓移植治疗难治性RP亦有报道，造血移植可能有治愈RP的潜力。

5 预后

RP患者的预后一般良好，重症患者常死于喉和气管软骨支持结构塌陷所致的窒息，或者心血管病变（大动脉瘤、心脏瓣膜病变）导致的循环系统功能不全。为了降低RP的病死率，改善患者预后，应早期明确诊断和及时治疗。

参考文献

[1] BORGIA F, GIUFFRIDA R, GUARNERI F, et al. Relapsing polychondritis: an updated review [J]. Biomedicines, 2018, 6 (3): 84.

[2] ZEUNER M, STRAUB R H, RAUH G, et al. Relapsing polychondritis: clinical and immunogenetic analysis of 62 patients [J]. J Rheumatol, 1997, 24 (1): 96-101.

[3] SMYLIE A, MALHOTRA N, BRASSARD A. Relapsing polychondritis: a review and guide for the dermatologist [J]. Am J Clin Dermatol, 2017, 18 (1): 77-86.

[4] SCHUMACHER S, PIERINGER H. Relapsing polychondritis: a chameleon among orphan diseases [J]. Wien Med Wochenschr, 2017, 167 (9/10): 227-233.

[5] HASLAG-MINOFF J, REGUNATH H. Relapsing polychondritis [J]. N Engl J Med, 2018, 378 (18): 1715.

［6］VITALE A, SOTA J, RIGANTE D, et al. Relapsing polychondritis: an update on pathogenesis, clinical features, diagnostic tools, and therapeutic perspectives［J］. Curr Rheumatol Rep, 2016, 18（1）: 3.

［7］任丽民, 张莉芸, 马丹. ^{18}F-FDG PET/CT在风湿性疾病中的应用［J］. 中华核医学与分子影像杂志, 2017, 37（2）: 111-114.

［8］MCADAM L P, O'HANLAN M A, BLVESTONE R, et al. Relapsing polychondritis: prospective study of 23 patients and a review of the literature［J］. Medicine（Baltimore）, 1976, 55（3）: 193-215.

［9］DAMIANI J M, LEVINE H L. Relapsing polychondritis—report of ten cases［J］. Laryngoscope, 1979, 89（6 Pt 1）: 929-946.

［10］MICHET C J, MCKENNA C H, LUTHRA H S, et al. Relapsing polychondritis. Survival and predictive role of early disease manifestations［J］. Ann Intern Med, 1986, 104（1）: 74-78.

［11］KINGDON J, ROSCAMP J, SANGLE S, et al. Relapsing polychondritis: a clinical review for rheumatologists［J］. Rheumatology（Oxford）, 2018, 57（9）: 1525-1532.

［12］LEKPA F K, CHEVALIER X. Refractory relapsing polychondritis: challenges and solutions［J］. Open Access Rheumatol, 2018, 10: 1-11.

［13］MOULIS G, PUGNET G, COSTEDOAT-CHALUMEAU N, et al. Efficacy and safety of biologics in relapsing polychondritis: a French national multicentre study［J］. Ann Rheum Dis, 2018, 77（8）: 1172-1178.

（章懿婷）

第十一章 原发性骨质疏松症

1 概述

骨质疏松症（osteoporosis，OP）是一种常见的骨骼疾病，是以低骨量、骨组织微结构损坏导致骨脆性增加，易发生骨折为特征的全身性骨病[1]。2001年美国国立卫生研究院（National Institutes of Health，NIH）将其定义为以骨强度下降和骨折风险增加为特征的骨骼疾病。骨质疏松症多见于绝经后女性和老年男性。骨质疏松症分为原发性和继发性两大类。原发性骨质疏松症包括绝经后骨质疏松症（Ⅰ型）、老年骨质疏松症（Ⅱ型）和特发性骨质疏松症（包括青少年型）。绝经后骨质疏松症一般发生在女性绝经后5~10年内；老年骨质疏松症一般指70岁以后发生的骨质疏松；特发性骨质疏松症主要发生在青少年，病因尚未明[2]。继发性骨质疏松症是指由任何影响骨代谢的疾病和（或）药物及其他明确病因导致的骨质疏松，如糖皮质激素性骨质疏松症。

目前，我国是世界上老年人口绝对数最大的国家，60岁以上人口已超过2.4亿（约占总人口的17.2%），65岁以上人口超过1.4亿（约占总人口的10.1%）。骨质疏松症是和增龄相关的疾病。据资料统计，2016年中国60岁以上老年人骨质疏松症的患病率为36%，其中男性为23%，女性为49%。这说明骨质疏松已成为我国面临的重要公共卫生问题。骨质疏松最严重的后果是骨质疏松性骨折。据调查，2010年我国骨质疏松性骨折患者达233万例，其中髋部骨折36万例，椎体骨折111万例，其他骨质疏松性骨折86万例，为此支出的医疗费用达649亿元。据预测，到2050年，我国骨质疏松性骨折患病人数将达599万例[3]，相应的医疗支出高达1745亿元。女性一生发生骨质疏松性骨折的危险性（40%）高于乳腺癌、子宫内膜癌和卵巢癌的总和，男性一生发生骨质疏松性骨折的危险性（13%）高于前列腺癌[4]。但骨质疏松症的诊断率仅为2/3左右，接受有效抗骨质疏松治疗者尚不足1/4。

2 发病机制

骨骼系统是保护内脏器官、支撑人体形态所必需的。骨骼须有足够的强度，以承载外力及避免骨折。骨骼的层级结构包括Ⅰ型胶原的三股螺旋结构、非胶原蛋白及沉积于其中的羟基磷灰石。正常成熟的骨代谢以骨重建形式进行，在全身激素、局部细胞因子和其他调节因子的协调作用下，骨组织不断吸收旧骨、生长新骨，周而复始，形成体内骨转换的相对稳态。成年前骨骼不断构建和重建，骨形成和骨吸收的正平衡使骨量增加，并达到骨峰值；成年期骨重建平衡，维持骨量；此后随年龄的增加，骨形成与骨吸收呈负平衡，骨重建失衡，造成骨丢失。

适当的力学刺激和负重有利于维持骨重建。力学刺激变化或微损伤贯通板层骨及微管系统，通过影响骨细胞的信号转导，诱导破骨细胞前体的迁移和分化。破骨细胞由单核巨噬细胞前体分化形成，主司骨吸收。破骨细胞生成的关键调节过程包括成骨细胞产生的核因子-κB 受体活化因子配体（receptor activator of nuclear factor-κB ligand，RANKL）与破骨细胞前体细胞上的 RANK 结合，从而激活 NF-κB，促进破骨细胞分化。破骨细胞的增生和生存有赖于成骨细胞源性的巨噬细胞集落刺激因子（macrophage colony-stimulating factor，M-CSF）与破骨细胞的受体 c-fms 相结合。成骨细胞分泌的骨保护素（osteoprotegerin，OPG）也作为可溶性 RANKL 的受体，与 RANK 竞争性结合 RANKL，从而抑制破骨细胞的生成。RANKL/OPG 的比值决定了骨吸收的程度，该比值受甲状旁腺素（parathyroid hormone，PTH）、1,25 双羟维生素 D［1,25（OH）$_2$D］、前列腺素和细胞因子等的影响[5]。骨吸收后，成骨细胞的前体细胞能感知转化生长因子-β1（transforming growth factor-β1，TGF-β1）的梯度变化而被募集。成骨细胞由间充质干细胞分化而成，主司骨形成。成骨细胞分泌富含蛋白质的骨基质，包括Ⅰ型胶原和一些非胶原的蛋白质（如骨钙素）等；再经过数周至数月，羟基磷灰石沉积于骨基质上完成矿化。

雌激素可以抑制造血干细胞、单核巨噬细胞及成骨细胞分泌白细胞介素（interleukin，IL）-1、IL-6 及 M-CSF 等炎症因子。绝经后骨质疏松症主要是由于绝经后雌激素水平降低，雌激素对破骨细胞的抑制作用减弱，破骨细胞的数量增加，导致其骨吸收功能增强。尽管成骨细胞介导的骨形成亦有增加，但不足以代偿过度骨吸收。骨重建活跃和失衡致使小梁骨变细或断裂，皮质骨孔隙增加，导致骨强度下降。雌激素的减少降低了骨骼对力学刺激的敏感性，使骨骼呈现类似于失用性骨丢失的病理变化[6]。

老年性骨质疏松症一方面由于增龄造成骨重建失衡，骨吸收/骨形成比值升高，导致进行性骨丢失；另一方面，增龄和雌激素缺乏使免疫系统持续低度活化，处于促炎性反应状态。炎性反应递质肿瘤坏死因子 α（tumor necrosis factor-α，TNF-α）、IL-1、IL-6、IL-7、IL-17 及前列腺素 E2 均可诱导 M-CSF 和 RANKL 的表达，刺激破骨细胞，并抑制成骨细胞，造成骨量减少。老年患者体内的活性氧类（reactive oxidative species，ROS）堆积，促使间充质干细胞、成骨细胞和骨细胞凋亡，使骨形成减少，同时刺激破骨细胞活化。老年人常见维生素 D 缺乏及慢性负钙平衡，导致继发性甲状旁腺功能亢进。年龄相关的肾上腺源性雄激素生成减少、生长激素-胰岛素样生长因子轴功能也下降，肌少症和体力活动减少造成骨骼负荷减小，也会使骨吸收增加。

糖皮质激素可以促进成骨细胞凋亡，诱导 RANKL 产生，抑制破骨细胞凋亡，同时减少肠道对钙的吸收，抑制卵巢分泌雌激素等，导致骨吸收增加，骨量减少。

骨质疏松症及骨质疏松性骨折的发生是遗传因素和非遗传因素交互作用的结果。遗传因素主要影响骨骼大小、骨量、结构、微结构和内部特性。峰值骨量的 60%~80% 由遗传因素决定，多种基因的遗传变异被证实与骨量调节相关。非遗传因素主要包括环境因素、生活方式、疾病、药物、跌倒相关因素等。骨质疏松症是由多种基因-环境因素等作用积累的共同结果。

3 危险因素

骨质疏松症是一种多重危险因素影响的复杂疾病，危险因素包括遗传和环境因素等多方面。骨折是最严重的后果。

3.1 不可控危险因素

不可控危险因素主要有种族（患骨质疏松症的风险：白种人高于黄种人，而黄种人高于黑种人)、老龄化、绝经女性、脆性骨折家族史。

3.2 可控危险因素

可控危险因素包括体力活动少、吸烟、过量饮酒、过多饮用含咖啡因的饮料、营养失衡、钙和(或)维生素D缺乏、高钠饮食、体质量低。影响骨代谢的疾病包括甲状旁腺功能亢进、性腺功能减退症等多种内分泌系统疾病,以及风湿免疫性疾病、胃肠道疾病、血液系统疾病、神经肌肉疾病、慢性肾脏病、心肺疾病等。影响骨代谢的药物包括糖皮质激素、抗癫痫药物、芳香化酶抑制剂、促性腺激素释放激素类似物、抗病毒药物、噻唑烷二酮类药物、质子泵抑制剂、抗凝剂和过量甲状腺激素等。

4 临床表现

骨质疏松症的初期,患者通常无明显的临床症状,可以被称为"沉默的杀手"。随着病情的加重,骨量不断丢失,患者出现骨痛、脊柱变形,严重者出现脆性骨折,部分患者在发生骨折后才被诊断为骨质疏松症。

4.1 疼痛

患者可出现腰背疼痛或全身骨痛。疼痛通常在翻身时、起坐时及长时间行走后出现,夜间或负重活动时疼痛加重,并可能伴有肌肉痉挛,甚至活动受限。

4.2 脊柱变形

严重的骨质疏松症患者可因椎体压缩性骨折而出现身高缩短、胸廓畸形,甚至会因内脏受压迫而影响患者的心肺功能等。

4.3 骨折

骨质疏松性骨折属于脆性骨折。脆性骨折通常指在日常生活中受到轻微外力时发生的骨折,如从站立及以下的高度跌落导致的骨折等。骨折发生的常见部位为椎体(胸、腰椎)、髋部(股骨近端)、前臂远端和肱骨近端;其他部位如肋骨、跖骨、腓骨、骨盆等亦可发生骨折。骨质疏松性骨折发生后,再骨折的风险显著增加。

4.4 精神心理障碍

患者产生对疾病的恐惧、焦虑、抑郁等情绪,自信心丧失。尤其脆性骨折后残疾的患者精神心理障碍表现可十分明显。

5 评估工具

对个体进行骨质疏松症风险评估,能够为疾病早期防治提供帮助。临床常用的筛查骨质疏松的评估工具有国际骨质疏松基金会(International Osteoporosis Foundation,IOF)骨质疏松风险一分钟测试题和亚洲人骨质疏松自我筛查工具(osteoporosis self-assessment tool for Asians,OSTA)[7]。

5.1 IOF

骨质疏松风险一分钟测试题是根据患者简单病史,从中选择与骨质疏松相关的问题,由患者判断是与否,从而初步筛选出可能具有骨质疏松风险的患者。该测试题简单易答,测试方便,但仅用于初步筛查疾病风险,不能用于骨质疏松症的诊断。具体试题见表11-1。

表 11-1　国际骨质疏松基金会（IOF）一分钟测试题

	编号	问题		
不可控因素	1	是否父母曾被诊断患有骨质疏松或曾在轻摔后骨折？	是□	否□
	2	是否父母中一人有驼背？	是□	否□
	3	是否实际年龄超过 40 岁？	是□	否□
	4	是否成年后因为轻摔而发生骨折？	是□	否□
	5	是否经常摔倒（去年超过一次），或因为身体较虚弱而担心摔倒？	是□	否□
	6	40 岁以后的身高是否变矮超过 3 cm 以上？	是□	否□
	7	是否体质量过轻？（BMI 值低于 19 kg/m²）	是□	否□
	8	是否曾服用类固醇激素（如可的松、泼尼松）连续超过 3 个月？（可的松通常用于治疗哮喘、类风湿性关节炎和某些炎性疾病）	是□	否□
	9	是否患有类风湿性关节炎？	是□	否□
	10	是否被诊断出患有甲状腺功能亢进或者甲状旁腺功能亢进、1 型糖尿病、克罗恩病或乳糜泻等胃肠疾病或营养不良？	是□	否□
	11	女士回答：是否在 45 岁或 45 岁以前就停经？	是□	否□
	12	女士回答：除了怀孕、绝经或子宫切除外，是否曾停经超过 12 个月？	是□	否□
	13	女士回答：是否在 50 岁前切除卵巢又没有服用雌/孕激素补充剂？	是□	否□
	14	男性回答：是否出现过阳痿、性欲减退或其他雄激素过低的相关症状？	是□	否□
生活方式（可控因素）	15	是否经常大量饮酒（每天饮用超过 2 单位的乙醇，相当于啤酒 570 mL 或葡萄酒 240 mL 或烈性酒 60 mL）？	是□	否□
	16	目前是否习惯吸烟，或曾经吸烟？	是□	否□
	17	每天运动时间是否少于 30 min？（包括做家务、走路和跑步等）	是□	否□
	18	是否不能食用乳制品，又没有服用钙片？	是□	否□
	19	每天从事户外活动时间是否少于 10 min，又没有服用维生素 D？	是□	否□
结果判断		上述问题中有一题回答结果为"是"即为阳性，提示存在骨质疏松症的风险，建议进行骨密度检查或 FRAX®风险评估		

注：BMI 代表体质指数，FRAX®代表骨折风险预测工具。

5.2　亚洲人骨质疏松自我筛查工具（OSTA）

基于亚洲 8 个国家和地区绝经妇女的研究，收集多项骨质疏松危险因素，并进行骨密度测定，从中筛选出 11 项与骨密度显著相关的危险因素，再经多变量回归模型分析，得出能较好体现灵敏度和特异度的两项简易筛查指标，即年龄和体质量。计算方法是：OSTA 指数 = [体质量(kg) − 年龄(岁)] × 0.2。结果评定见表 11-2。其缺点是，指标过少，特异度不高，且仅适用于绝经后妇女。

表 11-2　OSTA 指数评估骨质疏松风险级别

风险级别	OSTA 指数
低	>-1
中	-1~-4
高	<-4

5.3　骨折风险预测工具

世界卫生组织（World Health Organization，WHO）推荐的骨折风险预测工具（fracture risk assessment tool）FRAX®[8]是根据患者的临床危险因素及股骨颈骨密度建立的模型，用于评估患者未来 10 年发生髋部骨折及主要骨质疏松性骨折（椎体、前臂、髋部或肩部）的概率。针对中国人群的 FRAX®可通过登录网址 http：//www.Sheffield.ac.uk/FRAX/tool.aspx？获得。FRAX®工具的主要解释及结果判定见表 11-3。

表 11-3　FRAX®工具的主要解释及结果判定

危险因素	解释
年龄	模型计算的年龄是 40~90 岁，低于或超过此年龄段，按照 40 或 90 岁计算
性别	选择男性或女性
体质量	填写单位是 kg
身高	填写单位是 cm
既往骨折史	指成年期自然发生或轻微外力下发生的骨折，选择"是"或"否"
父母髋部骨折史	选择"是"或"否"
吸烟	根据患者现在是否吸烟，选择"是"或"否"
糖皮质激素	如果患者正在接受糖皮质激素治疗或接受过相当于泼尼松剂量>5 mg/d 超过 3 个月的激素治疗，选择"是"
类风湿性关节炎	选择"是"或"否"
继发性骨质疏松	如果患者具有与骨质疏松症密切关联的疾病，选择"是" [这些疾病包括 1 型糖尿病、成人成骨不全症、长期未接受治疗的甲状腺功能亢进症、性腺功能减退症或早绝经（<45 岁）、慢性营养不良或吸收不良、慢性肝病]
过量饮酒	乙醇日摄入量≥3 单位为过量饮酒 （1 单位乙醇相当于 8~10 g 乙醇，相当于 285 mL 啤酒或 120 mL 葡萄酒或 30 mL 烈性酒）
骨密度	先选择测量骨密度的仪器，然后填写股骨颈骨密度的实际测量值（g/cm²）。如果患者没有测量骨密度，可以不填此项，系统将根据临床危险因素进行计算
结果判定	如果 FRAX®预测的髋部骨折概率≥3%或任何主要骨质疏松性骨折概率≥20%，则为骨质疏松性骨折高危患者，建议给予治疗；如果 FRAX®预测的任何主要骨质疏松性骨折概率为 10%~20%，则为骨质疏松性骨折中风险；如果 FRAX®预测的任何主要骨质疏松性骨折概率<10%，则为骨质疏松性骨折低风险

6 诊断与鉴别诊断

骨质疏松症的诊断基于全面的病史采集、体格检查、骨密度测定、影像学检查和必要的生物学指标。

6.1 骨密度检查方法

骨密度是指单位体积（体积密度）或者是单位面积（面积密度）所含的骨量。骨密度及骨测量方法较多，不同方法在骨质疏松症的诊断、疗效监测及骨折危险性评估中的作用有所不同。目前临床和科研常用的骨密度测量方法有双能 X 线吸收检测法（dual energy X-ray absorptiometry，DXA）、定量计算机断层照相术（quantitative computed tomography，QCT）、外周 QCT（peripheral quantitative computed tomography，pQCT）和定量超声（quantitative ultrasound，QUS）等。目前公认的骨质疏松症诊断标准是基于 DXA 测量的结果。

DXA 骨密度测量是临床常用方法。其主要测量部位是中轴骨，包括腰椎和股骨近端，如腰椎和股骨近端测量受限，可选择非优势侧桡骨远端 1/3。腰椎的退行性改变（如椎体和椎小关节的骨质增生硬化等）和腹主动脉钙化等会影响骨密度测量结果。同时，不同 DXA 机器的检测结果，如未进行横向质控，不能相互比较。治疗期间，监测骨密度的变化最好用同一台机器、由同一个技术员实施。

DXA 骨密度是目前通用的诊断骨质疏松症的标准。对于绝经女性、50 岁及以上男性，参照 WHO 推荐的诊断标准做出判断：骨密度值低于同性别、同种族健康成人的骨峰值 1 个标准差及以内属正常；降低 1~2.5 个标准差为骨量低下（或低骨量）；降低 2.5 个标准差及以上为骨质疏松；骨密度降低程度符合骨质疏松诊断标准，同时伴有一处或多处脆性骨折为严重骨质疏松。骨密度通常用 T 值表示，T 值 =（实测值-同种族同性别正常青年人峰值骨密度）/同种族同性别正常青年人峰值骨密度的标准差（表 11-4）。另外，对于儿童、绝经前妇女和 50 岁以下男性，其骨密度判断建议使用 Z 值，Z 值 =（实测值-同种族同性别同龄人骨密度均值）/同种族同性别同龄人骨密度的标准差。

表 11-4 基于 DXA 测定骨密度分类标准

分类	T 值范围
正常	T 值 ≥ -1.0
低骨量	-2.5 < T 值 < -1.0
骨质疏松	T 值 ≤ -2.5
严重骨质疏松	T 值 ≤ -2.5 + 脆性骨折

6.2 腰椎 X 线侧位影像检查

椎体骨折患者常常无症状，容易漏诊。腰椎 X 线侧位影像检查可作为骨质疏松性椎体压缩骨折的首选检查方法。椎体压缩性骨折的程度，根据压缩椎体最明显处的上下高度与同一椎体或邻近上一椎体（全椎体压缩者）后高之比，分为轻度（压缩 20%~25%）、中度（压缩 26%~40%）及重度（压缩 40% 以上）椎体压缩。

6.3 骨转换标志物检测

骨转换标志物（bone turnover markers，BTMs）是骨组织本身的代谢产物，简称骨标志物。BTMs 分为骨形成标志物和骨吸收标志物，前者反映成骨细胞活性及骨形成状态，后者代表破骨细胞活性及骨吸收水平[9]。这些标志物的测定有助于鉴别原发性和继发性骨质疏松、判断骨转换类型、预测骨丢失速率、评估骨折风险、了解病情进展、选择干预措施、监测药物疗效及依从性等。在诸多标志物中，推荐空腹血清Ⅰ型前胶原 N-端前肽（procollagen type 1 N-peptide，P1NP）和空腹血清Ⅰ型胶原 C-末端肽交联（serum C-terminal telopeptide of type 1 collagen，S-CTX）分别为反映骨形成和骨吸收敏感性较高的标志物。

6.4 诊断

骨质疏松症的诊断主要基于 DXA 骨密度测量结果和（或）脆性骨折。

符合以下三条标准之一者，即可诊断为骨质疏松症：

（1）髋部或椎体脆性骨折。

（2）DXA 测量的中轴骨骨密度或桡骨远端 1/3 骨密度的 T 值 $\leqslant -2.5$。

（3）骨密度测量符合低骨量（$-2.5 < T$ 值 < -1.0）+肱骨近端、骨盆或前臂远端脆性骨折。

2020 年美国内分泌学会绝经后骨质疏松症的诊断标准（符合以下四条标准中的任一条）：

（1）DXA 测量的腰椎、股骨颈、股骨近端或桡骨远端 1/3 骨密度的 T 值 $\leqslant -2.5$。

（2）髋部或椎体脆性骨折。

（3）骨密度测量符合低骨量（$-2.5 < T$ 值 < -1.0）+肱骨近端、骨盆或前臂远端脆性骨折。

（4）骨密度测量符合低骨量（$-2.5 < T$ 值 < -1.0）+FRAX®工具评估有骨折高风险。

6.5 鉴别诊断及实验室检查

6.5.1 鉴别诊断

应排除其他影响骨代谢的疾病，主要包括内分泌疾病、风湿性疾病、转移性肿瘤、多发性骨髓瘤、影响钙和维生素 D 吸收的消化道疾病及先天性骨代谢疾病等。

6.5.2 其他一般检查

其他一般检查包括检测血钙、血磷、甲状腺旁腺激素、血肌酐、25 羟维生素 D、免疫球蛋白水平及甲状腺功能等。

7 骨质疏松症的防治

7.1 非药物治疗

7.1.1 调整生活方式

（1）加强营养，均衡膳食。每天摄入牛奶 300 mL 或相当量的奶制品[10]。

（2）充足日照。建议上午 11：00 到下午 3：00 间，尽可能多地暴露皮肤于阳光下晒 15~30 min，每周两次，以促进体内维生素 D 的合成。尽量不涂抹防晒霜，以免影响日照效果。但要注意避免强烈阳光照射，以防灼伤皮肤。

（3）规律运动。运动可改善机体敏捷性、力量及平衡等，降低跌倒风险。运动还有助于增加骨密度。适合于骨质疏松症患者的运动包括负重运动及抗阻运动，推荐规律的负重及肌肉力量练习。肌肉力量练习包括重量训练，其他抗阻运动及行走、慢跑、太极拳、瑜伽、舞蹈和乒乓球等。运动应循序渐进、持之以恒。骨质疏松症患者开始新的运动训练前应咨询临床医师，进行相关评估。

（4）戒烟限酒。

（5）避免过量饮用咖啡及碳酸饮料。

（6）尽量避免或少用影响骨代谢的药物。

（7）防跌倒。

7.1.2 骨健康基本补充剂

（1）钙剂。充足的钙摄入对获得理想骨峰值、减缓骨丢失、改善骨矿化和维护骨骼健康有益。2013年版《中国居民膳食营养素参考摄入量》中建议，成人每日钙推荐摄入量为800 mg（元素钙），50岁及以上人群每日钙推荐摄入量为1000~1200 mg[11]。尽可能通过饮食摄入充足的钙。饮食中钙摄入不足时，可给予钙剂补充。营养调查显示，我国居民每日膳食摄入元素钙约400 mg，故尚需补充元素钙500~600 mg/d。钙剂选择须考虑其钙元素含量、安全性和有效性。其中碳酸钙含钙量高，吸收率高，易溶于胃酸，常见不良反应为上腹不适和便秘等。枸橼酸钙含钙量较低，但水溶性较好，胃肠道不良反应小。枸橼酸有可能减少肾结石的发生，适用于胃酸缺乏和有肾结石发病风险的患者。患者有高钙血症和高钙尿症时应避免使用钙剂。补充钙剂宜适量，超大剂量补充钙剂可能增加肾结石和心血管疾病的发病风险。在骨质疏松症的防治中，钙剂应与其他药物联合使用，目前尚无充分证据表明单纯补钙可以替代其他抗骨质疏松药物治疗。

（2）维生素D。充足的维生素D可增加肠钙吸收、促进骨骼矿化、保持肌力、改善平衡能力和降低跌倒风险。维生素D不足可导致继发性甲状旁腺功能亢进，增加骨吸收，从而引起或加重骨质疏松症。同时补充钙剂和维生素D可降低骨质疏松性骨折发病风险。维生素D不足还会影响其他抗骨质疏松药物的疗效。在我国，维生素D不足状况普遍存在。2013年版《中国居民膳食营养素参考摄入量》中建议：成人维生素D推荐摄入量为400 U（10 μg）/d；65岁及以上老年人因缺乏日照以及摄入和吸收障碍常有维生素D缺乏，推荐摄入量为600 U（15 μg）/d；可耐受最高摄入量为2000 U（50 μg）/d；维生素D用于骨质疏松症防治时，剂量可为800~1200 U/d。有研究者建议，老年人血清25（OH）D水平应达到或高于75 mmol/L（30 μg/L），以降低跌倒和骨折发生风险。临床应用维生素D制剂时应注意个体差异和安全性，必要时监测血钙和尿钙浓度。

7.2 药物治疗

7.2.1 双膦酸盐

双膦酸盐是抑制骨吸收的无机磷酸盐的类似物，是目前临床上应用最广泛的抗骨质疏松药物。目前临床应用的双膦酸盐主要有阿仑膦酸钠、唑来膦酸钠、利塞膦酸钠、伊班膦酸钠等。

7.2.1.1 阿仑膦酸钠

适应证：国家食品药品监督管理总局（CFDA）批准阿仑膦酸钠用于治疗绝经后骨质疏松症和男性骨质疏松症，有些国家还批准阿仑膦酸钠用于治疗糖皮质激素诱发的骨质疏松症。

疗效：增加患者腰椎和髋部骨密度，降低发生椎体、非椎体和髋部骨折的风险。

用法：口服阿仑膦酸钠片 70 mg，每周 1 次；或者口服阿仑膦酸钠片 10 mg，每日 1 次。空腹服用，用 200~300 mL 温开水送服，服药后 30 min 内应保持直立位（取坐位或站立位）。服药前后半小时内应避免摄入牛奶、果汁等任何食品和药品。

禁忌证：导致食管排空延迟的食管疾病，例如食管狭窄或迟缓不能；不能站立或坐直 30 min 者；对本品任何成分过敏者；肌酐清除率低于 35 mL/min 者；孕妇和哺乳期妇女。

7.2.1.2　唑来膦酸钠

适应证：CFDA 批准唑来膦酸钠用于治疗绝经后骨质疏松症和男性骨质疏松症，有些国家还批准唑来膦酸钠用于治疗糖皮质激素诱发的骨质疏松症。

疗效：增加患者腰椎和髋部骨密度，降低发生椎体、非椎体和髋部骨折的风险。

用法：唑来膦酸钠注射剂 5 mg，静脉滴注，每年 1 次。静滴至少 15 min，药物使用前应充分水化。

注意事项及禁忌证：低钙血症者慎用，严重维生素 D 缺乏者注意补充足量的维生素 D；患者在首次输注药物后可能出现一过性发热、肌肉关节疼痛等流感样症状，多数在 1~3 d 内缓解，严重者可给予非甾体类药物对症处理；对本品任何成分过敏者、肌酐清除率低于 35 mL/min 者、孕妇和哺乳期妇女禁用。

7.2.1.3　利塞膦酸钠

适应证：CFDA 批准利塞膦酸钠用于治疗绝经后骨质疏松症和糖皮质激素诱发的骨质疏松症，有些国家还批准利塞膦酸钠用于治疗男性骨质疏松症。

疗效：增加患者腰椎和髋部骨密度，降低发生椎体、非椎体和髋部骨折的风险。

用法：口服利塞膦酸钠片 35 mg，每周 1 次；口服利塞膦酸钠片 5 mg，每日 1 次。空腹服用，用 200~300 mL 温开水送服，服药后 30 min 内应保持直立位（取坐位或站立位）；服药前后 30 min 内应避免摄入牛奶、果汁等任何食品和药品。

禁忌证：导致食管排空延迟的食管疾病，例如食管狭窄或迟缓不能；不能站立或坐直 30 min 者；对本品任何成分过敏者；肌酐清除率低于 35 mL/min 者；孕妇和哺乳期妇女。

7.2.1.4　伊班膦酸钠

适应证：CFDA 批准伊班膦酸钠用于治疗绝经后骨质疏松症。

疗效：增加患者腰椎和髋部骨密度，降低发生椎体、非椎体骨折的风险。

用法：伊班膦酸钠注射剂 2 mg，静脉滴注，每 3 个月 1 次。国外有口服片剂上市，每片 150 mg，每月口服 1 片。药物使用前应充分水化，2 mg 加入 250 mL 0.9%氯化钠溶液静滴 2 h 以上；口服片剂应空腹，用 200~300 mL 温开水送服，服药后 30 min 内应保持直立位（坐位或站立）；服药前后 30 min 内应避免摄入牛奶、果汁等任何食品和药品。

注意事项及禁忌证：低钙血症患者慎用，严重维生素 D 缺乏者注意补充足量的维生素 D；患者在首次输注药物后可能出现一过性发热、肌肉关节疼痛等流感样症状，多数在 1~3 d 内缓解，严重者可给予非甾体类药物对症处理；对本品任何成分过敏者、肌酐清除率低于 35 mL/min 或血清肌酐>442 μmol/L 者、孕妇和哺乳期妇女禁用。

7.2.2　降钙素

降钙素（calcitonin）是一种钙调节激素，能抑制破骨细胞的生物活性、减少骨量丢失并增加骨量。降钙素类药物的另一突出特点是能明显缓解骨痛，对骨质疏松症及骨质疏松性骨折引起的骨痛有效[12]。目前应用于临床的降钙素类制剂有两种：鳗鱼降钙素和鲑鱼降钙素。

降钙素的总体安全性良好。2012年欧洲药品管理局人用药机构委员会通过Meta分析发现，长期（6个月或更长时间）使用鲑鱼降钙素口服或鼻喷剂型与恶性肿瘤风险轻微增加相关，但无法肯定该药物与恶性肿瘤之间的确切关系；鉴于鼻喷剂型鲑鱼降钙素具有潜在增加肿瘤发病风险的可能，鲑鱼降钙素连续使用时间一般不超过3个月。

鲑鱼降钙素的适应证：CFDA批准鲑鱼降钙素用于预防因突然制动引起的急性骨丢失和由于骨质溶解、骨质减少引起的骨痛，以及治疗其他药物治疗无效的骨质疏松症。疗效：增加患者腰椎和髋部骨密度，降低发生椎体和非椎体（不包括髋部）骨折的风险。用法：鲑鱼降钙素鼻喷剂200 U，喷鼻，每天或隔天使用1次；鲑鱼降钙素注射剂50 U或100 U，皮下注射或肌肉注射，每天1次。注意事项及禁忌证：治疗前必须纠正低钙血症，注意补充足量的维生素D；少数患者使用药物后出现面部潮红、恶心等不良反应，偶有过敏现象，可按照药品说明书的要求，确定是否做过敏试验。对本品任何成分过敏者禁用。

7.2.3　RANKL抑制剂

狄诺塞麦（denosumab）是一种RANKL抑制剂，为特异性RANKL的完全人源化单克隆抗体，能够抑制RANKL与其受体RANK的结合，减少破骨细胞形成及活化，促进破骨细胞凋亡[13]，从而减少骨吸收，增加骨量，改善骨质疏松。

适应证：绝经后骨质疏松症。

疗效：增加患者腰椎和髋部骨密度，降低发生椎体、非椎体和髋部骨折的风险。

用法：狄诺塞麦注射剂（规格：60 mg/1 mL），每半年使用60 mg，皮下注射。

注意事项及禁忌证：治疗前必须纠正低钙血症，注意补充足量的维生素D；主要不良反应包括低钙血症、严重感染、皮疹、皮肤瘙痒等；长期应用可能导致过度抑制骨吸收，出现下颌骨坏死或非典型股骨骨折。对本品任何成分过敏者、低钙血症患者、孕妇和哺乳期妇女禁用。

7.2.4　甲状旁腺素类似物

甲状旁腺素类似物（parathyroid hormone analogue，PTHa）是当前促骨形成的代表性药物，国内已上市的特立帕肽是重组人甲状旁腺素氨基端1~34活性片段（recombinant human parathyroid hormone 1~34，rhPTH 1~34）。间断使用小剂量PTHa能刺激成骨细胞活性，促进骨形成，增加骨密度，改善骨质量，降低椎体和非椎体骨折的发生风险[14]。患者对rhPTH 1~34的总体耐受性良好。特立帕肽治疗时间不宜超过24个月，停药后应序贯使用抗骨吸收药物治疗，以维持或增加骨密度，持续降低骨折风险。

特立帕肽的适应证：CFDA批准特立帕肽用于有骨折高风险的绝经后骨质疏松症，国外还批准特立帕肽用于男性骨质疏松症和糖皮质激素诱发的骨质疏松症。疗效：能有效地治疗绝经后严重骨质疏松症，增加骨密度，降低发生椎体和非椎体骨折的风险。用法：特立帕肽注射剂20 μg，皮下注射，每天使用1次。注意事项：少数患者用药后血钙浓度一过性轻度升高，并在16~24 h回到基线水平。用药期间注意监测血钙水平，治疗时间不超过2年。禁忌证：并发畸形性骨炎、骨骼疾病放射治疗史、肿瘤骨转移及并发高钙血症者；肌酐清除率低于35 mL/min者；青少年（<18岁），尤其是骨骺未闭合的青少年；对本品任何成分过敏者。

7.2.5 骨硬化蛋白抑制剂

罗莫佐单抗（romosozumab）是一种靶向骨硬化蛋白的人源化 IgG2 单克隆抗体，通过和骨硬化蛋白结合，拮抗其活性，从而促进其新骨形成，并减少骨吸收[15]。适应证：国外批准罗莫佐单抗用于绝经后骨质疏松和有骨折风险的男性骨质疏松。用法：罗莫佐单抗注射剂 105 mg/1.17 mL（一次性预充式注射器），每月使用 1 次，分两次注射。注意事项：可能会增加心肌梗死、中风和心血管死亡的风险，过去一年内有心脏病发作或中风的患者不宜使用。如果治疗过程中发生心脏病发作或中风，停止使用。一般使用不超过 12 个月，治疗结束后，可继续使用骨吸收抑制剂类药物序贯治疗。

7.2.6 绝经期激素补充治疗原则

明确治疗的利与弊；绝经早期（<60 岁或绝经 10 年之内）开始用，收益更大，风险更小；应用最低有效剂量；治疗方案个体化；坚持定期随访和安全性监测（尤其是乳腺和子宫）；是否继续用药，应根据每位妇女的特点，每年进行利弊评估。

7.2.7 选择性雌激素受体调节剂类

此类药物与雌激素受体结合后，在不同靶组织导致受体空间构象发生改变，从而在不同组织发挥类似或拮抗雌激素的不同生物效应。例如雷洛昔芬，在骨骼它与雌激素受体结合，发挥类雌激素的作用，抑制骨吸收，增加骨密度，降低椎体骨折的发生风险；而在乳腺和子宫它则发挥拮抗雌激素的作用，因而不刺激乳腺和子宫。有研究表明其能降低雌激素受体阳性浸润性乳腺癌的发生率[16]。

雷洛昔芬的适应证：CFDA 批准雷洛昔芬用于预防和治疗绝经后骨质疏松症。疗效：降低骨转换至女性绝经前水平，阻止骨丢失，增加骨密度，降低发生椎体骨折的风险。用法：雷洛昔芬片剂，每片 60 mg，每次口服 60 mg，每日 1 次。注意事项：少数患者服药期间会出现潮热和下肢痉挛症状，潮热严重的围绝经期妇女暂时不宜使用。禁忌证：正在或既往患有血栓栓塞性疾病（深静脉血栓、肺栓塞、视网膜静脉血栓）者；肝功能减退包括患胆汁郁积症者；肌酐清除率低于 35 mL/min 者；难以解释的子宫出血者，以及有子宫内膜癌症状和体征者；对本品任何成分过敏者。

7.2.8 锶盐

锶是人体必需的微量元素之一，它参与人体多种生理功能和生化效应。雷奈酸锶是合成锶盐，体外实验和临床研究均证实雷奈酸锶可同时作用于成骨细胞和破骨细胞，具有抑制骨吸收和促进骨形成的双重作用，可降低椎体和非椎体骨折的发生风险。雷奈酸锶的适应证：CFDA 批准雷奈酸锶用于治疗绝经后骨质疏松症。疗效：能显著提高骨密度，改善骨微结构，降低发生椎体和非椎体骨折的风险。用法：口服雷奈酸锶干混悬剂，每次 2 g，睡前服用，最好在进食 2 h 后服用。注意事项：不宜与钙和食物同时服用，以免影响药物吸收。禁忌证：伴有已经确诊的缺血性心脏病、外周血管病和（或）脑血管疾病者，或伴有未能控制的高血压者；肌酐清除率低于 30 mL/min 的重度肾功能损害者。此外，要关注该类药物可能引起的心脑血管严重不良反应。2014 年欧洲药品管理局发布了对雷奈酸锶的评估公告：在保持雷奈酸锶上市许可的情况下限制该药物的使用。雷奈酸锶仅用于无法使用其他获批药物治疗的严重骨质疏松症患者。

7.2.9 维生素 K 类

四烯甲萘醌是维生素 K2 的一种同型物，是 γ-羧化酶的辅酶，在 γ-羧基谷氨酸的形成中起重要作用。γ-羧基谷氨酸是骨钙素发挥正常生理功能所必需的,具有提高骨量的作用。四烯甲萘醌的适应证:CFDA批准四烯甲萘醌用于提高骨质疏松症患者的骨量。疗效:促进骨形成,并有一定抑制骨吸收的作用,能够轻度增加骨质疏松症患者的骨量。用法:口服四烯甲萘醌胶囊,每次15 mg,每日3次。注意事项:主要不良反应包括胃部不适、腹痛、皮肤瘙痒、水肿和转氨酶轻度升高。禁忌证:服用华法林的患者。

7.2.10 活性维生素D及其类似物

目前国内上市的主要有1α羟维生素D_3(α-骨化醇)和1,25双羟维生素D_3(骨化三醇)两种,活性维生素D及其类似物更适用于老年人、肾功能减退以及1α羟化酶缺乏或减少的患者,具有提高骨密度、减少跌倒、降低骨折风险的作用[17]。活性维生素D治疗骨质疏松症总体上是安全的。长期使用时,应在医师指导下使用,不宜同时补充较大剂量的钙剂。在治疗骨质疏松症时,与其他抗骨质疏松药物联合应用。α-骨化醇用法:每次0.25~1.0 μg,每天1次;骨化三醇用法:每次0.25~0.5 μg,每天1次。

7.2.11 中医中药的治疗

中医中药治疗骨质疏松,以改善症状为主,药物有效成分比较明确的有淫羊藿苷、人工虎骨粉、中药古方青娥丸、六味地黄丸等。

7.3 需要抗骨质疏松治疗的情况说明

对明确诊断为骨质疏松症的患者,以及FRAX®工具预测的髋部骨折概率≥3%或任何主要骨质疏松性骨折概率≥20%提示为骨质疏松性骨折高危患者,建议给予抗骨质疏松治疗。

7.4 关于药物联合和序贯治疗

(1)一般不建议联合使用相同作用机制的药物,个别情况下可短期使用。例如,对绝经后妇女,为防止骨质快速丢失,可短期联合使用小剂量雌/孕激素与雷洛昔芬、降钙素与双膦酸盐等[18]。考虑到治疗的成本和获益,通常不推荐联合使用甲状旁腺素类似物等骨形成促进剂和骨吸收抑制剂。

(2)序贯治疗:某些骨吸收抑制剂治疗失效、疗程过长或存在不良反应时,需要序贯另外一种药物治疗。目前,PTH类似物的疗程为18~24个月,此类药物停药后应序贯使用骨吸收抑制剂,如双膦酸盐制剂,以维持骨形成促进剂所取得的疗效[19]。

7.5 双膦酸盐药物假期

目前建议对口服双膦酸盐治疗5年或者静脉应用双膦酸盐治疗3年的患者,应进行骨折风险评估。如为低风险,可考虑实施药物假期停用药物;如骨折风险仍高,可以继续使用双膦酸盐或换用其他抗骨质疏松药物(如特立帕肽、雷洛昔芬、罗莫佐单抗等)。

7.6 关于双膦酸盐和狄诺塞麦的严重副作用

下颌骨坏死(osteonecrosis of the jaw,ONJ)绝大多数(超过90%)发生于大剂量注射双膦酸盐和狄诺塞麦的恶性肿瘤患者,以及存在严重口腔疾病的患者,如严重牙周病或多次牙科手术等[20]。降低ONJ发生风险的措施:在开始抗骨吸收治疗前完成必要的口腔手术;治疗期间保持良好的口腔卫生,定期做牙科检查。

非典型股骨骨折(atypical femur fracture,AFF)即在低暴力下发生在股骨小转子以下到股骨髁上之间的骨折,对于长期(3年以上)使用双膦酸盐的患者,一旦出现大腿或者腹股沟部位疼痛,应进行双股骨X线摄片检查。一旦发生AFF,应立即停用药物。

7.7 2017 年美国风湿病学会糖皮质激素性骨质疏松症诊疗指南部分推荐建议

（1）对于所有的成人和儿童，均应在起始长期糖皮质激素治疗的 6 个月内尽快完成初始临床骨折风险评估。

（2）对于口服泼尼松剂量为 2.5~7.5 mg/d 的患者，不需要调整 FRAX®计算值；口服泼尼松剂量>7.5 mg/d 的患者，主要骨质疏松性骨折风险应上调 15%，髋部骨折风险应上调 20%。

（3）≥40 岁的普通人群（无妊娠可能的女性，或男性），伴有中高度骨折风险，使用口服双膦酸盐（高风险者强烈推荐）；对于存在不宜口服双磷酸盐的情况，药物选择次序如下：静脉使用双膦酸盐、特立帕肽、地诺单抗，绝经后女性可选择雷洛昔芬（前面药物有禁忌时选择）。

（4）对于已经完成 5 年口服双膦酸盐治疗的≥40 岁的成年人，仍然需要糖皮质激素（GC）治疗，评估骨折风险仍为中高度，继续积极抗骨质疏松治疗，推荐继续口服双膦酸盐 7~10 年，同时也要注意到双膦酸盐罕见的副作用。

7.8 2020 年美国内分泌学会绝经后骨质疏松症诊疗指南部分推荐建议

（1）在治疗前和治疗中监测骨转换标志物，预测骨丢失和骨折发生风险。

（2）指导患者改善生活方式，如负重、平衡及阻力练习。

（3）维持患者血清 25（OH）D 水平在 30 μg/L 及以上（如 30~50 μg/L）。

（4）如果停止狄诺塞麦治疗，应过渡到另外一种抗骨吸收药物。

8 病程及预后

骨质疏松症是慢性疾病。随着人口的老龄化，在预期寿命不断增加的今天，它越来越受到关注并逐渐成为流行病。骨质疏松症可防可治。国家将骨质疏松症列入慢性疾病综合管理，并逐渐开展分级诊疗。不同级别医疗机构承担不同疾病状况的诊疗，实现基层首诊和双向转诊，有效利用卫生资源。早期的筛查识别与积极规范治疗，将极大改善骨质疏松症的预后，减少骨折的发生，提高患者的生活质量。

参考文献

[1] CONFERENCE C D. Consensus development conference：diagnosis, prophylaxis, and treatment of osteoporosis [J]. Am J Med, 1993, 94 (6)：646-650.

[2] GLASER D L, KAPLAN F S. Osteoporosis. Definition and clinical presentation [J]. Spine (Phila Pa 1976), 1997, 22 (24 Suppl)：12S-16S.

[3] SI L, WINZENBERG T M, JIANG Q, et al. Projection of osteoporosis-related fracture and costs in China：2010—2050 [J]. Osteoporosis Int, 2015, 26 (7)：1929-1937.

[4] CAULEY J A. The determinants of fracture in men [J]. J Musculoskelet Neuronal Interact, 2002, 2 (3)：220-221.

[5] WALSH M C, CHOI Y. Biology of the RANKL-RANK-OPG system in immunity, bone, and beyond [J]. Front Immunol, 2014, 5：511.

[6] FENG J, LIU S, MA S, et al. Protective effects of resveratrol on postmenopausal osteoporosis: regulation of SIRT1-NK-κB signaling pathway [J]. Acta Biochim Biophys Sin (Shanghai), 2014, 46 (12): 1024-1033.

[7] NAYAK S, EDWARDS D L, SALEH A A, et al. Systematic review and meta-analysis of the performance of clinical risk assessment instruments for screening for osteoporosis or low bone density [J]. Osteoporosis Int, 2015, 26 (5): 1543-1554.

[8] Fracture risk assessment tool [EB/OL]. [2017-08-25]. http://www.sheffield.ac.uk/FRAX/tool.asx?country=2.

[9] LI M, Li Y, DENG W M, et al. Chinese Bone Turnover Marker Study: reference ranges for C-terminal telopeptide of type Ⅰ collagen and procollagen Ⅰ N-terminal peptide by age and gender [J]. PLoS One, 2014, 9 (8): e103841.

[10] 中国营养学会. 中国居民膳食指南2016 [M]. 北京: 人民卫生出版社, 2016.

[11] 中国营养学会. 中国居民膳食营养素参考摄入量速查手册 [M]. 北京: 中国标准出版社, 2014.

[12] KNOPP J A, DINE B M, BLITZE M, et al. Calcitonin for treating acute pain of osteoporotic vertebral compression fractures: a systematic review of randomized, controlled trials [J]. Osteoporos Int, 2005, 16 (10): 1281-1290.

[13] 潘衍滔, 孙强. 骨质疏松新药——地诺单抗研究进展 [J]. 中国骨质疏松杂志, 2015, 21 (11): 1376-1380.

[14] JIANG Y, ZHAO J J, MITLAK B H, et al. Recombinant human parathyroid hormone (1-34) [teriparatide] improves both cortical and cancellous bone structure [J]. J Bone Miner Res, 2003, 18 (11): 1932-1941.

[15] 张树东, 祝孟海, 李世飞, 等. 骨硬化蛋白与骨质疏松: 治疗的新方向 [J]. 中国组织工程研究, 2017, 21 (36): 5847-5854.

[16] VOGEL V G, COSTANTINO J P, WICKERHAM D L, et al. Effects of tamoxifen vs raloxifene on the risk of developing invasive breast cancer and other disease outcomes: the NSABP Study of Tamoxifen and Raloxifene (STAR) P-2 trial [J]. JAM, 2006, 295 (23): 2727-2741.

[17] BISCHOFF-FERRARI H A, DAWSON-HUGHES B, STAEHELIN H B, et al. Fall prevention with supplemental and active forms of vitamin D: a meta-analysis of randomised controlled trials [J]. BMJ, 2009, 339: b3692.

[18] COSMAN F. Anabolic and anti-resorptive therapy for osteoporosis: combination and sequential approaches [J]. Curr Osteoporos Rep, 2014, 12 (4): 385-395.

[19] RITTMASTER R S, BOLOGNESE M, ETTINGER M P, et al. Enhancement of bonemass in osteoporotic women with parathyroid hormone followed by alendronate [J]. Clin Endocrine Metab, 2000, 85 (6): 2129-2134.

[20] RUGGIERO S L, DODSON T B, ASSAEL L A, et al. American Association of Oral and Maxil-lofacial Surgeons position paper on bisphosphonate-related osteonecrosis of the jaws-2009 update [J]. Aust Endod J, 2009, 35 (3): 119-130.

(车燕芳)

第四篇

弥漫性结缔组织病

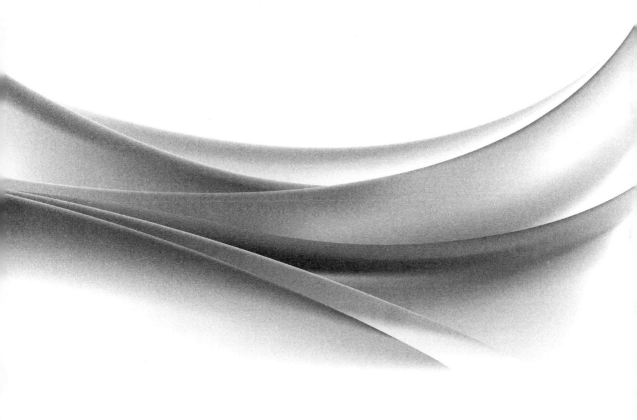

第十二章 系统性红斑狼疮

1 概述

系统性红斑狼疮（systemic lupus erythematosus，SLE）是一种由自身免疫介导的、以免疫性炎症为突出表现的弥漫性结缔组织病。血清中出现以抗核抗体为代表的多种自身抗体、多系统和器官受累、反复复发和缓解是 SLE 的主要临床特点。如果不及时治疗，会造成受累脏器的不可逆损害，最终导致患者死亡。SLE 全球平均患病率为（12~39）/10 万，我国患病率为（30.13~70.41）/10 万，男女患病人数之比为 1∶（10~12）。在全世界的种族中，汉族人 SLE 发病率位居第二位。SLE 病因复杂，与遗传、雌激素、环境（如紫外线、药物、病毒与细菌感染）等多种因素有关[1-2]。

2 临床表现

SLE 临床表现多样，患者病情轻重也不尽一致，早期症状往往不典型或较局限，甚至部分患者通过健康查体发现，而有些患者以严重的血小板减少性紫癜、溶血性贫血等起病。

2.1 全身表现

发热是最为常见的全身症状，易疲劳、精神差、食欲减退、体重减轻、肌痛等症状也较为常见。

2.2 皮肤黏膜表现

皮肤型红斑狼疮包括急性、亚急性和慢性皮肤型红斑狼疮。急性皮肤型红斑狼疮（acute cutaneous lupus erythematosus，ACLE）又分局限性和泛发性。局限性 ACLE 表现为面颊和鼻背融合性水肿性红斑（蝶形红斑），可累及额部、颈部、眼眶和胸前"V"形区（曝光部位）。泛发性 ACLE 表现为全身对称分布的融合性斑疹、丘疹，夹杂紫癜或瘀斑，颜色深红或鲜红，可发生于身体任何部位，可伴有瘙痒。ACLE 有时可出现大疱性皮损，称为大疱性红斑狼疮。亚急性皮肤型红斑狼疮（subacute cutaneous lupus erythematosus，SCLE）好发于暴露部位，如上背、肩、手臂伸侧、胸前"V"形区，常伴高度光敏感，包括丘疹鳞屑型和环形红斑型。丘疹鳞屑型 SCLE 皮损与银屑病皮损近似，为大小不一的红斑、斑块或丘疹，上覆薄层非黏着性鳞屑；环形红斑型 SCLE 表现为环形、多环形或弧形外观，为轻度隆起的水肿性红斑。SCLE 皮损愈后不留瘢痕，但可继发色素改变和毛细血管扩张。慢性皮肤型红斑狼疮（chronic cutaneous lupus erythematosus，CCLE）包括局限性和播散性盘状红斑狼疮、疣状红斑狼疮、肿胀性红斑狼疮、深在性红斑狼疮、冻疮样红斑狼疮、Blaschko 线状红斑狼疮，以盘状红斑狼疮多见。局限性盘状红斑狼疮最常发生于头皮、面部、耳部及口唇，典型表现为境界清楚的盘状红斑、斑块，表面覆有黏着性鳞屑，剥离鳞屑可见扩张的毛囊口形成毛囊角栓，外周色素沉着，中央色素减退、轻度萎缩，并可产生萎缩性瘢痕，发生于头皮、眉毛处的盘状红斑狼疮可导致不可逆瘢痕性脱发。除头面部外，盘状红斑狼疮皮损还可累及躯干和四肢，此时被称为播散性盘状红斑狼疮。另外，雷诺现象、网状青斑、甲周红斑、无痛性溃疡、指端缺血和脱发也较常见[3]。

2.3 浆膜炎

半数以上 SLE 患者会出现多发性浆膜炎，包括双侧中小量胸腔积液、心包积液。狼疮肾炎引起低白蛋白血症，合并心肌病变或肺动脉高压，或者合并感染时，患者都可以出现胸腔积液和心包积液，但这并不是狼疮浆膜炎，须仔细鉴别。

2.4 肌肉骨骼表现

对称性关节痛是 SLE 常见的症状，可累及指、腕、膝等关节。部分患者可出现关节肿胀，但多不引起关节侵蚀破坏。10%的 SLE 患者会出现 Jaccoud 关节病，其特点为可恢复的关节半脱位，病变部位为关节周围肌腱，而非关节面骨破坏。患者可出现肌痛、肌力下降等肌炎表现。

2.5 泌尿系表现

狼疮肾炎（lupus nephritis，LN）是 SLE 的重要临床表现，约 70%的 SLE 患者有临床肾炎表现，而肾脏活检显示几乎所有 SLE 患者均有肾脏损伤，肾脏受累主要表现为蛋白尿、血尿、管型尿、水肿、高血压、肾功能异常等。除了肾脏损伤外，SLE 患者还可以发生间质性输尿管炎和间质性膀胱炎，患者有输尿管扩张、肾积水、尿潴留等表现。

2.6 心血管表现

除了有由狼疮浆膜炎引起的心包积液外，SLE 患者还可有心肌炎、心律失常等表现，重症 SLE 可出现心功能不全。冠状动脉受累患者可出现心绞痛、心电图 ST-T 段改变，甚至心肌梗死。冠状动脉炎、长期糖皮质激素的应用、抗磷脂抗体导致的血栓形成可能参与了冠状动脉的发病过程。患者可出现疣状心内膜炎，通常无临床症状，病理表现为瓣膜赘生物，常见于二尖瓣后叶的心室侧，不同于感染性心内膜炎；但瓣膜赘生物如脱落，可引起栓塞，或并发感染性心内膜炎。

2.7 肺部病变

间质性肺炎是 SLE 最常见肺脏病变，主要是急性、亚急性的磨玻璃样改变和慢性纤维化，患者可出现干咳、胸闷、气短和活动耐受性降低。部分患者无明显不适，通过筛查发现肺部改变。约 2%的患者会出现弥漫性肺泡出血，病情凶险，病死率高，患者可出现咯血、呼吸困难和缺铁性贫血，肺部 CT 显示弥漫性肺泡浸润或实变，肺泡灌洗液或肺活检标本中可见肺泡腔内大量富含铁血黄素的巨噬细胞，或肺泡灌洗液呈血性具有重要诊断意义。肺动脉高压是 SLE 的另一个重症表现，也是患者预后不良的因素之一。中国 SLE 研究协作组（CSTAR）报告其患病率达 3.8%，表现为心悸、晕厥、胸痛、咯血和活动后气短，心脏超声和右心漂浮导管检查有助于诊断，其发病机制包括肺血管炎、肺小血管舒缩功能异常、肺血栓栓塞和广泛肺间质病变。

2.8 神经系统表现

有神经系统表现的 SLE 又称神经精神性狼疮（neuropsychiatric lupus，NP-SLE），轻者仅有偏头痛、性格改变、幻听、幻视、记忆力减退和轻度认知障碍；重者可表现为自杀、伤人、脑血管意外、昏迷、癫痫持续状态等。NP-SLE 的病理基础为脑局部血管炎的微血栓、疣状心内膜炎脱落的栓子、针对神经细胞的自身抗体、合并抗磷脂抗体综合征等。脑脊液、脑电图、磁共振等检查对 NP-SLE 的诊断有帮助。

2.9 消化系统表现

SLE可合并肠系膜血管炎、急性胰腺炎、蛋白丢失性肠炎、肝脏损害等，患者会出现食欲减退、腹痛、腹泻、恶心、呕吐、便血等表现。

2.10 血液系统表现

SLE患者白细胞减少、贫血、血小板减少常见。白细胞计数降低大多为轻中度降低，可为SLE疾病所致，也可能与治疗药物或病毒感染有关。贫血的病理基础包括慢性病贫血、肾性贫血和自身免疫性溶血性贫血。自身免疫性溶血性贫血致病抗体主要为温抗体型，少部分为冷抗体型。血小板减少主要与抗血小板抗体相关，部分是抗磷脂综合征（antiphospholipid syndrome，APS）的表现。患者也可出现无痛性轻度或中度淋巴结肿大、脾脏肿大。

2.11 APS

APS患者临床上表现为血栓形成、病态妊娠（妊娠早期流产和中晚期死胎）和血小板减少等，血清中存在抗磷脂抗体。SLE患者可出现典型APS，也可仅出现抗磷脂抗体而无APS临床表现。

2.12 其他表现

SLE患者其他表现包括眼部受累，如结膜炎、葡萄膜炎、视网膜血管炎（表现为视网膜出血、视网膜渗出、视盘水肿、视神经病变等）；SLE伴有继发性干燥综合征者表现为口干、眼干，常有血清抗SSB、抗SSA抗体阳性。

3 辅助检查

3.1 一般检查

常规检测包括血常规、尿常规、肝功能、肾功能、红细胞沉降率（ESR）、C反应蛋白（CRP）、补体C3、补体C4、总补体（CH50）等。怀疑有溶血性贫血者应进行抗人球蛋白试验（Coomb's试验），有NP-SLE表现者应进行脑脊液、脑电图、颅脑MRI等检查，出现呼吸系统症状者应进行肺部CT、心脏超声检查，间质性肺炎者应进行动脉血气分析、肺功能检测等。

3.2 自身抗体检查

3.2.1 抗核抗体谱

抗核抗体（ANA）见于几乎所有的SLE患者。除SLE之外，其他结缔组织病患者的血清中也常存在ANA，一些慢性感染和健康人群也可出现低滴度的ANA，因此ANA对SLE的特异性较低。抗双链DNA（抗dsDNA）对SLE的特异度是95%，敏感度为70%，是SLE的标记抗体，其滴度高低与疾病活动度密切相关。抗Sm抗体也是诊断SLE的标记性抗体，特异度是99%，但敏感度低（仅为25%），且与SLE疾病活动性不相关。抗RNP抗体对SLE的诊断特异性不高，与雷诺现象和肺动脉高压相关；抗SSA（Ro）抗体与SLE患者出现光敏、血管炎、皮损、白细胞减少、平滑肌受累、新生儿狼疮、继发性干燥综合征等相关；抗SSB（La）抗体与继发性干燥综合征有关，但其阳性率低于抗SSA（Ro）抗体。

3.2.2 抗磷脂抗体

抗磷脂抗体包括抗心磷脂抗体、抗β2-GPⅠ抗体、梅毒血清学实验假阳性、狼疮抗凝物，结合临床表现，明确是否可以诊断继发性 APS。

3.2.3 抗组织细胞抗体

抗组织细胞抗体包括与溶血性贫血有关的抗红细胞抗体、与血小板减少有关的抗血小板抗体及与 NP-SLE 相关的抗神经元抗体。

3.2.4 其他

SLE 患者还常出现血清类风湿因子（RF）阳性，少数患者可出现抗中性粒细胞胞浆抗体（ANCA）。

3.3 肾活检及病理分型

肾活检及病理分型对 LN 的诊断、治疗和预后预测均有重要价值，尤其对指导 LN 治疗有重要意义。2003 年国际肾脏病学会（ISN）和肾脏病理学会（RPS）提出了 LN 的病理分型标准，2018 年 RPS 工作组对此分型标准和美国国立卫生研究院（NIH）肾组织活动性指数（AI）和慢性指数（CI）评分标准分别进行了修订（表 12-1、表 12-2）。LN 病理类型分为Ⅰ—Ⅵ型。Ⅲ型或Ⅳ型 LN 如果光镜、免疫荧光或电镜提示肾小球上皮侧有广泛（>50%血管袢）免疫沉积物，则可诊断为Ⅲ+Ⅴ型 LN 或Ⅳ+Ⅴ型 LN[4-5]。

随着对 LN 发病机制研究的深入，狼疮足细胞病和狼疮血栓性微血管病（TMA）两种特殊类型的 LN 逐渐得到了认识。狼疮足细胞病（或足细胞病型 LN）是 SLE 通过非免疫复合物沉积途径介导，以足细胞广泛损伤为特征的一类 SLE 相关的肾小球疾病，以往多被归入Ⅱ型 LN。该型患者临床表现为肾病综合征，组织学特征为足细胞广泛足突融合，系膜区无或仅有少量免疫沉积物，无内皮下或上皮侧电子致密物沉积。

狼疮 TMA 的发病机制不明，可能与抗磷脂抗体、ADAMTS13 的中和性抗体或抑制物导致 ADAMTS13 酶活性缺乏或补体调节蛋白功能异常等因素相关。绝大多数狼疮 TMA 与免疫复合物性 LN 并存（如Ⅳ型和Ⅳ+Ⅴ型 LN），少部分可仅表现为肾脏 TMA 而无免疫复合物性 LN。狼疮 TMA 可累及肾间质小动脉（入球动脉、小叶间动脉）和肾小球。血管 TMA 急性病变表现为肾间质小动脉内皮细胞增生、内膜黏液样水肿、血栓形成、管腔狭窄或闭锁，可有血管壁坏死，免疫荧光显示血管壁无免疫沉积物。肾小球 TMA 表现为血管袢内皮细胞增生肿胀、微血栓形成，袢内可见破碎红细胞；电镜检查见内皮下疏松、增宽，内见无定形物质，内皮下无电子致密物。在 TMA 慢性期，间质小动脉出现内膜纤维性增生，内皮呈葱皮样改变，管腔狭窄或闭锁；肾小球呈球性或节段硬化，毛细血管袢基膜增厚，呈"双轨"征。

表 12-1 狼疮肾炎的病理分型

病理分型	分型标准
Ⅰ型（轻微系膜病变 LN）	肾小球形态学正常，免疫荧光镜下可见系膜区免疫复合物沉积，不伴肾损伤的临床症状。
Ⅱ型（系膜增生性 LN）	系膜细胞增生或基质增加，伴系膜区免疫沉积物；电镜或免疫荧光镜下可见孤立性上皮下或内皮下沉积物。
Ⅲ型（局灶增生性 LN）	50%以下的肾小球毛细血管内或血管外节段或球性细胞增生，通常伴有节段内皮下，伴或不伴系膜区免疫沉积物。

续表

病理分型	分型标准
Ⅳ型（弥漫增生性LN）	50%以上的肾小球毛细血管内或血管外节段或球性细胞增生，伴弥漫内皮下，伴或不伴系膜区免疫沉积物。
Ⅴ型（膜性LN）	光镜和免疫荧光或电镜检查显示球性或节段上皮下免疫沉积物，伴或不伴系膜病变。
Ⅵ型（晚期硬化性LN）	90%以上的肾小球球性硬化，残余肾小球无活动性病变。

表12-2 修订版NIH狼疮肾炎活动性指数及慢性指数评分标准

病变指标	定义	计分
活动性指数（AI）		
毛细血管内细胞增多	毛细血管内细胞增多：<25%（1+），25%~50%（2+），>50%（3+）	0~3分
中性粒细胞浸润/核碎裂	中性粒细胞浸润和（或）核碎裂：<25%（1+），25%~50%（2+），>50%（3+）	0~3分
纤维素样坏死	肾小球纤维素样坏死：<25%（1+），25%~50%（2+），>50%（3+）	(0~3)×2分
内皮下沉积物	肾小球白金耳病变和（或）透明血栓：<25%（1+），25%~50%（2+），>50%（3+）	0~3分
细胞/纤维细胞性新月体	细胞和（或）纤维细胞性新月体：<25%（1+），25%~50%（2+），>50%（3+）	(0~3)×2分
间质炎细胞浸润	皮质区间质白细胞浸润：<25%（1+），25%~50%（2+），>50%(3+)	0~3分
AI总分		0~24分
慢性指数（CI）		
肾小球硬化	球性和（或）节段硬化肾小球：<25%（1+），25%~50%（2+），>50%（3+）	0~3分
纤维性新月体	纤维性新月体的肾小球：<25%（1+），25%~50%（2+），>50%（3+）	0~3分
肾小管萎缩	皮质区肾小管萎缩：<25%（1+），25%~50%（2+），>50%（3+）	0~3分
间质纤维化	皮质区间质纤维化：<25%（1+），25%~50%（2+），>50%（3+）	0~3分
CI总分		0~12分

注：表中百分数指肾小球病变指标占肾小球的比例，或肾小管间质病变指标占肾小管/间质的比例。

4 诊断

目前临床上普遍应用的是美国风湿病学会（ACR）1997年推荐的SLE分类标准，该标准的敏感度为83%，特异度为93%。2012年国际狼疮研究临床协作组（SLICC）、2019年欧洲风湿病学会（EULAR）/ACR分别制定了新的SLE分类标准，其敏感度分别为97%、96%，特异度分别为84%、93%，《2020年中国系统性红斑狼疮诊疗指南》推荐使用SLICC分类标准和EULAR/ACR分类标准进行SLE的诊断（表12-3、表12-4）[1]。

表 12-3　2012 年 SLICC 分类标准

临床标准	免疫学标准
1. 急性或亚急性皮肤型狼疮	1. 抗核抗体阳性
2. 慢性皮肤型狼疮	2. 抗 dsDNA 抗体阳性（ELISA 法需 2 次阳性）
3. 口鼻部溃疡	3. 抗 Sm 抗体阳性
4. 脱发	4. 抗磷脂抗体阳性：狼疮抗凝物阳性，或梅毒血清学实验假阳性，或中高水平抗心磷脂抗体，或抗 β2-GP Ⅰ 抗体阳性
5. 关节炎	5. 补体降低：C3、C4 或 CH50
6. 浆膜炎：胸膜炎和心包炎	6. 直接抗人球蛋白试验（Coomb's 试验）阳性（无溶血性贫血）
7. 肾脏病变：尿蛋白肌酐比>0.5 mg/mg，或尿蛋白定量（24 h）>0.5 g 或有红细胞管型	
8. 神经病变：癫痫、精神病、多发性单神经炎、脊髓炎、外周或脑神经病变、急性精神混乱状态	
9. 溶血性贫血	
10. 至少一次白细胞计数减少（$<4\times10^9/L$）或淋巴细胞计数减少（$<1\times10^9/L$）	
11. 至少一次血小板计数减少（$<100\times10^9/L$）	

确诊标准：满足表 12-3 中的 4 项标准，包括至少 1 项临床标准和 1 项免疫学标准；或者肾活检证实狼疮肾炎，同时抗核抗体阳性或抗 dsDNA 抗体阳性。

表 12-4　2019 年 EULAR/ACR SLE 分类标准

入围标准
曾经 ANA≥1∶80（HEp-2 细胞免疫荧光法）

⇩

如果不符合，不考虑 SLE 分类；
如果符合，进一步参照附加标准

⇩

附加标准
如果可以被比 SLE 更符合的疾病解释，则该条标准不计分。
每条标准出现一次就足够。
满足 SLE 分类条件：≥1 条临床分类标准，且总分≥10 分。
所有标准不需要同时发生。
每一项只计算最高分。

续表

临床分类标准	权重	免疫学分类标准	权重
① 全身状态		① 抗磷脂抗体	
发热>38.3 ℃	2	抗心磷脂抗体或抗 β2-GP Ⅰ 抗体或狼疮抗凝物阳性	2
② 血液学		② 补体	
白细胞计数减少	3	补体 C3 或补体 C4 水平下降	3
血小板计数减少	4	补体 C3 和补体 C4 水平下降	4
自身免疫性溶血性贫血	4	③ SLE 特异性抗体	
③ 神经精神症状		抗 dsDNA 抗体或抗 Sm 抗体阳性	6
谵妄	2		
精神错乱	3		
癫痫	5		
④ 皮肤黏膜病变			
非瘢痕性脱发	2		
口腔溃疡	2		
亚急性皮肤狼疮或盘状狼疮	4		
急性皮肤狼疮	6		
⑤ 浆膜炎			
胸膜或心包渗出	5		
急性心包炎	6		
⑥ 肌肉骨骼症状			
关节受累	6		
⑦ 肾脏病变			
尿蛋白>0.5g/24 h	4		
肾脏病理 WHO Ⅱ 或 Ⅴ 型狼疮肾炎	8		
肾脏病理 WHO Ⅲ 或 Ⅳ 型狼疮肾炎	10		

5　病情评估

5.1　活动度评估

《2020 中国系统性红斑狼疮诊疗指南》推荐对初诊和随访的 SLE 患者选择 SLE 疾病活动指数（SLEDAI-2000）评分标准，并结合临床医师的综合判断进行疾病活动度评估：SLEDAI-2000≤6（轻度活动）、SLEDAI-2000 7~12（中度活动）和 SLEDAI-2000>12（重度活动）。BILAG-2004 是另一个经常采用的疾病活动度评估系统。由于仅基于 SLEDAI-2000 和 BILAG-2004 进行疾病活动度的评估均存在一定的局限性，因此还须结合临床医师的整体判断（physician global assessment，PGA），参照 SLE 患者的临床表现和其他表现来提高评估的准确性[1]。

5.2 脏器不可逆状态和不可逆损伤

SLE反复发作、糖皮质激素和免疫抑制剂的长期应用，均可导致不可逆的组织损伤和脏器功能减退，其程度决定了患者的远期预后。

5.3 合并症

合并高血压病、糖尿病、脑梗死、心肌梗死、感染等状态，往往会对SLE患者的治疗决策产生重要影响。

6 治疗

《2020中国系统性红斑狼疮诊疗指南》推荐SLE的治疗原则为早期、个体化治疗，最大限度地延缓疾病进展，减轻器官损害，改善预后。SLE治疗的短期目标是控制疾病活动度、改善临床症状，达到临床缓解或可能达到的最低疾病活动度；长期目标是预防和减少复发，减少药物不良反应，预防和控制疾病所致的器官损害，实现病情长期持续缓解，降低病死率，提高患者的生活质量。

威胁器官/生命的SLE患者的治疗包括起始的高强度的免疫抑制治疗，以控制疾病活动度；随后是低强度的更长时间的治疗，以巩固反应和防止复发。

EULAR推荐的完全缓解标准为：在没有应用糖皮质激素和免疫抑制剂的前提下，没有临床疾病活动性的证据（SLEDAI=0）。低疾病活动度标准为：应用抗疟药，但SLEDAI≤3；或者SLEDAI≤4、PGA≤1，泼尼松剂量≤7.5 mg，免疫抑制剂剂量稳定且耐受性良好。其中，EULAR-欧洲肾脏协会-欧洲透析和移植协会（ERA-EDTA）推荐的LN的治疗目标为保存或改善肾功能，尿蛋白3个月下降至少25%，6个月下降至少50%，12个月时尿蛋白肌酐比达500~700 mg/g（达到完全临床缓解）[6-7]。

6.1 一般治疗

调整生活方式有助于SLE治疗。SLE患者应遵循下述原则：① 避免接触危险物质。某些化妆品含有可能诱发红斑狼疮、加重病情的物质，SLE患者应避免接触染发剂和文眉剂等。② 防晒。紫外线照射可诱发SLE，防晒（如防晒霜）可减少疾病复发。③ 适度运动。运动可改善抑郁情绪，减轻疲劳。④ 注重心理支持。心理支持可降低精神压力，改善焦虑和抑郁情绪。⑤ 戒烟。⑥ 补充维生素D。补充维生素D有助于减轻SLE患者的炎症和疾病活动度。

急性活动期患者以休息为主。病情稳定期患者可正常工作，但注意勿劳累。缓解期患者可接受疫苗注射，但尽可能不选用活疫苗。对育龄期女性，若病情稳定至少6个月，无重要脏器损害，停用可能致畸的药物至足够安全的时间，可考虑妊娠；病情活动期要注意避孕，根据不同疾病活动状态选择不同避孕措施，如宫内节育器、黄体酮植入物、长效醋酸甲羟孕酮等，应尽量避免使用雌激素贴剂。

6.2 合并症治疗

对合并高脂血症、高血压病、糖尿病、脑梗死、心肌梗死、骨质疏松等疾病者，应积极治疗合并症。感染是SLE患者死亡的首位病因，在SLE整个治疗期间，应及时评估可能的感染风险，通过多种途径识别、预防和控制感染。

6.3 药物治疗

6.3.1 羟氯喹（hydroxychloroquine，HCQ）

对无禁忌的 SLE 患者，推荐长期使用羟氯喹作为基础治疗，剂量<5 mg/（kg·d）。服用羟氯喹的患者，应警惕视网膜毒性，尤其存在长期服用和（或）使用高剂量的羟氯喹、伴有肝肾疾病、同时使用他莫昔芬、有视网膜或黄斑疾病史、高龄等高风险因素的患者，须进行基线检查及以后每年 1 次眼科检查（通过视野检查和/或光谱域光学相干断层扫描），低风险的患者可进行基线及服药第 5 年起每年 1 次眼科检查。

6.3.2 糖皮质激素（以下简称激素）

激素是治疗 SLE 的基础用药，应根据疾病活动度及受累器官的类型和严重程度制订个体化的激素治疗方案，采用控制疾病所需的最低剂量。轻度活动：羟氯喹或非甾体类抗炎药疗效不佳时，可考虑使用小剂量激素（≤10 mg/d 泼尼松或等效剂量的其他激素）；中度活动：采用激素（0.5~1 mg/kg·d^{-1} 泼尼松或等效剂量的其他激素）+免疫抑制剂进行治疗；重度活动：采用激素（≥1 mg/kg·d^{-1} 泼尼松或等效剂量的其他激素）+免疫抑制剂进行治疗，待病情稳定后，适当调整激素用量。

狼疮危象时，可使用激素冲击联合免疫抑制剂进行治疗。甲泼尼龙 500~1000 mg/d，3 d 为一个疗程，疗程间隔 5~30 d。冲击治疗后改口服泼尼松 0.5~1 mg/kg·d^{-1} 或等效剂量的其他激素，通常治疗时间为 4~8 周，但具体疗程应视病情而定。

对于慢性维持治疗，激素应该减量至不超过等剂量泼尼松 7.5 mg/d；如果可能，可以停用激素。

6.3.3 免疫抑制剂

对激素联合羟氯喹治疗效果不佳的 SLE 患者，或无法将激素的剂量调整至相对安全剂量以下的患者，建议使用免疫抑制剂；对伴有脏器受累者，建议初始治疗时即加用免疫抑制剂。常用的免疫抑制剂如甲氨蝶呤（MTX）、硫唑嘌呤（AZA）和吗替麦考酚酯（MMF）等（表 12-5）。免疫抑制剂的选择主要基于患者临床表现、年龄、对生育的要求、安全性和花费等。环磷酰胺（CTX）可以用于严重威胁器官或生命的 SLE 患者，也可作为对其他免疫抑制药物没有反应的患者的"抢救"治疗措施。

表 12-5 常用免疫抑制剂的使用方法、副作用

药物	使用方法	副作用
甲氨蝶呤（MTX）	每周 10~25 mg，顿服或分 2 次服用	主要不良反应为胃肠道不适，如恶心、呕吐等，血液系统异常（如贫血、白细胞减少）与肝脏损害较常见，且有致畸作用
硫唑嘌呤（AZA）	诱导期：2~3 mg/（kg·d），分两次服用；缓解期：<2 mg/d，分两次服用	主要不良反应为骨髓抑制与肝脏损害，须检测硫嘌呤甲基转移酶活性
吗替麦考酚酯（MMF）	严重/威胁器官的疾病或狼疮肾炎诱导期：3g/d，分 2 次服用；轻中度疾病或狼疮肾炎维持期：1~2g/d，分 2 次服用	最常见的不良反应为胃肠道不适，一些患者会发生感染、骨髓抑制与肝脏损害。由于该药具有一定的致畸作用，因此应停用至少 6 周后方可尝试妊娠

续表

药物	使用方法	副作用
环磷酰胺（CTX）	狼疮肾炎诱导治疗：500 mg，2周一次，共6次；存在肾脏衰竭的高风险因素、严重威胁器官或生命的疾病：每月0.75~1.0 g/m² 体表面积，共6次。维持期尽量不采用	常见不良反应为胃肠道不适，如恶心、呕吐等，肝脏损害、骨髓抑制是主要的不良反应。长期大剂量使用会增加发生肿瘤的危险，具有明确的生殖毒性和致畸作用
环孢素A（CsA）	1~3 mg/(kg·d) 或 100~400 mg/d，分两次服用	主要不良反应为肾功能损害、血压升高与感染
他克莫司（Tac）	0.05~0.1 mg/(kg·d) 或 2~4 mg/d，分两次服用	常见不良反应为胃肠道不适，一些患者会出现肾脏、肝脏损害；肝功能受损者应减少他克莫司用量，用药期间应监测肾毒性、血糖和血压

6.3.4 生物制剂

经激素和（或）免疫抑制剂治疗效果不佳、不耐受或复发的 SLE 患者，可考虑使用生物制剂进行治疗。目前，生物制剂主要包括利妥昔单抗和贝利尤单抗两种。贝利尤单抗能改善患者的血清学指标，降低严重复发风险及减少激素用量，对常规治疗效果不佳的患者可以选用。用法：10 mg/kg，静脉滴注，前3次每2周给药一次，随后每4周给药一次。常见不良反应是感染、头痛和恶心。利妥昔单抗适用于顽固性狼疮肾炎和难治性血细胞减少的患者，可以减少激素用量；一般来说，在应用利妥昔单抗之前，患者至少对一种免疫抑制剂（如 CTX、MMF 等）治疗效果不佳，而严重的自身免疫性血小板减少、严重的溶血性贫血可以直接采用利妥昔单抗。利妥昔单抗起始使用方法大致分为3种：375 mg/m²，每周1次，共4次；1000 mg，第1天和第15天各用1次；100 mg，1次/周，共4次。随后每6个月1次或按需使用。常见不良反应为感染和输液反应。

6.3.5 其他治疗

病情危重或治疗困难的患者也可采用大剂量静脉免疫球蛋白冲击（0.4 g/kg·d⁻¹，一般使用3~5 d）、血浆置换、造血干细胞或间充质干细胞移植等治疗方法。其中，血浆置换尤其适用于狼疮 TMA 患者。

6.4 累及脏器病变的治疗

6.4.1 皮肤病变

患者皮肤病变的一线治疗包括局部药物（糖皮质激素、钙调磷酸酶抑制剂）、抗疟药（HCQ）和（或）糖皮质激素的系统应用。大约有40%的患者对一线治疗反应不充分，可以加用 MTX、维A酸、氨苯砜或 MMF 等。贝利尤单抗、利妥昔单抗可以作为三线治疗药物。沙利度胺对 SLE 皮肤病变也有较好疗效，但须注意其神经毒性和便秘等不良反应。

6.4.2 血细胞减少

狼疮相关性血细胞减少的急性治疗包括大剂量的糖皮质激素（包括静脉甲强龙的冲击治疗）和（或）静脉免疫球蛋白的应用。为了维持治疗反应，可以加用免疫抑制剂，如 MMF、AZA 和 CsA；难治性患者可以采用利妥昔单抗、贝利尤单抗或 CTX。

重度血小板减少（$<30\times10^9$/L）的一线治疗药物是中高剂量的糖皮质激素（或甲泼尼龙冲击治疗 1~3 d）和（或）静脉免疫球蛋白加免疫抑制剂（AZA、MMF、CsA）；如果

反应不佳（血小板计数<50×10⁹/L）或复发，则采用二线治疗药物（如利妥昔单抗、贝利尤单抗或CTX）。三线治疗包括血小板生成素激动剂和切脾。

重度自身免疫性溶血性贫血（血红蛋白水平<60 g/L）的治疗和重度血小板减少的治疗方案相似。自身免疫性白细胞减少症在SLE中很常见，但大多不需要治疗，同时要注意鉴别其他原因（尤其是药物）所致白细胞减少。

6.4.3 狼疮肾炎

狼疮肾炎（LN）的病理学类型及病变活动性是选择狼疮肾炎治疗方案的基础，可为相应治疗提供指导。Ⅰ型LN根据肾外表现来选择治疗方案。对无蛋白尿的Ⅱ型LN，激素剂量和其他免疫抑制药物的使用根据其他器官损伤和狼疮活动性而定；对蛋白尿>0.5 g/24 h但<3.0 g/24 h者，可采用口服激素（0.5~0.6 mg/kg·d⁻¹）或者激素联合免疫抑制剂诱导，缓解后激素联合免疫抑制剂（如AZA、MMF）维持。Ⅱ型LN患者如果蛋白尿>3.0 g/24 h，按狼疮足细胞病治疗。对肾小球病理改变轻微或系膜增生的狼疮足细胞病，推荐激素单药诱导或者激素联合免疫抑制剂诱导缓解；对激素单药诱导未获缓解或肾小球病变为局灶节段肾小球硬化者，应联合其他免疫抑制剂治疗。对狼疮足细胞病获得缓解后，推荐采用激素联合免疫抑制剂维持；对反复复发者，建议联合抗CD20单克隆抗体治疗[5]。

Ⅲ型和Ⅳ型LN首选激素联合MMF或低剂量CTX诱导，病情缓解后继续MMF维持，MMF总疗程超过2年后可切换为AZA维持。激素联合多靶点方案（MMF 1g/d+Tac 4 mg/d）可作为Ⅲ型、Ⅳ型、Ⅲ/Ⅳ+Ⅴ型（尤其表现为肾病综合征）LN患者的诱导方案，维持期继续采用多靶点治疗。如果患者存在肾脏衰竭的高风险（包括肾小球滤过率降低、组织学上出现新月体或纤维蛋白样坏死或严重间质炎症），也可以采用激素联合高剂量CTX的方案，病情缓解后优先选择MMF维持[5]。

对尿蛋白<2 g/24 h的Ⅴ型LN，采用激素和血管紧张素转换酶抑制剂（ACEI）/血管紧张素Ⅱ受体阻滞剂（ARB）减少蛋白尿，治疗过程中如果肾损伤加重（尿蛋白增加或者肾功能减退），则应进行免疫抑制治疗。对蛋白尿≥2 g/24 h的单纯Ⅴ型LN，可选择激素联合MMF的诱导方案，也可采用激素联合CTX、钙调磷酸酶抑制剂（Tac/CsA）或多靶点方案；维持期可采用激素联合MMF或钙调磷酸酶抑制剂，并使用ACEI/ARB严格控制血压[5]。

狼疮TMA患者如果出现肾功能进行性减退或者严重肾功能不全而需肾脏替代治疗，除传统大剂量甲泼尼龙静脉冲击和免疫抑制治疗外，还应联合血浆置换或双重血浆置换（DFPP）治疗。血清aPL阳性或伴有APS的LN患者，应使用抗凝剂[5]。

利妥昔单抗可作为难治性患者的二线选择。关于贝利尤单抗在活动性LN的Ⅲ期临床研究的初步数据表明，在标准治疗基础上加用贝利尤单抗可提高活动性LN患者的缓解率。

6.4.4 神经精神狼疮

区分SLE所致与非SLE所致的神经精神表现是关键一步，可以通过神经影像学检查、脑脊液检测、存在的危险因素（与狼疮发病、患者年龄、非神经性狼疮的活动性和aPL的出现相关的类型和时程）分析和排除混杂因素等来鉴别。SLE相关神经精神疾病的治疗包括糖皮质激素/免疫抑制剂（针对炎症过程相关的表现）和抗血小板/抗凝治疗（针对与动脉粥样硬化血栓形成/aPL相关的表现）。由于区分炎症性和栓塞/血栓/缺血两种病理机制存在困难，所以也可以同时采用免疫抑制治疗和抗凝/抗血小板治疗。对重度神经精神狼疮患者，可进行甲泼尼龙冲击治疗，效果不佳时可加用环磷酰胺。

6.4.5 抗磷脂抗体综合征

对于无症状的 aPL 阳性者，如果具有高风险 aPL 谱（2 次以上至少间隔 12 周的狼疮抗凝物阳性、aPL 双阳性或三阳性、持续高滴度 aPL），无论有无传统危险因素（如吸烟、高血压、糖尿病、高胆固醇血症等），可使用低剂量阿司匹林进行预防；对于仅有产科 APS 病史的非妊娠患者，可在充分风险/效益评估后用低剂量阿司匹林进行预防。血栓性 APS 患者的治疗参见本书第十三章。

7 SLE 与妊娠生育

妊娠生育曾经被列为 SLE 的禁忌证。而今大多数 SLE 患者在疾病控制后，可以安全地妊娠生育。育龄期女性 SLE 患者，若病情稳定至少 6 个月，无重要脏器损害，停用可能致畸的药物至足够安全的时间，可考虑妊娠；如果计划怀孕，备孕前应向风湿免疫科、妇产科医生进行生育咨询并进行相关评估；对妊娠 SLE 患者，应密切监测 SLE 疾病活动度及胎儿生长发育情况；若无禁忌，推荐妊娠期全程服用羟氯喹，如出现疾病活动，可考虑使用激素、硫唑嘌呤、他克莫司、环孢素等控制病情[1]。

8 预后

SLE 患者的生存率已从 20 世纪 50 年代 50% 的 4 年生存率提高至目前 80% 的 15 年生存率，10 年存活率也已达到 90% 以上。急性期患者的死亡原因主要是 SLE 造成的多脏器严重损害和感染，尤其是伴有严重神经精神性狼疮、肺动脉高压和急进性狼疮肾炎者；慢性肾功能不全和药物（尤其是长期使用大剂量激素）的不良反应，包括冠心病等，是 SLE 远期死亡的主要原因[2]。

参考文献

［1］中华医学会风湿病学分会，国家皮肤与免疫疾病临床医学研究中心，中国系统性红斑狼疮研究协作组．2020 中国系统性红斑狼疮诊疗指南［J］．中华内科杂志，2020，59（3）：172-185.

［2］葛均波，徐永健，王辰．内科学［M］．9 版．北京：人民卫生出版社．

［3］中国医学会皮肤性病学分会红斑狼疮研究中心．皮肤型红斑狼疮诊疗指南（2019 版）［J］．中华皮肤科杂志，2019，52（3）：149-155.

［4］曾彩虹，刘志红．ISN/RPS 狼疮性肾炎病变定义及分型修订共识［J］．肾脏病与透析肾移植杂志，2019，28（1）：47-51.

［5］中国狼疮肾炎诊断和治疗指南编写组．中国狼疮肾炎诊断和治疗指南［J］．中华医学杂志，2019，99（44）：3441-3455.

［6］FANOURIAKIS A, KOSTOPOULOU M, ALUNNO A, et al. 2019 update of the EULAR recommendations for the management of systemic lupus erythematosus [J]. Ann Rheum

Dis, 2019, 78 (6): 736-745.

[7] FANOURIAKIS A, KOSTOPOULOU M, CHEEMA K, et al. 2019 Update of the Joint European League Against Rheumatism and European Renal Association-European Dialysis and Transplant Association (EULAR/ERA-EDTA) recommendations for the management of lupus nephritis [J]. Ann Rheum Dis, 2020, 79 (6): 713-723.

（薛雷喜）

第十三章 抗磷脂综合征

1 概述

抗磷脂综合征（anti-phospholipid syndrome，APS）是一种非炎症性自身免疫病，临床上以动脉静脉血栓形成、习惯性流产和血小板减少等为主要表现，患者血清中存在抗磷脂抗体（aPL）。上述症状可以单独或多个共同存在。

APS 可分为原发性抗磷脂综合征（PAPS）和继发性抗磷脂综合征（SAPS）。PAPS 的病因目前尚不明确，可能与遗传、感染等因素有关，多见于年轻人，男女发病比例为 1:9，女性中位年龄为 30 岁。SAPS 多见于系统性红斑狼疮或类风湿性关节炎等自身免疫病。此外，还有一种少见的恶性抗磷脂综合征（CAPS），患者表现为短期内进行性广泛血栓形成，造成多器官功能衰竭甚至死亡。

2 临床表现

2.1 动、静脉血栓形成

APS 血栓形成的临床表现取决于受累血管的种类、部位和大小，可以表现为单一或多个血管累及（表 13-1）。APS 的静脉血栓形成比动脉血栓形成多见。静脉血栓以下肢深静脉血栓最常见，此外还可见于肾脏、肝脏和视网膜。动脉血栓多见于脑部及上肢，还可累及肾脏、肠系膜及冠状动脉等部位。肢体静脉血栓形成可致局部水肿，肢体动脉血栓会引起缺血性坏疽。年轻人发生脑卒中或心肌梗死应排除 PAPS 可能。

表 13-1 APS 动、静脉血栓形成临床表现

累及血管	临床表现
① 静脉	
肢体	深静脉血栓
脑	脑静脉窦血栓
肝脏小静脉	肝大；转氨酶水平升高
肝脏大静脉	Budd-Chiari 综合征
肾脏	肾静脉血栓
肾上腺	中央静脉血栓；出血、梗死，Addison's 病
肺	肺血管栓塞；肺动脉高压
大静脉	上/下腔静脉血栓
皮肤	网状青斑
眼	视网膜静脉血栓
② 动脉	
肢体	缺血性坏死

续表

累及血管	临床表现
脑大血管	脑卒中;短暂性脑缺血发作;Sneddon's 综合征
脑小血管	急性缺血性脑病;多发性脑梗死性痴呆
心脏大血管	心肌梗死;静脉搭桥后再狭窄
心脏小血管(急性)	循环衰竭;心脏停搏
心脏小血管(慢性)	心肌肥厚;心律失常;心动过缓
肾脏大血管	肾动脉血栓;肾梗死
肾脏小血管	肾血栓性微血管病
肝脏	肝梗死
主动脉弓	主动脉弓综合征
腹主动脉	附壁血栓
皮肤	指端坏疽
眼	视网膜动脉和小动脉血栓

2.2 产科表现

胎盘血管的血栓导致胎盘功能不全,可引起习惯性流产、胎儿宫内窘迫、宫内发育迟缓甚至死亡。典型的 APS 流产常发生于妊娠 10 周以后,但亦可发生得更早,这与抗心磷脂抗体(aCL)的滴度无关。APS 孕妇可发生严重的并发症,早期可发生先兆子痫及 HELLP(hemolysis, elevated liver enzymes, low platelets)综合征,患者表现为溶血、肝酶升高及血小板减少。

2.3 血小板减少

血小板减少是 APS 的另一重要表现,发生率为 22%~42%,APS 还可导致自身免疫性溶血性贫血、骨髓坏死,最严重的可导致自身免疫性微血管病综合征。

2.4 神经系统

最常见的神经系统表现为脑血管病变引发的脑卒中和短暂性脑缺血发作(图 13-1),而 aPL 可直接损伤神经元组织,所以患者也有认知障碍、白质病变、癫痫、精神病、舞蹈病、偏侧投掷症、横贯性脊髓病、感音神经性聋、偏头痛等表现。

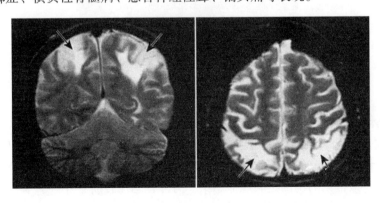

图 13-1 APS 患者头颅 MRI 改变(箭头所指为双侧脑梗死病灶)

2.5 心脏病变

APS 的心脏病变最常累及瓣膜，包括瓣膜增厚和瓣膜结节。其中二尖瓣最易受累（图 13-2），其次为主动脉瓣。心脏瓣膜病变可增加脑卒中发病风险。APS 患者的冠心病发病风险也增加。有研究发现，约 5.5% 的 APS 患者有心肌梗死。

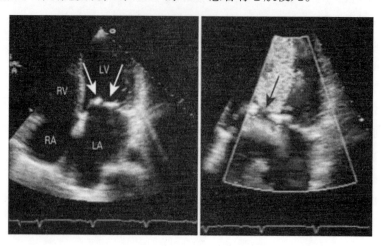

图 13-2　APS 患者心脏超声图（箭头所指为二尖瓣增厚）

2.6 皮肤改变

APS 与多种皮肤异常相关，包括裂片形出血、网状青斑（图 13-3）、皮肤坏死和梗死、浅静脉血栓形成、指（趾）坏疽、皮肤溃疡、类似于血管炎的病变（假性血管炎性结节、斑疹）及青斑样血管病变（白色萎缩）。

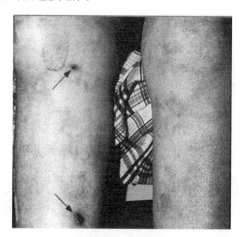

图 13-3　双腿网状青斑改变（箭头所指为皮肤缺血溃疡）

2.7 其他

只有少数 APS 患者会出现灾难性抗磷脂综合征（catastrophic APS，CAPS）。患者表现为迅速的灾难性血栓风暴并驱动致命性多器官衰竭（图 13-4）。大多数（50%）CAPS 患者有诱发因素，最常见的诱因是病原体感染。另外，恶性肿瘤、外科手术、抗凝治疗（撤退或者不当）、产科并发症、SLE 突发活跃等都可以诱发 CAPS。即使积极治疗，还是有约

37%的 CAPS 病人会死亡。有研究提示，CAPS 患者的病死率跟抗核抗体滴度有关。

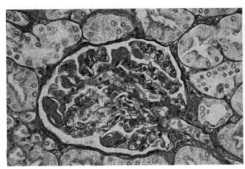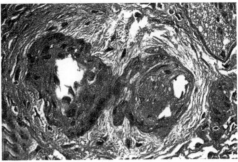

图 13-4　肾脏活检组织图像（肾小球内充满微血栓，导致毛细血管管腔闭塞、内皮细胞肿胀及动脉硬化）

2.8　实验室检查

2.8.1　aPL 的血清学检查

2.8.1.1　狼疮抗凝物（LA）

LA 是一种 IgG/IgM 型免疫球蛋白，作用于凝血酶原复合物（Ⅹa、Ⅴa、Ca^{2+} 及磷脂）及 Tenase 复合体（因子Ⅸa、Ⅷa、Ca^{2+} 及磷脂），在体外能延长磷脂依赖的凝血试验的时间。因此，LA 检测是一种功能试验，有凝血酶原时间（PT）、激活的部分凝血活酶时间（APTT）、白陶土凝集时间（KCT）和蛇毒试验（dRVVT）。其中 KCT 和 dRVVT 较敏感。

2.8.1.2　aCL

目前标准化的 aCL 检测是用酶联免疫吸附试验（ELISA）法。持续中高滴度的 IgG/IgM 型 aCL 与血栓密切相关，IgG 型 aCL 与中晚期流产相关。aCL 分为两类：一类是非 β2-GPⅠ依赖性抗体，多见于感染性疾病；另一类是 β2-GPⅠ依赖性抗体，多见于自身免疫病。

2.8.1.3　抗 β2-GPⅠ抗体

抗 β2-GPⅠ抗体具有 LA 活性，用 ELISA 法检测。它与血栓的相关性比 aCL 强，假阳性率低。诊断 PAPS 的敏感性与 aCL 相仿。一般认为，抗 β2-GPⅠ抗体的特异性比 1988 年 Asherson 提出的抗心磷脂抗体的特异性高，故有中高滴度抗 β2-GPⅠ抗体阳性的病人应高度警惕 PAPS。

2.8.1.4　其他

其他血清学检查包括血常规、尿常规、红细胞沉降率、肾功能和肌酐清除率等生化检查。此外，应做抗核抗体、抗可溶性核抗原（ENA）抗体和其他自身抗体检查，以排除其他结缔组织病。

2.8.2　其他检查

2.8.2.1　超声检查

血管多普勒超声有助于外周动静脉血栓的诊断；M 型超声、切面超声则有助于心瓣膜结构和赘生物的检测；B 超还可监测妊娠中晚期胎盘功能和胎儿状况。

2.8.2.2　影像学检查

影像学检查对血栓评估最有意义。动静脉血管造影可显示阻塞部位，MRI 检查有助于明确血栓大小和梗死灶范围。

2.8.2.3 组织活检

皮肤、胎盘和其他组织活检表现为血管内栓塞形成，一般无淋巴细胞或白细胞浸润。同样，肾活检也表现为肾小球和小动脉的微血栓形成。

3 诊断要点

PAPS 的诊断主要依靠临床表现和实验室检查，还必须排除其他自身免疫病和感染、肿瘤等疾病引起的血栓。至今国际上无统一的诊断标准。

3.1 诊断标准

目前，诊断 PAPS 最新分类标准是 2006 年国际血栓与止血学会修订的抗磷脂综合征分类标准。具体标准如下：

3.1.1 临床表现标准

3.1.1.1 血栓形成

任何器官/组织发生的 1 次或 1 次以上动静脉或小血管血栓形成（不包括浅表静脉血栓）；必须有客观证据（如影像学、组织病理学等）；如果组织病理学检查显示有血栓形成，则血栓部位的血管壁必须无血管炎表现。

3.1.1.2 病理妊娠

（1）1 次或多次无法解释的形态学正常的胎龄≥10 周的胎儿死亡，必须经超声检查或对胎儿直接体检表明胎儿形态学正常。

（2）在妊娠 34 周前，因重度子痫或重度先兆子痫或严重胎盘功能不全所致 1 次或多次形态正常的新生儿早产。

（3）连续 3 次或 3 次以上无法解释的胎龄<10 周的自然流产，须排除母亲生殖系统解剖结构异常，或激素水平异常，或因母亲或父亲染色体异常等因素所致。

3.1.2 实验室标准

（1）狼疮抗凝物阳性：按照国际血栓与止血学会的指南，在血浆中测得狼疮抗凝物至少 2 次，两次检测之间间隔至少 12 周。

（2）采用标准化的 ELISA 法检测血清或血浆中抗心磷脂（aCL）抗体，结果显示 IgG/IgM 型中高滴度阳性，即 aCL-IgG 抗体>40GPL（1 GPL=1 μg/mL 纯化的 IgG 型 aCL 结合抗原的活性）；aCL-IgM 抗体>40 MPL（1 MPL=1 μg/mL 纯化的 IgM 型 aCL 结合抗原的活性）；或滴度大于 99 百分位数。

（3）采用标准化的 ELISA 法检测血清或血浆中抗 β2 糖蛋白 I（β2GP I）抗体，结果显示 IgG/IgM 型阳性（滴度大于 99 百分位数）。

确诊 APS 须同时符合至少一条临床表现和一条实验室标准。另外，如果 aPLs 结果阳性与临床表现之间间隔不足 12 周或超过 5 年，则不能诊断。

3.2 鉴别诊断

仅根据临床表现或实验室检查结果很难确诊 PAPS。一个有中高滴度 aCL 或 LA 阳性的患者如果有以下情况，应考虑 PAPS 可能：①无法解释的动脉或静脉血栓；②发生在不常见部位的血栓（如肾或肾上腺）；③年轻人发生的血栓；④反复发生的血栓；⑤反复发作的血小板减少；⑥发生在妊娠中晚期的流产。静脉血栓须与蛋白 C、蛋白 S 和抗凝血酶Ⅲ缺陷症、血栓性血小板减少性紫癜、纤溶异常、肾病综合征、阵发性夜间血红蛋白尿、白塞病及与口服避孕药相关的血栓等疾病相鉴别。动脉血栓须与高脂血症、糖尿病血管病变、血栓闭塞性脉管炎、血管炎、高血压等疾病相鉴别。

需要注意的是，aPL 的出现并不一定发生血栓，约 12% 的正常人可以出现 IgG 或 IgM 类 aCL 抗体阳性。梅毒和艾滋病（AIDS）、Lyme 病、传染性单核细胞增多症、结核等疾病的抗磷脂抗体阳性率分别为 93%、39%、20%、20%。一些药物如吩噻嗪、普鲁卡因胺、氯丙嗪、肼苯达嗪、苯妥英钠、奎宁、普萘洛尔和口服避孕药也可以诱发 aPL 阳性；另外，有一些恶性肿瘤，如黑色素瘤、肾母细胞癌、肺癌、淋巴瘤和白血病等亦可出现 aCL 或抗 β2-GP I 抗体阳性。

4 治疗方案及原则

4.1 一般原则

对 PAPS 的治疗主要是对症处理，防止血栓和流产再发生。一般不必用激素或免疫抑制剂治疗，除非对 SAPS，如 SLE 或伴有严重血小板减少（$<50\times10^9/L$），或溶血性贫血等特殊情况。抗凝治疗主要应用于 aPL 阳性伴有血栓的患者，或抗体阳性又有反复流产史的孕妇。对无症状的抗体阳性患者不宜进行抗凝治疗（表 13-2）。

表 13-2 APS 伴中高滴度 aPL 患者的治疗方案

临床情况	治疗方案
无症状	不治疗，或阿司匹林 75 mg/d
可疑血栓	阿司匹林 75 mg/d
反复静脉血栓	华法林，国际标准化比率 2.0~3.0，无限期
动脉血栓	国际标准化比率 3.0，无限期
初次妊娠	不治疗，或阿司匹林 75 mg/d
单次流产，<10 周	不治疗，或阿司匹林 75 mg/d
反复流产或 10 周以后流产，无血栓	妊娠全过程及产后 6~12 周小剂量肝素（5000 IU，2 次/天）
反复流产或 10 周以后流产，血栓形成	妊娠全过程肝素治疗，产后用华法林
网状青斑	不治疗，或阿司匹林 75 mg/d
血小板计数>50×10⁹/L	不治疗
血小板计数<50×10⁹/L	泼尼松 1~2 mg/kg
恶性抗磷脂综合征	抗凝+糖皮质激素+静脉注射免疫球蛋白+血浆置换

注：引自 FIRESTEIN GS. 凯利风湿病学 [M]. 6 版. 栗占国，唐福林，主译. 北京：北京大学医学出版社，2009. 略作修改。

4.2 常用的抗凝药物

4.2.1 肝素及低分子量肝素

肝素是未分层的混合物，分子量在 3000~57000 道尔顿（D）之间。低分子量肝素（LMWH）是指用化学和酶学方法将肝素裂解并提纯的一组分子量在 4000~6000 D 的葡胺糖。LMWH 与肝素相比有以下特点：① 半衰期长。肝素的半衰期为 1 h（0.4~2.5 h），而 LMWH 是它的 2 倍。② 抗血栓作用强，而抗凝作用弱。③ 对血小板的作用小。④ 不易引起骨质疏松。

肝素每支 12500 IU（100 mg）。近年来肝素用量趋小剂量化，成人每日用量<15000 IU，临床上静脉或皮下注射使用。LMWH 可以皮下注射，剂量为 2500~3000 IU，一般每日一次；剂量较大时亦可每 12 小时一次。

通常用 APTT 监测肝素治疗的实验室指标，使肝素剂量控制在正常对照的 1.5~2.0 倍为宜。肝素过量会引起出血，可以用鱼精蛋白中和，1 mg 鱼精蛋白可中和 100 IU 肝素。鱼精蛋白宜缓慢滴注。

4.2.2 华法林

华法林的抗凝机制是抑制维生素 K 依赖的凝血因子的合成，因此，由华法林过量引起的出血可以用维生素 K 拮抗治疗。本药有致畸作用，孕妇禁忌。本药半衰期是 33 h，一般在服药后 12~24 h 才能起作用。要从小剂量逐渐增加，初期给 2.5~5 mg/d，维持量因人而异，一般小于 7.5 mg/d，平均 4~6 mg/d。

华法林用凝血酶原时间（PT）监测，用国际标准化比率（international normalized ratio，INR）评估。INR=患者 PT/标准 PT。如果 INR>3.0，则出血风险加大；如果 INR>5.0，则出血风险极大。

4.2.3 抗血小板药

抗血小板药物能抑制血小板黏附、聚集和释放功能，防止和抑制血栓形成。可以选下列药物：① 阿司匹林（ASA，抑制 TXA2 的产生），50~300 mg/d；或磺吡酮 0.2 g，3 次/天。② 双嘧达莫（抑制 Ca^{2+} 活性，增高血小板内 cAMP 的浓度，可与 ASA 合用）25~50 mg，3 次/d。③ 噻氯匹定（通过 ADP 受体抑制血小板和纤维蛋白原连接）用法 0.25 g，1~2 次/天；④ 芬氟咪唑（抑制 TXA2 合成酶）50 mg，2 次/天。

4.2.4 羟基氯喹

羟基氯喹可以减少 aPL 的生成，有抗血小板聚集作用，近期有研究提示它可以保护 aPL 病人不发生血栓。其副作用有头昏、肝功能损害、心脏传导系统抑制、眼底药物沉着等，但这些副作用比氯喹的轻，且发生率低。

4.3 急性期的治疗

对急性期血栓可进行取栓术，静脉血栓在 72 h 内手术，动脉血栓在 8~12 h 内行取栓术或血管旁路术。对有手术禁忌者，可以进行溶栓治疗，国内常用的药物有尿激酶、链激酶，溶栓后用肝素或华法林进行抗凝治疗。但是临床经验提示，溶栓药物是无助的，因为很快会发生再栓塞。

4.4 慢性期的治疗

慢性期患者以口服抗凝治疗为主。长期抗凝治疗会降低血栓的复发率，但亦会增加出血机会，应特别注意。抗凝治疗过程中应监测 INR，对动脉血栓 INR 应控制在 2.5~3.0，静脉血栓则宜控制在 2.0~3.0。一般认为，对经良好抗凝治疗仍有血栓发生的患者，可试用羟基氯喹。

4.5 妊娠期的治疗

APS 孕妇应按以下情况处理：① 对既往无流产史或妊娠前 10 周发生的流产，通常以小剂量 ASA 治疗；② 对既往有妊娠 10 周后流产病史者，在确认妊娠后，皮下注射肝素 5000 IU，每天 2 次，直至分娩前停用；③ 对既往有血栓史者，在妊娠前就开始用肝素或低分子肝素抗凝治疗，在妊娠期不用华法林；④ 由于 APS 患者产后 3 个月内发生血栓的风险极大,故产后应该继续抗凝治疗 6~12 周;如果可能,在产后 2~3 周内可以把肝素改用为华法林。

4.6 血小板减少的治疗

对血小板计数 $>50\times10^9/L$ 的轻度血小板减少而不合并血栓的病人,可以注意观察病情变化;对有血栓而血小板计数 $<100\times10^9/L$ 的病人,要谨慎抗凝治疗;血小板计数 $<5\times10^9/L$ 者禁止抗凝,可以用泼尼松 $1~2$ mg/(kg·d),大剂量(400 mg/kg)静脉注射丙种球蛋白,待血小板上升后再进行抗凝治疗。

4.7 CAPS 的治疗

本综合征常是骤然起病,一般主张抗凝的同时使用较大剂量激素,必要时联合使用血浆置换和静脉注射免疫球蛋白。对于难治性 CAPS,可考虑采用 B 细胞耗竭(如利妥昔单抗)或补体抑制(如依库丽单抗)疗法。

附 2019 EULAR 建议:成人抗磷脂综合征的管理

总体原则

aPL 阳性个体的风险分层应包括确定是否存在高风险 aPL 特征(定义为以下任何一种:多种 aPL 阳性、狼疮抗凝剂或持续高 aPL 滴度)、血栓性和(或)产科 APS 病史、其他系统性自身免疫疾病(如 SLE)的共存,以及传统心血管危险因素的存在。

针对 aPL 阳性个体的一般措施应包括筛查和严格控制所有个体,特别是那些具有高风险 aPL 特征的个体的心血管危险因素(吸烟、高血压、血脂异常、糖尿病、缺乏体力活动),筛查和管理静脉血栓形成风险因素,以及低分子肝素在高风险情况下的使用,如手术、住院、长时间固定和产褥期。

患者治疗依从性的教育和咨询、维生素 K 拮抗剂(VKA)治疗患者的 INR 监测、口服抗凝剂患者的围手术期使用低分子肝素桥接疗法、口服避孕药、妊娠期和产后期、绝经后激素治疗和生活方式建议(饮食、运动)在 APS 的管理中非常重要。

具体建议

- **aPL 阳性受试者原发性血栓预防**

1. 对于无症状 aPL 携带者(不满足任何血管或产科 APS 分级标准),无论伴或不伴有传统危险因素,均为高危 aPL 患者,推荐使用低剂量阿司匹林(LDA,每日 75~100 mg)进行预防性治疗。

2. SLE 患者无血栓形成史或妊娠并发症:

A. 对于高危 aPL 患者,推荐使用 LDA 进行预防性治疗。

B. 对于低风险 aPL 患者,可考虑使用 LDA 进行预防性治疗。

3. 对于只有产科 APS 病史的非孕妇(伴或不伴 SLE),建议在进行充分的风险/效益评估后,使用 LDA 进行预防性治疗。

- **APS 中的继发性血栓预防**

4. 对于确诊为 APS 和首次静脉血栓形成的患者:

A. 建议使用目标 INR 2~3 的 VKA 治疗。

B. 由于复发性事件的高风险,利伐沙班不应用于具有三重 aPL 阳性的患者。尽管对 VKA 有良好的依从性或有 VKA 禁忌证(过敏或对 VKA 不耐受),但未能达到 INR 目标的患者可考虑使用直接口服抗凝剂（DOACs）。

C. 无原因的初次静脉血栓形成的患者应长期坚持抗凝治疗。

D. 对于初次静脉血栓形成的患者，根据国际指南，治疗应持续推荐给无APS的患者。对于重复测量中高风险APL患者或有其他复发危险因素时，可以考虑更长时间的抗凝治疗。

5. 对于尽管用VKA治疗，目标INR为2~3，但仍有明确APS和复发性静脉血栓形成的患者：

A. 应考虑对VKA治疗的依从性进行调查和教育，并经常进行INR检测。

B. 如果已经达到2~3的INR目标，可以考虑添加LDA、将INR目标增加到3~4或改为低分子肝素。

6. 对于有明确APS和首次动脉血栓形成的患者：

A. 建议使用VKA治疗，而不是仅使用LDA治疗。

B. 考虑到个体出血和复发血栓形成的风险，建议使用VKA治疗，维持INR 2~3或INR 3~4。也可以考虑用VKA维持INR 2~3的基础上联用LDA治疗。

C. 利伐沙班不应用于患有三重aPL阳性和动脉事件的患者。基于目前的证据，不建议对有明确的APS和动脉事件的患者使用DOACs，因为其复发血栓形成的风险很高。

7. 对于经VKA充分治疗后，仍出现复发性动脉血栓形成的患者，在评估其他潜在因素后，可以考虑将INR指标值提高到3~4，添加LDA或改用低分子肝素。

- 产科APS

8. 对于aPL高危但无血栓形成或妊娠并发症史（伴或不伴SLE）的妇女，妊娠期间应考虑LDA治疗（每日75~100 mg）。

9. 对于仅有产科APS病史（既往无血栓形成事件），无论伴或不伴SLE的女性：

A. 妊娠小于10周的复发性自发性流产次数≥3次，有胎儿丢失史（妊娠不小于10周），建议妊娠期间预防性使用LDA联合肝素治疗。

B. 由于子痫或严重先兆子痫或由于公认的胎盘功能不全导致分娩时妊娠小于34周，考虑到个体的风险状况，推荐预防性使用LDA或LDA和肝素治疗。

C. 临床"非标准"产科APS，如两次复发性自然流产时妊娠<10周，或因严重子痫前期或子痫分娩时妊娠不小于34周，可根据患者的风险情况，考虑单独使用LDA或联合肝素治疗。

D. 怀孕期间预防性使用肝素治疗产科APS，应考虑延续使用肝素至产后6周，以降低母体血栓形成的风险。

10. 预防性使用LDA联合肝素治疗但仍有复发妊娠并发症的标准产科APS女性，可考虑增加肝素剂量到治疗剂量或在妊娠头三个月增加硫酸羟氯喹（HCQ）或低剂量泼尼松龙。静脉注射免疫球蛋白可考虑在高度选择的病例。

11. 对于有血栓形成病史的APS妇女，建议在妊娠期间使用LDA和治疗剂量的肝素联合治疗。

12. 建议所有aPL阳性患者及早使用抗感染药物治疗感染，并尽量减少抗凝中断或血栓性APS患者的低INR水平，以帮助防止发生CAPS。

对于CAPS患者的一线治疗，建议使用糖皮质激素、肝素和血浆交换或静脉注射免疫球蛋白的联合治疗，而不是单药或其他联合治疗。此外，任何触发因素（如感染、坏疽或恶性肿瘤）都应进行相应的治疗。对于难治性 CAPS 患者，可考虑采用 B 细胞耗竭（如利妥昔单抗）或补体抑制（如依库丽单抗）疗法。

参考文献

［1］中华医学会. 临床诊疗指南风湿病分册［M］. 北京：人民卫生出版社，2005.

［2］ADRIANA DANOWSKIA，JOZELIA REGOB，ADRIANA M，et al. Guidelines for the treatment of antiphospholipid syndrome［J］. Revista Brasileira De Reumatologia，2013，53（2）：184-192.

［3］TEKTONIDOU M G，ANDREOLI L，LIMPER M，et al. EULAR recommendations for the management of antiphospholipid syndrome in adults［J］. Ann Rheum Dis，2019，78（10）：1296-1304.

［4］LIMPER M，DE LEEUW K，LELY A T，et al. Diagnosing and treating antiphospholipid syndrome：a consensus paper［J］. The Netherlands Journal of Medicine，2019，77（3）：98-108.

［5］中国医师协会风湿免疫科医师分会自身抗体检测专业委员会. 抗磷脂抗体检测的临床应用专家共识［J］. 中华内科杂志，2019，58（7）：496-500.

（姜一真）

第十四章 干燥综合征

1 概述

原发性干燥综合征（primary Sjögren's syndrome，pSS）是一种以淋巴细胞增殖及进行性外分泌腺体损伤为特征的慢性炎症性自身免疫病。pSS患者血清中存在多种自身抗体，除有涎腺、泪腺功能受损外，可出现多脏器多系统受累[1]。pSS属全球性疾病，我国人群的患病率为0.29%~0.77%，在老年人群中患病率为3%~4%。本病女性多见，男女发病人数之比为1:9~1:20。发病年龄多在40~50岁，也见于儿童。本病的诊断除口眼干的表现外，更有赖于免疫学检测，其治疗也须结合个体临床情况。

2 临床表现

pSS患者多隐匿起病，临床表现轻重不一。部分患者仅有口眼干等局部症状，就诊于口腔科、眼科，而另有部分患者则以重要脏器损害为首发症状。80%以上的患者会出现干燥、疲乏和关节疼痛等表现。

2.1 局部表现

2.1.1 口干

口干因唾液分泌减少、唾液黏蛋白缺少所致。患者频繁饮水，进干食时常需水送服，严重者可出现进食困难、牙齿片状脱落及多发龋齿。患者可出现唾液腺肿大，反复发作，不伴发热。若腺体持续性增大，呈结节感，须警惕发生恶性病变。

2.1.2 眼干

眼干因泪腺分泌功能低下所致。患者眼部干涩、磨砂感和充血，严重者可出现干燥性角结膜炎、角膜上皮糜烂、角膜新生血管化和溃疡形成，甚至角膜穿孔、失明。

2.2 系统表现

约1/3的患者可出现系统损害，少数患者伴有发热、淋巴结肿大等全身症状。

2.2.1 皮肤表现

患者有皮肤干燥、雷诺现象及皮肤血管炎等表现。后者以双下肢紫癜最常见。其他有荨麻疹样皮肤损害、红斑结节等。

2.2.2 关节肌肉表现

约50%的pSS患者可出现关节痛，呈慢性、复发性，累及手关节多见，仅10%的患者出现关节炎，而侵蚀性关节炎罕见。患者出现肌痛、肌无力症状时须鉴别是否合并纤维肌痛综合征、激素相关性肌病、继发肾小管酸中毒导致的低钾血症或其他并发疾病。血清肌酸激酶、血钾和肌电图、肌肉磁共振成像（MRI）有助于pSS相关肌病的确诊及鉴别。

2.2.3 呼吸系统表现

呼吸系统受累的主要表现是气道干燥、肺间质病变、毛细支气管炎、肺大疱和支气管扩张。罕见表现是淀粉样变、假性淋巴瘤、肺动脉高压与胸膜病变。以肺间质病变最多见，病理类型各异，有非特异性间质性肺炎（NSIP）、淋巴细胞性间质性肺炎（LIP）、寻常型间质性肺炎（UIP）和机化性肺炎（OP），上述类型在胸部高分辨CT上呈现不同特征。间质性肺病变是pSS死亡的主要原因之一。

2.2.4 消化系统表现

pSS患者常有胃食管反流症状，部分表现为喉气管刺激症状，与唾液流量减少，不能自然缓冲反流的酸性胃内容物有关。此外，非甾体类抗炎药和糖皮质激素的使用可导致患者发生胃炎和消化性溃疡。25%的患者有肝功能损害、转氨酶升高，甚至黄疸，部分合并原发性胆汁性胆管炎（PBC）。pSS患者可出现胰腺外分泌功能障碍，其病理机制类似于唾液腺受累，主要原因是淋巴细胞浸润导致胰腺腺泡萎缩、胰管狭窄等慢性胰腺炎改变。

2.2.5 肾脏表现

pSS患者最常见的肾脏损害为肾小管间质性病变。肾间质病变者临床可表现为肾小管性酸中毒、肾性尿崩、范可尼综合征、肾钙化/结石等，部分患者因低钾血症而出现周期性瘫痪就诊。少数患者发生肾小球肾炎及间质性膀胱炎。对有条件的患者建议进行肾脏穿刺，以明确病变性质及活动程度。

2.2.6 神经系统表现

pSS累及神经系统表现多样，周围神经、自主神经和中枢神经系统均可受累。以周围神经病变最常见（10%~20%），多呈对称性周围感觉神经病变，常见于高球蛋白血症性紫癜的患者。运动神经受累亦可合并出现。自主神经综合征表现为直立性低血压、Adie瞳孔、无汗、心动过速、胃肠功能紊乱等。小纤维神经病常导致感觉异常，如烧灼感。中枢神经系统病变少见，常表现为脑白质病变、视神经脊髓炎谱系疾病或横贯性脊髓炎。

2.2.7 血液系统表现

患者可出现血细胞减少，其中白细胞轻度减少最常见。血小板减少往往是风湿科医生的治疗难点，部分患者症状顽固、易复发、难以控制。患者发生淋巴瘤的风险较健康人群高数倍，最常见的是黏膜相关边缘带B细胞淋巴瘤（MALT）。

2.2.8 冷球蛋白血症

冷球蛋白血症表现为冷球蛋白相关血管炎、膜增生性肾小球肾炎。冷球蛋白血症的发病与B细胞长期活化相关，患者发生淋巴瘤的风险增高，预后欠佳。其类型通常为同时存在Ⅱ型、Ⅲ型冷球蛋白的混合型冷球蛋白血症。

2.2.9 自身免疫性甲状腺疾病

自身免疫性甲状腺疾病常伴随pSS存在，包括Graves病和桥本甲状腺炎等。部分患者可出现甲状腺功能亢进症或甲状腺功能减低症表现，血中可检出针对甲状腺抗原的自身抗体，包括甲状腺球蛋白抗体和甲状腺微粒体抗体或促甲状腺受体抗体等。

3 诊断要点

3.1 临床诊断线索

诊断本病的主要线索基于患者的症状、体征、实验室检查及并发症相关的辅助检查。本病最常见的症状、体征如下：

3.1.1 口腔症状

（1）持续3个月感到口干，须频频饮水、半夜起床饮水等；

（2）成人期后有腮腺反复或持续性肿大；
（3）吞咽干性食物有困难，必须用水辅助；
（4）有猖獗性龋齿、舌干裂，口腔往往继发有霉菌感染。

3.1.2 眼部症状
（1）持续3个月有不能忍受的眼干；
（2）反复有沙子吹进眼内的感觉或磨砂感；
（3）每日须用人工泪液3次或3次以上。

3.1.3 其他症状
其他症状有阴道干涩、皮肤干痒等症状。

3.2 辅助检查

3.2.1 常规化验
常规化验包括血、尿、大便常规，以及肝肾功能、血糖、电解质、红细胞沉降率、C反应蛋白、补体等。此外，应依据患者的症状和器官受累情况进行其他相应的辅助检查，如胸部高分辨CT等。

3.2.2 诊断性检查

3.2.2.1 自身抗体
干燥综合征（SS）患者血清中可检测到多种自身抗体，抗核抗体（ANA）阳性率达80%，其中抗SSA抗体阳性率最高。抗SSB抗体是诊断SS的标记性抗体。特别值得注意的是，抗Ro-52抗体不等同于抗SSA抗体，抗Ro-52抗体阳性并不代表抗SSA抗体阳性。两者是两种独立的抗体，均可在SS患者血清中出现，往往是同时阳性，只是抗Ro-52抗体的特异性较抗SSA抗体的差。抗着丝点抗体、抗胞衬蛋白抗体等也常阳性。70%~90%的SS患者类风湿因子（RF）阳性。

3.2.2.2 唇腺黏膜病理
灶性淋巴细胞性唾液腺炎（FLS）是诊断SS的典型病理表现。正确的唇腺黏膜病理诊断性判读为，每 4 mm² 唇腺黏膜组织面积内≥50个淋巴细胞为一个灶，浸润的淋巴细胞通常紧密聚集在唾液腺管或血管周围，而其周边的腺泡组织表现正常。FLS界定为每 4 mm² 唇腺黏膜组织面积内平均至少1个FLS，即灶性指数≥1为唇腺病理阳性，是诊断SS的标准之一。必须强调的是，在 4 mm² 组织内的灶数，国内建议用有标尺的显微镜来计算。无面积界定的报告不具备临床诊断意义。唇腺病理除有助于诊断SS外，尚可用于排除非特异性慢性唾液腺炎、慢性硬化性唾液腺炎及米库利兹病。

3.2.2.3 口腔干燥症检查
包括唾液流率、腮腺造影、唇腺黏膜病理等检查。

3.2.2.4 干燥性角结膜炎检查
包括Schirmer试验、泪膜破碎时间测定、角膜染色检查等（见本章附件一）。

4 诊断标准

4.1 2002年美欧修订的SS国际分类标准（American and European Consensus Group，AECG标准）[2]

Ⅰ．口腔症状（符合下述3项中的1项或1项以上）：① 每日感到口干持续3个月以上；② 成年后腮腺反复肿大或持续肿大；③ 吞咽干性食物需要用水帮助。

Ⅱ. 眼部症状（符合下述 3 项中的 1 项或 1 项以上）：① 每日感到不能忍受的眼干持续 3 个月以上；② 有反复的沙子进眼或磨砂感觉；③ 每日须用人工泪液。

Ⅲ. 眼部特征（下述检查中任意 1 项或 1 项以上阳性）：① Schirmer Ⅰ 试验（+）（≤5 mm/5 min）；② 角膜染色（+）（≥4，VanBijsterveld 计分法）。

Ⅳ. 组织学检查：唇腺病理检查显示淋巴细胞灶≥1（4 mm² 组织内至少有 50 个淋巴细胞聚集于唇腺间质者为一个灶）。

Ⅴ. 唾液腺受损（下述检查中任意 1 项或 1 项以上阳性）：① 唾液流率（+）（≤1.5 mL/15 min）；② 腮腺造影（+）；③ 唾液腺放射性核素检查（+）。

Ⅵ. 自身抗体：抗 SSA 抗体/抗 SSB 抗体（+）。

上述 6 个条目的具体判定标准如下：

4.1.1 pSS 的诊断标准

无任何潜在疾病情况下，按下述两条诊断：A. 符合上述 Ⅰ、Ⅱ、Ⅲ、Ⅳ、Ⅴ、Ⅵ 条中的 4 条或 4 条以上，但 Ⅳ（组织学检查）和 Ⅵ（自身抗体）至少有一项阳性；B. 条目 Ⅲ、Ⅳ、Ⅴ、Ⅵ 4 条中任意 3 条阳性。

4.1.2 继发性 SS 的诊断标准

患者有潜在的疾病（如任一结缔组织病），符合 Ⅰ、Ⅱ 中任意 1 条，同时符合 Ⅲ、Ⅳ、Ⅴ 中任意 2 条。

4.1.3 排除标准

头颈面部放疗史、丙型肝炎病毒感染、艾滋病、淋巴瘤、结节病、移植物抗宿主病、抗乙酰胆碱药（如阿托品、莨菪碱、溴丙胺太林、颠茄等）的应用。

2002 年的 AECG 标准要求患者必须具备自身免疫表现，即小唾液腺活检阳性或血清学抗体阳性，才能被诊断为 SS。此外，丙型肝炎病毒感染、艾滋病等被列入排除标准，该类患者可表现出口眼干燥症状，须与 pSS 辨别。

4.2 2016 年美国风湿病学会（ACR）/欧洲抗风湿病联盟（EULAR）制定的 pSS 分类标准

4.2.1 纳入标准

至少有眼干或口干症状之一者，即下述至少一项为阳性：① 每日感到不能忍受的眼干，持续 3 个月以上；② 眼中反复沙砾感；③ 每日须用人工泪液 3 次或 3 次以上；④ 每日感到口干，持续 3 个月以上；⑤ 频繁饮水帮助吞咽干性食物。或者在 EULAR 的 SS 疾病活动度指数（ESSDAI）问卷中出现至少一个系统阳性的可疑 SS 者。

4.2.2 排除标准

患者出现下列疾病，因可能有重叠的临床表现或干扰诊断试验结果，应予以排除：① 头颈部放疗史；② 活动性丙型肝炎病毒感染；③ 艾滋病；④ 结节病；⑤ 淀粉样变性；⑥ 移植物抗宿主病；⑦ IgG4 相关性疾病。

任何满足上述纳入标准并除排除标准外，且下述 5 项评分总和≥4 分者，可诊断为 pSS：

（1）唇腺灶性淋巴细胞浸润且灶性指数≥1，记为 3 分；

（2）血清抗 SSA 抗体阳性，记为 3 分；

(3) 至少单眼角膜染色计分（OSS）≥5 或 VanBijsterveld 评分≥4 分，记为 1 分；

(4) 至少单眼泪液分泌试验（Schirmer 试验）≤5 mm/5 min，记为 1 分；

(5) 未刺激的全唾液流率≤0.1 mL/min（Navazesh 和 Kumar 测定法），记为 1 分。

常规使用胆碱能药物者应充分停药后再进行上述（3）、（4）、（5）项评估口眼干燥的检查。

该标准敏感度为 96%，特异度为 95%，在诊断标准的验证分析及临床试验的入组中均适用。

5 鉴别诊断

5.1 SLE

pSS 多见于中老年妇女，发热尤其是高热的不多见，无额部皮疹，口眼干明显，肾小管酸中毒为其常见而主要的肾损害，高球蛋白血症明显，低补体血症少见，预后良好。

5.2 RA

pSS 的关节炎症状远不如 RA 明显和严重，极少有关节骨破坏、畸形和功能受限。而 RA 患者很少出现抗 SSA 抗体和抗 SSB 抗体。

5.3 非自身免疫病的口干

例如，老年性外分泌腺体功能下降引起的口干、糖尿病性或药物性口干均有赖于病史及各个病的自身特点加以鉴别。

6 治疗目标、方案及原则

6.1 pSS 患者治疗目标

(1) 缓解症状和体征：消除症状或最大限度地减轻症状，如口眼干燥、关节痛等。

(2) 提高患者生活质量：包括社会经济学因素、病退、退休等。

(3) 防治并发症：防止肾小管酸中毒、肺纤维化等。

6.2 既往治疗方案及原则

由于 pSS 尚无令人满意的治疗措施，无论是干燥、疲乏、疼痛还是内脏器官损害，均缺乏经循证医学论证的有效药物，现使用的药物治疗多为经验性治疗或者借鉴类似病变的治疗。

不同的内脏损害又因其部位、病理改变、病变范围及对药物治疗反应的不同而疗效不一，因此，在阶段治疗后应根据 ESSPRI 和 ESSDAI（本章附件二）进行评估，以利于长远治疗[3-4]。

6.2.1 局部症状的治疗

目前的治疗干预尚不能达到逆转腺体功能紊乱及治愈疾病的目的，对口眼干的首选治疗是通过局部治疗来缓解症状。应教育患者认识疾病，保持健康生活方式及愉悦心情。

6.2.1.1 口干燥症

推荐患者定期进行口腔健康检查和护理，预防牙周病。首先依据唾液流率将唾液腺受损程度分为轻、中、重度，然后根据不同损伤程度制订相应的治疗方案。轻度腺体功能受损者可使用非药物刺激唾液腺分泌，如无糖的酸性糖片、木糖醇，或机械刺激（无糖口香糖）；可外用氟化物预防龋齿。国外推荐，中至重度腺体功能受损但具有残余唾液腺功能的患者在无禁忌证（如消化道溃疡、支气管哮喘或闭角型青光眼）的情况下，首选口服毒蕈碱激动剂，如毛果芸香碱或西维美林（此类药物国内应用不广泛）。毛果芸香碱的不良反应包括出汗、尿频、肠激惹。此外，环戊硫酮片、溴己新片和 N-乙酰半胱氨酸等可促进分泌，所以也可以考虑使用这些药物。对重度腺体功能受损导致无残留唾液腺分泌功能的患者，建议使用人工涎液替代治疗。人工涎液有多种制剂，含羧甲基纤维素、黏液素（mucin）、聚丙烯酸（polyacrylic acid）、黄胶原（xanthan）或亚麻仁聚多糖（linseed polysaccharide）等成分。

6.2.1.2 眼干燥症

眼干燥的评估通常依赖于三个特征：泪液功能、泪液成分及眼表改变。与口干燥症相同，干眼症的治疗依据眼干的严重程度和对每种治疗的反应不同进行调整。预防性措施包括避免使用减少泪液产生的全身性药物，保持良好的睑缘卫生。患者干眼症状明显时，每天至少使用两次人工泪液。一般建议使用含有透明质酸盐或羧甲基纤维素且不含防腐剂的人工泪液。润滑油膏通常只在睡前给药，以免长期使用损害视力。难治性或严重眼干燥症患者可局部使用含有免疫抑制剂（如环孢素）的滴眼液及经过处理的小牛血清或血清替代物。糖皮质激素类滴眼液应在眼科医生指导下短期（不超过 4 周）使用。

6.2.2 系统症状的治疗

半数以上 pSS 患者会出现疲劳和疼痛症状。首先推荐通过锻炼来减轻疲劳症状，部分患者可考虑应用羟氯喹。对乙酰氨基酚可作为治疗疼痛的一线药物。患者有神经痛时可应用加巴喷丁、普瑞巴林、杜洛西丁等药物。

存在系统受累特别是活动性内脏器官受累的患者，可使用糖皮质激素、免疫抑制剂和生物制剂治疗[5]。糖皮质激素的应用原则是，在有效控制病情的前提下，尽可能短疗程、低剂量。免疫抑制剂有助于激素减量并减小激素的不良反应。目前，免疫抑制剂治疗 pSS 的疗效尚缺乏高水平循证医学证据，特别是缺乏不同种类免疫抑制剂间直接对比的有效性和安全性的研究数据，因此，尚不能确定常用的免疫抑制剂何种更优，建议使用时结合患者的年龄、病情、合并症、耐受情况等而定，具体用法可参照系统性红斑狼疮和其他结缔组织病的指南推荐。常用免疫调节/免疫抑制药物包括羟氯喹、甲氨蝶呤、来氟米特、吗替麦考酚酯、硫唑嘌呤、环磷酰胺、环孢素、艾拉莫德等。定期进行 ESSDAI 评估，以调整用药。

6.2.2.1 皮肤症状

有环状红斑者可短期局部使用糖皮质激素，也可应用羟氯喹。全身使用糖皮质激素主要针对广泛或严重的皮肤病变，如血管炎样皮疹。还可联合使用硫唑嘌呤、吗替麦考酚酯或甲氨蝶呤等免疫抑制剂进行治疗。

6.2.2.2 关节痛/关节炎

对关节疼痛者，可用非甾体类抗炎药、羟氯喹进行治疗。对出现关节炎者，可用甲氨蝶呤、来氟米特、硫唑嘌呤、艾拉莫德等进行治疗。少数情况下需要短程使用小剂量糖皮质激素。

6.2.2.3 肌肉受累

ESSDAI 评估是根据肌无力及血清肌酸激酶水平对 pSS 合并肌肉受累进行分级的。pSS 患者有低疾病活动度的肌痛，不伴肌无力及肌酸激酶水平升高时，应用非甾体类抗炎药对症治疗。而对于中、高疾病活动度肌炎患者，糖皮质激素可作为一线药物，病情严重者可联合使用免疫抑制剂，如甲氨蝶呤（每周 7.5~15 mg）等。

6.2.2.4 间质性肺炎

pSS 合并间质性肺病的病情通常较其他结缔组织病引起的肺间质病轻。对于胸部高分辨 CT 确诊的肺病变范围<10%，且无呼吸系统症状、肺一氧化碳弥散量占预计值百分比>65% 的患者，建议密切监测，每隔 6 个月左右评估一次。病情严重和进展较快的患者可使用口服或静脉注射糖皮质激素治疗，免疫抑制剂可选择环磷酰胺、吗替麦考酚酯等。用于治疗特发性肺纤维化的抗纤维化药物吡非尼酮和尼达尼布等对 SS 合并肺间质纤维化的疗效有待进一步证实。另外，局部吸入型糖皮质激素和 β2 肾上腺素受体激动剂（如沙丁胺醇）可用于支气管病变者，乙酰半胱氨酸可作为辅助治疗药物。

6.2.2.5 肾脏受累

患者发生肾小管酸中毒时须补钾并长期使用枸橼酸合剂纠正酸中毒，预防可能危及生命的并发症。对肾小管间质性肾炎患者，如果有条件，可进行肾穿刺，根据病变活动程度予以相应治疗。对膜增生性肾小球肾炎，可参考狼疮性肾炎进行治疗。

6.2.2.6 神经系统受累

对中枢神经系统受累者，可使用大剂量糖皮质激素（$1~2\ mg\cdot kg^{-1}\cdot d^{-1}$）治疗，严重者进行激素冲击治疗，同时联合使用免疫抑制剂，如环磷酰胺、吗替麦考酚酯或硫唑嘌呤等，以提高诱导缓解疗效并减少维持期的复发。亦可采用地塞米松联合甲氨蝶呤鞘内注射。此外，根据疾病严重程度可选择其他治疗方式，包括血浆置换、利妥昔单抗等。利妥昔单抗对视神经脊髓炎谱系疾病疗效较好。对周围神经受累者可采用激素和免疫抑制剂治疗，同时联合维生素 B_1、维生素 B_{12}、金纳多等对症治疗，但部分患者疗效不佳。

6.2.2.7 血液系统受累

患者出现血小板严重减低、溶血性贫血时，须予糖皮质激素治疗，治疗原则与系统性红斑狼疮合并此情况时类似。可联合免疫抑制剂，如环孢素、他克莫司等进行治疗。对经反复治疗效果不佳者，可使用大剂量免疫球蛋白（IVIG）$0.4\ g\cdot kg^{-1}\cdot d^{-1}$，连用 3~5 d。利妥昔单抗可用于治疗难治性血小板减少。

6.2.2.8 冷球蛋白血症

冷球蛋白血症的治疗取决于病情的严重程度，可使用糖皮质激素（必要时可使用冲击疗法）、免疫抑制剂（如环磷酰胺、硫唑嘌呤或吗替麦考酚酯）、血浆置换、利妥昔单抗等进行治疗。后两者联合应用于冷球蛋白相关的系统性血管炎可获得良好疗效。

6.2.2.9 其他

对合并胆汁性胆管炎患者，推荐使用熊去氧胆酸治疗。对常规治疗效果不佳者，如有严重关节炎、严重血细胞减少、周围神经病变等，可考虑使用 B 细胞靶向的生物制剂，如利妥昔单抗和贝利尤单抗，以改善病情。

6.2.2.10 植物药

白芍总苷和雷公藤等中药制剂在我国也常用于 SS 的治疗，或作为其他治疗方案的组合。白芍总苷多用于轻症患者，对改善干燥症状、减轻关节炎等病情的疗效有待观察。雷公藤可用于治疗关节炎或其他临床并发症，其主要副作用为性腺抑制等。

6.3 EULAR 干燥综合征局部和全身治疗建议（2019）

6.3.1 总体原则

（1）患者的管理应在专业的医疗机构或与之有密切合作的专业中心进行，并采用多学科方法。

（2）干燥症的一线治疗方法为局部治疗，以缓解症状。

（3）对于活动性全身性疾病，可考虑采用全身性治疗方法。

6.3.2 具体推荐[6]

（1）在开始治疗口腔干燥症之前，建议对唾液腺功能进行基线评估（图 14-1）。（5 D）

（2）依据唾液腺功能，口腔干燥症首选的治疗方法为：轻度功能障碍——非药物刺激；中度功能障碍——药物刺激*；重度功能障碍——唾液替代物（图 14-1）。（1a/*1b B）

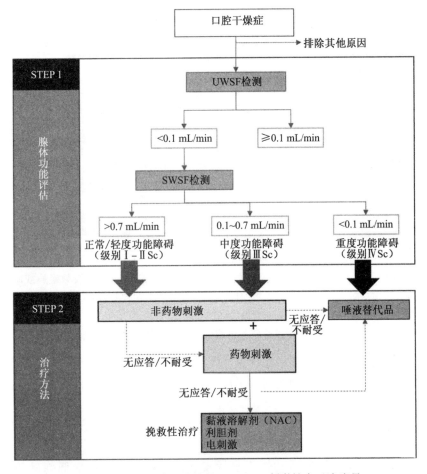

UWSF：未刺激的全唾液流量；SWSF：刺激性全唾液流量

图 14-1 原发性干燥综合征患者口腔干燥症腺体功能评估和治疗流程

（3）眼部干燥症的一线治疗方法包括人工泪液及眼部凝胶/软膏（图 14-2）。（1a B）

（4）难治性/重症眼部干燥症可局部应用包含免疫抑制药物的滴剂*和自体血清滴眼液治疗（图 14-2）。（1a/*1b B/D）

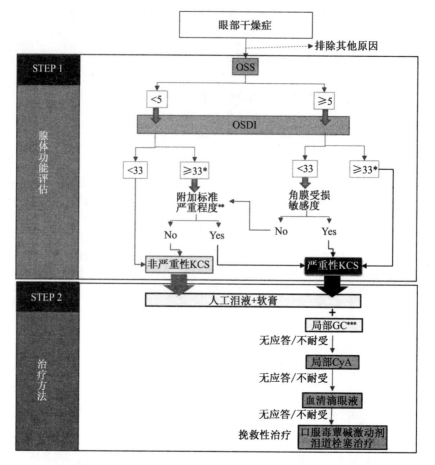

* 如果 OSS≤1，考虑神经性疼痛。** 严重程度的附加标准：① 视觉功能受损（畏光，视力矫正或对比敏感度降低）；② 眼睑痉挛（继发于眼部炎症）；③ 严重的睑板腺疾病或眼睑炎症。*** 短期治疗适应证（2~4周）。CyA：环孢素A；GC：糖皮质激素；OSS：结膜角膜染色评分；OSDI：眼表疾病指数；KCS：干燥性角膜结膜炎

图 14-2 原发性干燥综合征患者眼部干燥症腺体功能评估和治疗流程

（5）应使用特定的评分工具评估伴有疲劳/疼痛的患者的疾病严重程度。(5 D)

（6）鉴于潜在获益和副作用之间的平衡，考虑应用镇痛药或其他缓解疼痛的药物治疗肌肉骨骼疼痛。(4 C)

（7）全身性疾病的治疗应根据 EULAR 干燥综合征疾病活动指数（ESSDAI）定义的器官特异性严重程度进行调整。(4 C)

（8）糖皮质激素用于控制活动性全身性疾病时，应以必要的最低剂量和时长应用。(4 C)

（9）免疫抑制药物应主要作为糖皮质激素（GC）减量制剂应用，没有证据支持一种药物的选择优于另一种药物。(4 C)

（10）对于严重、难治性全身性疾病患者，可考虑应用 B 细胞靶向治疗。(1b B)

（11）全身性器官特异性治疗方法一般遵循 GCs、免疫抑制剂和生物制剂的顺序（或联合）使用。(5 D)

(12) B 细胞淋巴瘤的治疗应依据具体的组织学亚型和疾病分期,采用个体化方法。(4 C)

7 病程和预后

本病预后较好,特别是病变仅局限于唾液腺、泪腺、皮肤黏膜外分泌腺体者。有内脏损害者经恰当治疗后大多可以控制病情。预后不良因素包括进行性肺纤维化、中枢神经病变、肾功能不全、合并恶性淋巴瘤者[7]。

附件一

为了明确是否存在干眼症及其严重程度,辅助 SS 的诊断及帮助确定干眼症的治疗方案,应按下述检查顺序进行:

1. 泪液分泌试验（Schirmer 试验）

在未经表面麻醉的情况下进行 Schirmer 试验,检测泪液分泌情况。

操作流程:在安静和暗光环境下进行,将标准 Schirmer 滤纸在刻度处弯折,轻轻置入被测者下眼睑的颞侧边缘,嘱患者轻轻闭眼,保留滤纸 5 min。5 min 后取出滤纸,测量试纸条被浸湿的长度。

结果判读:阳性标准为试纸条被浸湿的长度≤5 mm/5 min。

2. 泪膜破碎时间（BUT）测定

泪膜破碎时间是指在不眨眼的情况下泪膜发生破裂的时间。临床上通常以 BUT 来反映泪膜的稳定性情况。

操作流程:往被测者下睑结膜滴入 5~10 μL 荧光素钠,2 min 后,在目镜设置为 10 倍放大及照明设置为"高"的裂隙灯下,应用钴蓝色滤光片进行检查。嘱患者眨眼 1 次后保持自然睁眼平视,观察记录自眨眼至角膜出现第一个黑斑的时间。测量 3 次,并记录平均值。

结果判读:阳性标准为 BUT≤10 s。

3. 角结膜染色检查

推荐应用角膜荧光素染色联合结膜丽斯胺绿染色（OSS）,该染色方法较虎红染色（VB）法有更好的安全性和舒适性。现有的两种评分方法中,OSS 评分较 van Bijsterveld 评分操作性和客观性更好,推荐应用 OSS 评分法。

操作流程:往被测者每只眼中滴入 0.5% 的荧光素钠,4~8 min 内使用配备有钴蓝色滤光片的裂隙灯观察角膜染色情况并评分。在未麻醉的眼睛里滴 1 滴 1% 的丽斯胺绿染料,嘱患者眨眼几下后,在 2 min 内使用裂隙灯在中性密度滤光片下放大 10 倍进行观察并评分。点状上皮损伤将被染色,计算角膜、结膜染色"点"的数量。

角膜染色:无染色为 0 分,1~5 个荧光素染色点为 1 分,6~30 个荧光素染色点为 2 分,>30 个荧光素染色点为 3 分。下述三种情况为附加评分:角膜出现 1 个或多个着染点融合,包括线性染色,+1 分;角膜中央直径 4 mm 区域出现染色点,+1 分;角膜出现丝状染色,+1 分。每只眼的角膜最大可能得分为 6 分。

结膜染色:无染色（每个区域点状染色少于 10 个）为 0 分,少量散在点状染色（结膜着染点数量 10~32 个）为 1 分,较多点状染色但未融合成片（结膜着染点数量 33~100

个，融合区域面积均小于 4 mm²）为 2 分，出现片状染色（结膜着染点数量超过 100 个，多处融合）为 3 分。每只眼睛的结膜染色最大可能得分为 6 分。

结果判读：每只眼角结膜染色总分值为三个区域（鼻侧结膜、角膜、颞侧结膜）分值的总和，每只眼最高评分为 12 分。干燥综合征国际临床协作组（SICCA）建议任意一只眼睛 OSS 评分≥3 分为阳性结果，支持干眼症的诊断。

附件二

EULAR 制定的 ESSPRI 由三项患者自我报告的症状组成，分别为干燥症状、疲乏和肢体痛。采用视觉模拟评分法，每项染色模式单独评分，依据症状的严重程度，从无症状至最重症状范围为 0~10 分。ESSPRI 最终得分为三项评分的均值。

EULAR 制定的干燥综合征疾病活动指数（ESSDAI）评估表见表 14-1。

表 14-1 欧洲抗风湿病联盟制定的干燥综合征疾病活动指数（ESSDAI）评估表

受累部位	疾病活动水平	定义	评分
全身症状（除疾病以外原因，如感染引起的发热，减肥所致体重减轻）（权重 3）	① 不活动为 0 分 ② 轻度活动为 1 分 ③ 中度活动为 2 分	① 无下述任何症状 ② 轻微发热或间断发热（体温 37.5~38.5 ℃）/夜间盗汗/非有意的体重下降 5%~10% ③ 高热（体温>38.5 ℃）/夜间盗汗/非有意的体重下降>10%	
淋巴结病（排除感染）（权重 4）	① 不活动为 0 分 ② 轻度活动为 1 分 ③ 中度活动为 2 分 ④ 高度活动为 3 分	① 无下述任何症状 ② 全身任意部位淋巴结直径≥1 cm 或腹股沟淋巴结直径≥2 cm ③ 全身任意部位淋巴结直径≥2 cm 或腹股沟淋巴结直径≥3 cm/脾肿大（临床可触及或影像学发现） ④ 合并恶性 B 细胞增殖性疾病	
腺体病变（排除结石或感染）（权重 2）	① 不活动为 0 分 ② 轻度活动为 1 分 ③ 中度活动为 2 分	① 无腺体肿大 ② 轻度腺体肿大：腮腺肿大（直径≤3 cm）或局限性颌下腺或泪腺肿大 ③ 重度腺体肿大：腮腺肿大（直径>3 cm）或广泛颌下腺或泪腺肿大	
关节病变（排除骨关节炎）（权重 2）	① 不活动为 0 分 ② 轻度活动为 1 分 ③ 中度活动为 2 分 ④ 高度活动为 3 分	① 目前无活动性关节受累 ② 手、腕、踝及足关节疼痛伴晨僵（持续时间>30 min） ③ 1~5 个关节有滑膜炎（在 28 个关节中） ④ ≥6 个关节有滑膜炎（在 28 个关节中）	
皮肤病变（将稳定长期存在的与损伤有关的表现定级为"不活动"）（权重 3）	① 不活动为 0 分 ② 轻度活动为 1 分 ③ 中度活动为 2 分 ④ 高度活动为 3 分	① 目前无活动性皮肤病变 ② 多形红斑 ③ 局限性皮肤血管炎，包括荨麻疹性血管炎或局限性足踝部紫癜，或亚急性皮肤狼疮 ④ 弥漫性皮肤血管炎，包括荨麻疹性血管炎或弥漫性紫癜或与血管炎相关的溃疡	

续表

受累部位	疾病活动水平	定义	评分
肺部病变（将稳定长期存在的与损伤有关的表现，或与本病无关的呼吸系统受累如吸烟等，定级为"不活动"）（权重5）	① 不活动为0分 ② 轻度活动为1分 ③ 中度活动为2分 ④ 高度活动为3分	① 目前无活动性肺部病变 ② 持续咳嗽或支气管病变，但无X线异常表现，或放射学或胸部高分辨率CT诊断的肺间质病变，无呼吸困难，且肺功能正常 ③ 中度活动性肺部病变，如胸部高分辨率CT诊断的肺间质病变，伴活动后气短（纽约心功能分级Ⅱ级）或肺功能异常（肺一氧化碳弥散量占预计值百分比<70%或用力肺活量占预计值百分比60%~80%） ④ 重度活动性肺部病变，如胸部高分辨率CT诊断的肺间质病变，伴休息时气短（纽约心功能分级Ⅲ级）或肺功能异常（肺一氧化碳弥散量占预计值百分比<40%或用力肺活量占预计值百分比<60%）	
肾脏病变（将稳定长期存在的与损伤有关的表现及与本病无关的肾脏受累，定级为"不活动"。如果有肾活检结果，则首先按照肾活检结果定级）（权重5）	① 不活动为0分 ② 轻度活动为1分 ③ 中度活动为2分 ④ 高度活动为3分	① 目前无活动性肾脏病变：尿蛋白<0.5 g/d，无血尿，无白细胞尿，无酸中毒或由于损伤所致的持续稳定的蛋白尿 ② 轻微肾脏活动性病变：肾小管酸中毒不伴肾功能不全（GFR≥60 mL/min）；肾小球病变（尿蛋白0.5~1.0 g/d），但无血尿或肾功能不全（GFR≥60 mL/min） ③ 中度肾脏活动性病变：肾小管酸中毒伴肾功能不全（GFR<60 mL/min）；或肾小球病变（尿蛋白1~1.5 g/d），无血尿或肾功能不全（GFR≥60 mL/min）；组织学证据，如外膜性肾小球肾炎或严重的间质淋巴细胞浸润 ④ 重度肾脏活动性病变：肾小球病变（尿蛋白>1.5 g/d）或血尿或肾功能不全（GFR<60 mL/min）；组织学证明为增生性肾小球肾炎或冷球蛋白相关肾病	
肌肉病变（排除糖皮质激素相关性肌无力）（权重6）	① 不活动为0分 ② 轻度活动为1分 ③ 中度活动为2分 ④ 高度活动为3分	① 目前无活动性肌肉病变 ② 肌电图或肌肉活检证实轻度活动性肌炎，肌力正常，肌酸激酶≤2倍正常参考值 ③ 肌电图或肌肉活检证实中度活动性肌炎，伴肌无力（肌力≥4级），或肌酸激酶升高（肌酸激酶2~4倍正常参考值） ④ 肌电图或肌肉活检证实高度活动性肌炎，伴肌无力（肌力≤3级），或肌酸激酶升高（肌酸激酶>4倍正常参考值）	

续表

受累部位	疾病活动水平	定义	评分
外周神经病变（将稳定长期存在的与损伤有关的表现，或与本病无关的外周神经受累，定级为"不活动"）（权重5）	① 不活动为0分 ② 轻度活动为1分 ③ 中度活动为2分 ④ 高度活动为3分	① 目前无活动性外周神经病变 ② 轻度活动性外周神经病变，如神经传导检查证实单纯感觉轴索多神经病变，或三叉神经痛 ③ 神经传导检查证实的中度活动性外周神经病变，如轴索感觉-运动神经病变伴运动功能4级以上，单纯感觉神经病变伴冷球蛋白血症型血管炎，神经节病变所致的轻、中度共济失调，炎症性脱髓鞘性多神经病伴轻度运动功能障碍（运动功能4级或轻度共济失调），或颅神经外周病变（排除三叉神经痛） ④ 神经传导检查证实的高度活动性外周神经病变，如轴索感觉-运动神经病变伴运动功能<3级，血管炎导致的外周神经病变（多发性单神经炎等），神经节病变导致的重度共济失调，炎症性脱髓鞘性多神经病伴重度功能障碍（运动功能≤3级或重度共济失调）	
中枢神经病变（将稳定长期存在的与损伤有关的表现，或与本病无关的中枢神经受累，定级为"不活动"）（权重5）	① 不活动为0分 ② 中度活动为2分 ③ 高度活动为3分	① 目前无活动性中枢神经系统病变 ② 中度活动性中枢神经系统病变，如脑神经的中枢病变、视神经炎，或多发性硬化样综合征出现单纯感觉障碍或经证实的认知障碍 ③ 高度活动性中枢神经系统病变，如因脑血管炎出现的脑血管意外或短暂缺血发作、癫痫发作、横贯性脊髓炎、淋巴细胞性脑膜炎、多发性硬化样综合征出现运动功能障碍	
血液系统病变（排除由维生素缺乏、铁缺乏或使用药物引起的血细胞减少）（权重2）	① 不活动为0分 ② 轻度活动为1分 ③ 中度活动为2分 ④ 高度活动为3分	① 无自身免疫性血细胞减少 ② 自身免疫性血细胞减少，中性粒细胞减少症（中性粒细胞 $1×10^9$ ~ $1.5×10^9$/L），贫血（血红蛋白100~120 g/L），血小板减少症（血小板 $100×10^9$ ~ $150×10^9$/L）或淋巴细胞减少症（淋巴细胞 $0.5×10^9$ ~ $1×10^9$/L） ③ 自身免疫性血细胞减少，中性粒细胞减少症（中性粒细胞 $0.5×10^9$ ~ $1×10^9$/L），贫血（血红蛋白80~100 g/L），血小板减少症（血小板 $50×10^9$ ~ $100×10^9$/L）或淋巴细胞减少症（淋巴细胞≤$0.5×10^9$/L） ④ 自身免疫性血细胞减少，中性粒细胞减少症（中性粒细胞<$0.5×10^9$/L），贫血（血红蛋白<80 g/L），血小板减少症（血小板 $50×10^9$/L）	
血清学变化（权重1）	① 不活动为0分 ② 轻度活动为1分 ③ 中度活动为2分	① 无下述任何血清学变化 ② 血清中出现单克隆成分，低补体血症（补体C3、C4或CH50水平降低），高球蛋白血症或IgG 16~20 g/L ③ 冷球蛋白血症，高球蛋白血症或IgG>20 g/L，或近期出现的低球蛋白血症或IgG水平降低（<5 g/L）	

参考文献

[1] MARIETTE X, CRISWELLL A. Primary Sjögren's syndrome [J]. N Engl J Med, 2018, 378 (10): 931-939.

[2] 中华医学会风湿病学分会. 干燥综合征诊断及治疗指南 [J]. 中华风湿病学杂志, 2010, 14 (11): 766-768.

[3] SARAUX A, PERS J O, DEVAUCHELLE-PENSEC V. Treatment of primary Sjögren syndrome [J]. Nat Rev Rheumatol, 2016, 12 (8): 456-471.

[4] VIVINO F B, CARSONS S E, FOULKS G, et al. New treatment guidelines for Sjögren's disease [J]. Rheum Dis Clin North Am, 2016, 42 (3): 531-551.

[5] CARSONS S E, VIVINO F B, PARKE A, et al. Treatment guidelines for rheumatologic manifestations of Sjögren's syndrome: use of biologic agents, management of fatigue, and inflammatory musculoskeletal pain [J]. Arthritis Care Res (Hoboken), 2017, 69 (4): 517-527.

[6] RAMOS-CASALS M, BRITO-ZERÓN P, BOMBARDIERI S, et al. EULAR recommendations for the management of Sjögren's syndrome with topical and systemic therapies [J]. Ann Rheum Dis, 2020, 79 (1): 3-18.

[7] PRICE E J, BAER A N. How to treat Sjögren's syndrome [J]. Rheumatology (Oxford), 2019, 15pii: key363.

（陶丽红）

第十五章 多发性肌炎和皮肌炎

1 概述

特发性炎性肌病（idiopathic inflammatory myopathies，IIM）[1-2]是一组具有不同临床表现和病理学特点的骨骼肌免疫性疾病，主要表现为对称性、进行性近端肌无力、肌痛、肌酶明显增高。既往根据临床症状、皮疹和骨骼肌病理学特征，IIM 主要分为多发性肌炎（polymyositis，PM）、皮肌炎（dermatomyositis，DM）、免疫介导的坏死性肌病（immune-mediated necrotizing myopathy，IMNM）、包涵体肌炎（inclusion body myositis，IBM）等。其中以多发性肌炎和皮肌炎最为常见。国外报告 IIM 的发病率为（2~10）/100 万，我国 PM/DM 的发病率尚不十分清楚。女性多发，男、女发病人数之比为 1：（2~3）。PM/DM 发病年龄呈双峰型，前峰 10~15 岁，后峰 45~60 岁。

2 病因和发病机制

多发性肌炎和皮肌炎致病因素较多。有研究显示，多发性肌炎和皮肌炎的病因与多数自身免疫性疾病的病因相似，主要与免疫失调和遗传因素相关[3-4]。当前临床研究中，多发性肌炎和皮肌炎患者血清，可检测出抗核抗体、SRP 抗体、Jo-1 抗体等抗体[5]，对患者肌肉的进行病理研究结果显示，患者肌组织内存在活化淋巴细胞浸润现象，患者外周血淋巴细胞对肌肉抗原敏感性高，对肌细胞具有细胞毒作用。结果进一步证实了多发性肌炎和皮肌炎属于自身免疫性疾病。多发性肌炎和皮肌炎的致病因素中，免疫失调主要受环境因素影响。环境因素又可分为感染因素和非感染因素。非感染因素可因硅胶、服用药物等导致。当机体受外界环境因素影响，出现感染（如萨克奇病毒 B1、人类免疫缺陷病毒、乙肝病毒、流感病毒、腺病毒等感染）时，肌纤维或内皮细胞产生抗原性，引发免疫反应，且感染后机体将出现某些致病菌肽段的免疫应答过程，这些肽段与肌细胞内部分蛋白肽段结构相同，进而导致机体出现交叉免疫，引发自身免疫反应。此外，遗传因素也是导致多发性肌炎和皮肌炎发生的重要因素。对人类基因进行研究显示，多发性肌炎患者几乎均含有 HLA-DR52，半数患者含有 HLA-DR3。

此外，多发性肌炎和皮肌炎存在家族性，进一步说明遗传因素在多发性肌炎和皮肌炎发病中具有重要作用。随着研究的进展，当前诸多研究结果认为多发性肌炎的发病与细胞毒性介导免疫反应相关，T 淋巴细胞可破坏肌纤维，且炎性细胞浸润与白细胞介素-1α、细胞间黏附分子存在关联。而皮肌炎的发病与体液免疫异常相关，当肌组织微血管损伤时，病灶中可检查出 IgM、IgG、Cc5b-9、Cc3 等膜攻击复合物，因此，皮肌炎的发病可能与补体介导的微血管病变相关。

3 临床表现

3.1 症状和体征

PM 主要见于成人，儿童罕见。DM 可见于成人和儿童。PM/DM 常呈亚急性起病，患者在数周至数月内出现对称性四肢近端肌肉无力，仅少数患者（特别是 DM）可急性起病。PM/DM 患者常伴有全身性表现，如乏力、厌食、体重下降和发热等。

3.1.1 骨骼肌受累的表现

对称性四肢近端肌无力是 PM/DM 的特征性表现，约 50% 的患者可同时伴有肌痛或肌压痛。患者上肢近端肌肉受累时，可出现抬臂困难，不能梳头和穿衣；而下肢近端肌肉受累时，患者常表现为上楼梯和上台阶困难，蹲下或从座椅上站起困难。PM/DM 患者远端肌无力不常见，但在整个病程中患者可有不同程度的远端肌无力表现。随着病程的延长，可出现肌萎缩。约一半的患者有颈屈肌无力，表现为平卧时抬头困难，头常呈后仰。眼轮匝肌和面肌受累罕见，这有助于与重症肌无力鉴别。

3.1.2 皮肤受累的表现

DM 除了肌肉受累外，还有特征性的皮肤受累表现[6]：皮肤病变可出现在肌肉受累之前，也可与肌炎同时出现或在肌炎之后出现。DM 常见的皮肤病变包括：① 眶周皮疹（heliotrope rash）。这是 DM 特征性的皮肤损害，发生率为 60%~80%。患者表现为上眼睑或眶周的水肿性紫红色皮疹（图 15-1），可为一侧或双侧，光照后加重。这种皮疹还可出现在两颊部、鼻梁、颈部、前胸"V"形区和肩背部（称为披肩征）。② Gottron 征。该征是指出现在关节伸面，特别是掌指关节、指间关节或肘关节伸面的红色或紫红色斑丘疹，皮疹边缘不整或融合成片，常伴有皮肤萎缩、毛细血管扩张和色素沉着或减退，偶有皮肤破溃（图 15-2、图 15-3）。Gottron 征的发生率约 80%。此类皮损亦可出现在膝关节伸面及内踝等处，表面常覆有鳞屑或有局部水肿。这是 DM 另一特征性的皮肤损害。③ 甲周病变（图 15-4）。甲根皱襞处可见毛细血

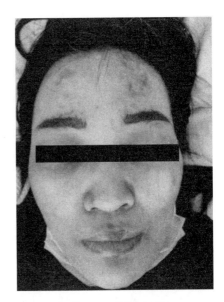

图 15-1 眶周皮疹

管扩张性红斑或瘀点，甲皱及甲床有不规则增厚，局部出现色素沉着或色素脱失。④ "技工手"。患者手指的掌面和侧面皮肤过度角化，出现裂纹，粗糙，类似于长期从事手工作业的技术工人手，故名 "技工手"（图 15-5）。患者还可出现足跟部的皮肤表皮增厚、粗糙和过度角化，此类患者常有血清抗 Mi-2 抗体阳性。⑤ 其他皮肤黏膜改变。皮肤血管炎和脂膜炎也是 DM 较常见的皮肤损害。另外，患者还可有手指的雷诺现象、手指溃疡及口腔黏膜红斑。部分患者还可出现肌肉硬结、皮下小结或皮下钙化等改变。

3.1.3 皮肤和骨骼肌外受累的表现

（1）肺部受累。间质性肺炎[7]、肺纤维化、胸膜炎是 PM/DM 最常见的肺部表现，可在病程中的任何时候出现。患者表现为胸闷、气短、咳嗽、咳痰、呼吸困难和发绀等。少

数患者有少量胸腔积液，大量胸腔积液少见。喉部肌肉无力可造成发音困难和声哑等。膈肌受累时可表现为呼吸表浅、呼吸困难或引起急性呼吸功能不全。肺部受累是影响 PM/DM 预后的重要因素之一。

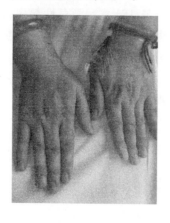 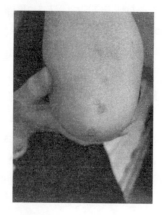 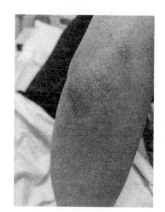

图 15-2　Gottron 征

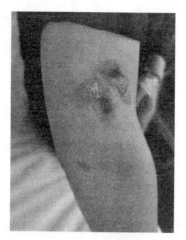 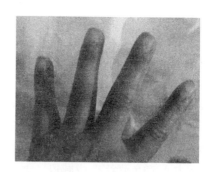

图 15-3　皮肤溃疡　　　　　图 15-4　甲周病变

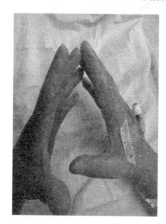 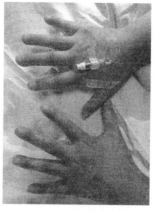 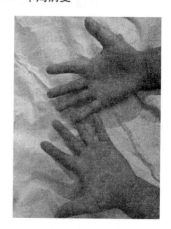

图 15-5　"技工手"

（2）消化道受累。PM/DM 累及咽、食管端横纹肌较常见，患者表现为吞咽困难，饮水发生呛咳、液体从鼻孔流出。食管下段和小肠蠕动减弱与扩张可引起反酸、食管炎、咽下困难、上腹胀痛和吸收障碍等，这些症状同硬皮病的消化道受累表现相似。

（3）心脏受累。PM/DM 心脏受累的发生率为 6%~75%，但有明显临床症状者较少见，最常见的表现是心律不齐和传导阻滞。较少见的严重表现是充血性心力衰竭和心包填塞，这也是患者死亡的重要原因之一。

（4）肾脏受累。少数 PM/DM 患者可有肾脏受累的表现，如蛋白尿、血尿、管型尿。罕见的暴发型 PM 可表现为横纹肌溶解、肌红蛋白尿及肾功能衰竭。

（5）关节表现。部分 PM/DM 患者可有关节痛或关节炎表现，通常见于疾病的早期，可表现为 RA 样关节症状，但症状一般较轻。重叠综合征患者关节症状较多见。儿童 DM 关节症状也相对较多见。

3.2 辅助检查

3.2.1 一般检查

患者可有轻度贫血、白细胞增多。约 50% 的 PM 患者红细胞沉降率（ESR）和 C 反应蛋白（CRP）水平可以正常，只有 20% 的 PM 患者活动期 ESR 水平>50 mm/h。因此，ESR 和 CRP 的水平与 PM/DM 疾病的活动程度并不伴行。血清免疫球蛋白、免疫复合物及 α2 和 γ 球蛋白水平可增高。补体 C3、C4 可减少。急性肌炎患者血中肌红蛋白含量增加，血清肌红蛋白含量的高低可估测疾病的急性活动程度，病情加重时增高，缓解时下降。当有急性广泛的肌肉损害时，患者可出现肌红蛋白尿，还可出现血尿、蛋白尿、管型尿，提示有肾脏损害。

3.2.2 肌酶谱检查

PM/DM 患者急性期血清肌酶如肌酸激酶（CK）、醛缩酶、谷草转氨酶（AST）、谷丙转氨酶（ALT）及乳酸脱氢酶（LDH）等明显增高。临床最常用的肌酶是 CK，它的改变对肌炎最为敏感，CK 水平升高的程度与肌肉损伤的程度平行。PM/DM 患者血清 CK 值可高于正常上限的 50 倍，但很少超过正常上限的 100 倍。肌酶改变先于肌力和肌电图的改变，肌力变化常滞后于肌酶改变 3~10 周，而复发时肌酶的改变先于肌力。少数患者在肌力完全恢复正常时 CK 水平仍然升高，这可能与病变引起的肌细胞膜"漏"有关。相反，少数患者活动期 CK 水平可以正常，这种情况 DM 比 PM 更常见。CK 水平正常的 PM/DM 应做仔细的鉴别诊断。一般而言，肌炎活动期，特别是 PM 患者，其 CK 水平总是高的。

3.2.3 自身抗体检查

IIMs 的抗体包括肌炎特异性抗体（myositis-specific antibodies，MSAs）[8]和肌炎相关抗体（myositis associated antibodies，MAAs）两大类。

3.2.3.1 肌炎特异性抗体

MSAs 包括各种抗氨基酰 tRNA 合成酶（anti aminoacyl-tRNA synthetase，ARS）[如组氨酰 tRNA 合成酶（Jo-1）、苏氨酰 tRNA 合成酶（PL-7）、丙氨酰 tRNA 合成酶（PL-12）、异亮氨酰 tRNA 合成酶（OJ）、甘氨酰 tRNA 合成酶（EJ）、天冬氨酰 tRNA 合成酶（KS）等]抗体、抗信号识别颗粒（SRP）抗体、抗转录中介因子 1γ（TIF1γ）抗体、抗黑色素瘤分化相关基因 5（MDA5）抗体、抗核基质蛋白 2（NXP2）抗体、抗小泛素样修饰物激活酶 1（SAE1）抗体、抗 Mi-2α 抗体和抗 Mi-2β 抗体。

（1）抗氨基酰 tRNA 合成酶（ARS）抗体。最新的荟萃分析发现，PM 中 ARS 抗体阳性率最高，为 29%，其中 Jo-1 抗体阳性率为 21%，临床常有肌炎、间质性肺炎、发热、关节炎、雷诺现象和"技工手"等特点，称为抗合成酶综合征（anti-synthetase syndrome ASS）。抗合成酶抗体并非 PM 所特有，DM 中阳性率亦高达 20%[9-11]。

不同的 ARS 抗体之间存在一些差异。抗 Jo-1 抗体是最常见的 ARS 抗体，该抗体阳性的患者与具有其他抗体的患者相比，临床表现以肌肉受累、关节炎、皮疹为主，肺间质病变相对较轻；抗 PL-7/抗 PL-12 阳性患者多有雷诺现象，早期易出现严重肺间质病变及胃肠道症状；抗 KS-OJ 抗体阳性患者多出现肺间质病变，可无肌肉受累。

（2）抗转录中介因子 1（TIF1）抗体。TIF1 家族蛋白参与细胞增殖、凋亡和天然免疫等多种细胞途径。抗 TIF1 抗体包括 TIF1α、TIF1β、TIF1γ 三种亚型，在 PM 和 DM 患者中均可检测到该抗体。

有研究显示，DM 中抗 TIF1γ 抗体阳性的患者出现恶性肿瘤的概率是抗体阴性患者的 27 倍，可将其作为诊断 DM 合并肿瘤的血清学指标，灵敏度为 78%，特异度为 89%。当患者血清中同时出现抗 TIF1α 抗体和抗 TIF1γ 抗体时，其肿瘤的发生率较单一抗体阳性者更高[12-13]。

（3）抗黑色素瘤分化相关蛋白 5（MDA5）抗体。临床无肌病性皮肌炎（CADM）是 DM 的一种亚型，此类患者有典型的 DM 皮疹，但无肌肉受累的表现。2005 年，研究者在日本 CADM 患者血清中发现了一种特殊抗体，当时认为其可与细胞质中的 140 kDa 蛋白结合，故命名为抗 CAMD-140 抗体，直到 2008 年有研究者发现其靶抗原为黑色素瘤分化相关蛋白 5（MDA5）后，CAMD-140 抗体才被改名为抗 MDA5 抗体。抗 MDA5 抗体在 IIM 中的阳性率为 10%~48%，在 CADM 中可达到 65%。抗 MDA5 抗体阳性患者更易出现皮肤溃疡、触痛性手掌丘疹等特异性皮肤表现，且常合并快速进展性间质性肺病（RP-ILD）[14]。患者起病急，进展快，预后差，病死率高达 45%~60%。此外，该抗体阳性患者多有铁蛋白水平显著升高。有研究报道铁蛋白水平>1600 ng/mL 与疾病预后不良相关。故对抗 MDA5 抗体阳性患者，应重点关注其肺部病变进展情况，尽早给予积极治疗，以改善患者预后。

（4）抗核基质蛋白（NXP）2 抗体。1997 年，美国学者在幼年型皮肌炎（JDM）患儿体内发现了一种新型抗体，并将它命名为抗 MJ 抗体。2007 年，该抗体的靶抗原被证实为 NXP-2。NXP-2 在 RNA 代谢及核结构维护等多种核功能中发挥着重要作用。

抗 NXP2 抗体是 JDM 患者的常见抗体。随着对该抗体研究的深入，在成人 IIM 患者体内也被发现存在该抗体，阳性率从 1.6% 到 17% 不等，这可能与不同种族背景及环境因素相关。该抗体阳性的患者可出现皮下钙质沉着、四肢皮下肿胀、吞咽困难及明显乏力症状，部分患者可出现远端肌群受累，肌肉病理活检可见明显肌肉萎缩。老年患者抗 NXP2 抗体阳性肿瘤发生率较高，尤其是男性患者[15]。

（5）抗小泛素样修饰物激活酶（SAE）抗体。小泛素样修饰物（SUMO）[16] 在特定蛋白质转录后修饰中起重要作用，而这一过程是由 SAE 控制的。SAE 是由 SAE-1 和 SAE-2 两个亚基组成的。

据报道，抗 SAE 抗体在欧洲人群中的阳性率为 5%~8%，而在日本人群中仅为 2%，这一差异可能与种族背景相关。有研究认为，抗 SAE 抗体与 HLA 单倍体（DRB1*4-

DQA1*03-DQB1*03）关系密切。大部分该抗体阳性的患者以典型 DM 皮疹为首发症状，之后随病程进展，逐渐出现肌肉受累，患者可出现吞咽困难。大多数患者肌肉活检病理损害较轻。该抗体与肺间质病变及肿瘤的关系仍有待进一步观察。

（6）抗 Mi-2 抗体。抗 Mi-2 抗体靶抗原为 Mi-2α 和 Mi-2β[17]。该抗体主要见于 DM 患者，患者多以皮肤损害为首发症状，可出现向阳疹、Gottron 疹、颈部"V"字征、披肩征、角质过度增生等表现。有文献报道，紫外线照射与 DM 发病及抗 Mi-2 抗体产生相关，尤其是女性患者。抗 Mi-2 抗体阳性患者肌肉活检病理可见血管周围大量炎性细胞浸润，肌纤维变性、萎缩、坏死及炎症浸润均较轻。以往研究显示，抗 Mi-2 抗体阳性患者肺间质病变及恶性肿瘤发病率较低，但近年来有文献报道，抗 Mi-2 抗体阳性患者中可有 1/3 出现肺间质病变。此类患者对激素及免疫抑制剂反应良好，预后优于抗合成酶综合征及抗 SRP 抗体阳性患者。

3.2.3.2 肌炎相关性抗体

MAAs 包括 SS-A 抗体、PM-Scl 抗体、核蛋白（U1-RNP）抗体和 Ku 抗体等。60%～80%的 PM/DM 患者可出现抗核抗体（ANA）。约 10%的患者类风湿因子（RF）阳性，但滴度较低。另外，部分患者血清中可检测出针对肌红蛋白、肌球蛋白、肌钙蛋白或原肌球蛋白等抗原的非特异性抗体。抗 Scl-70 抗体常出现在伴系统性硬化病（SSc）的 DM 患者；抗 SS-A 抗体和抗 SS-B 抗体见于伴发干燥综合征（SS）或系统性红斑狼疮（SLE）的患者；抗 PM-Scl 抗体见于 10%的肌炎患者，其中一半合并有硬皮病。另外，约 1/3 的患者可出现抗 Ku 抗体。

3.2.4 肌电图

90%的活动性 PM/DM 患者可出现肌电图异常。针极肌电图显示患者存在活动性肌源性损害，包括：（1）静息时插入和自发电活动增多，有纤颤电位和正锐波，偶尔有复杂性重复放电；（2）轻收缩时，运动单位电位（MUP）时限缩短，波幅降低，多相波百分比增加；（3）重收缩时，出现低波幅干扰相。常规的神经传导检测结果通常正常，严重弥漫肌无力患者可出现复合动作电位（CMAP）波幅降低。

除辅助诊断外，肌电图还对 PM 治疗过程中肌无力加重是源于疾病本身还是药物所致的类固醇肌病有鉴别诊断价值。肌电图发现较多的异常自发电活动通常提示疾病本身加重。另外，随病情减轻，自发电活动会减少或消失，MUP 参数也会随之改善，肌电图表现可以正常。

3.2.5 肌肉 MRI

肢体（通常指大腿和小腿）肌肉 MRI 的短时间反转恢复序列像可见因炎症所致的弥漫或灶性水肿。

3.2.6 肌肉病理

肌肉病理检查是 PM/DM 最为重要的诊断和鉴别诊断依据，应在免疫治疗前完成。

PM 肌活检标本的普通苏木素-伊红（HE）染色显示肌纤维大小不一、散在和（或）灶性分布的肌纤维变性、坏死及再生，肌内膜多发散在和（或）灶性分布的、以淋巴细胞为主的炎性细胞浸润，酸性磷酸酶红染。此外，尚可有一些非特异性改变，如核内移、变性肌纤维氧化酶［琥珀酸脱氢酶（SDH）、还原型辅酶 I 四氮唑还原酶（NADH）、细胞色素氧化酶（COX）］活性局灶性减低，以及提示线粒体异常的少量破碎红纤维，但 HE 染色、改良 Gomori 染色无镶边空泡。单克隆抗体免疫组织化学染色提示炎性细胞大部分为 T 淋巴细胞，其中 CD8$^+$T 细胞具有相对特异性，另外还有部分吞噬细胞。PM 的特征性病理改变为肌纤维膜有 MHC-I 异常表达，CD8$^+$T 细胞围绕在形态正常的表达 MHC-I 的肌纤维周围，或侵入和破坏肌纤维。

DM 肌活检病理特点是炎症分布位于血管周围或在束间隔及其周围，而不在肌束。浸润的炎性细胞以 B 细胞和 CD4$^+$细胞为主，与 PM 有明显不同。但肌纤维表达 MHC-I 分子也明显上调。肌内毛细血管密度减低但剩余的毛细血管管腔明显扩张。肌纤维损伤和坏死通常涉及部分肌束或束周而导致束周萎缩。束周萎缩是 DM 的特征性表现。

3.2.7 其他检查

PM 患者，特别是 MSAs 阳性的 PM 患者常伴随其他脏器受累，所以需要常规进行肺部 CT、心电图和心脏超声等检查。另外，尽管 PM 伴发肿瘤的机会低于皮肌炎，但略高于普通人群，因此，有必要进行肿瘤筛查。

4 诊断要点

4.1 诊断标准

PM/DM 的诊断基于特征性的皮疹、血清肌酶谱及肌活检检查[18]。多数临床医生采纳的仍是 1975 年 Bohan 和 Peter 提出的诊断标准（简称 BP 标准）。

4.1.1 Bohan 和 Peter 建议的 PM/DM 诊断标准（BP 标准）

（1）在数周至数月内，对称性肢带肌和颈屈肌进行性无力，可有咽下困难或呼吸肌受累。

（2）骨骼肌组织检查显示，Ⅰ型和Ⅱ型肌肉纤维坏死、吞噬、再生伴嗜碱变性，肌肉膜细胞核变大，核仁明显，肌束膜萎缩，纤维大小不一，伴炎性渗出。

（3）血清肌酶（如 CK、ALD、AST、ALT 和 LDH）升高。

（4）肌电图示肌源性损害，典型的有三联征改变：时限短、低波幅多相运动电位；纤额电位，正锐波；高频放电。

（5）特征性皮肤改变：① 眶周皮疹，即淡紫色眼睑皮疹伴眶周水肿；② Gottron 征，即掌指关节及近端指间关节伸面的鳞屑状红色皮疹；③ 膝关节、肘关节、踝关节、面部、颈部和躯干上部红斑性皮疹。

4.1.2 判定标准

确诊 PM：符合上述（1）—（4）条 BP 标准；

拟诊 PM：符合（1）—（4）条 BP 标准中的任何 3 条标准；

可疑 PM：符合（1）—（4）条 BP 标准中的任何 2 条标准；

确诊 PM：符合第（5）条 BP 标准及（1）—（4）条 BP 标准中的任何 3 条标准；

拟诊 PM：符合第（5）条 BP 标准及（1）—（4）条 BP 标准中的任何 2 条标准；

可疑 PM：符合第（5）条 BP 标准及（1）—（4）条 BP 标准中的任何 1 条标准。

4.1.3 国际肌病协作组建议的 IIM 分类诊断标准

BP 标准相对简单，操作性强，且敏感度高，但特异度不够。依据 BP 标准，包涵体肌炎（IBM）和部分肌营养不良会被纳入 PM/DM。因此，欧洲神经肌肉疾病中心（ENMC）在 2004 年提出了另一种 IIMs 分类标准（表 15-1）。

表 15-1　国际肌病协作组建议的 IIM 分类诊断标准

诊断标准	判定标准
1. 临床标准 　（1）包含标准： 　A. 通常成年（>18 岁）发作，非特异性肌炎及 DM 可在儿童期发作 　B. 亚急性或隐匿性发作 　C. 肌无力：对称性肌无力近端比远端明显，颈屈肌比颈伸肌明显 　D. DM 典型的皮疹：眶周水肿性紫色皮疹，Gottron 征，颈部"V"形征，披肩征 　（2）排除标准： 　A. IBM 的临床表现：非对称性肌无力。腕/手屈肌与三角肌同样无力或更差，伸膝和（或）踝背屈与屈髋同样无力或更差 　B. 眼肌无力，特发性发音困难，颈伸肌无力比颈屈肌明显 　C. 药物中毒性肌病，内分泌疾病（甲状腺功能亢进症、甲状旁腺功能亢进症、甲状腺功能低下）。淀粉样变，家族性肌营养不良病或近端运动神经病 2. 血清 CK 水平升高 3. 其他实验室标准 　Ⅰ. 肌电图检查 　（1）包含标准：A. 纤颤电位的插入性和自发性活动增加，正相波或复合的重复放电；B. 形态测定分析显示存在短时限，小幅多相性运动单位动作电位（MUAPs） 　（2）排除标准：A. 肌强直性放电提示近端肌强直性营养不良或其他传导通道性病变；B. 形态分析显示为长时限，大幅多相性 MUAPs；C. 用力收缩所募集的 MUAP 类型减少 　Ⅱ. 磁共振成像（MRI） 　STIR 显示肌组织内弥漫或片状信号增强（水肿） 　Ⅲ. 肌炎特异性抗体 4. 肌活检标准 　A. 炎性细胞（T 细胞）包绕和浸润至非坏死肌内膜 　B. CD8⁺T 细胞包绕非坏死肌内膜但浸润至非坏死肌内膜不确定，或明显的 MHC-Ⅰ分子表达 　C. 束周萎缩 　D. 小血管膜攻击复合物（MAC）沉积，或毛细血管密度降低，或光镜下见内皮细胞中有管状包涵体，或束周纤维 MHC-Ⅰ表达 　E. 血管周围，肌束膜有炎性细胞浸润 　F. 肌内膜散在的 CD8⁺T 细胞浸润，但是否包绕或浸润至肌纤维不肯定 　G. 大量的肌纤维坏死为突出表现，炎性细胞不明显或只有少量散布在血管周，肌束膜浸润不明显 　H. MAC 沉积于小血管或 EM 见烟斗柄状毛细血管，但内皮细胞中是否有管状包涵体不确定 　I. 可能是 IBM 表现：镶边空泡，碎片性红纤维，细胞色素过氧化物酶染色阴性 　J. MAC 沉积于非坏死肌纤维内膜，及其他提示与免疫病理有关的肌营养不良	1. 多发性肌炎（PM） 　（1）确诊 PM： 　① 符合所有临床标准（除皮疹外） 　② 血清 CK 水平升高 　③ 符合肌活检标准 A，排除 C、D、H、I 　（2）拟诊 PM： 　① 符合所有临床标准（除皮疹外） 　② 血清 CK 水平升高 　③ 符合其他实验室标准中的 3 条之一 　④ 符合肌活检标准 B，排除 C、D、H、I 2. 皮肌炎（DM） 　（1）确诊 DM： 　① 符合所有临床标准 　② 符合肌活检标准包括 C 　（2）拟诊 DM： 　① 符合所有临床标准 　② 符合肌活检标准 D 或 E，或 CK 水平升高，或其他实验室标准中的 3 条之一 3. 无肌病性皮肌炎 　① DM 典型的皮疹：眶周皮疹或水肿，Gottron 征，"V"形征，披肩征 　② 皮肤活检证明毛细血管密度降低，沿真皮-表皮交界处 MAC 沉积，MAC 周伴大量角化细胞 　③ 没有客观的肌无力 　④ CK 水平正常 　⑤ EMG 正常 　⑥ 如果做肌活检，无典型的 DM 表现 4. 可疑无皮炎性皮肌炎 　① 符合所有临床标准（除皮疹外） 　② 血清 CK 水平升高 　③ 符合其他实验室标准中的 3 条之一 　④ 符合肌活检标准 C 或 D 5. 非特异性肌炎 　① 符合所有临床标准（除皮疹外） 　② 血清 CK 水平升高 　③ 符合其他实验室标准中的 3 条之一 　④ 符合肌活检标准 E 或 F，并排除所有其他表现 6. 免疫介导的坏死性肌病 　① 符合所有临床标准（除皮疹外） 　② 血清 CK 水平升高 　③ 符合其他实验室标准中的 3 条之一 　④ 符合肌活检标准 G，排除所有其他表现

该标准与 BP 标准最大的不同是：① 将 IIM 分为 5 类，即 PM、DM、包涵体肌炎（IBM）、非特异性肌炎（nonspecific myositis，NSM）和免疫介导的坏死性肌炎（immune-mediated necrotizing myopathy，IMNM），其中 NSM 和 IMNM 是首次被明确定义。② 对无肌病性皮肌炎（amyopathic dermatomyositis，ADM）提出了较明确的诊断标准。但应注意的是，部分 ADM 患者经过一段时间可发展为 DM。ADM 可出现严重的肺间质病变及食管病变，也可伴发肿瘤性疾病。

4.2 鉴别诊断

PM 必须与其他特发性炎性肌病、代谢性肌病、肢带型肌营养不良（limb girdle muscular dystrophy，LGMD）、药物性肌病、横纹肌溶解症、内分泌肌病和风湿性多肌痛等鉴别。

4.2.1 皮肌炎（DM）

DM 通常有典型皮损，如眶周淡紫色水肿、关节伸面的 Gottron 疹和 Gottron 征、暴露部位皮疹（"V"字征、披肩征）。典型的 DM 皮损常先于肌肉症状出现，所以容易鉴别。但无皮损的 DM 则很容易与 PM 混淆，此时，病理检查是鉴别两者的主要手段。DM 表现为束周萎缩和束周炎性细胞浸润，而 PM 则表现为肌束内的炎性细胞浸润。另外，DM 可发生于青少年而 PM 罕见于 20 岁之前；DM 可以伴关节挛缩、肢体水肿，而 PM 通常不伴有这些表现；DM 急性期肌酸激酶水平可以正常，而 PM 患者的肌酸激酶水平总是升高。

4.2.2 包涵体肌炎（IBM）

IBM 的起病年龄相对较大；起病过程相对缓慢；肌无力分布有其自身特点，即上肢远端特别是屈指和下肢近端尤其以伸膝无力明显，两侧可以不对称；肌酸激酶水平升高不明显；肌电图显示除肌源性损害外，还可伴神经源性损害；病理表现除炎性细胞浸润外，可发现镶边空泡。所以 IBM 与 PM 的鉴别并不困难。

4.2.3 免疫介导的坏死性肌炎（IMNM）

IMNM 临床表现与 PM 相似，鉴别关键为肌肉病理表现。IMNM 的病理表现以坏死为主，罕有炎性细胞浸润。部分 IMNM 患者的血清 SRP 抗体呈阳性，此部分患者通常症状进展较快，肌酸激酶水平明显升高，可伴体重减轻、肌肉萎缩，吞咽困难和呼吸困难较为多见。

4.2.4 脂质沉积性肌病（lipid storage myopathy，LSM）

LSM 也表现为四肢近端肌无力和肌酸激酶水平升高，起病过程与 PM 相似，是最需要与 PM 进行鉴别的肌病。除了病理诊断可以明确鉴别外，临床上还须关注 LSM 运动不耐受和症状波动的特征。凡是未经治疗而肌力和肌酸激酶水平波动较大、激素反应过快、既往有"PM"病史、咬肌明显受累以及未经治疗的 LDH 相对肌酸激酶水平明显高的患者，都应该考虑 LSM 的可能。

4.2.5 肢带型肌营养不良（limb-girdle muscular dystrophy，LGMD）

LGMD 与 PM 的鉴别在于前者起病隐匿，进展缓慢，肌电图通常表现为非活动性肌源性损害。两者的鉴别关键在于分子病理表现。常见的 LGMD2 型（如 LGMD2A 和 2B）可以通过免疫组织化学和（或）免疫印迹来明确缺损蛋白，基因检测则能检出更多类型的 LGMD。

4.2.6 类固醇肌病

PM 患者使用激素治疗后若肌无力加重，则需要鉴别是疾病本身加重还是使用激素后出现的类固醇肌病。通常肌酸激酶水平降低、肌电图呈现纤颤电位、正锐波减少多提示后者，肌肉活体组织检查类固醇肌病可见 II 型纤维萎缩。

4.2.7 药物性肌病

某些药物如他汀类药物、抗病毒药物的使用可造成肢体无力和（或）肌酸激酶水平升高，需要与 PM 相鉴别。鉴别要点是用药史和肌肉活体组织检查。

4.2.8 横纹肌溶解症

横纹肌溶解症是一种临床综合征，不是独立的疾病。它的诱因很多，如剧烈运动、创伤、感染、癫痫、药物、毒物等，还可以发生在有基础肌病，特别是代谢性肌病的情况下。横纹肌溶解症的临床表现为疼痛、无力、肌酸激酶水平升高、尿色变深（肌红蛋白尿）等，须与 PM 鉴别。具有诱因的横纹肌溶解症，在诱因解除的情况下，肌酸激酶水平下降较快，症状恢复也较快。所以，详细询问患者病史很重要。如果仅根据肌酸激酶水平升高就诊断为肌炎，则很容易误诊。

4.2.9 内分泌肌病

内分泌肌病（特别是甲状腺功能减退性肌病）常表现为肌酸激酶水平升高和肢体无力，须与 PM 相鉴别。甲状腺功能减退（简称甲减）肌病患者除肌无力外，还常有食欲缺乏、迟钝、肢体的黏液水肿等表现，血 T_3、T_4 水平减低，而促甲状腺激素水平升高，经补充甲状腺素后，患者肌力改善。甲减肌病无特异性病理改变。

4.2.10 风湿性多肌痛

风湿性多肌痛常见于老年人，临床以肩关节和膝关节的疼痛为主要表现，且多伴随因疼痛而出现的运动受限，容易与 PM 的疼痛无力相混淆。二者的鉴别要点在于，前者肌酸激酶水平和肌电图正常，但红细胞沉降率往往升高。风湿性多肌痛对小剂量激素敏感。

5 治疗方案及原则

PM/DM 是一组异质性疾病。其临床表现多种多样且因人而异，治疗方案也应遵循个体化的原则[19]。

5.1 糖皮质激素

糖皮质激素仍然是治疗 PM 和 DM 的首选药物。但激素的用法尚无统一标准，一般开始剂量为泼尼松 $1.2\ mg\cdot kg^{-1}\cdot d^{-1}$（60~100 mg/d）或等效剂量的其他糖皮质激素。患者常在用药 1~2 个月后症状开始改善，然后才开始逐渐减少激素用量。激素的减量应遵循个体化原则。减药过快会出现病情复发，并须重新加大剂量才能控制病情。对于严重的肌病患者或伴严重吞咽困难、心肌受累或进展性肺间质病变的患者，可加用甲泼尼龙冲击治疗。具体方法是：甲泼尼龙每日 500~1000 mg，静脉滴注，连用 3 d。对激素治疗无效的患者，首先应考虑诊断是否正确。对诊断正确者应加用免疫抑制剂治疗；另外，还应考虑是否初始治疗时间过短或减药太快，是否出现了激素性肌病。

5.2 免疫抑制剂

使用糖皮质激素治疗 6 周后效果不佳的患者、反复发作的患者、难治性患者以及为了减少糖皮质激素的使用以减轻其不良反应时，均须采取免疫抑制剂治疗。

5.2.1 甲氨蝶呤（MTX）

MTX 是治疗 PM/DM 最常用的二线药。MTX 不仅对控制肌肉的炎症有帮助，而且对改善皮肤症状也有益处，且起效比硫唑嘌呤（AZA）快。常用的剂量为 7.5~20 mg，口服，每周 1 次。肺毒性是 MTX 的罕见不良反应，抗 Jo-1 抗体阳性的患者应慎重使用，因为这类患者发生肺间质病变的风险较高。

5.2.2 硫唑嘌呤（AZA）

AZA 可抑制嘌呤代谢，干扰细胞复制。对合并肝病、肺间质病变及饮酒的患者，应优先选择硫唑嘌呤。美国 FDA 建议在使用硫唑嘌呤前，应筛查是否存在硫嘌呤甲基转移酶缺乏症。治疗 PM/DM 的剂量为口服 1~2 mg·kg^{-1}·d^{-1}。AZA 起效时间较慢，通常应在用药 6 个月后才能判断是否对 PM/DM 有明显的治疗效果。

5.2.3 环孢素 A（CsA）

目前，CsA 用于 PM/DM 的治疗逐渐增多。CsA 起效时间比 AZA 快，主要用于 MTX 或 AZA 治疗无效的难治性病例，常用剂量为 3~5 mg·kg^{-1}·d^{-1}。用药期间应监测血压及肾功能，当患者血清肌酐水平增加超过 30%时，应停药。

5.2.4 环磷酰胺（CTX）

CTX 在治疗肌炎中不如 MTX 和 AZA 常用，且单独对控制肌肉炎症无效，主要用于伴有肺间质病变的病例。用法：口服 2~2.5 mg·kg^{-1}·d^{-1}，或每月静脉滴注 0.5~1.0 g/m^2，后者更为常用。

5.2.5 他克莫司（TAC）

TAC 是钙调神经磷酸酶阻滞剂，可抑制 T 细胞激活。临床研究发现，在使用他克莫司 2~4 个月后，患者的肌力及血清肌酸激酶均获得改善。

5.2.6 吗替麦考酚酯（MMF）

几项小样本研究和病例报告显示，MMF 治疗炎症性肌病可以提高患者的肌力，改善皮肤症状，使血清肌酶水平下降，对激素的需求量也减低。同时，MMF 对伴有肺间质病变的 PM/DM 患者有一定疗效，可以作为治疗的选择之一。

5.2.7 抗疟药

抗疟药对 DM 的皮肤病变有效，但对肌肉病变无明显作用。治疗剂量为羟氯喹 300~400 mg/d。应注意的是，抗疟药可诱导肌病的发生，用药后患者如果出现进行性肌无力，则易与肌炎进展混淆。此时肌肉活检有助于肌病的鉴别。

5.3 静脉注射免疫球蛋白（IVIG）

对于复发性和难治性的病例，可考虑加用 IVIG。常规治疗剂量是 0.4 g·kg^{-1}·d^{-1}，每月用 5 d，连续用 3~6 个月以维持疗效。对于 DM 难治性的皮疹加用小剂量的 IVIG（0.1 g·kg^{-1}·d^{-1}，每月连用 5 d，共 3 个月）可取得明显效果。总的来说，IVIG 不良反应较少，但可有头痛、寒战、胸部不适等表现，应注意可能发生血栓栓塞或溶血事件及无菌性脑膜炎，对肾功能不全的患者也应谨慎使用。有免疫球蛋白缺陷的患者禁用 IVIG。

5.4 生物制剂

近年来，生物制剂的出现为难治性 PM/DM 带来了新的选择。例如，肿瘤坏死因子抑制剂依那西普、英夫利昔单抗、阿达木单抗，及抗 B 细胞抗体利妥昔单抗等，对大部分患者疗效明显，临床症状显著改善，且可以减少激素及免疫抑制剂的剂量，少数病例停药后能维持完全缓解状态。但大部分研究是个案或小样本报告,确切的疗效尚需大样本的临床试验研究加以验证。

5.5 血浆置换疗法

有研究表明,血浆置换治疗对 PM/DM 治疗无明显效果,可能只有"生化的改善",即短暂的肌酶水平下降,而对整体病程无明显作用。

5.6 免疫抑制剂的联合应用

2 种或 2 种以上免疫抑制剂联合疗法主要用于复发性或难治性 PM/DM 病例,但目前只见于个案报道,无系统性临床研究结果。有报道,MTX+CsA 联合治疗激素抵抗型肌病有效;CYC+CsA 治疗 DM 的肺间质病变有效;激素+CsA+IVIG 联合比激素+CsA 治疗更易维持肌病的缓解状态。

参考文献

[1] LUO YB, MASTAGLIA FL. Dermatomyositis, polymyositis and immune-mediated necrotisingmyopathies [J]. Biochim Biophys Acta, 2015, 1852 (4): 622-632.

[2] MILISENDA JC, SELVA-O'CALLAGHAN A, GRAU J M. The diagnosis and classification of polymyositis [J]. J Autoimmun, 2014, 48/49: 118-121.

[3] DEWANE M E, WALDMAN R, LU J. Dermatomyositis: clinical features and pathogenesis [J]. J Am Acad Dermatol, 2020, 82 (2): 267-281.

[4] ADLER B L, CHRISTOPHER-STINE L. Triggers of inflammatory myopathy: insights into pathogenesis [J]. Discov Med, 2018, 25 (136): 75-83.

[5] WOLSTENCROFT P W, FIORENTINO D F. Dermatomyositis clinical and pathological phenotypes associated with myositis-specific autoantibodies [J]. Curr Rheumatol Rep, 2018, 20 (5): 28.

[6] MAINETTI C, BERETTA-PICCOLI B T, SELMI C. Cutaneous manifestations of dermatomyositis: a comprehensive review [J]. Clin Rev Allergy Immunol, 2017, 53 (3): 337-356.

[7] LONG K, DANOFF S K. Interstitial lung disease in polymyositis and dermatomyositis [J]. Clin Chest Med, 2019, 40 (3): 561-572.

[8] SATOH M, TANAKA S, CERIBELLI A, et al. A comprehensive overview on myositis-specific antibodies: new and old biomarkers in idiopathic inflammatory myopathy [J]. Clin Rev Allergy Immunol, 2017, 52 (1): 1-19.

[9] LEGA J C, FABIEN N, REYNAUD Q, et al. The clinical phenotype associated with myositis-specific and associated autoantibodies: a meta-analysis revisiting the so-called antisynthetasesyndrome [J]. Autoimmun Rev, 2014, 13 (9): 883-891.

[10] MAHLER M, MILLER F W, FRITZLER M J. Idiopathic inflammatory myopathies and the anti-synthetase syndrome: a comprehensive review [J]. Autoimmun Rev, 2014, 13 (4/5): 367-371.

[11] VÁNCSA A, GERGELY L, PONYI A, et al. Myositis-specific and myositis-associated antibodies in overlap myositis in comparison to primary dermatopolymyositis: relevance for clinical classification: retrospective study of 169 patients [J]. Joint Bone Spine, 2010, 77 (2): 125-130.

[12] DANI L, HOLMQVIST M, MARTÍNEZ M A, et al. Anti-transcriptional intermediary factor 1 gamma antibodies in cancer-associated myositis: a longitudinal study [J]. Clin Exp Rheumatol, 2020, 38 (1): 67-73.

[13] DE VOOGHT J, VULSTEKE J B, DE HAES P, et al. Anti-TIF1γ autoantibodies: warning lights of a tumour autoantigen [J]. Rheumatology (Oxford), 2020, 59 (3): 469-477.

[14] HOSHINO K, MURO Y, SUGIURA K, et al. Anti-MDA5 and anti-TIF1-gamma antibodies have clinical significance for patients with dermatomyositis [J]. Rheumatology, 2010, 49 (9): 1726-1733.

[15] ALBAYDA J, PINAL-FERNANDEZ I, HUANG W, et al. Antinuclear matrix protein 2 autoantibodies an edema, muscle disease, and malignancy risk in dermatomyositis patients [J]. Arthritis Care Res (Hoboken), 2017, 69 (11): 1771-1776.

[16] PETERSON L K, JASKOWSKI T D, LA'ULU S L, et al. Antibodies to small ubiquitin-like modifier activating enzyme are associated with a diagnosis of dermatomyositis: results from an unselected cohort [J]. Immunol Res, 2018, 66: 431-436.

[17] RICHARDS M, GARCÍA-DE LA TORRE I, GONZÁLEZ-BELLO Y C, et al. Autoantibodies to Mi-2 alpha and Mi-2 beta in patients with idiopathic inflammatory myopathy [J]. Rheumatology (Oxford), 2019, 58 (9): 1655-1661.

[18] 中华医学会神经病学分会, 中华医学会神经病学分会神经肌肉病学组, 中华医学会神经病学分会肌电图及临床神经生理学组. 中国多发性肌炎诊治共识 [J]. 中华神经科杂志, 2015, 48 (11): 946-949.

[19] 中华医学会风湿病学分会. 多发性肌炎和皮肌炎诊断及治疗指南 [J]. 中华风湿病学杂志, 2010, 14 (12): 828-831.

(温 健)

第十六章 系统性硬化症

1 概述

系统性硬化症（systemic sclerosis，SSc）也被称为硬皮病，是一种以进行性皮肤纤维化、增厚、血管损伤和自身抗体为特征，可累及肺、肾、胃肠道和心脏等主要内脏器官的自身免疫性结缔组织疾病。全球 SSc 发病率约为 0.02%，80% 的患者为女性。SSc 可发生在任何年龄，包括儿童，但发病高峰年龄为 20~50 岁[1-2]，我国目前尚无发病率与患病率数据。有研究报道，发病较晚、男性和非裔患者往往病情更为严重。

SSc 的病因尚未明确，环境因素（病毒感染，化学物质如硅）、遗传易感性及表观遗传学机制可能共同参与了发病。有研究显示，有机化学品、杀虫剂、放疗，以及某些化疗药物如紫杉类药物或吉西他滨等可能是 SSc 的诱发因素。很多文献报道，SSc 的发病机制主要包括三方面：血管内皮细胞功能障碍、成纤维细胞功能障碍和免疫系统功能紊乱。

SSc 临床亚型分为局限性 SSc（limited cutaneous systemic sclerosis，lcSSc）和弥漫性 SSc（diffuse cutaneous systemic sclerosis，dcSSc）。二者的临床特征见表 16-1。

表 16-1 系统性硬化症的分类[3]

局限性 SSc	弥漫性 SSc
雷诺现象出现多年后出现皮肤硬化	近期出现雷诺现象（可在皮肤增厚之前或之后）
远端皮肤（手、前臂、脚和膝关节以下）、面部及颈部受累	除局限性 SSc 受累皮肤以外，还可以影响近端上、下肢和躯干
迟发性肺动脉高压	早期即有心脏、肺、胃肠道和肾脏等脏器受累
毛细血管扩张	肌腱摩擦音（与肾动脉危象有关）
抗着丝点阳性抗体阳性率高（与肺动脉高压相关）	抗 Scl-70（抗拓扑异构酶）阳性发生率高（与肺纤维化相关）；或抗 RNA 聚合酶Ⅲ抗体阳性（与硬皮病、肾危象和肿瘤相关）

另外，有学者把 CREST 综合征（CREST syndrome）也归为 SSc 的亚型，其表现为钙质沉着（calcinosis，C）、雷诺现象（Raynaud's phenomenon，R）、食管功能障碍（esophageal dysmotility，E）、指端硬化（sclerodactyly，S）和毛细血管扩张（telangiectasia，T）。C、R、E、S、T 为 5 个英文单词的首字母。系统性硬化症也可与其他疾病并发，如干燥综合征、免疫性肌炎、类风湿性关节炎等。

2 临床表现

2.1 早期症状

SSc 患者最多见的初期表现是雷诺现象和隐袭性肢端和面部肿胀，并且手指皮肤逐渐增厚。多关节病同样也是 SSc 患者突出的早期症状。胃肠道功能紊乱（胃烧灼感和吞咽困难）或呼吸系统症状等偶尔也是本病的首发表现。患者起病前可有不规则发热、胃纳减退、体重下降等。

2.2 皮肤

约95%的患者可出现雷诺现象。雷诺现象可先于硬皮病的其他症状（手指肿胀、关节炎、内脏受累）1~2年或与其他症状同时发生。几乎所有病例皮肤硬化都从手开始，继而面部、颈部受累。其他皮肤表现肢体溃疡、钙质沉着、皮肤异色症样皮疹和毛细血管扩张等见图16-1、图16-2。

临床上皮肤病变可分为三期：水肿期、硬化期和萎缩期。① 水肿期：皮肤紧张变厚，手指褶皱消失，肤色苍白，皮温低，呈非凹陷性水肿。② 硬化期：皮肤变硬，表面呈蜡样光泽，紧贴于皮下组织，不易捏起；面部皮肤受累可表现为面具样面容。口周出现放射性沟纹，口唇变薄，口裂变小，鼻端变尖。胸上部和肩部有紧绷的感觉，颈前可出现横向厚条纹，患者仰头时会感到颈部皮肤紧绷。③ 萎缩期：浅表真皮变薄变脆，表皮松弛，皮下组织肌肉萎缩硬化，紧贴于骨骼，形成木板状紧硬感。

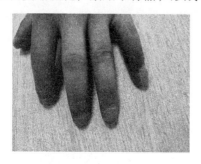

图16-1　手部晚期弥漫性皮肤系统性硬化

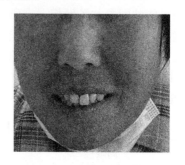

图16-2　面部毛细血管扩张

2.3 骨和关节

骨骼肌肉病变在SSc患者中较常见，多关节痛和肌肉疼痛常为早期症状。患者也可出现明显的关节炎，约29%的患者可有侵蚀性关节病。临床表现为关节畸形和活动受限、肌腱和软组织挛缩，部分患者可合并关节炎或肌炎。

2.4 消化系统

消化道受累占90%，仅次于皮肤受累和雷诺现象。消化道的任何部位均可受累，其中食管受累最为常见。患者可能出现与食管运动减弱或胃轻瘫相关的特征：吞咽困难和胃食管反流症状。出血可发生于胃窦，胃血管扩张如"西瓜胃"。大便失禁很常见。患者可出现张口受限、舌系带变短、牙周间隙增宽、齿龈退缩、牙齿脱落、牙槽骨萎缩。

2.5 心血管和呼吸系统

患者可表现为亚临床原发性心脏受累（传导系统异常、心肌和心包受累）。心肌病理检查显示80%的患者有片状心肌纤维化。心脏病可继发于其他全身性硬化相关并发症（如肺动脉高压）。临床表现为气短、胸闷、心悸、水肿。体格检查可有室性奔马律、窦性心动过速、充血性心力衰竭，偶可闻及心包摩擦音。超声心动图显示约半数病例有心包肥厚或积液，但临床心肌炎和心包填塞不多见。

肺脏受累在硬皮病中普遍存在，肺纤维化和肺动脉高压（PAH）是硬皮病患者死亡的主要原因。约80%的患者可有肺间质性疾病，但只有约1/3的患者具有临床意义。肺间质纤维化和肺动脉血管病变常同时存在，但往往是其中一个病理过程占主导地位。在弥漫性皮肤型 SSc 伴抗拓扑异构酶 I（Scl-70）阳性的患者中，肺间质纤维化常常较重；在 CREST 综合征中，PAH 常较为明显，为棘手问题，它是肺间质与支气管周围长期纤维化或肺间小动脉内膜增生的结果。PAH 常缓慢进展，一般临床上不易察觉，除非到后期严重的不可逆病变出现。无创性的超声心动图检查可发现早期 PAH。尸解显示 29%~47% 的患者有中小肺动脉内膜增生和中膜黏液瘤样变化，心导管检查发现 33% 的患者有 PAH。

硬皮病相关的肺动脉高压危险因素[4]如下：

（1）临床参数：局限性硬皮病、晚发型硬皮病、指端溃疡、毛细血管镜检查的毛细血管缺失、多发性毛细血管扩张。

（2）呼吸指数：DLCO（弥散）下降、FVC/DLCO>1.6。

（3）生物参数：高血清 NT-pro BNP 水平、抗 RNP 抗体阳性。

2.6 肾脏

肾脏危象曾是系统性硬化症患者死亡的主要原因。硬皮病肾脏危象通常表现为高血压急症（如急性肺水肿和微血管病溶血性贫血）并伴有新发肾功能衰竭，影响 5%~10% 的系统性硬化症患者。危险因素包括类固醇治疗（>15 mg/d）、早期疾病（4 年）、弥漫性皮肤病变、迅速进展的皮肤病、肌腱摩擦和抗 RNA 聚合酶Ⅲ抗体。虽然肾脏危象初期可无症状，但大部分患者感疲乏加重，出现气促、严重头痛、视力模糊、抽搐、神志不清等症状。实验室检查发现肌酐水平正常或增高，蛋白尿和（或）镜下血尿，可有微血管溶血性贫血和血小板减少。

2.7 其他表现

在弥漫性皮肤型 SSc 的早期阶段，患者可出现正中神经受压、腕管综合征。在急性炎症期后，这些症状常能自行好转。患者可出现孤立或多发单神经炎（包括脑神经），这常与某些特异的抗体如抗 u1RNP 抗体相关。SSc 患者可出现对称性周围神经病变，可能与合并血管炎有关。部分患者可出现口干、眼干，这可能与外分泌腺结构破坏有关。患者如果符合干燥综合征的诊断标准，可诊断为重叠综合征。另外，20%~40% 的患者有甲状腺功能减退，半数患者血清中可有抗甲状腺抗体。

3 诊断和分类标准

1980 年，美国风湿病学会（ACR）提出了 SSc 分类标准，该标准包括以下条件：（1）主要条件。近端皮肤硬化，即手指及掌指（跖趾）关节近端皮肤增厚、紧绷、肿胀。这种改变可累及整个肢体、面部、颈部和躯干（胸、腹部）。（2）次要条件。① 指硬化：上述皮肤改变仅限于手指；② 指尖凹陷性瘢痕或指垫消失：由于缺血导致指尖凹陷性瘢痕或指垫消失；③ 双肺基底部纤维化：在立位胸部 X 线片上可见条状或结节状致密影，以双肺底为著，也可呈弥漫斑点或蜂窝状肺，但应排除原发性肺病所引起的这种改变。具备主要条件或者 2 条及以上次要条件者可诊断为 SSc。雷诺现象、多发性关节炎或关节痛、食管蠕动异常、皮肤活检显示胶原纤维肿胀和纤维化、血清抗核抗体阳性、抗 Scl-70 抗体阳性和抗着丝点抗体阳性均有助于诊断。但是该标准的敏感性较低，无法对早期的硬皮病做出诊断。

近年来，SSc 分类标准不断完善，2013 年美国风湿病学会（ACR）和欧洲抗风湿病联盟（EULAR）共同发表了新的 SSc 分类标准（表 16-2），该标准被沿用至今[5]。

表 16-2　2013 年 ACR/EULAR SSc 分类标准[6]

评分项目	子项目	权重/得分
双手手指的皮肤增厚，向掌指关节近端延伸（仅此一条即可诊断）		9
手指皮肤增厚（按高分值项目计算）	手指肿胀 手指硬化（在掌指关节远端与近端指间关节近端）	2 4
指尖损伤（只算最高分）	指尖溃疡 指尖凹陷性疤痕	2 3
毛细血管扩张		2
甲褶毛细血管异常		2
肺动脉高压和（或）间质性肺疾病	肺动脉高压 间质性肺疾病	2 2
雷诺现象		3
相关自身抗体（最高 3 分）*	抗着丝点抗体 抗 Scl-70 抗体 抗 RNA 聚合酶Ⅲ抗体	3

注：应排除全身性硬化症样疾病。总的评分≥9 分的患者被分类为有系统性硬化症。*任何抗体阳性最高 3 分，项目分不能超过 3 分（有两种抗体的情况非常罕见）。

SSc 的鉴别诊断主要根据皮肤表现、血管特征和器官并发症等方面。关于皮肤表现方面，最重要的是考虑皮肤或皮下纤维化及浸润性皮肤病的其他原因。一些假性硬皮病，如硬肿病、硬化性黏液水肿、嗜酸性筋膜炎等，应与 SSc 相鉴别。血管特征的鉴别诊断包括许多造成雷诺现象及周围血管疾病的其他原因，尤其是血管炎。SSc 的炎症特点须与其他几种免疫介导的风湿性疾病相鉴别，包括狼疮、关节炎和肌炎等。值得注意的是，高达 20% 的 SSc 患者同时具有其他结缔组织病的特征，而其他结缔组织病的确诊并不能排除与之同时诊断的 SSc。毛细血管镜检查可以鉴别早期 SSc 和原发性雷诺综合征。

有硬皮病样改变的疾病[7]有以下几类：

（1）先天性：皮肤僵硬综合征、遗传性疾病（过早衰老综合征、沃纳综合征）。

（2）炎症或自身免疫性：嗜酸性筋膜炎、移植物抗宿主病、肾源性全身纤维化、硬化症、糖尿病性手关节病变、甲状腺疾病、淀粉样变、类癌综合征、嗜铬细胞瘤、苯丙酮尿症、延迟性皮肤卟啉症。

（3）药物或化学诱导性：由苯胺污染菜籽油（中毒性油综合征）、l-色氨酸（嗜酸性粒细胞增多-肌痛综合征）、博莱霉素、卡比多帕、戊唑辛等所致。

（4）职业暴露及其他：暴露于环氧树脂、聚氯乙烯、辐射（纤维化）、二氧化硅等所致。

4 治疗方案及原则

虽然近年来 SSc 的治疗有了较大进展,但有循证医学证据的研究仍然很少。皮肤受累范围及程度、内脏器官受累的情况决定其预后。早期治疗的目的在于阻止新的皮肤和脏器受累,而晚期治疗的目的在于改善已有的症状。2016 年 6 月,英国风湿病学学会(British Society for Rheumatology,BSR)和英国风湿病学卫生专业人员协会(British Health Professionals in Rheumatology,BHPR)共同发布了系统性硬化症治疗指南[8](表 16-3)。

表 16-3 系统性硬化症的治疗选择

受累器官	临床表现	治疗实例
皮肤	硬皮病	免疫抑制治疗(如甲氨蝶呤和霉酚酸酯)用于早期弥漫性皮肤疾病的进行性皮肤增厚
肌肉骨骼	炎症性关节病变	改善病情药,如甲氨蝶呤
心血管	心力衰竭 炎症性心肌病	常用药物治疗,如血管紧张素转换酶抑制剂和利尿剂
呼吸系统	肺动脉高压	① 内皮素受体拮抗剂 ② 5 型磷酸二酯酶抑制剂 ③ 前列环素类似物
呼吸系统	肺间质病变	① 可溶性鸟苷酸环化酶激动剂 ② 免疫抑制剂,如环磷酰胺和霉酚酸酯等
胃肠道	胃食管反流性疾病	生活方式建议,质子泵抑制剂
周围血管病变	雷诺现象,肢端溃疡和严重缺血	① 钙通道阻滞剂 ② 5 型磷酸二酯酶抑制剂 ③ 血管紧张素受体阻滞剂 ④ 内皮素受体拮抗剂 ⑤ 前列环素类似物(如静脉注射伊洛前列素) ⑥ 伤口护理,手指溃疡的抗生素治疗 ⑦ 手术清创或截肢
肾脏	肾危象	血管紧张素转换酶抑制剂

4.1 雷诺现象及指端溃疡

对于 SSc 相关的雷诺现象(RP),指南推荐的一线治疗药物是口服二氢吡啶型钙通道阻滞剂(CCB)(通常是硝苯地平);对于严重的 SSc 相关 RP,推荐静脉注射前列腺素(通常是静脉注射伊洛前列素)。这两种治疗方法都可以降低 SSc 患者 RP 的发作频率和严重程度。前列腺素类药物联合 CCBs 可增加低血压发生风险。选择性 5 型磷酸二酯酶抑制剂(PDE5 抑制剂)和氟西汀[一种选择性 5-羟色胺再摄取抑制剂(SSRI)]可用于 RP。

活动性 SSc 相关指端溃疡(DU)的治疗推荐为静脉注射前列腺素类药物(特别是静脉注射伊洛前列素)。弥漫性皮肤 SSc 患者,特别是多发性 DUs 患者,预防 DU 的方法是 CCBs 和前列腺素类药物治疗失败后使用内皮素受体拮抗剂,如波生坦。波生坦的潜在副作用包括致畸性、一些药物相互作用和肝氧化性。

4.2 SSc 相关的肺动脉高压（PAH）

指南推荐对所有 SSc 患者均进行 PAH 评估，诊断 PAH 时应分析右心漂浮导管检查等的检查结果，依据诊断标准明确诊断。还应进一步评估 SSc 相关的心脏和肺部并发症。

4.2.1 内皮素-1 受体拮抗剂

内皮素-1 主要由内皮细胞分泌，是一种强的内源性血管收缩剂。临床试验研究表明，内皮素-1 受体拮抗剂可改善 PAH 患者的临床症状和血流动力学指标，提高运动耐量，改善生活质量和生存率。

4.2.2 5 型磷酸二酯酶抑制剂

西地那非是一种强效、高选择性 5 型磷酸二酯酶抑制剂，其在欧洲被推荐用于治疗 SSc 相关的 PAH，推荐初始剂量 20 mg，每日 3 次。常见不良反应包括头痛、面部潮红等，但患者一般可耐受。西地那非和他达拉非被推荐用于治疗 SSc 相关 PAH，特别是对于那些没有应用波生坦治疗或出于安全考虑不能应用波生坦的患者。

4.2.3 利奥西呱

利奥西呱是一种可溶性鸟苷酸环化酶的刺激剂。

4.2.4 前列环素类药物

目前国内只有吸入性伊洛前列素上市。该药可选择性作用于肺血管。对于大部分肺动脉高压患者，该药可以较明显降低肺血管阻力，提高心排血量。其半衰期为 20～25 min，起效迅速，但作用时间较短。每天吸入治疗次数为 6～9 次。每次剂量为 5～20 μg。长期应用该药可降低肺动脉压力和肺血管阻力，提高运动耐量，改善生活质量。

4.2.5 一氧化氮

一氧化氮是血管内皮释放的血管舒张因子，具有调节血管张力、血流、炎症反应和神经传导等广泛的生物学作用。长期吸入一氧化氮可能对 PAH 有一定疗效，但仍有待做进一步的随机对照试验以评估其安全性和有效性。

4.3 SSc 相关肾危象

肾危象是 SSc 患者的重症，应使用血管紧张素转换酶抑制剂（ACEI）控制高血压。即使是肾功能不全透析的患者，也应继续使用 ACEI。激素与 SSc 肾危象风险增加相关，使用激素的患者应密切监测血压和肾功能。

4.4 SSc 相关的皮肤受累

有研究显示，甲氨蝶呤（每周 15～25 mg）和吗替麦考酚酯（最大剂量为 3 g/d）可改善 SSc 患者的皮肤症状。口服环磷酰胺［最大剂量为 2 mg/(kg·d)］可用于较为严重的皮肤受累症状。另外，其他药物如环孢素 A、他克莫司、松弛素、低剂量青霉胺和静脉注射用免疫球蛋白（IVIG）对皮肤硬化可能也有一定改善作用。

4.5 SSc 的间质性肺病和肺纤维化

目前的临床试验支持环磷酰胺和吗替麦考酚酯用于治疗 SSc 的间质性肺病，乙酰半胱氨酸对肺间质病变可能有一定的辅助治疗作用。近年来的试验也证明了一些特发性肺纤维化的许可药物如尼达尼布和吡非尼酮治疗间质性肺病的疗效，但它们在 SSc 相关的间质性肺病中的疗效还有待进一步的研究。利妥昔单抗在一些病案中表现出了疗效，但目前还在试验研究中。

4.6 其他脏器受累的治疗

SSc 患者的消化道受累很常见，质子泵抑制剂对胃食管反流性疾病、食管溃疡和食管狭窄有效。胃平滑肌萎缩可导致胃轻瘫和小肠运动减弱，促动力药物如甲氧氯普胺和多潘立酮可用于治疗 SSc 相关的功能性消化道动力失调，如吞咽困难、胃食管反流性疾病、饱腹感等。胃胀气和腹泻提示小肠细菌过度生长，患者可使用抗生素治疗，但须经常变换抗生素种类，以避免耐药。

5 预后

SSc 病程一般缓慢，预后与确诊的时间密切相关。出现内脏并发症会影响患者的预后。最近的数据显示，SSc 的 5 年生存率超过 80%，但一些亚型的预后仍较差，如进展性肺动脉高压患者 2 年生存率低于 50%。合并肾危象的患者病死率最高，1 年生存率低于 15%，早期使用 ACEI 可能改善预后。病变仅限于皮肤而没有内脏受累的 SSc 患者预后较好。

参考文献

[1] PATTANAIK D, BROWN M, POSTLETHWAITE BC, et al. Pathogenesis of systemic sclerosis [J]. Front Immunol, 2015, 6: 272.

[2] HUDSON M, FRITZLER M J, BARON M, et al. Systemic sclerosis: establishing diagnostic criteria [J]. Medicine (Baltimore), 2010, 89: 159-165.

[3] LEROY E C, BLACK C, FLEISCHMAJER R, et al. Scleroderma (systemic sclerosis): classification, subsets and pathogenesis [J]. J Rheumatol, 1988, 15 (2): 202-205.

[4] HUGHES M, HERRICK A L. Systemic sclerosis [J]. British Journal of Hospital Medicine, 2019, 80 (9): 530-536.

[5] PARK J S, PARK, M C, SONG J J, et al. Application of the 2013 ACR/EULAR classification criteria for systemic sclerosis to patients with Raynaud's phenomenon [J]. Arthritis Res Ther, 2015, 17: 77.

[6] VAN DEN HOOGEN F, KHANNA D, FRANSER J, et al. 2013 classification criteria for systemic sclerosis: an American College of Rheumatology/European League against Rheumatism collaborative initiative [J]. Arhritis Rheum, 2013, 65 (11): 2737-2747.

[7] PELLAR R E, POPE J E, FRANSEN J, et al. Evidence-based management of systemic sclerosis: navigating recommendations and guidelines [J]. Seminars in Arthritis and Rheumatism, 2017, 46: 767-774.

[8] ENTON C P, HUGHES M, GAK N, et al. BSR and BHPR guideline for the treatment of systemic sclerosis [J]. Rheumatology (Oxford), 2016, 55 (10): 1906-1910.

（刘志纯）

第十七章 混合性结缔组织病

1 概述

混合性结缔组织病（mixed connective tissue disease，MCTD）是一种全身性自身免疫病，具有至少两种结缔组织病（connective tissue disease，CTD）的特征，包括系统性红斑狼疮（systemic lupus erythematosus，SLE）、系统性硬化症（systemic sclerosis，SSc）、多发性肌炎（polymyositis，PM）、皮肌炎（dermatomyositis，DM）、类风湿性关节炎（rheumatoid arthritis，RA）以及独特的抗u1RNP抗体的存在[1,2]。大多数人将MCTD描述为一个独立实体，而有些人则认为它可能代表确定性结缔组织病的早期阶段，例如SLE、SSc或重叠综合征。Alarcon-Segovia是经常使用的诊断标准之一，包括高滴度的抗u1RNP抗体阳性以及以下三种或多种临床表现：雷诺现象、双手肿胀、滑膜炎、经组织学检查证实的肌炎和肢端硬化。

混合性结缔组织病的病因尚不清楚。到目前为止，尚未发现明确的危险因素。遗传易感人群由环境因素引起的免疫激活被认为起作用。已经发现某些病毒和化学物质与该疾病有关。

混合性结缔组织病是一种罕见疾病，确切发病率未知。在美国明尼苏达州奥姆斯特德县进行的一项基于人群的研究中，成年人MCTD的年发生率为1.9/10万，明确诊断的平均年龄为48岁，受影响人群中84%为女性[3]。在一项针对挪威人口的研究中，MCTD的年发生率为2.1/100万，男女发病人数之比为3.3∶1，明确诊断时的平均年龄为37.9岁[4]。

由于抗u1RNP抗体是混合性结缔组织病的标志，因此可以假设抗u1RNP抗体及其抗原在MCTD的发病机制中起作用[5]。u1RNP复合物是一种将前mRNA转化为成熟RNA的核内蛋白。它由抗u1RNP抗体结合的三种特异性蛋白A、C和70kDa组成。70kDa抗原是MCTD中抗RNP抗体的主要靶标[6]。MCTD与HLA-DR4和DR2表型的遗传关联表明T细胞受体和HLA分子参与了抗u1RNP抗体的产生[7]。基于序列的HLA-B*和DRB1*分型显示，MCTD的风险等位基因为HLA-B*08和DRB1*04∶01，而保护性等位基因为DRB1*04∶04、DRB1*13∶01和DRB1*13∶02[8]。

2 临床表现

混合性结缔组织病的初始症状通常是非特异性的，包括关节痛、肌痛和低热等表现。MCTD几乎可以影响任何器官系统。

2.1 发热

不明原因发热可能是MCTD最显著的临床表现和首发症状。

2.2 皮肤

最常见的皮肤表现是雷诺现象（Raynaud's phenomenon，RP），这也是MCTD最常见的临床特征。患者也可表现为双手肿胀、肢端硬化、毛细血管扩张、结节性红斑、脱发和手指血管炎。有些患者表现为狼疮样皮疹，尤其是面颊红斑和盘状红斑。黏膜受累可包括口腔-生殖器溃疡及颊黏膜溃疡、鼻中隔穿孔和干燥综合征。

2.3 关节

关节疼痛和僵硬几乎是所有患者的早期症状之一。关节受累通常比 SLE 更为严重。约 60% 的 MCTD 患者发生明显的关节炎，常常伴有类风湿性关节炎特有的畸形，如纽扣花畸形和天鹅颈畸形。放射学检查缺乏严重的骨侵蚀性病变，但有些患者也可见关节边缘侵蚀和关节破坏。50%~70%MCTD 患者的类风湿因子（RF）阳性。约 50% 的 MCTD 患者可检出抗环瓜氨酸肽（cyclic citrullinated peptide，CCP）抗体。

2.4 肌肉

肌痛是 MCTD 常见的症状，但大多数患者没有明确的肌无力、肌电图异常或肌酶的改变。MCTD 肌肉受累的组织学与特发性炎性肌病相同，兼具皮肌炎的血管受累及 PM 中细胞介导的改变两方面特征。

2.5 肺脏

几乎 73% 的 MCTD 患者发生肺部受累。呼吸困难是最常见的肺部受累症状，其他症状包括咳嗽、胸膜炎、喘息和咯血等。肺部表现可能包括胸腔积液、肺动脉高压（pulmonary artery hypertension，PAH）、间质性肺病（interstitial lung disease，ILD）、肺血管炎、血栓栓塞性疾病、肺泡出血、感染和阻塞性气道疾病[9]。ILD 发生于 50%~66% 的患者，高分辨率计算机断层扫描（high-resolution computed tomography，HRCT）是确定是否存在 ILD 的敏感性检查，最常见的 HRCT 检查结果为小叶间隔增厚、毛玻璃样阴影、非间隔部位线状阴影，以周边/下肺叶为主。PAH 是 MCTD 患者死亡的一个主要原因，这一并发症是由于肺小动脉血管内膜轻度增生和中膜肥厚造成的。超声心动图是筛查 PAH 最有用的检测方法。

2.6 心脏

心脏全层均可受累。心包炎最常见，涉及 40% 的患者[10]。心包积液、二尖瓣脱垂、心肌炎、动脉粥样硬化和传导异常也可能发生。

2.7 肾脏

肾脏受累发生在 15%~25% 的 MCTD 患者中。大多数患者通常无症状[11]。无严重肾脏病是 MCTD 的一个标志，可能是因为 MCTD 特有的高滴度抗 u1RNP 抗体能阻止弥漫增生性肾小球肾炎发生。膜性肾病最常见。有些患者出现肾血管性高血压危象，这与硬皮病肾危象类似。

2.8 中枢神经系统

中枢神经系统病变并不是本病显著的临床特征，但约 25% 的 MCTD 患者有轻度受累[12]。三叉神经痛是中枢神经系统最常见的表现。MCTD 患者也会出现精神病、惊厥、周围神经病、头痛、颈项强直、无菌性脑膜炎和感觉神经性听力丧失。

2.9 胃肠道

食管动力不足、扩张和胃食管反流病（gastroesophageal reflux disease，GERD）是常见表现。食管活检可能显示下食管肌层严重萎缩和平滑肌细胞丢失，之后发生纤维化，免疫荧光显微镜下可观察到萎缩组织中免疫球蛋白 G（immunoglobulin G，IgG）和补体 3

（complement 3，C3）沉积。较少见的胃肠道表现是胰腺炎、巨结肠、十二指肠出血、门脉高压和自身免疫性肝炎。很少有患者会出现蛋白质丢失性肠病。由于有低蛋白血症，患者经常会出现全身性水肿。

2.10 血液系统

贫血和白细胞减少症很常见，多数患者有高丙种球蛋白血症。相对少见的问题包括血小板减少、血栓性血小板减少性紫癜、Coombs 试验阳性溶血性贫血和红细胞再生障碍。与 SLE 患者相比，抗磷脂抗体在 MCTD 患者中较少出现，且与血栓形成和（或）自然流产无关。

2.11 血管

雷诺现象是 MCTD 患者典型的早期特征。MCTD 患者的特征性血管病变是中小血管内膜轻度增生及中膜肥厚，这也是 PAH 和肾血管危象的典型病理特点。这种病理改变与 SLE 患者中通常所见的不同，SLE 患者血管病变更多是以血管周围炎症性浸润和坏死为特点。与 SSc 类似，手指甲襞毛细血管显微镜检查异常是 MCTD 患者的常见特征，毛细血管病变模式以扩张和缺失为特点。血管造影检查显示中等大小动脉闭塞的发生率很高。

3 诊断要点

3.1 临床诊断线索

对有雷诺现象、关节痛或关节炎、肌痛、手肿胀的患者，如果有高滴度斑点型 ANA 和高滴度抗 u1RNP 抗体阳性，而抗 Sm 抗体阴性，就要考虑 MCTD 的可能。高滴度抗 u1RNP 抗体是诊断 MCTD 必不可少的条件。

3.2 实验室检查

全血细胞计数显示几乎 75% 的 MCTD 患者有贫血和白细胞减少。75% 的 MCTD 患者存在高球蛋白血症。几乎所有患者的红细胞沉降率均升高[2]。免疫学标记包括高滴度斑点型抗核抗体（通常大于 1280）、高滴度抗 u1RNP 抗体和抗 U1 70 kd 抗体。50%~70% 的 MCTD 患者 RF 阳性，50% 的患者有抗 CCP 抗体阳性[13]。在大多数具有肌炎特征的 MCTD 患者中，肌酶高于正常水平。VDRL 假阳性和补体水平降低是某些患者的特征。抗磷脂抗体与肺动脉高压有关。尿液分析可显示蛋白尿。通常不存在抗双链 DNA 抗体、抗着丝点抗体、抗 Scl-70 抗体和抗 PM-1 抗体。

3.3 影像学检查

3.3.1 胸部 X 线

胸部 X 线检查有助于评估肺部浸润、胸腔积液和心脏肥大。肺动脉高压患者可出现肺动脉扩张。

3.3.2 关节 X 线

受累关节的 X 线表现可能为小的、不对称的关节周围糜烂。患者可能会出现类似于银屑病性关节炎的软组织肿胀、畸形和破坏性关节炎。很少见关节周围骨质减少和无菌坏死。

3.3.3 超声心动图

超声心动图显示心包积液、二尖瓣脱垂、左心室肥大及继发于肺动脉高压的变化。

3.3.4 心电图

异常心电图检查结果包括束支传导阻滞、房室传导阻滞、继发于心包炎的变化和心包积液。

3.3.5 肺功能

ILD 患者一氧化碳的扩散能力、用力肺活量、用力呼气量和六分钟步行测试结果均降低。

3.3.6 计算机断层扫描（CT）

高分辨率 CT 对诊断 ILD 非常敏感。常见的表现包括毛玻璃样改变、线性改变、胸膜下小结节、间隔增厚、支气管扩张，通常以周围和下叶为主。蜂窝状、空洞、肺气肿和小叶结节较少见[14]。

3.3.7 血管造影

有雷诺现象的患者可发生中型动脉闭塞。

3.3.8 右心导管检查

要明确诊断 MCTD 患者的肺动脉高压，须做右心导管检查证明其静息时平均肺动脉压大于 25 mmHg。

4 诊断标准

目前尚无 MCTD 的美国风湿病学会（ACR）诊断标准，但对照研究显示，Alarcon-Segovia（1986 年）和 Kahn（1991 年）提出的 2 个诊断标准的敏感度和特异度最高（分别为 62.5%~81.3% 和 86.2%），见表 17-1。

表 17-1 MCTD 诊断标准

项目	Alarcon-Segovia 标准	Kahn 标准
血清学标准	抗 u1 RNP≥1∶1600（血凝法）	存在高滴度抗 u1 RNP 抗体，相应斑点型 ANA 滴度≥1∶1200
临床标准	① 手肿胀 ② 滑膜炎 ③ 肌炎（生物学或组织学证实） ④ 雷诺现象 ⑤ 肢端硬化	① 手指肿胀 ② 滑膜炎 ③ 肌炎 ④ 雷诺现象
确诊标准	血清学标准及至少 3 条临床标准，必须包括滑膜炎或肌炎	血清学标准及至少 3 条临床标准，必须包括滑膜炎或肌炎

5 鉴别诊断

5.1 系统性红斑狼疮

SLE 患者常有特异性皮损（蝶形红斑）、光过敏、口腔溃疡、肾损害及抗 Sm 抗体和抗 dsDNA 抗体阳性及补体水平下降等。

5.2 类风湿性关节炎

RA 为对称性、多发性的小关节肿痛，大多数患者 RF 或抗 CCP 阳性，可出现骨质的侵蚀性破坏及关节畸形。

5.3 多发性肌炎

PM 患者多有对称性的肢体近端肌无力、疼痛,以及肌酶谱、肌电图和肌活检的异常,可有抗 Jo-1 抗体阳性等。

5.4 皮肌炎

除有 PM 的表现外,还有多样性皮疹,比如向阳疹、Gottron 征、披肩征,还可见"技工手"。

5.5 硬皮病

硬皮病患者掌指关节以上的皮肤变硬,除指端硬化外,还有指腹消失、瘢痕凹陷及双侧肺基底纤维化。患者多有抗 Scl-70 抗体及抗着丝点抗体阳性等。

6 治疗及预后

6.1 治疗

6.1.1 雷诺现象

对症处理包括避免咖啡因、吸烟、体温过低和受伤。降低周围血管阻力的口服钙通道阻滞剂(calcium channel blocker, CCB),例如硝苯地平是一种选择。静脉前列腺素和局部应用硝酸甘油是有效的。已有关于利妥昔单抗治疗雷诺现象有效的病例报告[15]。

6.1.2 关节炎和关节痛

通常关节炎和关节痛对非甾体类抗炎药和羟氯喹有反应。对于难治性滑膜炎,可以使用糖皮质激素和甲氨蝶呤治疗。

6.1.3 胸膜炎、心包炎、肌炎、心肌炎和无菌性脑膜炎

通常类固醇激素治疗有效。免疫抑制剂,如甲氨蝶呤、环孢霉素、硫唑嘌呤和霉酚酸酯,通常作为二线药物。类固醇激素抵抗性肌炎可能对静脉注射免疫球蛋白有反应。

6.1.4 肺动脉高压

通常肺动脉高压对类固醇激素的反应较弱。在右心导管插入术期间对血管扩张剂刺激有反应的患者接受 CCB 治疗。华法林抗凝的功效尚不清楚。前列腺素、内皮素受体拮抗剂、5 型磷酸二酯酶抑制剂、类固醇激素和免疫抑制剂都是可以考虑的治疗药物。

6.1.5 肾脏病变

轻型肾脏病变不需要特殊处理。对进行性蛋白尿者可予 ACEI 治疗。对病情严重者酌情使用泼尼松 15~60 mg/d,联合环磷酰胺治疗,必要时可进行血液透析。

6.1.6 食管疾病

食管疾病也对类固醇激素有反应。GERD 的治疗采用质子泵抑制剂(proton pump inhibitor, PPI)、生活方式和饮食调节,例如抬高床头和避免饮食诱因。对于每天两次 PPI 治疗失败的患者,可能会选择运动疗法和胃底折叠术。有食管运动障碍要采取运动疗法。吸收不良患者的饮食不加乳糖,用中链甘油三酸酯替代长链脂肪酸。

6.1.7 自身免疫性溶血性贫血和血小板减少症

开始可予类固醇激素治疗。临床医生对于难治病例可以考虑使用利妥昔单抗。

6.2 预后和转归

以前被认为是轻度可治愈的混合性结缔组织病,可能危及生命。约有 1/3 的 MCTD 患

者可以完全缓解，而另有1/3的患者则可能会危及生命。预后取决于受影响的器官、炎症的程度及疾病的进展速度。病死率在8%至36%之间[16]。在匈牙利人群中进行的一项研究中，诊断后5年和10年的存活率分别为98%和96%。肺动脉高压是最常见的死亡原因。间质性肺疾病、感染、心血管疾病和恶性肿瘤是其他死亡原因[17]。抗心磷脂抗体的存在可能与严重疾病有关。

危及生命的并发症（如血栓性血小板减少性紫癜、肾脏疾病、恶性高血压和继发于肺动脉高压的呼吸衰竭）很少发生。心血管并发症包括扩张型心肌病、心脏压塞、伴有缺血性心肌病的冠状动脉硬化和心律不齐。恶性肿瘤可能会作为免疫抑制剂的副作用而发生。横向脊髓炎是一种罕见的中枢神经系统并发症[18]。

混合性结缔组织病与其他几种结缔组织病相似，容易被误诊。早期诊断和靶向治疗可带来更好的预后。识别早期症状和体征并尽早转诊至风湿科治疗至关重要。

参考文献

[1] SHARP G C, IRVIN W S, TAN E M, et al. Mixed connective tissue disease—an apparently distinct rheumatic disease syndrome associated with a specific antibody to an extractable nuclear antigen (ENA) [J]. American Journal of Medicine, 1972, 52 (2): 148-159.

[2] BENNETT R M, O'CONNELL D J. Mixed connective tisssue disease: a clinicopathologic study of 20 cases [J]. Seminars in Arthritis and Rheumatism, 1980, 10 (1): 25-51.

[3] UNGPRASERT P, CROWSON C S, CHOWDHARY V R, et al. Epidemiology of mixed connective tissue disease, 1985—2014: a population-based study [J]. Arthritis Care Res (Hoboken), 2016, 68 (12): 1843-1848.

[4] GUNNARSSON R, MOLBERG O, GILBOE I M, et al. The prevalence and incidence of mixed connective tissue disease: a national multicentre survey of Norwegian patients [J]. Annals of the Rheumatic Diseases, 2011, 70 (6): 1047-1051.

[5] VENABLES P J. Mixed connective tissue disease [J]. Lupus, 2006, 15 (3): 132-137.

[6] GREIDINGER E L, ZANG Y J, JAIMES K, et al. CD4$^+$ T cells target epitopes residing within the RNA-binding domain of the U1-70-kDa small nuclear ribonucleoprotein autoantigen and have restricted TCR diversity in an HLA-DR4-transgenic murine model of mixed connective tissue disease [J]. Immunol, 2008, 180 (12): 8444-8454.

[7] ZDROJEWICZ Z, BUDZYŃ-KOZIOLE, PULAWSKA J. Mixed connective tissue disease—etiology, pathogenesis, clinical significance, treatment [J]. Postepy Hig Med Dosw, 1999, 53 (5): 751-766.

[8] FLM S T, GUNNARSSON R, GAREN T, et al. The HLA profiles of mixed connective tissue disease differ distinctly from the profiles of clinically related connective tissue diseases [J]. Rheumatology (Oxford), 2015, 54 (3): 528-535.

[9] PRAKASH U B. Lungs in mixed connective tissue disease [J]. J Thorac Imaging,

1992, 7 (2): 55-61.

[10] UNGPRASERT P, WANNARONG T, PANICHSILLAPAKIT T, et al. Cardiac involvement in mixed connective tissue disease: a systematic review [J]. Int J Cardiol, 2014, 171 (3): 326-330.

[11] MURAKAMI T, ENDO S, MORIKI T, et al. Mixed connective tissue disease developing into MPO-ANCA-positive polyangiitis [J]. Intern Med, 2011, 50 (6): 591-595.

[12] BENNETT R M, BONG D M, SPARGO B H. Neuropsychiatric problems in mixed connective tissue disease [J]. Am J Med, 1978, 65 (6): 955-962.

[13] TAKASAKI Y, YAMANAKA K, TAKASAKI C, et al. Anticyclic citrullinated peptide antibodies in patients with mixed connective tissue disease [J]. Mod Rheumatol, 2004, 14 (5): 367-375.

[14] KOZUKA T, JOHKOH T, HONDA O, et al. Pulmonary involvement in mixed connective tissue disease: high-resolution CT findings in 41 patients [J]. J Thorac Imaging, 2001, 16 (2): 94-98.

[15] DUNKLEY L, GREEN M, GOUGH A. Comment on: a case of Raynaud's phenomenon in mixed connective tissue disease responding to Rituximab therapy response [J]. Rheumatology (Oxford), 2007, 46 (10): 1628-1629.

[16] GUNNARSSON R, HETLEVIK S O, LILLEBY V, et al. Mixed connective tissue disease [J]. Clinical Rheumatology, 2016, 30 (1): 95-111.

[17] HAJAS A, SZODORAY P, NAKKEN B, et al. Connective tissue disease [J]. Rheumatol, 2013, 40 (7): 1134-1142.

[18] WEISS T D, NELSON J S, WOOLSEY R M, et al. Transverse myelitis in mixed connective tissue disease [J]. Arthritis Rheum, 1978, 21 (8): 982-986.

(于　娜)

第五篇

血管病

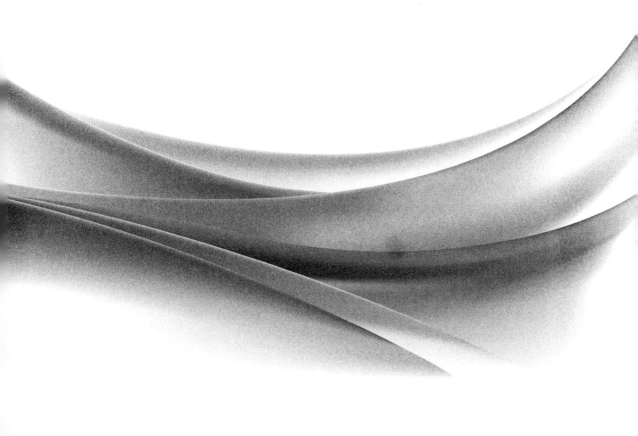

第十八章　系统性血管炎

1　概述

血管炎是一组异质性疾病，病理上均以血管炎症为特征。各种血管炎在临床、实验室指标、病理生理上具有共同的联系。血管炎的临床和病理特征具有多样性，取决于受影响的血管的部位和类型。目前确定的血管炎超过 30 种。血管炎可以一种疾病的主要过程出现，也可继发于其他疾病。以血管炎为主要过程的疾病被称为原发性系统性血管炎。血管炎可根据 1990 年美国风湿病学会（American College of Rheumatology，ACR）标准进行分类[1]。国际 Chapel Hill 共识会议（International Chapel Hill Consensus Conference，CHCC）是血管炎最常用的命名系统[2]。

2　分类

2012 年国际 Chapel Hill 共识会议（CHCC2012）对血管炎的定义如下：

2.1　大血管炎

影响大动脉的血管炎比其他血管炎多见。大动脉是指主动脉及其主要分支。任何大小动脉均可受累。

2.1.1　大动脉炎（TAK）

TAK 常为肉芽肿性炎，主要影响主动脉和（或）其主要分支。发病年龄通常在 50 岁以下。

2.1.2　巨细胞动脉炎/颞动脉炎（GCA）

GCA 常为肉芽肿性炎，通常影响主动脉和（或）其主要分支，好发于颈动脉和椎动脉的分支，常累及颞动脉。发病年龄通常在 50 岁以上，GCA 常伴有风湿多肌痛。

2.2　中血管炎

中血管炎通常影响中等动脉，主要影响内脏动脉及其分支。任何大小的动脉都可能受到影响。炎性动脉瘤和狭窄常见。

2.2.1　结节性多动脉炎（PAN）

PAN 是指中、小动脉的坏死性动脉炎，无肾小球肾炎或动脉、毛细血管或静脉的血管炎，且与抗中性粒细胞胞质抗体（ANCAs）无关。

2.2.2　川崎病（KD）

KD 是与黏膜淋巴结综合征有关的动脉炎，主要累及中、小动脉。冠状动脉常受累。主动脉和大动脉也可受累。通常发生在婴幼儿。

2.3　小血管炎

小血管炎主要影响小血管，定义为小血管内动脉，大动脉、毛细血管和静脉、中等血管也可能受累。

2.3.1 ANCA相关血管炎（AAV）

AAV为坏死性血管炎，很少有或没有免疫沉积，主要影响小血管（毛细血管、静脉、动脉和小动脉），与髓过氧化物酶（MPO）ANCA或蛋白酶3（PR3）ANCA有关。并非所有患者都有ANCA。

2.3.2 显微镜下多血管炎（MPA）

MPA为坏死性血管炎，少有或无免疫沉着，主要影响小血管（毛细血管、静脉或动脉）。患者可出现涉及中小动脉的坏死性动脉炎。坏死性肾小球肾炎非常常见。常发生肺毛细血管炎，不存在肉芽肿性炎症。

2.3.3 肉芽肿性多血管炎（韦格纳肉芽肿，GPA）

GPA为坏死性肉芽肿性炎症，通常累及上、下呼吸道，主要影响中小血管（如毛细血管、静脉、动脉、动脉和静脉）。坏死性肾小球肾炎常见。

2.3.4 嗜酸性肉芽肿性多血管炎（Churg-Strauss综合征，EGPA）

EGPA为嗜酸性粒细胞增多和坏死性肉芽肿性炎症，常累及呼吸道。主要累及中小血管，并伴有哮喘和嗜酸性粒细胞增多症。肾小球肾炎时ANCA较多见。

2.3.5 免疫复合物性小血管血管炎

血管壁上有中度至明显的免疫球蛋白和（或）补体成分沉积，主要影响小血管（毛细血管、静脉、动脉和小动脉）。肾小球肾炎多见。

2.3.6 抗肾小球基底膜（抗GBM）病

抗GBM病累及肾小球毛细血管、肺毛细血管，或两者同时受累，抗GBM自身抗体沉积于基底膜。肺部受累会引起肺出血；肾脏受累会引起肾小球肾炎，出现坏死和新月体。

2.3.7 冷球蛋白血症性血管炎（CV）

CV最常由丙型肝炎病毒感染所致。冷球蛋白免疫复合物沉积于毛细血管、微静脉或微动脉的血管壁，从而导致小血管炎症。皮肤、肾小球和外周神经常会受累。

2.3.8 IgA血管炎（Henoch-Schönlein紫癜，IgA V）

IgA V患者有以IgA1为主的免疫复合物沉积，影响小血管（主要是毛细血管、静脉或动脉）。病变常累及皮肤和胃肠道，并常引起关节炎。患者可发生与IgA肾病难以区分的肾小球肾炎。

2.3.9 低补体血症性荨麻疹性血管炎（抗C1q血管炎，HUV）

HUV是伴荨麻疹和低补体血症的血管炎，主要累及小血管。存在抗C1q抗体，肾小球肾炎、关节炎、阻塞性肺病和眼部炎症常见。

2.4 累及不同大小血管的血管炎

病变无优势受累的血管类型，可影响任何大小（小、中、大）和类型（动脉、静脉和毛细血管）的血管。

2.4.1 白塞病（Behçet综合征）

白塞病可影响任何大小的动脉或静脉。其特点是反复发作的口腔和（或）生殖器溃疡，同时伴有皮肤、眼部、关节、胃肠道和（或）中枢神经系统炎症病变。患者可发生小血管炎、血栓性血管炎、血栓形成、动脉炎和动脉瘤。

2.4.2 科根综合征（Cogan综合征）

Cogan综合征以眼部炎症性病变为特征，包括角膜基质炎、葡萄膜炎和巩膜外层炎，以及感音神经性聋和前庭功能障碍等内耳病变。血管炎的表现可能包括主动脉炎、主动脉瘤，以及任意大小血管的动脉炎。

2.5 单器官血管炎

单器官血管炎是指单器官内任意大小的动脉或静脉的血管炎，并且没有特征提示其是系统性血管炎的局限性表现。血管炎的名称中应涵盖受累的器官和血管类型，如原发性中枢神经系统血管炎（central nervous system vasculitis，CNSV）、皮肤小血管血管炎、孤立性主动脉炎。初始诊断为单器官血管炎的部分患者后续可能出现其他疾病表现，因而须评估是否存在其他系统性血管炎。例如，最初是皮肤动脉炎，后来成为结节性多动脉炎。

2.6 血管炎伴有全身性疾病

一些系统性红斑狼疮、类风湿性关节炎、复发性多软骨炎及其他全身性风湿性疾病患者可能会出现相关的血管炎。这种情况下的血管炎最常累及小的肌性动脉、微动脉和微静脉。

2.7 有潜在病因的血管炎

一些血管炎有具体的病因，其诊断应当有详细说明潜在病因的前缀。例如，丙型肝炎病毒相关的冷球蛋白血症性血管炎、乙型肝炎病毒相关的结节性多动脉炎、肼屈嗪相关的ANCA相关性血管炎。血液系统和实体器官肿瘤及克隆B细胞淋巴细胞增生性疾病也可伴有血管炎。

3 病因

各种血管炎的病因尚不明确。一些增加血管炎发生率和患病率的危险因素包括地理、年龄、种族、性别、遗传和环境因素。白塞病在与古代丝绸之路接壤的国家的居民中更为常见[3]。大动脉炎在南亚国家比其他地方更普遍。川崎病多见于5岁以下的儿童[4]。巨细胞动脉炎更多见于老年人。有证据表明，巨细胞动脉炎的发生率在过去的50年增加了2～5倍[5]。

大动脉炎好发于女性（男女发病人数之比为1∶9）。白塞病在男性中具有更高的严重程度，并且晚期眼病的发生率更高。巨细胞动脉炎和肉芽肿性多血管炎主要发生在白种人群[6]。

研究发现，人类白细胞抗原（HLA）-B51与Behcet病相关，它可增加疾病易感性和疾病严重性的发生风险。遗传学研究表明，在一些GCA的研究中，Ⅱ类HLA等位基因如HLA-DRB1*0401和HLA-DRB1*0101发挥了作用[7]。

一些药物和某些感染与系统性血管炎有众所周知的关联。例如，乙型肝炎与结节性多发性动脉炎（PAN）关联，丙型肝炎与混合性冷球蛋白血症关联，硅尘与寡免疫性血管炎关联[8]。

4 流行病学

根据欧洲和美国的研究，每年原发性系统性血管炎的总发病率约为20/100万至40/100万。GCA是主要血管炎中最常见的一种，其年发病率（在至少50岁的个体人群中）大约为240/100万[9]。据报道，肉芽肿合并多血管炎（GPA）、显微镜下多血管炎（MPA）和Churg-Strauss综合征的发生率为1/100万至10/100万。

5 临床特征

5.1 症状

系统性血管炎是一组临床上的异质性疾病,因此不能采用单一的诊断标准来评估诊断上怀疑血管炎的患者。

临床上血管炎患者常有发热、乏力、体重减轻和关节痛等全身性症状,但这些症状对诊断血管炎既不特异也不敏感。眼部炎症史,尤其是巩膜炎史,有时可见于血管炎患者。持续性鼻腔结痂、鼻出血或其他上气道病变提示 GPA。急性足下垂或腕下垂可能是由缺血性病变引起的运动性神经病所致。肢体跛行(缺血性疼痛),尤其是出现在上肢或在动脉粥样硬化低风险的个体中时,提示多发性大动脉炎或 GCA 所致的大动脉阻塞。

当患者存在不明原因的咯血时,要考虑到是否存在肺泡出血和 AAV。同样地,对于所有疑似肾小球肾炎的患者,必须对可能的血管炎进行评估,尤其是 AAV 或抗 GBM 疾病。对肺出血合并肾功能不全者,应立即考虑到血管炎的可能。

5.2 体征

仔细的体格检查有助于识别血管炎的可能部位并确定血管病损的范围、受累器官的分布以及是否存在其他疾病。

5.2.1 感觉和(或)运动性神经病的表现

轻微和广泛性神经病变均可发生于许多类型的血管炎,包括经典的多发性单神经炎,以及对称性或非对称性周围多神经病。

5.2.2 可触性紫癜

可触性紫癜是皮肤白细胞破碎性血管炎的强有力体征,也是许多小血管血管炎及结节性多动脉炎的常见表现。然而,应注意的是,并非所有可触性紫癜均是血管炎,也并非所有皮肤血管炎均会表现为紫癜。

5.2.3 脉搏消失、减弱或微弱,血管杂音或者存在血压差

仔细且全面的血管检查有助于识别大血管血管炎的征象。血管检查时,应触诊多个区域的脉搏,包括但不限于桡动脉、肱动脉、颈动脉、股动脉、腘动脉、胫后动脉和足背动脉;并听诊以下区域是否有杂音:颈动脉、锁骨下动脉、肾动脉、股动脉、胸主动脉和腹主动脉。

5.3 实验室检查

5.3.1 一般检测

当怀疑血管炎时,初步评估病情应完善全血细胞计数(complete blood cell count,CBC)、血清肌酐检测、肝功能检测、红细胞沉降率(erythrocyte sedimentation rate,ESR)和(或)C 反应蛋白(C-reactive protein,CRP)、病毒性肝炎的血清学检查、血清冷球蛋白检测及尿液分析(含尿沉渣检测)。应进行血培养以帮助排除感染(如感染性心内膜炎)。

5.3.2 其他可能进一步帮助诊断的更具特异性的实验室检查

(1)抗核抗体(antinuclear antibody,ANA)检查:ANA 阳性可能支持存在系统性红斑狼疮等基础系统性风湿性疾病。

(2)补体:血清补体水平较低,尤其是 C4 水平低下,可能见于混合性冷球蛋白血症和系统性红斑狼疮,但不存在于大多数其他类型的血管炎中。

（3）抗中性粒细胞胞质抗体：尽管存在抗 PR3 或抗 MPO 的 ANCA 本身不具备充分的诊断意义，但具有一定的诊断价值。存在这些抗体对诊断 AAV 有极高的特异性（通常特异度>95%）。

5.3.3 其他检查

应根据临床表现指导进行其他检查。对于有呼吸系统症状和（或）咯血的患者，须行胸片或胸部高分辨率 CT 检查（high-resolution computed tomography，HRCT）；当患者存在神经肌肉疾病的症状时，例如有多发性单神经炎的表现时，应进行肌电图检查；患者若存在中枢神经系统的症状，应考虑进行腰椎穿刺及脑脊液分析。

5.3.4 活检

受累组织活检对诊断许多血管炎至关重要，但不可能对所有病例进行这种活检。例如，对疑似 GCA 的病例均应进行颞动脉活检，因为颞动脉活检通常是项较简单的操作。同样地，对紫癜病灶的皮肤活检以及对疑似肾小球肾炎患者的肾脏活检都有较高的诊断价值。但是，对疑似多发性大动脉炎患者的诊断基于其他临床和放射影像学表现。

5.3.5 血管影像学检查

MRI、MR 血管造影、CT 血管造影、血管超声和 PET 可用于识别大动脉病变，并且（尤其是 CT 和 MRI）已成为筛查大血管血管炎的标准方法。现在临床医生已越来越多地通过超声检查来判断有无 GCA。PET 有时可以帮助识别主动脉及其分支有无炎症性疾病。例如，对结节性多动脉炎患者行肠系膜动脉或肾动脉的血管造影可能显示动脉瘤、闭塞和血管壁不规则。相比之下，血管造影不太可能有助于评估小血管血管炎。

6 治疗

治疗方案取决于血管炎的类型和严重程度。一般而言，血管炎的治疗包括以下三个部分：

6.1 诱导缓解

初始治疗的目标是诱导疾病缓解。初始治疗通常包括使用中至高剂量的糖皮质激素，某些类型的血管炎须加用免疫抑制剂。血管炎初始发病往往很快，诊断延迟或未能识别疾病累及范围并控制疾病进展会导致严重的病情，对于某些类型的血管炎来说甚至可能导致死亡。因此，血管炎初始治疗阶段可能比后续治疗阶段的治疗强度更大，包括高剂量用药或使用毒性风险较高的药物。

6.2 维持缓解

一旦病情缓解，就应根据患者的耐受情况平稳减小糖皮质激素的剂量，以控制药物诱导毒性的产生。视具体情况，糖皮质激素和其他免疫抑制剂可能以某种特定剂量继续使用一段时间，然后依照针对具体疾病类型的治疗调整方案减量或停药（有时是在逐渐减量后停药）。维持缓解阶段的治疗目标是维持对疾病活动度的控制、防止减药或停药后疾病复发，并且最大限度地降低药物毒性风险。

6.3 监测

在积极治疗阶段，要监测患者的疾病活动度和药物毒性，但大多数类型的血管炎在达到无药缓解后还需要监测疾病复发情况。

7 预后

有限的资料表明，许多血管炎患者结局良好，但其预后在很大程度上取决于具体诊断；在急性诱导缓解阶段和后续维持治疗阶段，药物的不良反应（特别是出现感染）可加重病情。有关数据表明，血管炎患者的死亡原因既有活动性血管炎性疾病，也有治疗的并发症；近几十年来，系统性血管炎的远期结局已有改善，但其中某些疾病还可能出现不可逆的血管及其他组织器官损害。

参考文献

[1] HUNDER G G, AREND W P, BLOCH D A, et al. The American College of Rheumatology 1990 criteria for the classification of vasculitis [J]. Arthritis Rheum, 1990, 33 (8): 1065-1067.

[2] JENNETTE J C, FALK R J, BACON P A, et al. 2012 revised International Chapel Hill Consensus Conference Nomenclature of Vasculitides [J]. Arthritis Rheum, 2013, 65 (1): 1-11.

[3] SAKANE T, TAKENO M, SUZUKI N, et al. Behçet's disease [J]. N Engl J Med, 1999, 341 (17): 1284-1291.

[4] BARRON K S, SHULMAN S T, ROWLEY A, et al. Report of the National Institutes of Health Workshop on Kawasaki Disease [J]. Rheumatol, 1999, 26 (1): 170-190.

[5] SALVARANI C, CROWSON C S, O'FALLON W M, et al. Reappraisal of the epidemiology of giant cell arteritis in Olmsted County, Minnesota, over a fifty-year period [J]. Arthritis Rheum, 2004, 51 (2): 264-268.

[6] HOFFMAN G S, KERR G S, LEAVITT R Y, et al. Wegener granulomatosis: analysis of 158 patients [J]. Ann Intern Med, 1992, 116 (6): 488-498.

[7] WEYAND C M, HUNDER N N, HICOK K C, et al. HLA-DRB1 alleles in polymyalgia rheumatica, giant cell arteritis, and rheumatoid arthritis [J]. Arthritis Rheum, 1994, 37 (4): 514-520.

[8] SCOTT D G, WATTS R A. Systemic vasculitis: epidemiology, classification and environmental factors [J]. Ann Rheum Dis, 2000, 59 (3): 161-163.

[9] GONZáLEZ-GAY M A, GARCíA-PORRúA C. Epidemiology of the vasculitides [J]. Rheum Dis Clin North Am, 2001, 27 (4): 729-749.

（孙 岩）

第十九章 大动脉炎

1 概述

大动脉炎（Takayasu arteritis，TAK）属于大血管炎，是指由慢性进行性炎症引起的血管不同部位的狭窄或闭塞，少数患者可出现动脉扩张或动脉瘤。病变主要累及主动脉、主动脉弓及其分支、升主动脉、腹主动脉、锁骨下动脉、肾动脉、肺动脉等。

2 流行病学

80%~90%的病例为女性，发病年龄通常介于10~40岁[1]。世界各地均有报道，亚洲患病率最高。

3 发病机制

目前普遍认为，TAK的发病以细胞介导机制最重要，且可能与GCA类似[2]。免疫组织病理学检查显示，主动脉组织中主要为细胞毒淋巴细胞浸润，特别是γδT细胞，这些细胞通过释放大量溶细胞性穿孔素引起血管损伤。对热休克蛋白（heat shock protein，HSP）-65的识别可促进这些浸润细胞的识别和黏附[3]。炎症可能局限于胸主动脉或腹主动脉及其分支的某一节段，也可累及整条血管。尽管疾病表现存在相当大的变异性，但最初的血管病变通常发生在左锁骨下动脉的中段或近段。随着疾病的进展，左颈总动脉、左椎动脉、头臂动脉、右锁骨下动脉中段或近段、右侧颈动脉、椎动脉和主动脉也可能受累。约50%的患者存在腹主动脉和肺动脉受累。血管内炎症可导致动脉病变段狭窄、闭塞或扩张，进而引起多种症状。

4 临床特征

TAK症状发作多为亚急性，常导致诊断延误数月至数年，其间血管出现病变并进展。不少患者以动脉疾病表现为TAK的首发症状。

4.1 症状和体征

4.1.1 全身症状
早期患者常有全身症状，包括体重减轻和低热、乏力。

4.1.2 关节痛
约50%的病例会出现关节痛或肌痛。关节症状可为一过性，或持续数月甚至更久。

4.1.3 颈动脉痛
10%~30%的患者发病时有颈动脉压痛[4]。

4.1.4 外周脉搏减弱或消失
外周脉搏减弱或消失最常见于桡动脉水平，通常不对称[5]。极重度病例的肢体血管闭塞可导致缺血性溃疡或坏疽，但在出现这类并发症前，血管炎累及部位通常会形成动脉侧支循环，以避免严重缺血。侧支血管的形成是疾病缓慢进展的证据。

4.1.5 肢体缺血性疼痛

患者可能出现肢体缺血性疼痛。锁骨下动脉常受累，椎动脉起始处近端的狭窄性病变可引起一系列神经系统症状或晕厥，出现锁骨下动脉盗血综合征。其他缺血性疼痛症状也常见，包括上下肢轻微活动后轻至重度疼痛，常常导致患者的日常活动能力受限。

4.1.6 动脉杂音

血管狭窄患者通常可在锁骨下动脉、肱动脉、颈动脉和腹部血管处闻及血管杂音。升主动脉扩张患者可能因此出现主动脉瓣关闭不全的临床体征。中至重度狭窄的血管也可能无血管杂音。

4.1.7 双臂血压差异

患者常有单侧或双侧上肢血压下降，双臂血压通常相差至少 10 mmHg 以上，甚至测不出血压。通常要同时测量下肢血压。

4.1.8 高血压

半数以上病例会出现高血压，原因是一侧或两侧肾动脉缩窄或主动脉及其分支狭窄和弹性下降，甚至可能出现重度（恶性）高血压。

4.1.9 心绞痛

主动脉炎或冠状动脉炎可导致冠状动脉开口狭窄，进而引起心绞痛，最终可发生心肌梗死和死亡。

4.1.10 胃肠道症状

肠系膜动脉缺血可导致腹痛（尤其是餐后腹痛）、腹泻和消化道出血[6]。

4.1.11 皮肤病变

少数病例可有下肢皮肤病变，类似结节性红斑或坏疽性脓皮病。

4.1.12 呼吸系统症状

50%的患者可有肺动脉受累，但肺动脉炎的症状少见。肺部表现包括胸痛、呼吸困难、咯血及肺动脉高压。呼吸困难也可能由心绞痛、主动脉扩张、主动脉瓣关闭不全或恶性高血压导致的心力衰竭引起。

4.1.13 神经系统症状

颈动脉和椎动脉病变会引起脑血流量减少，引发头晕、眩晕、晕厥、直立性低血压、头痛、惊厥和脑卒中。视力受损是重度疾病的晚期表现，原因是动脉供血不足[7]。

4.2 体格检查

测量四肢血压，评估动脉狭窄。很多 TAK 患者存在单侧或双侧锁骨下动脉、腋动脉、肱动脉或头臂动脉部分或完全闭塞，导致同侧上肢血压假性偏低。股动脉或更远端的动脉狭窄也会导致下肢血压假性偏低，而主动脉狭窄可导致双侧血压偏低。

听诊双侧颈动脉、锁骨下动脉、腋动脉、肾动脉和股动脉及腹主动脉，寻找杂音。心脏听诊可发现主动脉瓣疾病、肺动脉高压和心力衰竭体征。触诊双侧颞动脉、颈动脉、肱动脉、股动脉和足背动脉的搏动，评估脉搏是饱满、减弱还是消失，并注意动脉有无压痛。检查肢体缺血体征。上述很多查体异常识别动脉病变的敏感性虽不高，但特异性相对较高[8]。

4.3 实验室检查

TAK 患者的急性期反应物（如红细胞沉降率和 C 反应蛋白）水平可能升高，但这些指标不能可靠地反映疾病活动度，活动期这些指标值也可能正常。全血细胞计数还可能发现其他异常：正细胞正色素性贫血（提示慢性病贫血）、白细胞增多和（或）血小板增多。

4.4 影像学检查

影像学检查对于诊断 TAK 和评估血管病变范围至关重要。对疑似 TAK 的患者应当进行 MRA 或 CTA 检查来评估疾病活动性[9]。相比较而言，更推荐用 MRA 来评估 TAK 活动性，复查时也首选 MRA[10]。胸部、腹部、头颈部或其他部位的 MRA 或 CTA 显示管腔狭窄或闭塞，有时伴有血管壁增厚[11-12]。颈总动脉和锁骨下动脉近段的彩色多普勒超声可显示管壁增厚和管腔狭窄。

虽然常规动脉造影通常能清晰显示病变动脉的管腔，但不能评估动脉壁增厚，而且作为有创性检查也有一定风险。因此，如果不需要介入治疗（例如支架植入术），则首选低创伤或无创的影像学检查。

PET 联合 CT（PET-CT）或 MR（PET-MR）在疑诊大血管血管炎病例评估中的应用越来越多。摄取值增加段高度提示大血管炎。

4.5 组织病理学

TAK 很少通过组织学检查诊断，然而，在动脉瘤修复术后可以获得动脉组织。单个核细胞浸润提示活动性炎症，主要炎症细胞有淋巴细胞、组织细胞、巨噬细胞和浆细胞。动脉中膜常有巨细胞和肉芽肿性炎症。弹性膜和中膜肌层破坏可导致病变节段出现动脉瘤样扩张。而进行性炎症和致密瘢痕也可从动脉外膜开始，最终阻塞管腔。血管内膜增生也可导致动脉狭窄性病变。

5 诊断

如果患者有相关临床表现，如全身症状、高血压、脉搏细弱或无脉和（或）动脉杂音，且影像学检查显示主动脉和（或）其一级分支狭窄，则可以考虑临床 TAK 诊断。国际 Chapel Hill 共识会议（Chapel Hill Consensus Conference，CHCC）制定的命名方案是目前应用最广的方案之一，对大多数血管炎均给出了命名和定义[13]。美国风湿病学会（American College of Rheumatology，ACR）分类标准是为了鉴别各型血管炎，但在临床实践中应用不多[14]。TAK 的诊断标准：（1）发病年龄≤40 岁；（2）肢体缺血性疼痛；（3）单侧或双侧肱动脉搏动减弱；（4）双臂收缩压差值≥10 mmHg；（5）单侧或双侧锁骨下动脉或腹主动脉闻及杂音；（6）动脉造影显示主动脉全程、其一级分支或上下肢近端大动脉狭窄或闭塞，并排除动脉硬化、纤维肌性发育不良或其他原因。如果患者符合上述 6 条标准中的至少 3 条，则可诊断为 TAK。

6 鉴别诊断

TAK 的鉴别诊断包括大动脉的动脉粥样硬化性、炎症性、感染性和遗传性疾病。

6.1 GCA

TAK 最难鉴别的可能就是 GCA[15]。两种病都会累及主动脉及其一级分支，而且组织学检查难以区分。二者的鉴别通常是基于患者年龄和病变分布。GCA 几乎不累及 50 岁以下的患者，而大动脉炎通常在 40 岁之前起病（往往更年轻）。此外，这两种疾病的临床表现也不尽相同。例如，肾动脉狭窄引起的肾性高血压不会在 GCA 中发生，而前部缺血性视神经病变导致的视力丧失在大动脉炎中不常见。但是，随着人们逐渐认识到这两种病的临床表现有相同之处，尤其是至少 30% 的 GCA 患者有主动脉及其一级分支的病变，TAK 和 GCA 的鉴别变得更加困难。

6.2 其他大血管血管炎/主动脉炎

还有几种伴有主动脉炎的疾病也可表现出与 TAK 相同的临床和影像学特征，包括 Cogan 综合征、复发性多软骨炎和脊柱关节病。但上述疾病大多有其他的特异性临床特征，可资鉴别。

6.3 Behçet 综合征

Behçet 综合征累及动脉可导致中至大动脉扩张和动脉瘤形成。但这些患者很可能还有其他临床表现，例如口腔和（或）生殖器溃疡、眼病和关节炎。

6.4 IgG4 相关疾病

IgG4 相关疾病是非感染性主动脉炎的罕见原因。该病与 TAK 的区别在于：前者的组织学检查可见淋巴浆细胞和纤维化，而且有非动脉相关表现。

6.5 感染性主动脉炎

与 TAK 一样，感染性主动脉炎也表现出非特异性症状，例如发热和急性期反应物水平升高。但是 TAK 患者的血培养结果为阴性。主动脉感染通常会导致动脉瘤。感染性动脉瘤患者的 CTA 可见血管周围积液或壁内积气，而炎症性动脉瘤的表现则通常提示主动脉周围纤维化和周围结构粘连。

6.6 遗传缺陷导致的主动脉瘤

遗传缺陷可导致结缔组织代谢异常，患者容易发生胸主动脉瘤和夹层，例如马方综合征、血管埃勒斯-当洛斯综合征（Ehlers-Danlos syndrome）、Loeys-Dietz 综合征和 Turner 综合征。与 TAK 不同的是，这些疾病通常没有全身症状，且有特异性遗传学异常，还有其他典型临床特征。

6.7 纤维肌性发育不良

如果发现大动脉狭窄，则必须考虑纤维肌性发育不良。但是，该病通常有典型影像学表现，多为局灶性，而且没有TAK的全身症状。

6.8 动脉粥样硬化

动脉粥样硬化引起的主动脉及其一级分支病变发病率比 TAK 要高很多。动脉粥样硬化和血管炎在年轻患者中容易区分。非动脉粥样硬化病变往往更长、更平滑且没有钙化。但是，动脉粥样硬化可伴有一定程度的炎症和 PET 信号增强，而病变的管腔特征并不完全可靠。此外，大血管炎患者也可能发生动脉粥样硬化。对所有 TAK 病例都应评估动脉粥样硬化的危险因素和表现。

7 治疗

7.1 药物治疗

TAK 的主要治疗药物是糖皮质激素。糖皮质激素能有效抑制全身症状并可阻止疾病进展。早期患者的动脉狭窄可能逆转，缺血相关症状亦可改善。但如果受累血管内形成纤维组织或血栓形成，则治疗反应可能并不理想。对于平均体重的成人，初始日剂量应为 45~60 mg 泼尼松或其等效剂量，之后每周最多将日剂量减少 10%。可能需要长期小剂量泼尼松治疗以预防动脉狭窄进展。疾病缓解后糖皮质激素可停用，但若恶化，则应加量。

约半数 TAK 患者存在慢性活动性疾病，单用糖皮质激素治疗不能达到持续缓解。

对于糖皮质激素治疗效果不佳的患者，推荐以硫唑嘌呤[17]、霉酚酸酯、甲氨蝶呤、托珠单抗[16]或来氟米特进行治疗，仅对接受了上述药物治疗后疾病仍呈活动性的患者采取环磷酰胺治疗。目前尚无研究资料明确证实上述药物中某一种优于其他。临床医生可先选择一种药物开始治疗 4~6 个月，若效果不佳，再换用其他药物。抗 TNF 药物用于替代环磷酰胺无法耐受的患者可能有效，但尚需进一步研究证据来评估其安全性和有效性。

7.2 手术治疗

对于发生了不可逆的动脉狭窄且存在明显缺血症状的晚期患者，可考虑经皮腔内血管成形术或旁路移植术。若病变适合经导管治疗，则首选血管成形术。但若狭窄或闭塞累及较长动脉段或动脉形成严重瘢痕，则经皮介入治疗的成功率较低。

无论有无支架置入，治疗段持续存在的炎症可导致其在血管成形术后再度狭窄；旁路移植术后的再狭窄率低于血管成形术后，在开始治疗后行血运重建或血运重建后采取抗感染治疗亦可降低再狭窄的可能性[18]。进行性主动脉瓣关闭不全可能需要通过瓣膜置换或瓣膜修复进行外科治疗[19]。

8 预后

TAK 是一种慢性疾病，疾病活动度随时间变化，疾病的严重程度有加重和减轻（或缓解）。血管受累常呈进行性，但短期预后较好。一些随访研究报道的 5 年生存率为 80%~90%。一项研究发现，TAK 主要的结局预测因子是并发症（大动脉炎视网膜病变、高血压、主动脉瓣关闭不全和动脉瘤）的发病率及进行性病变的存在与否。存在主要并发症和无此类并发症患者的 15 年生存率分别为 66% 和 96%，伴进行性病变和无进行性病变者的 15 年生存率分别为 68% 和 93%；同时存在主要并发症和进行性病变是预后最差的预测因素，15 年生存率为 43%[20]。

参考文献

[1] AREND W P, MICHEL B A, BLOCH D A, et al. The American College of Rheumatology 1990 criteria for the classification of Takayasu arteritis [J]. Arthritis Rheum, 1990, 33 (8): 1129-1134.

[2] WEYAND C M, GORONZY J J. Medium- and large-vessel vasculitis [J]. N Engl J Med, 2003, 349 (2): 160-169.

[3] CID M C, FONT C, COLL-VINENT B, et al. Large vessel vasculitides [J]. Curr

Opin Rheumatol, 1998, 10 (1): 18-28.

[4] MASON J C. Takayasu arteritis—advances in diagnosis and management [J]. Nat Rev Rheumatol, 2010, 6 (7): 406-415.

[5] SERRA R, BUTRICO L, FUGETTO F, et al. Updates in pathophysiology, diagnosis and management of Takayasu arteritis [J]. Ann Vasc Surg, 2016, 35: 210-225.

[6] KERR G S, HALLAHAN C W, GIORDANO J, et al. Takayasu arteritis [J]. Ann Intern Med, 1994, 120: 919-929.

[7] RODRíGUEZ-PLA A, DE MIGUEL G, LóPEZ-CONTRERAS J, et al. Bilateral blindness in Takayasu's disease [J]. Scand J Rheumatol, 1996, 25 (6): 394-395.

[8] GRAYSON P C, TOMASSON G, CUTHBERTSON D, et al. Association of vascular physical examination findings and arteriographic lesions in large vessel vasculitis [J]. J Rheumatol, 2012, 39 (2): 303-309.

[9] HATA A, NUMANO F. Magnetic resonance imaging of vascular changes in Takayasu arteritis [J]. Int J Cardiol, 1995, 52 (1): 45-52.

[10] TSO E, FLAMM S D, WHITE R D, et al. Takayasu arteritis: utility and limitations of magnetic resonance imaging in diagnosis and treatment [J]. Arthritis Rheum, 2002, 46 (6): 1634-1642.

[11] KISSIN E Y, MERKEL P A. Diagnostic imaging in Takayasu arteritis [J]. Curr Opin Rheumatol, 2004, 16 (1): 31-37.

[12] KEENAN N G, MASON J C, MACEIRA A, et al. Integrated cardiac and vascular assessment in Takayasu arteritis by cardiovascular magnetic resonance [J]. Arthritis Rheum, 2009, 60 (11): 3501-3509.

[13] JENNETTE J C, FALK R J, BACON P A, et al. 2012 revised International Chapel Hill Consensus Conference Nomenclature of Vasculitides [J]. Arthritis Rheum, 2013, 65 (1): 1-11.

[14] CRAVEN A, ROBSON J, PONTE C, et al. ACR/EULAR-endorsed study to develop Diagnostic and Classification Criteria for Vasculitis (DCVAS) [J]. Clin Exp Nephrol, 2013, 17 (5): 619-621.

[15] GRAYSON P C, MAKSIMOWICZ-MCKINNON K, CLARK T M, et al. Distribution of arterial lesions in Takayasu's arteritis and giant cell arteritis [J]. Ann Rheum Dis, 2012, 71 (8): 1329-1334.

[16] SALVARANI C, MAGNANI L, CATANOSO M, et al. Tocilizumab: a novel therapy for patients with large-vessel vasculitis [J]. Rheumatology (Oxford), 2012, 51 (1): 151-156.

[17] VALSAKUMAR A K, VALAPPIL U C, JORAPUR V, et al. Role of immunosuppressive therapy on clinical, immunological, and angiographic outcome in active Takayasu's arteritis [J]. J Rheumatol, 2003, 30 (8): 1793-1798.

[18] PARK M C, LEE S W, PARK Y B, et al. Post-interventional immunosuppressive treatment and vascular restenosis in Takayasu's arteritis [J]. Rheumatology (Oxford), 2006,

45(5):600-605.

[19] MATSUURA K, OGINO H, KOBAYASHI J, et al. Surgical treatment of aortic regurgitation due to Takayasu arteritis: long-term morbidity and mortality [J]. Circulation, 2005, 112(24):3707-3712.

[20] MIYATA T, SATO O, KOYAMA H, et al. Long-term survival after surgical treatment of patients with Takayasu's arteritis [J]. Circulation, 2003, 108(12):1474-1480.

(孙 岩)

第二十章　肉芽肿性血管炎

肉芽肿性血管炎（granulomatosis with polyangiitis，GPA）又称韦格纳肉芽肿，是一种坏死性肉芽肿性血管炎，包括血管壁炎症和血管周围及血管外肉芽肿。临床上，GPA 表现为耳鼻喉症状、肺部和肾脏受累，还可能存在其他全身症状。

1　发病机制

中性粒细胞在该病的发病机制中起关键作用，因为它们产生蛋白酶 3（PR3）自身抗原，并且其调节在 GPA 患者中有变化[1]。GPA 患者的中性粒细胞中有针对 PR3 的自身抗体。这些细胞被招募到炎症部位时，在抵御微生物方面起着至关重要的作用，但也可能导致组织损伤。凋亡中性粒细胞膜上表达的 PR3 自身抗原干扰巨噬细胞对它的清除。PR3 在活化的中性粒细胞膜上的表达阻止炎症的消退，是 GPA 发病的主要因素。虽然在生理条件下，凋亡细胞的吞噬具有抗炎作用，但 PR3 被巨噬细胞视为一种危险信号，激活了免疫系统。PR3 的这种颠覆性作用有助于自身免疫反应的发展，特别是通过引起浆细胞样树突状细胞的警觉，后者反过来又完全停止产生 CD4$^+$ 调节性 T 细胞；相反，它们促进具有 Th9/Th2 特征的活化辅助性 T 细胞的出现。

2　组织病理学

从组织病理学的角度来看，韦格纳肉芽肿由数层缺血性坏死组织组成，形成非微生物脓肿和多态性肉芽肿，包括多形核中性粒细胞、淋巴细胞和多核巨细胞。血管炎主要影响小血管（小动脉、毛细血管和小静脉），中型血管罕见。肉芽肿为非特异性，且内含巨细胞。诊断的组织学证据可以通过活检获得。

3　流行病学

GPA 是一种罕见的疾病，患病率约为 3/10 万。其发病存在南北差异，在北欧国家患病率较高。男性、女性均可发生 GPA。虽然平均发病年龄为 45 岁，但有些病例是在老年人和儿童中发生的。

4　临床表现[2-7]

GPA 的表现可分为全身性/弥漫性表现和局限性/局部表现。全身性/弥漫性表现为肾脏受累，和（或）明显的进行性肺泡出血，和（或）累及一个或多个其他器官，尤其是一个重要器官，有全身症状；局限性/局部表现主要是呼吸系统，如耳鼻喉和（或）肺部表现，无肺泡出血，无肾脏受累，但不会影响患者的整体健康或危及生命（约 30% 的 GPA 病例）。在疾病发展过程中，局限性/局部表现可以转变成全身性/弥漫性表现；反之亦然。

4.1 耳鼻喉表现

耳鼻喉症状往往是揭示疾病的征兆。这些症状可能会持续几个月,直到出现新的表现才会被识别。常见的耳鼻喉表现为慢性鼻窦炎或鼻炎。CT 扫描可显示骨质破坏。鼻窦炎、鼻出血和耳聋也很常见,声门下狭窄较少见。眼眶炎性假瘤可能伴有单侧眼球突出。

4.2 肺部表现

肺部症状无特异性,如咳嗽、呼吸困难、胸痛、咯血等。半数病例胸部 X 线和 CT 扫描可见单侧或双侧单个或多个结节,它们的发生与疾病的进展平行。肺浸润可见于一侧或双侧肺。支气管镜检查可显示肉芽肿引起的狭窄。肺泡出血是 GPA 潜在的严重肺部表现。患者支气管肺泡灌洗液呈红色或粉红色和(或)灌洗液清澈。Perls 染色显示含铁噬菌体超过 30%和(或)Golde 评分高于 100 分时,可确诊。肺泡出血可并发呼吸窘迫综合征。

4.3 肾脏表现

肾脏表现较单一,肾功能衰竭进展迅速。肾脏组织学表现为新月体肾炎,免疫荧光阴性。在诊断和每次随访患者时,都要检查血尿和蛋白尿,以及时发现和治疗肾脏病变,防止进展为严重肾功能衰竭。一旦出现肾脏表现,就应尽快开始治疗,因为治疗可以部分或完全逆转。

4.4 关节和(或)肌肉表现

一半以上的 GPA 患者可出现关节和(或)肌肉表现,这也提示可能存在 GPA,往往表现为多关节炎。

4.5 其他表现形式

其他症状是在其他类型的血管炎中观察到的。外周神经系统的表现不是该病特有的,与皮肤症状一样,是小血管受累的证据。

5 实验室检查

GPA 在其诊断和监测中有一个关键的组成部分:75%的病例中存在针对 PR3 的具有弥散胞质荧光的抗中性粒细胞胞质抗体(ANCAs),而针对髓过氧化物酶的 ANCAs 则很少[7]。它们在 90%的具有全身性和 50%的具有局限性表现的患者中都存在,特异性强,诊断价值高。在某些情况下,结合提示性临床症状,它们的存在可能足以明确诊断。

6 诊断要点

GPA 的早期诊断至关重要。无症状患者可通过血清学检查 ANCA 以及鼻窦和肺脏的 CT 扫描辅助诊断。上呼吸道、支气管内膜及肾脏活检是诊断的重要依据,病理显示肺小血管壁有中性粒细胞及单个核细胞浸润,可见巨细胞、多形核巨细胞肉芽肿,可破坏肺组织,形成空洞。肾病理显示为局灶性、节段性、新月体性坏死性肾小球肾炎,免疫荧光检测结果为无或很少免疫球蛋白及补体沉积。当诊断困难时,有必要进行胸腔镜或开胸活检以提供诊断的病理依据。目前,GPA 的诊断采用 1990 年美国风湿病学会(ACR)分类标准。符合其中 2 条或 2 条以上即可诊断为 GPA。该标准的诊断敏感度和特异度分别为 88.2%和 92.0%。

1990 年 ACR 的 GPA 分类标准如下:

(1)鼻或口腔炎症:痛性或无痛性口腔溃疡,脓性或血性鼻腔分泌物。

（2）胸片异常：胸片显示结节、固定浸润病灶或空洞。

（3）尿沉渣异常：镜下血尿（RBC>5个/高倍视野）或出现红细胞管型。

（4）病理显示肉芽肿性炎性改变：动脉壁或动脉周围，或者血管（动脉或微动脉）外区有中性粒细胞浸润。

GPA在临床上常被误诊。为了做到早期诊断GPA，对有以下情况者应反复进行活组织检查：不明原因的发热伴有呼吸道症状；慢性鼻炎及副鼻窦炎，经检查有黏膜糜烂或肉芽组织增生；眼、口腔黏膜有溃疡、坏死或肉芽肿；肺内有可变性结节状阴影或空洞；皮肤有紫癜、结节、坏死和溃疡等。

7 鉴别诊断

7.1 显微镜下多血管炎（microscopic polyangitis，MPA）

MPA是一种主要累及小血管的系统性坏死性血管炎，可侵犯肾脏、皮肤和肺等脏器的小动脉、微动脉、毛细血管和小静脉。患者常表现为坏死性肾小球肾炎和肺毛细血管炎。病变累及肾脏时，患者可出现蛋白尿、镜下血尿和红细胞管型。ANCA阳性是MPA的重要诊断依据，60%~80%为髓过氧化物酶（MPO）-ANCA阳性，荧光检测法显示核周型（p）-ANCA阳性，在早期胸部X线检查可发现无特征性肺部浸润影或小泡状浸润影，中晚期可出现肺间质纤维化。

7.2 变应性肉芽肿性血管炎（Churg-Straus syndrome，CSS）

CSS患者有重度哮喘，肺和肺外脏器有中小动脉、静脉炎及坏死性肉芽肿，周围血嗜酸性粒细胞增高。GPA与CSS均可累及上呼吸道，但前者常有上呼吸道溃疡，胸部X线检查显示肺内有破坏性病变如结节、空洞形成，而这种表现在CSS患者则不多见。GPA患者病灶中很少有嗜酸性粒细胞浸润，周围血嗜酸性粒细胞增高不明显，也无哮喘发作。

7.3 淋巴瘤样肉芽肿病

淋巴瘤样肉芽肿病是多形细胞浸润性血管炎和血管中心性坏死性肉芽肿病。患者浸润细胞为小淋巴细胞、浆细胞、组织细胞及非典型淋巴细胞，病变主要累及肺、皮肤、神经系统及肾间质，但不侵犯上呼吸道。

7.4 肺出血-肾炎综合征

肺出血-肾炎综合征是以肺出血和急进性肾小球肾炎为特征的综合征。患者抗肾小球基底膜抗体阳性，由此引起弥漫性肺泡出血及肾小球肾炎综合征，以发热、咳嗽、咯血及肾炎为突出表现，但一般无其他血管炎征象。本病患者多缺乏上呼吸道病变，肾病理可见基底膜有免疫沉积。在使用免疫抑制剂和激素治疗时，应注意预防卡氏肺囊虫免疫复合物沉积。

7.5 复发性多软骨炎

复发性多软骨炎以软骨受累为主要表现。患者可有鼻塌陷、听力障碍、气管狭窄等表现，一般均有耳郭受累，而无鼻窦受累。实验室检查显示ANCA阴性，活动期抗Ⅱ型胶原抗体阳性。

8 治疗方案及原则

治疗目标可分为3期，即诱导缓解、维持缓解、控制复发。循证医学研究显示，糖皮质激素加环磷酰胺联合治疗有显著疗效，特别是肾脏受累及具有严重呼吸系统疾病的患者，该联合疗法应作为首选治疗方案。

8.1 糖皮质激素

活动期使用泼尼松 $1.0 \sim 1.5 \ mg \cdot kg^{-1} \cdot d^{-1}$，4~6 周病情缓解后逐渐减量并以小剂量维持。对严重病例，如中枢神经系统血管炎、呼吸道病变伴低氧血症（肺泡出血）、进行性肾功能衰竭，可采用冲击疗法（甲泼尼龙 $1.0 \ g/d$，连用 3 d，第 4 天改口服泼尼松 $1.0 \sim 1.5 \ mg \cdot kg^{-1} \cdot d^{-1}$，然后根据病情逐渐减量）。

8.2 免疫抑制剂

8.2.1 环磷酰胺

应根据患者病情选择不同的用药方法。通常给予口服环磷酰胺 $1 \sim 3 \ mg \cdot kg^{-1} \cdot d^{-1}$，也可用环磷酰胺 20 mg，隔日 1 次。对病情平稳的患者，可用 $1 \ mg \cdot kg^{-1} \cdot d^{-1}$ 维持。对严重病例，给予环磷酰胺按 $0.5 \sim 1.0 \ g/m^2$ 体表面积静脉冲击治疗，每 3~4 周 1 次，同时还可给予每天口服环磷酰胺 100 mg。环磷酰胺是治疗本病的基本药物，可使用 1 年或数年，撤药后患者能长期缓解。用药期间注意观察不良反应，如骨髓抑制、继发感染等。循证医学研究显示，环磷酰胺能显著地延长 GPA 患者的生存期，但不能完全控制肾脏等器官损害的进展。

8.2.2 硫唑嘌呤

硫唑嘌呤为嘌呤类似药，有时可替代环磷酰胺。一般用量为 $2 \sim 2.5 \ mg \cdot kg^{-1} \cdot d^{-1}$，总量不超过 20 mg/d。但剂量须根据病情及个体差异而定，用药期间应监测药物不良反应。如果环磷酰胺不能控制病情，可合并使用硫唑嘌呤或改用硫唑嘌呤。

8.2.3 甲氨蝶呤

甲氨蝶呤一般用量为 10~25 mg，每周 1 次，口服、肌肉注射或静脉注射疗效相同。如果环磷酰胺不能控制病情，可合并使用甲氨蝶呤。

8.2.4 环孢素

环孢素的作用机制为抑制白细胞介素（IL）-2 合成，抑制 T 细胞的激活。其优点为无骨髓抑制作用，但免疫抑制作用也较弱。常用剂量为 $3 \sim 5 \ mg \cdot kg^{-1} \cdot d^{-1}$。

8.2.5 霉酚酸酯

初始用量 1.5 g/d，分 3 次口服，持续 3 个月。维持剂量 1.0 g/d，分 2~3 次口服，维持 6~9 个月。

8.2.6 丙种球蛋白

静脉用丙种球蛋白（IVIG）与补体和细胞因子网络相互作用，提供抗独特型抗体作用于 T、B 细胞。大剂量丙种球蛋白还具有广谱抗病毒、细菌及中和循环性抗体的作用。两种球蛋白一般与激素及其他免疫抑制剂合用，剂量为 $300 \sim 400 \ mg \cdot kg^{-1} \cdot d^{-1}$，连用 5~7 d。

8.3 其他治疗

8.3.1 复方新诺明片

对于病变局限于上呼吸道以及已用泼尼松和环磷酰胺控制病情者，可选用复方新诺明片进行抗感染治疗，以预防复发，延长生存时间。在使用免疫抑制剂和激素治疗时，应注意预防卡氏肺囊虫感染所致的肺炎，约 6% 的 GPA 患者在免疫抑制剂治疗过程中会出现卡氏肺囊虫肺炎，并成为 GPA 的死亡原因。

8.3.2 生物制剂

利妥昔单抗（rituximab）是一种能特异性降低 B 细胞数量的单克隆抗体。在多个临床试验及病例报道中显示利妥昔单抗能够诱导复发和难治性 GPA 的缓解或部分缓解，成为潜在的治疗 ANCA 相关性血管炎的药物之一。也有肿瘤坏死因子（TNF）-α 抑制剂治疗 GPA 有效的报道。针对 TNF-α、CD20 等的单克隆抗体主要应用于难治性患者或经常规治疗多次复发的患者，部分患者取得较好疗效，但最终疗效还需要更多的临床资料证实。

8.3.3 血浆置换

对活动期或危重病例，血浆置换治疗可作为临时治疗措施，但仍须与激素及其他免疫抑制剂合用。

8.3.4 透析

急性期患者如果出现肾功能衰竭，则需要透析。经透析治疗后，55%~90%的患者能恢复足够的肾功能。

8.3.5 外科治疗

对于声门下狭窄、支气管狭窄等患者，可以考虑外科治疗。

8.4 辅助措施

预防和检测血栓栓塞并发症是初始疾病护理的一部分。在 ANCA 相关血管炎期间，心血管并发症也会增加，需要筛查和管理心血管危险因素。治疗过程中可能会出现某些副作用，如短期感染，长期恶性肿瘤，环磷酰胺诱发的膀胱炎、淋巴瘤和实体瘤。应预防感染，定期进行皮肤监测，因为患者较对照组患非黑色素瘤的发生风险增加，这可能与长期接触免疫抑制剂有关。

9 进展与预后

未经治疗的 GPA 患者 1 年病死率约为 70%。经过治疗后，80%以上的病例病情可得到缓解。复发很常见，超过 50%的病例会复发。尽管如此，GPA 患者 10 年生存率为 75%[8]。

影响预后的主要因素是高龄、难以控制的感染和不可逆的肾脏损害。耳鼻喉受累者预后好，但复发率高。预后基于五因素评分（FFS）[9]，其更新版本也适用于 GPA[10]。它考虑了与病死率增加相关的五个体征（每一个点）：年龄>65 岁、特殊性心肌病、胃肠道表现、肾功能衰竭（血清肌酐>150 μmol/L）和无耳鼻喉表现。然而，尽管 FFS 有助于确定 GPA 的预后，但它并不能像其他类型的坏死性血管炎一样推动治疗决策[11]。

在诊断时，与复发相关的因素是抗 PR3-ANCA 的存在、心脏受累和肌酐清除率>60 mL/min[12]。在整个疾病过程中，持续的 ANCA 也与复发风险增加相关[13-15]。但 ANCAs 的消失确实意味着不会复发。PR3-ANCA 水平的显著增高是担心复发的一个原因[12]。然而，即使 ANCA 水平升高，29%~60%的患者在 1 年内不会复发[16-17]。因此，单凭 ANCA 水平不能作为调整治疗的依据。

近年来，GPA 患者经过早期诊断和及时治疗，预后明显改善。大部分患者通过用药，尤其是糖皮质激素加环磷酰胺联合治疗和严密的随诊，能诱导和维持长期缓解。

参考文献

[1] MILLET A, MARTIN K R, Bonnefoy F, et al. Proteinase 3 on apoptotic cells disrupts immune silencing in autoimmune vasculitis [J]. J Clin Invest, 2015, 125 (11): 4107-4121.

[2] HOFFMAN G S, KERR G S, LEAVITT R Y, et al. Wegener granulomatosis: an analysis of 158 patients [J]. Ann Intern Med, 1992, 116 (6): 488-498.

[3] ANDERSON G, COLES E T, CRANE M, et al. Wegener's granuloma. A series of 265 British cases seen between 1975 and 1985. A report by a sub-committee of the British Thoracic Society Research Committee [J]. Q J Med, 1992, 83 (302): 427-438.

[4] MATTESON E L, GOLD K N, BLOCH DA, et al. Long-term survival of patients with Wegener's granulomatosis from the American College of Rheumatology Wegener's Granulomatosis Classification Criteria Cohort [J]. Am J Med, 1996, 101 (2): 129-134.

[5] GUILLEVIN L, CORDIER J F, LHOTE F, et al. A prospective, multicenter, randomized trial comparing steroids and pulse cyclophosphamide versus steroids and oral cyclophosphamide in the treatment of generalized Wegener's granulomatosis [J]. Arthritis Rheum, 1997, 40 (12): 2187-2198.

[6] REINHOLD-KELLER E, BEUGE N, LATZA U, et al. An interdisciplinary approach to the care of patients with Wegener's granulomatosis. Long-term outcome in 155 patients [J]. Arthritis Rheum, 2000, 43 (5): 1021-1032.

[7] IUDICI M, PAGNOUX C, COURVOISIER D, et al. Granulomatosis with polyangiitis: data from the French Vasculitis Study Group Registry (abstract) [J]. Arthritis Rheumatol, 2019, 71: 1668.

[8] PUCHAL X, PAGNOUX C, PERRODEAU E, et al. Long-term outcomes among participants in the WEGENT trial of remission-maintenance therapy for granulomatosis with polyangiitis (Wegener's) or microscopic polyangiitis [J]. Arthritis Rheumatol, 2016, 68 (3): 690-701.

[9] GUILLEVIN L, LHOTE F, GAYRAUD M, et al. Prognostic factors in polyarteritis nodosa and Churg-Strauss syndrome. A prospective study in 342 patients [J]. Medicine (Baltimore), 1996, 75 (1): 17-28.

[10] GUILLEVIN L, PAGNOUX C, SEROR R, et al. The Five-Factor Score Revisited: Assessment of Prognoses of Systemic Necrotizing Vasculitides Based on the French Vasculitis Study Group (FVSG) Cohort [J]. Medicine (Baltimore), 2011, 90 (1): 19-27.

[11] PROTOCOLE NATIONAL DE DIAGNOSTIC ET DE SOINS 2019. Vascularites nécrosantes systémiques (périartérite noueuse et vascularites associées aux ANCA). https://www.has-sante.fr/jcms/p_3076472/fr/vascularites-necrosantes-systemiques-periarterite-noueuse-et-vascularites-associees-aux-anca.

[12] MUKHTYAR C, FLOSSMANN O, HELLMICH B, et al. Outcomes from studies of antineutrophil cytoplasm antibody associated vasculitis: a systematic review by the European League Against Rheumatism systemic vasculitis task force [J]. Ann Rheum Dis, 2008, 67 (7): 1004-1010.

[13] KARRAS A, PAGNOUX C, HAUBITZ M, et al. Randomised controlled trial of prolonged treatment in the remission phase of ANCA-associated vasculitis [J]. Ann Rheum Dis, 2017, 76 (10): 1662-1668.

[14] MORGAN M D, SZETO M, WALSH M, et al. Negative anti-neutrophil cytoplasm antibody at switch to maintenance therapy is associated with a reduced risk of relapse [J]. Arthritis Res Ther, 2017, 19 (1): 129.

[15] TERRIER B, PAGNOUX C, PERRODEAU E, et al. Long-term efficacy of remission-maintenance regimens for ANCA-associated vasculitides [J]. Ann Rheum Dis, 2018, 77 (8): 1150-1156.

[16] BOOMSMA M M, STEGEMAN M M, VAN DER LEIJ M J, et al. Prediction of relapses in Wegener's granulomatosis by measurement of antineutrophil cytoplasmic antibody levels: a prospective study [J]. Arthritis Rheum, 2000, 43 (9): 2025-2033.

[17] FINKIELMAN J D, MERKEL P A, SCHROEDER D, et al. Antiproteinase 3 antineutrophil cytoplasmic antibodies and disease activity in Wegener granulomatosis [J]. Ann Intern Med, 2007, 147 (9): 611-619.

（柏　林）

第二十一章 显微镜下多血管炎

1 概述

显微镜下多血管炎（microscopic polyangiitis，MPA）又称显微镜下多动脉炎（microscopic polyarteritis），是一种主要累及小血管的系统性坏死性血管炎，属于自身免疫性疾病。最早的 MPA 病例于 1948 年由 Davson 等人记录并描述，其病理特征以纤维素样坏死性血管炎或寡免疫复合物沉积为主[1]。MPA 主要侵害小血管，包括毛细血管、小静脉和小动脉，也可蔓延到中小动脉。MPA 发病时可侵害全身多个器官，其中最常累及的器官是肾与肺，也可累及眼、皮肤、关节、肌肉、消化道和中枢神经系统等。GPA 的临床表现以坏死性肾小球肾炎最为突出，肺毛细血管炎也较为常见[2-3]。

2 临床表现

本病患者多见于男性，通常在 50~60 岁时发病。MPA 在亚洲人群中比韦格纳肉芽肿（Wegener's granulomatosis，WG）更普遍，预后差。MPA 可呈急性起病，主要表现为急进型肾小球肾炎（rapidly progressing glomerulo-nephritis，RPGN）和肺出血。有些病例发病则非常隐匿，仅以间断性紫癜、间歇性咯血、轻度肾脏损害等为临床表现[4-5]。

本病好发于冬季，多数患者有上呼吸道感染或药物过敏样等前驱症状，非特异性症状包括不规则发热、食欲缺乏、疲乏、皮疹、关节痛、肌肉痛、腹痛、神经炎和体重下降等。

2.1 肾脏损害

70%~80%的患者肾脏受累，以急进型肾小球肾炎为特征的肾脏受累是 MPA 的主要临床特征，具体表现包括显微镜下血尿、伴有红细胞管型的尿沉渣异常、非肾毒性程度的蛋白尿（24 h 蛋白尿小于 3.5 g）、不同程度的肾功能受损等。肾功能损伤在患病后数天或数周内可迅速出现，有时可能需要透析，通常经治疗后患者肾功能有所恢复。

2.2 肺脏损害

约有 50%的患者发生肺部受损，肺是仅次于肾的最易受累器官。最常见的 MPA 肺部临床症状有呼吸困难、咳嗽和咯血，胸痛则相对少见。约 1/3 的 MPA 患者会出现典型的肺泡出血，有些患者肺泡出血不严重，仅伴有轻度咯血。从胸部影像学上来看，典型表现为片状影或弥漫性阴影，提示肺泡渗出，多为双侧肺泡充血，影像显示为上肺部受累。MPA 导致的肺出血反复发作也会造成肺纤维化，支气管肺泡灌洗液内含有大量的红细胞与噬铁细胞。经支气管活检的组织学检查提示坏死性毛细血管炎和肺泡破裂，但其他自身抗体，如抗肾小球肾炎膜抗体和抗 dsDNA 抗体在发病过程中并不存在，补体水平也没有明显降低。虽然部分患者症状仅限于肺部，但研究中发现，MPA 肺受累会与至少 1 个肺外器官相关联，关联器官 97%可能为肾脏。MPA 肺损害可隐匿，也可急性起病并进展迅速，严重者出现肺肾综合征，伴随蛋白尿、血尿、急性肾功能衰竭、肺出血等，甚至导致患者死亡。

2.3 消化系统损害

30%~56%的MPA患者可能存在消化道受累,出现肠系膜血管缺血和消化道出血。患者最常见的表现为腹痛,其次为恶心、呕吐、腹泻,10%的患者会有呕血及黑便等,严重时可能出现胃肠道穿孔。

2.4 心血管系统损害

心脏受累的情况较少见。约有10%的患者发现MPA相关的心功能不全,常表现为胸痛、心衰、心包炎、心律失常、心肌梗死等。偶尔也有一些患者表现出严重的急性充血性心力衰竭,但很少有因心肌或冠状动脉小血管动脉炎导致的心肌梗死。

2.5 皮肤损害

MPA患者最常见的皮肤表现为紫癜和可触及的充血性斑丘疹,也可表现为溃疡、坏死性病变、舌下出血或水疱,但结节比较少见。约30%的患者有肾-皮肤血管炎综合征。在一项比较MPA和结节性多动脉炎(PAN)皮肤表现的研究中发现,两组患者中44%有皮肤表现,其中最常见的是紫癜,且MPA患者比PAN更常见,而荨麻疹在MPA患者中则极为罕见。

2.6 神经系统损害

20%~25%的患者有神经系统受累,可有多发性神经炎、末梢神经炎及中枢神经系统受累等,表现为局部周围感觉或运动障碍、缺血性脑病、癫痫等。

2.7 骨骼肌肉受累

56%~76%的MPA患者有肌痛和关节痛表现,常会被误诊为风湿性多肌痛。肌痛在坏死性血管炎中比较常见,但MPA患者肌酸激酶和醛缩酶水平正常,肌肉磁共振检查也是正常的。其中仅10%的患者有关节炎症状,表现为关节液渗出、滑膜增厚和红斑,MPA相关的关节炎症状不会造成关节畸形或关节融合。

2.8 其他

一些患者可能存在耳鼻喉部受累,出现耳鸣、中耳炎、神经性听力下降等;有些患者表现为鼻窦炎,诊断时易与WG混淆;眼受累可出现虹膜睫状体炎、巩膜炎、葡萄膜炎及视力下降等。

3 辅助检查

在临床实践中,目前尚没有明确对MPA具有诊断特异性的实验室检测方法,相关的血清学指标中缺乏具有高特异性和敏感性的标志抗体。

3.1 一般检查

MPA患者有血白细胞和血小板计数水平增高、与出血不相称的贫血、尿蛋白阳性、尿隐血等异常,最常见的是红细胞沉降率和C反应蛋白水平增高。

3.2 抗中性粒细胞胞质抗体(ANCA)

ANCA是本病诊断、监测病情活动、预测复发的重要血清学指标,阳性率介于50%~80%,其滴度通常与血管炎的活动度有关。ANCA识别的两个主要抗原分别是丝氨酸蛋白酶3(PR3)和髓过氧化物酶(MPO)。与MPA相关的ANCA通常具有由抗髓过氧化物酶(MPO-ANCA)抗体引起的核周染色型(p-ANCA)[2]。

3.3 病理学检查

MPA病理特征为肾小球毛细血管丛节段性纤维素样坏死、血栓形成和新月体形成，坏死节段内和周围偶见大量中性粒细胞浸润。免疫学检查显示寡免疫复合物沉积。肺组织活检显示肺毛细血管炎、纤维化，无或极少有免疫复合物沉积。肌肉和腓肠肌神经活检可有坏死性血管炎病理表现。

4 诊断

本病尚无统一诊断标准，以下情况有助于MPA的诊断[2-3]：（1）中老年，且多见于男性患者；（2）具有上述起病的前驱症状；（3）肾脏损害表现：蛋白尿、血尿或（及）急进性肾功能不全等；（4）伴有肺部或肺肾综合征的临床表现；（5）伴有关节、眼、耳、心脏、胃肠道等全身各器官受累表现；（6）p-ANCA阳性；（7）具有上述病理特征的肾、肺活检结果。

5 治疗

MPA治疗目标可分为诱导期、维持缓解期和治疗复发这三个阶段。MPA治疗常用药物包括糖皮质激素和细胞毒性药物[3]。

5.1 糖皮质激素

泼尼松1 mg/(kg·d)，晨顿服或分次服用，一般服用4~8周后减量，待病情缓解后以维持量治疗。维持量有个体差异，建议低剂量泼尼松维持2年或更长时间。对于重症患者和肾功能进行性恶化的患者，可采用甲泼尼龙冲击治疗，每次0.5~1.0g静脉滴注，每日或隔日1次，3次为1个疗程，1周后视病情需要可重复应用。激素治疗期间注意防治不良反应。不宜单用泼尼松治疗，否则缓解率下降，复发率升高。

5.2 环磷酰胺（CTX）

可采用口服CTX，剂量一般为2~3mg/(kg·d)，持续12周；或采用静脉冲击疗法，剂量0.5~1 g/m² 体表面积，每月1次，连续6个月，严重者用药间隔可缩短至2~3周，以后每3个月1次，至病情稳定2年左右后可停药观察。其疗效与口服2 mg/kg环磷酰胺疗效相当，但毒副作用更小，尤其口服环磷酰胺易并发中性粒细胞减少的相关感染。至病情稳定1~2年（或更长时间）可停药观察。用药期间须监测血常规和肝肾功能。

5.3 硫唑嘌呤

由于CTX长期使用副作用多，经诱导治疗一旦病情得以缓解（通常4~6个月）后，建议再次进行18个月的维持治疗。硫唑嘌呤是首选的维持治疗药物，因为它与环磷酰胺疗效相当但毒性较小，口服1~2mg/(kg·d)，维持至少1年，其间应注意观察毒性反应。

5.4 霉酚酸酯

霉酚酸酯1.0~1.5g/d用于维持缓解期和治疗复发的MPA有一定疗效。有荷兰研究者发现，对不能耐受环磷酰胺的患者使用霉酚酸酯诱导治疗，78%的患者可得到缓解。但也有学者发现，和可耐受环磷酰胺患者对照比较，霉酚酸酯停药后复发率更高。由于复发率较高，霉酚酸酯不太可能成为替代环磷酰胺或利妥昔单抗作为一线治疗药物，除非对以上药物存在禁忌才选择它。

5.5 甲氨蝶呤（MTX）

有报告采用5~25 mg MTX，每周一次，口服或静脉注射治疗有效。由于甲氨蝶呤的肾毒性，不推荐用于肾性 MPA 患者。虽然 MTX 的短期内疗效与环磷酰胺相同，但长期疗效较差。1 年后停止甲氨蝶呤治疗的患者复发率更高。

5.6 磺胺噁唑甲氧苄啶（SMZ-TMP）

在诱导阶段，患者在用激素、环磷酰胺或利妥昔单抗治疗或预防肺孢子虫肺炎时，往往会增加金黄色葡萄球菌感染风险。一些小型队列研究表明，应用 SMZ-TMP 有利于降低 MPA 患者感染葡萄球菌风险。

5.7 丙种球蛋白

采用大剂量静脉丙种球蛋白（IVIG $0.4g \cdot kg^{-1} \cdot d^{-1}$，$3 \sim 5$ d 为一疗程），部分病人有效，但价格昂贵。在合并感染、体弱、病重等原因导致无法使用糖皮质激素和细胞毒药物时可单用或合用。

5.8 生物制剂

生物制剂指针对肿瘤坏死因子（TNF）、CD20 等的单克隆抗体，主要用于难治性或经常规治疗后仍多次复发的患者。部分患者对生物制剂的疗效反应较好。有研究者发现，将采用利妥昔单抗与口服环磷酰胺的患者相对比，两组不良事件（死亡、癌症、感染等）发生率方面几乎没有差异，但利妥昔单抗对复发性疾病诱导效果优于环磷酰胺，可能是由于复发的病人已对环磷酰胺耐受，治疗效果欠佳，但仍需更多临床资料证实。近来有研究者研究了阿巴西普及贝利尤单抗在治疗复发性 MPA 方面的治疗效果，但由于入组患者数目不多，尚未得出结论。

6 预后

MPA 患者预后差，尤其是肺出血合并 RPGN 的患者。积极的免疫抑制治疗能显著改善这一情况，特别是经糖皮质激素联合环磷酰胺治疗后，患者的 1 年生存率达 80%～100%，5 年生存率可提高至 70%～80%。也有研究显示，其预后与患者年龄、就诊时的肌酐水平和有无肺出血等因素密切相关。由于 MPA 产生的肾炎可能迅速恶化，所以及早积极治疗尤为重要。

参考文献

[1] 程曼曼，施举红. 显微镜下多血管炎 [J]. 中国实用内科杂志，2014，34（8）：816-818.

[2] 樊平. 显微镜下多血管炎诊断及治疗指南 [J]. 中华风湿病学杂志，2011，15（4）：259-261.

[3] GRECO A, VIRGILIO D A, RIZZO M I, et al. Microscopic polyangiitis：advances in diagnostic and therapeutic approaches [J]. Autoimmunity Reviews，2015，14：837-844.

[4] VILLIGER P M, GUILLEVIN L. Microscopic polyangiitis：clinical presentation [J]. Autoimmunity Reviews，2010，9：812-819.

[5] CHUNG S A, SEO P. Microscopic Polyangiitis [J]. Rheum Dis Clin North Am，2010，36（3）：545-558.

（张　雷）

第二十二章　嗜酸性肉芽肿性多血管炎

1　概述

嗜酸性肉芽肿性多血管炎（eosinophilic granulomatosis with polyangiitis, EGPA）是一种主要累及小动脉的系统性血管炎，属于抗中性粒细胞胞质抗体（anti-neutrophil cytoplasmic antibodies, ANCA）相关性系统性血管炎[1]。EGPA是一种以过敏性鼻炎、哮喘起病，以原发性血管炎及嗜酸性粒细胞增多为特点的罕见的自身免疫性疾病。它原来被称为变应性肉芽肿性血管炎、Churg-Strauss综合征（Churg-Strauss syndrome, CSS），1951年由Churg和Strauss[2]首次描述和报道并一直沿用多年，1994年被命名为"变应性肉芽肿性血管炎"。2012年Chapel Hill会议根据其临床及实验室检查特点将其更名为EGPA[3]。目前，我国还没有完整系统的EGPA流行病学资料。据国外文献报道，EGPA每年新发病率为（0.11~2.66）/100万，总患病率为（10.7~14）/100万；发病年龄7~74岁，通常为38~54岁[4]。

2　临床表现

EGPA可发生于任何年龄，发病高峰年龄为30~40岁，男性稍多见，男女发病人数之比为1.3:1。EGPA可累及多系统或器官，主要受累器官为鼻窦、肺、心脏、肾脏、皮肤、胃肠道和神经等。大多数患者存在哮喘和（或）变应性鼻炎。

2.1　呼吸系统

多数患者以喘息发病，可有咳嗽、喘息、变应性鼻炎、鼻窦炎及鼻息肉等表现。肺部游走性或一过性浸润影是EGPA的特征性影像学表现之一。胸部高分辨率CT对EGPA肺实质病变的显示更为敏感，可表现为肺部磨玻璃影、肺外周小结节影。另外，部分患者可有气道壁增厚和支气管扩张表现[5-6]。肺活检显示肺组织以及肺、支气管小血管内外和（或）血管嗜酸性粒细胞浸润，可高度提示EGPA。

2.2　心脏

27%~47%的患者可有心脏受累并出现相应的临床表现，如心肌、心内膜、心包及冠状动脉受累，表现为扩张性心肌病、嗜酸性粒细胞性心内膜炎、嗜酸性粒细胞性心肌炎、冠状动脉血管炎、心脏瓣膜病、充血性心力衰竭、心包炎及心包积液等。心肌梗死虽不常见，却占死亡原因的50%以上。心脏受累是影响EGPA患者预后的高危因素，是导致患者死亡的最重要原因[7-8]。

2.3　消化系统

EGPA患者胃肠道受累发生率为37%~62%。胃肠道血管受累可引起胃肠道缺血性改变。患者可出现不明原因的腹痛、腹泻、便血甚至肠穿孔，极少数患者可并发阑尾炎、胆囊炎、胰腺炎、肝损害等病变[9]。

2.4 神经系统

约70%的EGPA患者神经系统受累,通常有多发性单神经炎或感觉运动混合性外周神经病变,典型的多发性单神经炎表现为垂腕或足下垂。中枢神经系统受累少见,约占神经系统病变患者的1/4,患者出现脑梗死、脑出血、意识错乱、惊厥、昏迷等,是EGPA患者死亡的另一个主要原因[10-11]。

2.5 肾脏

肾脏受累不多见。约25%的EGPA患者会有肾脏受累表现,可出现蛋白尿、血尿、肾功能不全甚至进展为慢性肾衰竭,少数可呈急进型肾小球肾炎表现,预后不佳[12]。病理检查最具特征性的表现为寡免疫复合物局灶性、坏死性伴或不伴新月体形成的肾小球肾炎。

2.6 皮肤

70%的EGPA患者可出现皮肤受累表现,如多发的斑丘疹、多形性红斑、网状青斑、水疱、无菌性脓疱、瘀点瘀斑及荨麻疹等皮疹,严重者可出现皮疹部位坏死及破溃。皮疹常分布在四肢及头皮部位,且可出现在疾病的任何阶段[13]。皮下结节病理活检对EGPA诊断有特异性。

3 实验室检查及特殊检查

3.1 常规检查

血常规检查显示外周血嗜酸性粒细胞计数升高,占比常高于10%。可有轻至中度贫血。外周血嗜酸性粒细胞增多是EGPA的特征之一。诱导痰或支气管肺泡灌洗液(BALF)中嗜酸性粒细胞计数明显增高也是重要特征之一。EGPA患者BALF中嗜酸性粒细胞所占的比例可高达25%以上。部分患者血清IgG、IgE水平升高,红细胞沉降率及C反应蛋白水平可升高,与疾病活动性相关。尿常规检查可有蛋白尿、血尿和红细胞管型。

3.2 ANCA检测

约半数患者p-ANCA阳性,其中p-ANCA阳性的患者几乎均为MPO-ANCA阳性。少数患者为c-ANCA阳性,但ANCA阴性时不能排除EGPA的可能。ANCA阳性患者多出现发热及肾脏受累的表现,胸部影像学检查显示肺部蜂窝影样改变。

3.3 影像学检查

鼻窦CT检查可见鼻窦炎表现。肺部影像学表现为多变的游走性病变,常见的影像学异常有广泛的支气管壁增厚、斑片状磨玻璃影、肺纹理增粗、肺气肿、实变灶、支气管扩张、肺小血管纹理增粗、肺不张、肺间质性改变、纵隔淋巴结肿大、胸腔积液及胸膜增厚等。另外,可采用超声与磁共振成像(MRI)检查对心脏、肾脏、肝脏及血管系统进行全面评估。

3.4 组织病理学检查

典型的病理表现为肉芽肿和坏死性病变,坏死灶内可见嗜酸性粒细胞,周围有类上皮细胞和多核巨细胞形成的肉芽肿。病变可累及肺、心脏、肾脏、皮肤、胃肠道、淋巴结、胰腺及脾脏等。

3.5 肺功能检查

EGPA 患者的肺功能变化与哮喘患者类似，存在可逆的气流受限和气道高反应性。EGPA 患者出现肺部浸润时常伴有肺弥散功能下降。

4 诊断要点

成人出现变应性鼻炎和哮喘、嗜酸性粒细胞增多及脏器受累者应考虑 EGPA 的诊断。

4.1 诊断标准

1990 年 ACR EGPA 分类标准为[14]：（1）哮喘：有哮喘样症状（如喘息、咳嗽、胸闷及呼吸困难等）或喘息发作；（2）外周血嗜酸性粒细胞增多，占比>10%；（3）单发或多发性单神经病变（如手套袜套样分布）；（4）非固定性肺浸润：游走性或一过性肺浸润（不包括固定性浸润）；（5）鼻窦病变：急、慢性鼻窦疼痛或触痛史，或者 X 线表现为鼻旁窦浑浊；（6）血管外嗜酸性粒细胞浸润：动脉、微动脉或微静脉活检显示血管周围有嗜酸性粒细胞聚集。凡具备上述 4 条或 4 条以上者即可诊断为 EGPA。

目前评估患者预后的标准主要参考 2011 年修订的五因子评分评价体系[15-17]（该体系是 1996 年法国血管炎研究组织在五因子评分的基础上修订的）：（1）胃肠道受累；（2）心脏受累；（3）肾功能不全（血肌酐水平>150 μmol/L）；（4）年龄>65 岁；（5）缺乏耳鼻咽喉部位受累的证据。上述每项计 1 分，总分 5 分。分值越高，患者预后越差。

4.2 鉴别诊断

4.2.1 肉芽肿性多血管炎

肉芽肿性多血管炎又称韦格纳肉芽肿，是一种坏死性肉芽肿性血管炎。病变累及全身小动脉、静脉及毛细血管，上下呼吸道及肾脏最易受累。该病患者无喘息样症状，外周血嗜酸性粒细胞计数增高不明显，主要是 c-ANCA 和（或）抗 PR3-ANCA 阳性。活检组织中只见少量嗜酸性粒细胞。

4.2.2 显微镜下多血管炎

该病是累及小血管的系统性坏死性血管炎，主要累及肾脏、皮肤及肺等器官，表现为坏死性肾小球肾炎及肺毛细血管炎。患者无喘息样症状，外周血嗜酸性粒细胞计数不增高，活检组织中无嗜酸性粒细胞浸润及肉芽肿病变。

4.2.3 哮喘

EGPA 患者可有哮喘病史，但哮喘患者极少累及其他器官，且外周血嗜酸性粒细胞比例一般多轻度增高或正常，无游走性肺部炎症浸润等影像学表现，ANCA 阴性，活检病理检查无血管嗜酸性粒细胞浸润的特征性表现。

5 治疗

EGPA 患者的预后与最初治疗方案相关。制订治疗方案前要先进行五因子评分以评估是否存在预后不良的因素。五因子评分为 0 分的 EGPA 患者可使用激素控制症状；对评分≥1 分的患者，建议采用激素和免疫抑制剂联合治疗。总体治疗方案分为诱导缓解和维持治疗两个阶段[18-19]。

5.1 激素

激素是治疗 EGPA 的基础药物。当有危及生命的脏器受累时，建议采用甲泼尼龙冲击疗法（500~1000 mg/d，静脉注射，连续 3 d）。对有严重器官受累表现的患者，建议的激素剂量为泼尼松 1 mg·kg^{-1}·d^{-1}或等效剂量的其他糖皮质激素。对于无危及生命及无严重器官受累表现的 EGPA 患者，可考虑单用激素治疗。诱导治疗阶段，建议激素（如泼尼松）的起始剂量为 1 mg·kg^{-1}·d^{-1}，4~6 周后逐渐减量，至最小有效剂量。若有可能，直至停用。

5.2 激素联合免疫抑制剂

对危及生命和（或）五因子评分≥1 分或有严重器官受累的患者，如严重心脏、胃肠道、中枢神经系统、外周神经、眼部病变，肺泡出血和（或）肾小球肾炎等，应采用激素联合免疫抑制剂（如环磷酰胺）进行诱导缓解治疗。建议在诱导缓解治疗后给予维持治疗（推荐使用硫唑嘌呤或甲氨蝶呤），以避免复发并减小激素用量。维持治疗的疗程至少应为 24 个月。对于无危及生命和（或）严重器官受累表现者可单用激素治疗，若患者不能在 3~4 个月内将激素减至<7.5 mg/d 时，可考虑添加免疫抑制剂；对于复发的 EGPA 患者也要考虑添加免疫抑制剂[20]。

5.3 靶向治疗药物

靶向治疗药物对于 EGPA 的疗效仍需更多的临床研究数据支持。

5.3.1 美泊利单抗（Mepolizumab）

美泊利单抗是 IL-5 受体拮抗剂，可在有效降低外周血嗜酸性粒细胞的同时显著降低激素治疗剂量[21-22]。利妥昔单抗（Rituximab）是 CD20 单克隆抗体，对 ANCA 阳性、有肾脏受累的患者或难治性病例可考虑使用[22-23]。

5.3.2 奥马珠单抗（Omalizumab）

奥马珠单抗是重组人源化抗 IgE 单克隆抗体，可与血清中的游离 IgE 特异性结合，剂量依赖性降低游离 IgE 水平，减小 EGPA 患者喘息和（或）鼻窦相关症状，减小激素的用量[24]。

5.3.3 干扰素（interferon，IFN）

多种亚型干扰素均有抗病毒、抗细胞增殖、调节免疫的作用，其中 IFN-α 可逆转 Th2 细胞驱动的免疫反应。已有干扰素成功诱导缓解 EGPA 患者的报道；对其安全性和有效性的研究结果表明，IFN-α 治疗 EGPA 患者虽有可逆的不良事件发生，但缓解率和维持率高，且明显减少激素的暴露。因此在标准治疗难以治愈的情下，IFN-α 可代表另一种治疗选择[25]。

5.3.4 肿瘤坏死因子-α（tumor necrosis factor-α，TNF-α）抑制剂

研究报道，TNF-α 抑制剂主要对伴有肾脏受累且对常规治疗无效的相关性血管炎（AAV）患者疗效好，故可尝试用于伴有肾脏受累且对常规治疗无效的 EGPA 患者。目前报道用于 AAV 患者的 TNF-α 抑制剂包括依那西普、阿达木单抗、英夫利昔单抗，后者应用最多。

5.4 其他治疗

5.4.1 血浆置换

血浆置换治疗 EGPA 的疗效存在争议，但对 ANCA 阳性的急性进展性肾小球肾炎或

肺-肾综合征的患者建议使用[26]。

5.4.2 静脉注射免疫球蛋白

静脉注射免疫球蛋白可作为激素和（或）其他免疫抑制剂疗效不佳且对其他治疗无效的 EGPA 患者或孕妇的二线治疗药物。有学者指出，大剂量免疫球蛋白（2 g/kg 体重）治疗 2~5 d，每 3~4 周重复使用，具有一定疗效。在药物引起的低丙种球蛋白血症合并严重和（或）反复感染的情况下，可考虑使用免疫球蛋白替代治疗[25]。

6 预后

EGPA 的预后取决于患者是否得到早期诊断和及时治疗。早诊断、早治疗可改善预后，提高患者的生存质量。应用激素或必要时联用免疫抑制剂，可明显改善 EGPA 患者的预后。目前 EGPA 的 5 年生存率从 25% 上升至 50% 以上，10 年生存率约为 79.4%。EGPA 主要死于充血性心力衰竭和心肌梗死。哮喘频繁发作及全身血管炎进展迅速者预后不佳。

参考文献

[1] JENNETTE J C, FALK R J, ANDRASSY K, et al. Nomenclature of systemic vasculitides. Proposal of an international consensus conference [J]. Arthritis Rheum, 1994, 37 (2): 187-192.

[2] CHURG J, STRAUSS L. Allergic granulomatosis, allergicangiitis, and perarteritis nodosa [J]. Am J Pathol, 1951, 27 (2): 277-301.

[3] JENNETTEE J C, FALK R J, BACON P A, et al. 2012 revised International Chapel Hill Consensus Conference Nomenclature of Vasculitides [J]. Arthritis Rheum, 2013, 65 (1): 1-11.

[4] GRECO A, RIZZO M I, DE Virgilio A, et al. Churg-Strauss syndrome [J]. Autoimmun Rev, 2015, 14 (4): 341-348.

[5] MASI A T, HUNDER G G, LIE J T, et al. The American College of Rheumatology 1990 criteria for the classificatiaon of Churg-Strauss syndrome [J]. Arthritis Rheum, 1990, 33 (8): 1094-1100.

[6] 徐晓莉, 宋伟, 隋昕, 等. 嗜酸性肉芽肿性多血管炎的临床与胸部影像特征 [J]. 中国医学科学院学报, 2016, 38 (50): 617-620.

[7] VAGLIO A, BUZIO C, ZWERINA J. Eosinophilic granulomatosis with polyangiitis (Churg-Strauss): state of the art [J]. Allergy, 2013, 68 (3): 261-273.

[8] DENNERT R M, VAN PAASSEN P, SCHALLA S, et al. Cardiac involventin Churg-Strauss syndrome [J]. Arthritis Rheum, 2010, 62: 627-634.

[9] SIRONEN R K, SEPPA A, KOSMA V M, et al. Churg-Strauss syndrome manifested by appendicitis, cholecystitis and superficial micronodular liver lesions—an unusual clinic opathological presentation [J]. J Clin Pathol, 2010, 63 (9): 848-850.

[10] BONAVENTURA IBARS I, DE FRANCISCO MOURE J, PINEDA BARRERO S, et al. Peripheral polyneuropathy and Churg-Strauss syndrome [J]. Neurologia, 2014, 29 (4): 249-250.

[11] COMARMOND C, PAGNOUX C, KHELLAF M, et al. Eosinophilic granulomatosis with polyangiitis (Churg-Strauss syndrome): clinical characteristics and long-term followup of the 383 patients enrolled in the French Vasculitis Study Group cohort [J]. Arthritis Rheum, 2013, 65 (1): 270-281.

[12] SINICO R A, DI TOMA L, MAGGIORE U, et al. Renal involvement in Churg-Strauss syndrome [J]. Am J Kidney Dis, 2006, 47 (5): 770-779.

[13] MARZANO A V, VEZZOLI P, BERTI E. Skin involvement in cutaneous and systemic vasculitis [J]. Autoimmun Rev, 2013, 12 (4): 467-476.

[14] MASI A T, HUNDER G G, LIE J T, et al. The American College of Rheumatology 1990 criteria for the classification of Churg-Strauss syndrome [J]. Arthritis Rheum, 1990, 33 (8): 1094-1100.

[15] RUIE F, WENBING X, JUHONG S, et al. Pathological and high resolution CT findings in Churg-Strauss syndrome [J]. Chin Med Sci J, 2011, 26 (1): 1-8.

[16] COHEN P, PAGNOUX C, MAHR A, et al. Churg-Strauss syndrome with poor-prognosis factors: a prospective multicenter trial comparing glucocorticoids and six or twelve cyclophosphamide pulses in forty-eight patients [J]. Arthritis Rheum, 2007, 57 (4): 686-693.

[17] GUILLEVIN L, PAGNOUX C, SEROR R, et al. The Five-Factor Score revisited assessment of prognoses of systemic necrotizing vasculitides based oil the French Vasculitis Study Group (FVSG) cohort [J]. Medicine (Baltimore), 2011, 90 (1): 19-27.

[18] 中华医学会血液学分会白血病淋巴瘤学组. 嗜酸粒细胞增多症诊断与治疗中国专家共识（2017年版）[J]. 中华血液学杂志, 2017, 38 (7): 561-565.

[19] PAGNOUX C, GUILPAIN P, GUILLEVIN L. Churg-Strauss syndrome [J]. Curr Opin Rheumatol, 2007, 19 (1): 25-32.

[20] GROH M, PAGNOUX C, BALDINI C, et al. Eosinophilic granulomatosis with polyangiitis (Churg-Strauss) (EGPA) Consensus Task Force recommendations for evaluation and management [J]. Eur J Intern Med, 2015, 26 (7): 545-553.

[21] CARTINCEBA R, KEOGH K A, SPECKS U, et al. Rituximab for the treatment of Churg-Strauss syndrome with renal involvement [J]. Nephrol Dial Transplant, 2011, 26 (9): 2865-2871.

[22] WECHSLER ME, AKUTHOTA P, JAYNE D, et al. Mepolizumab or placebo for eosinophilic granulomatosis with polyangiitis [J]. N Engl J Med, 2017, 376 (20): 1921-1932.

[23] WINCHESTER DE, JACOB A, MURPHY T. Omalizumab for asthm [J]. N Engl J Med, 2006, 355 (12): 1281-1282.

[24] JONES RB, FERRARO AJ, CHAUDHRY AN, et al. A multicenter survey of rituximab therapy for refractory antineutrophil cytoplasmic antibody-associated vasculitis [J]. Arthritis Rheum, 2009, 60 (7): 2156-2168.

[25] SEELIGER B, FöRSTER M, HAPPE J, et al. Interferon-α for induction and maintenance of remission in eosinophilic granulomatosis with polyangiitis: a single-center retrospective observational cohort study [J]. J Rheumatol, 2017, 44 (6): 806-814.

[26] JAYNE DR, GASKIN G, RASMUSSEN N, et al. Randomized trial of plasma exchange or high-dosage methylprednisolone as adjunctive therapy for severe renal vasculitis [J]. J Am Soc Nephrol, 2007, 18 (7): 2180-2188.

(黄 俊)

第二十三章　结节性多动脉炎

1　概述

结节性多动脉炎（polyarteritis nodosa，PAN）是一种主要累及中小动脉的坏死性血管炎。它是以中小动脉的节段性炎症与坏死为特征的非肉芽性血管炎，主要侵犯中小肌性动脉，呈节段性分布，病变好发于血管分叉处，并向远端扩散。迄今其病因与发病机制不清，可能与感染、药物及注射血清等有一定关系，尤其是乙型肝炎病毒（HBV）感染，免疫病理机制在发病中起重要作用[1]。组织学改变以血管中层病变最明显，急性期为多形核白细胞渗出到血管壁各层和血管周围区域，组织水肿，病变向外膜和内膜蔓延导致管壁全层坏死，其后有单核细胞及淋巴细胞渗出。亚急性和慢性过程为血管内膜增生，血管壁退行性改变伴纤维蛋白渗出和纤维素样坏死，正常血管壁结构被完全破坏，可见动脉瘤及血栓形成[2-4]。在欧洲，PAN的年发病率为0~1.6/100万，任何年龄段、性别、种族人群均可发病，发病高峰在50~60岁[5]。国内尚无大型流行病学数据。北京协和医院总结的65例病例显示男女发病率相当，发病平均年龄为（37.6±1.6）岁[6]，起病可急骤或隐匿。

2　临床表现

PAN的病情严重程度个体间差异很大。由于受累血管的部位和性质不同，临床表现多种多样，可逐渐或骤然起病。典型表现为发热、乏力、食欲缺乏、消瘦明显等全身表现，同时伴不同脏器损害的症状。少部分患者仅表现为轻微的局限性病变，大多数患者则表现为全身多个器官受累，严重者甚至死亡。

2.1　全身症状

患者可有不规则发热、头痛、疲劳不适、体质量下降、肌肉疼痛、肢端疼痛、腹痛、关节痛等症状。

2.2　皮肤

25%~50%的患者出现皮肤损害。皮损可表现为网状青斑、血管性紫癜、溃疡、荨麻疹、雷诺现象、远端指（趾）缺血性改变或坏死等[1]。皮下结节是本病的典型特征，结节直径1~2 cm，沿血管壁成串或线状反复出现，急性期有触痛及红斑。结节多见于下肢，是由于小动脉瘤栓塞或过度纤维化所致。新近皮肤损害部位活检可见真皮和皮下组织有特征性的动脉炎改变。PAN如果不伴有内脏动脉损害，则被称为"皮肤型PAN"，预后较好。

2.3　肌肉骨骼

近50%的患者有关节痛，少数有明显的关节炎。约1/3的患者因骨骼肌血管受累而出现肌痛，以腓肠肌肌痛多见，少数患者可出现间歇性跛行。肢体疼痛是由于神经病变、缺血或肌纤维内的血管损害引起的。

2.4 神经系统

周围神经受累可为本病的最初表现,占 PAN 患者的 60%。临床表现为多发性单神经炎、多神经炎、末梢神经炎,患者出现肢体感觉异常、腕下垂、足下垂等症状。最典型的是多发性神经炎,其特征为沿神经途径有疼痛或感觉异常,发作突然,上下肢均可累及,常呈不对称性,亦可影响运动功能[7]。中枢神经系统病变少见,其表现为严重头痛、癫痫、偏瘫、昏迷、精神错乱或蛛网膜下腔出血等,出现以上症状多提示预后不良[8]。

2.5 消化系统

约 50% 的患者可有消化系统受累。根据血管炎发生的部位和严重程度的不同,患者会出现不同的症状。例如,发生较大的肠系膜上动脉的急性损害可导致血管梗死、肠梗阻、肠套叠、肠壁血肿,严重者致肠穿孔或全腹膜炎;中、小动脉受累可引起胃肠道的炎症、溃疡及出血。胆囊动脉炎与急性胆囊炎很难鉴别,可通过手术切除胆囊组织做病理检查来做出诊断。急性胰腺炎少见。肝脏病变临床症状隐匿,可有肝梗死、间质性肝炎、肝硬化,多数患者合并 HBV 感染,肝活检对本病的诊断有帮助[1]。

2.6 肾脏

PAN 肾脏受累最多见,以肾脏血管损害为主,急性肾功能衰竭多为肾脏多发梗死的结果,可致肾性恶性高血压[9]。疾病的急性阶段患者可有少尿和尿闭,也可数月或数年后发生。肾血管造影显示多发性小动脉瘤及梗死,由于输尿管周围血管炎和继发性纤维化小动脉瘤及梗死,患者可出现单侧或双侧输尿管狭窄。多数患者临床表现为轻中度蛋白尿、镜下或肉眼血尿、红细胞管型尿,少数表现为肾病综合征,严重时出现肾衰竭,发展迅速者数周或数月内进入尿毒症期。半数以上患者可因肾衰竭而死亡[7]。

2.7 心脏

4%~22.4% 的患者有心脏损害,主要是冠状动脉炎所致心肌缺血、梗死,冠状动脉瘤或充血性心力衰竭、心脏增大,亦可发生心包炎或心律不齐。心动过速在本病患者中的发生率很高,主要为室上性心动过速。心脏受累是引起患者死亡的主要原因之一[1]。胸片、心电图、超声心动图、冠状动脉造影、血清酶检查可协助确定病因。

2.8 生殖系统

睾丸和附睾受累发生率为 30% 左右,临床表现为睾丸炎或附睾炎,患者有睾丸疼痛和硬结肿胀等常见症状。部分患者睾丸组织有结节性多动脉炎的病理特征。

2.9 肺部

肺部很少受累。呼吸道受累的临床表现主要为胸痛、咳嗽、哮喘、呼吸困难和咯血。肺及(或)气管的动脉炎可引起阻塞、梗死和肺内出血或出血性胸膜渗液,另可发生肺炎或气胸。肺动脉高压罕见。

3 实验室检查及特殊检查

3.1 实验室常规检查

PAN 患者的实验室常规检查结果一般无特异性。部分检查结果对其诊断具有一定的提示意义,如红细胞沉降率(ESR)、C 反应蛋白(CRP)水平升高,人血白蛋白水平下降,血常规检查显示白细胞计数轻度升高、轻度正细胞正色素性贫血、部分患者血小板计数升高。尿常规检查显示蛋白尿、血尿、管型尿。部分患者乙型肝炎病毒表面抗原(HBsAg)

可为阳性，抗中性粒细胞胞质抗体（ANCA）阴性。

3.2 影像学检查

（1）彩色多普勒超声：中等血管受累，可探及受累血管的狭窄、闭塞或动脉瘤形成，小血管受累者探查困难。

（2）CT和磁共振成像（MRI）：较大血管受累者可查及血管呈灶性、阶段性分布，受累血管壁水肿等。另外，MRI可作为小腿疼痛患者肌肉检查的重要诊断工具。

（3）静脉肾盂造影：可见肾梗死区有斑点状充盈不良的影像特征。如果有肾周出血，则显示肾脏边界不清和不规则块状影，腰大肌轮廓不清，肾盏变性和输尿管移位。

（4）选择性内脏血管造影：可见到受累血管呈节段性狭窄、闭塞，以及动脉瘤和出血征象。动脉瘤最常见于肾、肝及肠系膜动脉。该项检查对肾功能严重受损者须慎用。

3.3 病理检查

对于有症状的组织可先进行组织活检。临床上经常进行活检的组织包括皮肤、腓肠神经、睾丸及骨骼肌。组织活检的表现为灶性的坏死性血管炎，血管壁通常伴有炎症细胞浸润。在进行腓肠神经活检前，神经电生理检查对取材部位具有指导意义[7]。肌肉和神经联合活检在有症状的患者中发现血管炎证据占83%，而单纯肌肉活检的发现率只有65%[1]。

4 诊断要点

PAN的临床表现不一，且没有特征性的表现，早期不易确诊。对可疑患者，可完善病理活检及血管造影检查，然后根据检查结果综合分析、诊断。

4.1 诊断标准

目前临床上采用的是1990年美国风湿病学会提出的诊断标准[10]：（1）体质量下降>4 kg（无节食或其他原因所致）；（2）网状青斑（四肢和躯干）；（3）睾丸痛和（或）压痛（并非感染、外伤或其他原因引起）；（4）肌痛、乏力或下肢压痛；（5）多发性单神经炎或多神经炎；（6）舒张压>90 mmHg；（7）血尿素氮>400 mg/L或肌酐>15 mg/L（非肾前因素）；（8）血清乙型肝炎病毒标记（HBsAg或HBsAb）阳性；（9）动脉造影显示动脉瘤或血管闭塞（非炎症性病变排除硬化、纤维肌性发育不良或其他）；（10）中小动脉壁活检显示中性粒细胞和单核细胞浸润。上述10条中至少有3条阳性者即可诊断为PAN，其敏感度和特异度分别为82.2%和86.6%。

4.2 鉴别诊断

本病临床表现复杂，变化多样，须与各种感染性疾病，如感染性心内膜炎、原发性腹膜炎、胆囊炎、胰腺炎、内脏穿孔、消化性溃疡、出血、肾小球肾炎、冠状动脉粥样硬化性心脏病、多发性神经炎、恶性肿瘤及结缔组织病继发的血管炎等相鉴别。典型的PAN还应注意与显微镜下多血管炎、变应性肉芽肿性血管炎和冷球蛋白血症相鉴别。

4.2.1 显微镜下多血管炎

显微镜下多血管炎多以小血管受累为主，可出现急剧进行性肾炎和肺毛细血管炎、肺出血。患者p-ANCA阳性率较高，血管造影无异常，依靠病理诊断。

4.2.2 变应性肉芽肿性血管炎

变应性肉芽肿性血管炎病变可累及小、中口径的肌性动脉，也可累及小动脉、小静脉，肺血管受累多见。血管内和血管外有肉芽肿形成，外周血嗜酸性粒细胞增多，病变组织嗜酸性粒细胞浸润，既往有支气管哮喘和（或）慢性呼吸道疾病病史。患者如果有肾脏受累，则以坏死性肾小球肾炎为特征。2/3 的患者 ANCA 阳性。

5 治疗

目前，该病的主要治疗用药是糖皮质激素联合免疫抑制剂。

目前评估患者预后的标准主要参考 2011 年修订的五因子评分评价体系[12]。该体系是 1996 年法国血管炎研究组织在五因子评分的基础上修订的：（1）胃肠道受累；（2）心脏受累；（3）肾功能不全（血肌酐水平>150 μmol/L）；（4）年龄>65 岁；（5）缺乏耳鼻咽喉部位受累的证据。每项计 1 分，总分 5 分。分值越高，患者预后越差。

5.1 糖皮质激素

糖皮质激素是治疗本病的首选药物。一般口服泼尼松 $1\ mg \cdot kg^{-1} \cdot d^{-1}$，3~4 周后逐渐减量至原始剂量的半量（减量方法依患者具体病情而定，可每 10~15 d 减总量的 5%~10%），伴随剂量递减，减量速度越加缓慢，至每日或隔日口服 5~10 mg 时，长期维持一段时间（一般不短于 1 年）。对病情严重如肾脏损害较重者，可用甲泼尼龙 1.0 g/d 静脉滴注 3~5 d，之后口服泼尼松。在患者服用糖皮质激素期间，要注意观察不良反应的发生情况。

5.2 免疫抑制剂

通常首选环磷酰胺与糖皮质激素联合治疗。环磷酰胺剂量为 $2~3\ mg \cdot kg^{-1} \cdot d^{-1}$ 口服，也可隔日 200 mg 静脉滴注，或者按 $0.5~1.0\ g/m^2$ 体表面积静脉冲击治疗，每 3~4 周 1 次，连用 6~8 个月。之后根据病情每 2~3 个月 1 次至病情稳定 1~2 年后停药。用药期间注意观察药物的不良反应，定期检查血、尿常规和肝肾功能。也可应用硫唑嘌呤、甲氨蝶呤、苯丁酸氮芥、环孢素、霉酚酸酯、来氟米特等药物，但应注意观察药物的不良反应[12-14]。

5.3 HBV 感染患者用药

对与 HBV 复制相关的患者，可以应用小剂量糖皮质激素，尽量不用环磷酰胺，必要时可试用霉酚酸酯，每日 1.5 g，分 2 次口服。应强调加用抗病毒药物，如干扰素、拉米夫丁等。

5.4 血管扩张剂、抗凝剂

如果患者出现血管闭塞性病变，可加用阿司匹林 50~100 mg/d；双嘧达莫（潘生丁）25~50 mg，每日 3 次；低分子肝素、丹参等。对高血压患者应积极控制血压。

5.5 免疫球蛋白和血浆置换

重症 PAN 患者可用大剂量免疫球蛋白冲击治疗，常用 $200~400\ mg \cdot kg^{-1} \cdot d^{-1}$ 静脉注射，连续 3~5 d。必要时每 3~4 周重复治疗一次。血浆置换可在短期内清除血液中大量免疫复合物，对重症患者有一定疗效，需注意并发症（如感染、凝血障碍、水及电解质紊乱等）的发生。

5.6 生物制剂

对于经传统免疫抑制剂治疗无效的患者，有研究认为肿瘤坏死因子抑制剂和抗 CD20 单抗治疗有效，但后续疗效仍需更长时间观察[15-17]。使用免疫抑制剂的同时，应警惕发生继发感染。但生物制剂目前仍不能替代激素和环磷酰胺作为治疗 PAN 的一线药物。生物制剂在 PAN 中的应用仍有待进一步研究。

6 预后

PAN 的预后取决于是否有内脏和中枢神经系统受累及其病变的严重程度。未经治疗的 PAN 的预后极差，5 年生存率仅为 13%。常见死亡原因包括心脏、肾脏或其他重要脏器的衰竭、胃肠道并发症或动脉瘤破裂等。如果能得到积极合理治疗，患者的 10 年生存率显著提高，可高达 80%。一般认为，如果患者的年龄在 50 岁以上，尿蛋白每天大于 1 g，有肾功能不全以及心脏、胃肠道或中枢神经系统受累，则病死率明显升高。

参考文献

［1］PAGNOUX C，SEROR R，HENEGAR C，et al. Clinical features and outcomes in 348 patients with polyaneritis nodosa：a systematic retrospective study of patients diagnosed between 1963 and 2005 and entered into the French vasculitis study group database［J］. Arthritis Rheum，2010，62（2）：616-626.

［2］CID M C，GRAU J M，CASADEMONT J，et al. Immunohistochemical characterization of inflammatory cells and immunologic activation markers in muscle and nerve biopsy specimens from patients with systemic polyaneritis nodosa［J］. Arthritis Rheum，1994，37（7）：1055-1061.

［3］LIE J T. Systemic and isolated vasculitis. A rational approach to classification and pathologic diagnosis［J］. Pathol Annu，1989，24：25-144.

［4］COLL-VINENT B，CEBRIAJL M，CID M C，et al. Dynamic pattern of endothelial cell adhesion molecule expression in muscle and perineuml vessels from patients with classic polyarteritis nodosa［J］. Arthritis Rheum，1998，41（3）：435-444.

［5］SELGA D，MOHAMMAD A，STURFELT G，et al. Polyarteritis nodosa when applying the Chapel Hill nomenclature a descriptive study on ten patients［J］. Rheumatology（Oxford），2006，45（10）：1276-1281.

［6］宪斌，徐东. 结节性多动脉炎的临床特点分析［J］. 中华风湿病学杂志，2014，18（1）：34-38.

［7］魏妍平，陈琳，崔丽英，等. 以周围神经病为首发症状的 6 例结节性多动脉炎的临床病理特点［J］. 脑与神经疾病杂志，2009，17（4）：295-298.

［8］FALCINI F，LA TORRE F，VITTADELLO F，et al. Clinical overview in a cohort of children with polyarteritis nodosa［J］. Clin Exp Rheumatol，2014，32（Suppl 82）：S134-S137.

［9］PAGLLOUX C，MAHR A，COHEN P，et al. Presentation and outcome of gastrointestinal involvement in systemic necrotizing vasculitides：analysis of 62 patients with polyarteritis nodosa，microscopic polyangiitis，Wegener granulomatosis，Churg-trauss syndrome，or rheumatoid arthritis-associated vasculitis［J］. Medicine（Baltimore），2005，84（2）：115-128.

[10] LIGHTFOOT R W, MICHEL B A, BLOCH D A, et al. The American College of Rheumatology 1990 criteria for the classification of polyarteritis nodosa [J]. Arthritis Rheum, 1990, 33 (8): 1088-1093.

[11] GUIILEVIN L, PAGNOUX C, SEROR R, et al. The Five-Factor Score revisited: assessment of prognoses of systemic necrotizing vasculitides based on the French Vasculitis Study Group (FVSG) cohort [J]. Medicine, 2011, 90 (1): 19-27.

[12] GUIUEVIN L, COHEN P, MAHR A, et al. Treatment of polyarteritis nodosa and microscopic polyangiitis with poor prognosis factors: a prospective trial comparing glucoconicoids and six or twelve cyclophosphamide pulses in sixty-five patients [J]. Arthritis Rheum, 2003, 49 (1): 93-100.

[13] FERNANDA F, SERENA C, GIUSTINA R, et al. Mycophenolate mofetil treatment in two children with severe polyarteritis nodosa refractory to immunosuppressant drugs [J]. Rheumatol Int, 2012, 32 (7): 2215-2219.

[14] RIBI C, COHEN P, PAGNOUX C, et al. Treatment of polyarteritis nodosa and microscopic polyangiitis without poor-prognosis factors: a prospective randomized study of one hundred twenty-four patients [J]. Arthritis Rheum, 2010, 62 (4): 1186-1197.

[15] ELEFTLLERIOU D, DILLON M J, TULLUS K, et al. Systemic polyarteritis nodosa in the young: a single-center experience over thirty-two years [J]. Arthritis Rheum, 2013, 65 (9): 2476-2485.

[16] ZOSHIMA T, MATSUMURA M, SUZUKI Y, et al. A case of refractory cutaneous polyarteritis nodosa in a patient with hepatitis B carrier status successfully treated with tumor necrosis factor alpha blockade [J]. Mod Rheumatol, 2013, 23 (5): 1029-1033.

[17] VALOR L, MONTEAGUDO I, DE LA TORRE I, et al. Young male patient diagnosed with cutaneous polyarteritis nodosa successfully treated with etanercept [J]. Mod Rheumatol, 2014, 24 (4): 688-689.

(黄　俊)

第二十四章 白塞病

1 概述

白塞病（Behçet's disease，BD）是一种全身性、慢性血管炎症性疾病。其主要临床表现为复发性口腔溃疡、生殖器溃疡、眼炎及皮肤损害，也可累及血管、神经系统、消化道、关节、肺、肾、附睾等器官[1]。大多数患者预后良好，眼、中枢神经及大血管受累者预后不佳。本病在东亚、中东和地中海地区发病率较高，因而又被称为"丝绸之路病"。我国BD发病率无确切资料，任何年龄均可患病，好发年龄为16~40岁。我国BD患者以女性居多，男性患者血管、神经系统及眼受累较女性多且病情重。

该病发病原因不明，目前被认为可能与环境、遗传、感染、炎症介质、免疫因素有关。

一些研究提示，各种感染因素在BD发病中起一定作用。单纯疱疹病毒、丙型肝炎病毒、链球菌、结核杆菌均被疑为可能的病因，但无确切证据。BD患者的血清中可分离出链球菌抗体，口腔菌群中可发现高浓度的血链球菌，后者在口腔溃疡的发病中可能起一定作用。患者外周血淋巴细胞核中可分离出单纯疱疹病毒DNA，生殖器和肠道溃疡活检标本中也可检测到单纯疱疹病毒。病原微生物在热刺激、与自由基接触、缺氧、主要营养成分缺失等条件下产生热休克蛋白，刺激患者T淋巴细胞。本病有较强的地区性分布，提示可能存在与地理环境有关的未知因素在发病中起一定作用。

BD有一定的家族聚集性，家族性发病更多见于朝鲜、以色列、土耳其和阿拉伯国家。有家族史者在日本发生率为2%~3%，在土耳其及其他中东国家为8%~34%，其中大多为一级亲属。各国均报道过BD的发病与HLA-B51/B5有关。在日本有研究者对3044例BD患者进行检测，HLA-B51阳性检出率为44.5%。此外，BD可能的致病基因被定位于第6号染色体上，包括MHCI链相关基因A（MICA）、PERB基因、NOB基因和转肽蛋白基因。

免疫机制在BD的发病中起到主要作用。$CD4^+$、$CD8^+$和γδ T细胞在患者的局部组织和周围血中均有增多。患者T细胞受体TCRVβ呈多态性，提示T细胞水平升高是由多种不同抗原促发的。热休克蛋白在应激反应中被释放，通过与Toll样受体相互作用参与刺激Th-1免疫反应，而BD属于Th1占优势的细胞免疫反应。参与这一反应的T细胞大多为γδ型T细胞，血液中的IL-1β、TNF-α和IL-8也是增高的，其水平与疾病活动度相关。BD患者的中性粒细胞能够产生大量的过氧化物和溶酶体酶，具有加强趋化作用的能力，本病中出现的非细菌性化脓性毛囊炎、针刺反应、前房积脓均显示有大量中性粒细胞的浸润、活化和功能亢进，其过度活化导致组织损伤。患者血清中前列环素水平下降提示内皮细胞功能紊乱在该病的发病中也起一定作用。抗内皮细胞抗体（AECA）与血管炎有一定相关性，它可以出现在多种血管炎病变中。BD患者其阳性率为28%。AECA可以活化内皮细胞，促进补体依赖和（或）抗体介导的细胞毒反应。血管内皮细胞可以释放血管舒张因子、收缩因子、抗凝血和促凝血因子等活性物质，促进和抑制血管壁细胞生长因子，防止血细胞黏附血管壁等。当受到刺激后，内皮细胞表达的黏附因子增多，有利于血小板和白细胞黏附于血管壁，形成血栓，其受损后有抗原递呈、促进炎症反应的作用。此外，细菌的 HSP65 和人类的 HSP60 有超过 50% 的氨基酸序列类似，视网膜受损后产生的自身抗原中氨基酸序列与 HLA-B51 及 HLA-B27 的抗原序列有部分相同，通过交叉细胞免疫反应，导致口腔溃疡、皮损及葡萄膜炎。

2 临床表现

本病患者全身各系统均可受累，但较少同时出现多种临床表现。有时患者需经历数年甚至更长时间才相继出现各种临床症状和体征。

2.1 口腔溃疡

几乎所有 BD 患者均有复发性、疼痛性口腔溃疡（aphthous ulceration，阿弗他溃疡），多数患者以此症为首发症状。溃疡可以发生在口腔的任何部位，多位于舌缘、颊、唇、软腭、咽、扁桃体等处。可为单发，也可成批出现，呈米粒或黄豆大小，圆形或椭圆形，边缘清楚，深浅不一，底部有黄色覆盖物，周围为一边缘清晰的红晕。1~2 周后溃疡可自行消退而不留瘢痕。重症者溃疡深大，愈合慢，偶可遗有瘢痕。复发性口腔溃疡是诊断本病的最基本必备症状。

2.2 生殖器溃疡

约 75% 的 BD 患者会出现生殖器溃疡，病变与口腔溃疡基本相似，但出现次数少。溃疡深大，疼痛剧烈，愈合慢。受累部位为外阴、阴道、肛周、宫颈、阴囊和阴茎等处。阴道溃疡可无疼痛，仅有分泌物增多。有的患者可因溃疡深而致大出血或阴囊静脉壁坏死、破裂、出血。

2.3 眼炎

50% 左右的 BD 患者眼部受累，双眼均可累及。眼部病变可以在起病后数月甚至数年后出现，其表现为视物模糊、视力减退、眼球充血、眼球痛、畏光流泪、异物感、飞蚊症。眼部受累致盲率可达 25%，是本病致残的主要原因。最常见和最严重的眼部病变为葡萄膜炎（uveitis）。前葡萄膜炎又称虹膜睫状体炎，可伴有或不伴有前房积脓，而后葡萄膜炎和视网膜炎则是影响视力的主要原因。眼球其余各组织均可受累，患者出现角膜炎、疱疹性结膜炎、巩膜炎、脉络膜炎、视网膜炎、视神经乳头炎、坏死性视网膜血管炎、眼底出血等。此外，可有晶状体出血或萎缩、青光眼、视网膜脱落。单独视盘水肿提示脑静脉血栓，由 BD 所致的颅内血管病变可导致视野缺损。

2.4 皮肤病变

BD 患者皮损发生率高，可达 80%~98%，临床表现多种多样，有结节性红斑、疱疹、丘疹、痤疮样皮疹、多形红斑、环形红斑、坏死性结核疹样损害、大疱性坏死性血管炎、脓皮病等。患者可有 1 种或 1 种以上的皮损。而特别有诊断价值的皮肤体征是结节红斑样皮损和对微小创伤（针刺）后的炎症反应。

2.5 关节损害

25%~60% 的 BD 患者有关节症状，表现为相对轻微的局限性、非对称性关节炎。病变主要累及膝关节和其他大关节。HLA-B27 阳性患者可有骶髂关节受累，出现与强直性脊柱炎相似的表现。

2.6 神经系统损害

BD患者神经系统损害又称神经白塞病，发病率为5%~50%。神经白塞病常于BD发病后数月至数年出现。少数（5%）BD患者可以神经白塞病为首发症状。临床表现依受累部位不同而各异。中枢神经系统受累较多见，患者可有头痛、头晕、霍纳（Horner）综合征、假性延髓性麻痹、呼吸障碍、癫痫、共济失调、无菌性脑膜炎、视盘水肿、偏瘫、失语、不同程度截瘫、尿失禁、双下肢无力、感觉障碍、意识障碍、精神异常等。周围神经受累较少见，表现为四肢麻木无力、周围型感觉障碍等。神经系统损害亦有发作与缓解交替的倾向，可同时有多部位受累，多数患者预后不佳，尤其脑和脊髓病损是本病致残及死亡的主要原因之一。

2.7 消化道损害

BD患者消化道损害又称肠白塞病，发病率为10%~50%。从口腔到肛门的全消化道均可受累，溃疡可为单发或多发、深浅不一，可见于食管下端、胃部、回肠远端、回盲部、升结肠，但以回盲部多见。临床可表现为上腹饱胀、嗳气、吞咽困难、中下腹胀满、隐痛、阵发性绞痛、腹泻、黑便、便秘等。严重者可有溃疡穿孔，甚至可因大出血等并发症而死亡。肠白塞病应注意与炎性肠病及非甾体类抗炎药所致黏膜病变相鉴别，右下腹疼痛应注意与阑尾炎相鉴别。临床上常常有术后伤口不愈合的病例。

2.8 血管损害

BD的基本病变为血管炎，全身大小血管均可累及，有10%~20%的BD患者合并大中血管炎，这是BD致死致残的主要原因。动脉系统被累及时，动脉壁的弹力纤维破坏及动脉管壁内膜纤维增生，造成动脉狭窄、扩张或产生动脉瘤，患者出现相应表现，可有头晕、头痛、晕厥、无脉。主动脉弓及其分支上的动脉瘤有破裂的危险。静脉系统受累较动脉系统多见。25%左右的患者发生表浅或深部的迁移性血栓性静脉炎及静脉血栓形成，造成狭窄与栓塞。下腔静脉及下肢静脉受累较多，可出现布-加（Budd-Chiari）综合征、腹腔积液、下肢浮肿。上腔静脉梗阻可有颌面、颈部肿胀及上肢静脉压升高。

2.9 肺部损害

BD患者肺部损害发生率较低，占5%~10%，但大多病情严重。肺血管受累时可有肺动脉瘤形成，瘤体破裂可造成肺血管-支气管瘘，致肺内出血。肺静脉血栓形成可致肺梗死。肺泡毛细血管周围炎可使内皮增生纤维化，影响患者的换气功能。肺受累时，患者有咳嗽、咯血、胸痛、呼吸困难等表现。大量咯血可致患者死亡。

2.10 其他

BD患者肾脏损害较少见，可有间歇性或持续性蛋白尿或血尿、肾性高血压，肾病理检查可有IgA肾小球系膜增生性病变或淀粉样变。BD患者心脏受累较少，可有心肌梗死、瓣膜病变、传导系统受累、心包炎等。患者心腔内可有附壁血栓形成，少数患者心脏呈扩张样改变、缩窄性心包炎样表现，心脏病变与局部血管炎有关。BD患者附睾炎发生率为4%~10%，较具特异性。患者急性起病，表现为单侧或双侧附睾肿大、疼痛和压痛，1~2周后可缓解，易复发。多数患者妊娠期病情加重，也有妊娠期眼色素膜炎缓解的报道。妊娠期BD患者可有胎儿宫内发育迟缓，产后病情大多加重。近10%的BD患者可出现纤维肌痛综合征样表现，女性多见。

3 诊断要点

3.1 临床诊断线索
病程中有观察和记录到复发性口腔溃疡、眼炎、生殖器溃疡及特征性皮肤损害。另外，出现大血管或神经系统损害高度提示白塞病的诊断。

3.2 实验室检查
BD 患者无特异性实验室检查指标异常。活动期可有红细胞沉降率增快，C 反应蛋白水平升高；部分患者冷球蛋白阳性。HLA-B5 阳性率较高，与眼、消化道病变相关。

3.3 针刺反应试验（pathergy test）
用 20 号无菌针头在前臂屈面中部斜行刺入约 0.5 cm 并纵向稍做捻转后退出，24～48 h 后针刺局部出现直径>2 mm 的毛囊炎样小红点或脓疱疹样改变为阳性。此试验特异性较高，且与疾病活动性相关。BD 患者该试验阳性率为 60%～78%。静脉穿刺或皮肤创伤后出现的类似皮损具有同等价值。

3.4 特殊检查
神经白塞病患者常有脑脊液压力增高，白细胞计数轻度升高。急性期磁共振成像（MRI）检查敏感度高达 96.5%。MRI 显示脑干、脑室旁白质和基底节处的增高信号。慢性期 MRI 检查时应注意与多发性硬化相鉴别。胃肠钡剂造影及内镜、血管造影、彩色多普勒检查有助于明确病变部位及范围。肺 X 线表现为单侧或双侧大小不一的弥漫性渗出或圆形结节状阴影，肺梗死时可表现为肺门周围的密度增高的模糊影。高分辨率 CT 或肺血管造影、同位素肺通气灌注扫描等均有助于肺部病变的诊断。

4 诊断标准

本病主要根据临床症状诊断，应注意采集详尽的病史及典型的临床表现。目前较多采用的诊断标准是国际白塞病研究组于 1989 年制定的诊断标准[2]（表 24-1）及 2014 年白塞病国际标准（ICBD）[3]（表 24-2）。

表 24-1 1989 年白塞病国际诊断（分类）标准

临床表现	判定标准
① 反复口腔溃疡	由医生观察到或患者诉说有阿弗他溃疡，1 年内反复发作至少 3 次
（加上以下任何 2 项）	
② 反复外阴溃疡	由医生观察到或患者诉说外阴部有阿弗他溃疡或瘢痕
③ 眼部病变	前和（或）后葡萄膜炎，裂隙灯检查时玻璃体内有细胞出现或由眼科医生观察到视网膜血管炎
④ 皮肤病变	由医生观察到或患者诉说的结节性红斑、假性毛囊炎或丘疹性脓疱；或未服用糖皮质激素的非青春期患者出现痤疮样结节
⑤ 针刺试验阳性	试验后 24～48 h 由医生判定试验结果

注：有反复口腔溃疡并有其他 4 项中 2 项以上者，可诊断为本病，但须排除其他疾病。其他与本病密切相关并有利于诊断的症状有关节痛或关节炎、皮下栓塞性静脉炎、深部静脉栓塞、动脉栓塞和（或）动脉瘤、中枢神经病变、消化道溃疡、附睾炎和家族史。

表 24-2 2014 年白塞病国际标准（ICBD）

症状/体征	分数
眼部损害	2
生殖器溃疡	2
口腔溃疡	2
皮肤损害	1
神经系统表现	1
血管表现	1
针刺试验阳性	1*

注：得分≥4 分提示白塞病的诊断。*针刺试验是非必需的，最初的评分系统未包括此项。但如果做了针刺试验且结果为阳性，则加上额外的 1 分。

5 鉴别诊断

本病以某一系统症状为突出表现者易被误诊为其他系统疾病。以关节症状为主要表现者，应注意与类风湿性关节炎、赖特（Reiter）综合征、强直性脊柱炎相鉴别。皮肤黏膜损害应与多形红斑、结节红斑、梅毒、Sweet 病、Stevens-Johnson 综合征、寻常性痤疮、单纯疱疹感染、热带口疮、系统性红斑狼疮、周期性粒细胞减少、艾滋病（AIDS）相鉴别。胃肠道受累应与克罗恩病（Crohn's 病）和溃疡性结肠炎相鉴别。神经系统损害应与感染性脑脊髓膜炎、变态反应性脑脊髓膜炎、脑脊髓肿瘤、多发性硬化、精神病等相鉴别。附睾炎应与附睾结核相鉴别。

5.1 炎症性肠病（IBD）

除了胃肠道受累外，IBD 和白塞病还有几个相似的临床特征，包括口腔溃疡、葡萄膜炎、炎症性关节炎、结节性红斑和坏疽性脓皮病。结肠活检可能不足以区分这些疾病。然而，骶髂关节炎和轴性关节炎在 IBD 中可见，而在白塞病中则不可见。后葡萄膜炎和全葡萄膜炎在 IBD 中很少见。血管炎症导致动脉瘤、静脉血栓形成、累及中枢神经系统和 pathergy 试验也是 IBD 的特征。如果没有这些其他的肠外临床特征，很难区分这两种病。

5.2 血清阴性关节炎

反应性关节炎是另一种主要的鉴别诊断，因为它也可以引起周围性炎症关节炎、眼部炎症和皮肤病。与 IBD 一样，后侧葡萄膜炎和全葡萄膜炎在反应性关节炎和血管或中枢神经系统受累也很少见。反应性关节炎中常见的是骶髂关节炎和轴性受累，而在白塞病中则不常见。反应性关节炎的特征是尿道炎、阴茎龟头病变和结膜炎，这些特征在白塞病中并不常见。

5.3 系统性红斑狼疮（SLE）

SLE 的表现与白塞病的表现非常相似，可以以相似的方式累及所有涉及白塞病的器官。然而炎性血栓在 SLE 中并不常见，SLE 特异的自身抗体可以帮助区分这两种病。

5.4 疱疹感染

口腔和生殖器病变可以在疱疹感染中看到，如果合适，在考虑白塞病之前，应从病变中进行培养，以排除疱疹感染。

6 治疗方案及原则

6.1 治疗原则

2018 年 EULAR 推荐的白塞综合征总体治疗原则[4]如下：

（1）白塞病呈现典型的复发和缓解的临床病程，治疗目的是及时抑制炎症加剧和复发，防止不可逆的器官损害。

（2）多学科协作创造最佳治疗的必要条件。

（3）根据患者年龄、性别、疾病类型、器官严重程度和患者的意愿进行个体化治疗。

（4）眼、血管、神经和胃肠道受累者预后不佳。

（5）部分患者疾病表现可能随着时间的延长而缓解。

6.2 具体治疗方案

6.2.1 黏膜皮肤受累

口腔和生殖器溃疡应采用局部治疗方法，如应用糖皮质激素。预防黏膜及皮肤病变复发应首选秋水仙碱，尤其是结节性红斑或生殖器溃疡（证据等级：ⅠB，推荐等级：A）。脓疱性或痤疮样病变的局部治疗和全身治疗同寻常痤疮（证据等级：Ⅳ，推荐等级：D）。

导致 BD 患者腿部溃疡的原因可能是静脉瘀血或闭塞性血管炎，应由皮肤科和血管外科医生协同制订治疗计划（证据等级：Ⅳ，推荐等级：D）。

选择性应用硫唑嘌呤（azathioprine，AZA）、沙利度胺、干扰素-α、肿瘤坏死因子（tumor necrosis factor，TNF）抑制剂或阿普斯特（证据等级：ⅠB，推荐等级：A）。

目前已有多项随机对照试验提示，对于皮肤黏膜损害采用免疫调节或者免疫抑制疗法有效。秋水仙碱对生殖器溃疡和结节性红斑，尤其是对女性患者疗效好，但它对口腔溃疡是否有效仍存在争议。秋水仙碱和免疫抑制剂对脓疱性或痤疮样病变者的疗效有限。脓疱性或痤疮样病变应首先进行局部给药治疗。但是慢性复发性病变或者痤疮聚合或包裹需要全身用药，比如维生素 A，也可以考虑手术治疗或者物理治疗。如果皮肤黏膜病变迅速恶化，则局部使用类固醇药物可以快速缓解。对于反复复发的患者，除了秋水仙碱外，还可使用硫唑嘌呤、沙利度胺、TNF 抑制剂。氨苯酚和阿奇霉素可能有效。白细胞介素 1 阻滞剂可能有效。白细胞介素 17 阻滞剂无效。白细胞介素 6 阻滞剂反而有可能使病情加重。

6.2.2 眼部受累

对眼部受累患者，应与眼科医师密切合作，治疗的最终目标是诱导和维持缓解状态。BD 和炎症性眼病累及眼球后段者应给予 AZA（证据等级：ⅠB，推荐等级：A）、环孢素-A（证据等级：ⅠB，推荐等级：A）、干扰素-α（证据等级：ⅡA，推荐等级：B）或单抗类 TNF 抑制剂（证据等级：ⅡA，推荐等级：B）治疗。应用全身糖皮质激素时须联合使用免疫抑制剂，如 AZA（证据等级：ⅡA，推荐等级：B）。

当患者伴初发的或反复发作的急性威胁视力的葡萄膜炎时，应给予大剂量糖皮质激素、英夫利昔单抗（infliximab，IFX）或干扰素-α 治疗。对伴有单眼恶化者，在系统治疗的基础上可选择玻璃体内注射糖皮质激素（证据等级：ⅡA，推荐等级：B）。

葡萄膜炎的管理要求：早期识别葡萄膜炎，评估受累的严重性，并监测药物不良反应，以避免造成永久性的视力损害乃至失明。全身应用大剂量类固醇可以抑制急性发作的炎症反应，但是类固醇不应用于单纯葡萄膜炎患者。这类患者也可以全身应用免疫抑制剂，硫唑嘌呤和环孢素 A 已被证实对预防视力损害或葡萄膜炎复发有效。

对上述药物无效的患者尚无随机对照试验以证实其他药物的疗效。一些专家推荐应用干扰素-α 或肿瘤坏死因子抑制剂。在肿瘤坏死因子抑制剂中，英夫利普有更多的研究支持，阿达木单抗也是有效的替代。

硫唑嘌呤和环孢素 A 是否能和肿瘤坏死因子抑制剂合用目前还有争议。一些专家认为合用能够提高疗效，改善预后；但一项回顾性研究认为，合用并不能提供额外的获益。白细胞介素 1 阻滞剂和白细胞介素 17 阻滞剂并没有证据支持有效。

玻璃体内类固醇注射对于急性单眼恶化的患者有效，但只能作为全身用免疫抑制剂的辅助治疗手段。

6.2.3 孤立前葡萄膜炎

如果患者有预后不良因素（青年、男性及早期发病），应考虑全身免疫抑制剂的使用（证据等级：Ⅳ，推荐等级：D）。

对孤立前葡萄膜炎应该局部用药。有些前葡萄膜炎患者可以出现前房化脓性葡萄膜炎或后葡萄膜炎，这种风险有时难以预测。目前发现早期起病的年轻男性患者有更高的恶化风险，对于这类患者可以考虑使用全身免疫抑制剂。

6.2.4 急性深静脉血栓

对于血栓性深静脉炎（DVT），可采用糖皮质激素联合免疫抑制剂，如 AZA、环磷酰胺（cyclophospha-mide，CTX）或环孢素-A 治疗（证据等级：Ⅲ，推荐等级；C）。

对于 BD 患者，深静脉血栓来源于血管壁的炎症而不是高凝状态，所以有争议的问题在于是否使用免疫抑制剂或抗凝药，或者二者都使用。

一项系统回顾性研究结果显示，免疫抑制剂联合使用抗凝药比单纯使用抗凝药的患者深静脉血栓复发的风险更低。然而，免疫抑制剂联合使用抗凝药比单纯使用免疫抑制剂的患者深静脉血栓复发的风险并无差别。

目前并没有免疫抑制剂药物选择的差别推荐。AZA、环磷酰胺或环孢素-A 治疗都是可以的。

6.2.5 难治性静脉血栓

可采用单抗类 TNF 抑制剂或者干扰素-α 治疗难治性静脉血栓。如果患者有较低的出血风险，并排除肺动脉瘤存在，可同时加入抗凝疗法（证据等级：Ⅲ，推荐等级：C）。

尽管免疫抑制剂合用抗凝药并不能降低静脉血栓复发的风险，但是不合用抗凝药会出现进行性血栓的风险。同时，要警惕使用抗凝药引起的出血风险，尤其是静脉血栓合并动脉瘤的患者。一旦决定使用抗凝药物，就要仔细检查以排除动脉瘤。

6.2.6 动脉瘤

肺动脉瘤：推荐使用高剂量糖皮质激素和 CTX 治疗。对难治性动脉瘤患者可考虑采用单抗类 TNF 抑制剂治疗。大出血风险较高者可考虑进行栓塞治疗，其疗效优于开放性手术（证据等级；Ⅲ，推荐等级：C）。

主动脉及外周动脉瘤：在进行干预修复手术之前，应给予糖皮质激素及 CTX 治疗。如果患者出现症状，应尽早进行手术或支架置入术（证据等级：Ⅲ，推荐等级：C）。

对于肺动脉瘤，推荐使用大剂量激素和环磷酰胺。英夫利昔也可使部分病例获益。

除非动脉瘤非常小、无症状或者破裂风险低，否则外周动脉瘤必须急诊手术治疗。对于小的动脉瘤，采用大剂量激素和环磷酰胺治疗即可。

6.2.7 胃肠道受累

应通过内镜检查和（或）影像学检查确定 BD 患者是否有胃肠道受累，以排除非甾体类抗炎药（non-steroidal anti-inflammatory drugs，NSAID）引起的溃疡、炎症性肠病和感染（如结核）（证据等级：Ⅲ，推荐等级：C）。

腹痛、腹泻、肠道溃疡等病因有多种，如肠结核、炎症性肠病等，因此诊断和鉴别诊断至关重要。肠 BD 的诊断依据除符合 BD 诊断标准的临床表现外，还应有内镜下发现的消化道典型溃疡［以回盲部最多见，典型的表现为单发或局限性多发（≤5 个）、位置较深的圆形或类圆形大溃疡，溃疡边缘分明］。

6.2.8 难治性/严重胃肠道受累

如果患者胃肠道有穿孔、大出血和梗阻，应紧急行手术探查。急性发作期患者应采用糖皮质激素联合改善疾病药物（如美沙拉嗪或 AZA）进行治疗；病情严重和（或）难治性患者应考虑使用单抗类 TNF 抑制剂和（或）沙利度胺治疗（证据等级：Ⅲ，推荐等级：C）。

胃肠道受累治疗的证据主要来自回顾性观察研究数据资料，治疗决策的确定取决于胃肠道受累程度。急性发作期应用糖皮质激素可以使溃疡快速愈合。氨基水杨酸类药物（美沙拉嗪）是轻、中度肠 BD 患者的一线治疗药，并可用于缓解期的维持治疗。AZA 可作为维持缓解状态并预防手术后复发的治疗药物。多项研究显示，英夫利昔和阿达木单抗能快速治疗难治性肠 BD，并能维持肠 BD 患者长期处于缓解状态，且耐受性好。BD 患者胃肠道穿孔、大出血和梗阻时应紧急进行手术治疗，应用免疫抑制剂可以降低术后并发症发生率和复发的风险。

6.2.9 神经系统受累

急性发作的脑实质受累患者应给予高剂量糖皮质激素（开始治疗后应缓慢减量）联合免疫抑制药物（如 AZA）治疗，避免使用环孢素 A。对病情严重或难治性患者，单抗类 TNF 抑制剂应作为一线药物（证据等级：Ⅲ，推荐等级：C）。

对首次发作的颅内静脉窦血栓形成应给予高剂量糖皮质激素（开始治疗后应减量）治疗。可短期使用抗凝药物。须对颅外血管病变进行筛查（证据等级：Ⅲ，推荐等级：C）。

神经白塞病有两种分型，包括脑实质型和非脑实质型，二者一般不会同时出现于同一个患者。脑实质受累根据病变部位分为多灶/弥漫病变、脑干、大脑、脊髓病变等；非脑实质受累又被称为血管神经白塞病，以颅内静脉窦血栓多见。脑实质受累和非脑实质受累在管理上不同。

对于脑实质受累者，本指南推荐高剂量糖皮质激素和免疫抑制剂联合应用。采用甲泼尼龙静脉冲击疗法，用量 1 g/d，连续 7 d 后改为口服泼尼松 1 mg/（kg·d），1 个月后每 10~15 天逐渐减少 5~10 mg。近年来，越来越多的生物制剂用于难治性或重症脑实质受累的 BD 治疗，本指南推荐对于初发的严重脑实质受累者、应用糖皮质激素和 AZA 仍存在持续性或复发性病变者或慢性进展性神经系统损伤者可考虑用单抗类 TNF 抑制剂。

对于急性颅内静脉窦血栓者，应给予高剂量糖皮质激素治疗，以达到快速缓解的目的，但首次发作者加用免疫抑制剂是否有益尚无研究证据的支持。同时，由于此种类型病变复发率低，故有专家认为不必加用免疫抑制剂，可短期应用抗凝剂。

回顾性研究的 meta 分析提示，应用环孢素 A 会增加中枢神经系统受累的风险（相对危险度为 12.66）。故工作组建议对神经系统受累的 BD 患者应避免应用环孢素 A，即使神经系统受累不再具有活动性。

6.2.10 关节受累

急性关节炎患者首选秋水仙碱治疗；急性单关节炎患者可选择关节内糖皮质激素注射；AZA、干扰素-α 或 TNF 抑制剂可用于治疗复发性或慢性关节炎（证据等级：IB，推荐等级：A）。

BD 患者关节受累的典型表现是急性、复发性外周单关节炎或寡关节炎，以膝、踝关节多见，偶见慢性关节炎。关节炎多为非侵蚀性，畸形和侵蚀性病变罕见；部分关节炎具有自限性，症状可在 2~3 周内消失。有研究表明，秋水仙碱可以预防关节炎的发生。

本病一般呈慢性病程，缓解与复发可持续数周或数年，甚至长达数十年。在病程中患者可发生失明、腔静脉阻塞及瘫痪等。本病偶有因中枢神经系统、心血管系统、胃肠道受累而致死。

参考文献

［1］刘月，杨艳，苏芮，等．肠道菌群调控白塞病中辅助性 T 细胞 17/调节性 T 细胞免疫平衡的研究进展［J］．中华风湿病学杂志，2019，23（8）：558-561.

［2］International Study Group for Behet's Disease. Criteria for disease of Behet's disease［J］. Lancet，1990，335（8697）：1078-1080.

［3］International team for the revision of the International Criteria for Behet's Disease（ICBD）. A collaborative study of 27 countries on the sensitivity and specificity of the new criteria［J］. J Eur Acad Dermatol Venereol，2014，28（3）：338-347.

［4］HATEMI G，CHRISTENSEN R，BANG D，et al. 2018 update of the EULAR recommendations for the management of Behçet's syndrome［J］. Ann Rheum Dis，2018，77（6）：808-818.

（卫　荣　陈玉琪　董建建）

第二十五章　巨细胞动脉炎

1　概述

巨细胞动脉炎（giant cell arteritis，GCA）又称颞动脉炎，是一种病因不明、累及中动脉和大动脉的系统性血管炎。GCA以颞浅动脉及眼动脉受累最多，常见50岁以上的老年人，其中女性患病人数多于男性，二者之比约为（2~3）：1，年发病率为（15~30）/10万，以白种人多见[1]。其中有40%~60%的患者合并风湿性多肌痛[2]。GCA最严重的并发症是不可逆的视觉丧失[3]。GCA是严重威胁老年人群健康水平的疾病之一[4]。

2　临床表现[2]

2.1　全身症状

全身症状包括发热、乏力、全身酸痛、周身不适、纳差等类似流感样的症状，还可有体重减轻、出汗等表现。

2.2　头痛

头痛为最多见的症状，也是主要的首发症状，以新发的单侧或双侧颞部、枕部出现剧烈的刀割样、烧灼样痛或持续性胀痛，可伴有头皮触压痛或可触及的痛性结节。典型的颞动脉受累表现为动脉暴张、屈曲、搏动增强。如果血管闭塞，则会出现动脉搏动消失。

2.3　眼部

眼部表现是仅次于头痛的主要表现，也是常见的首发症状。其临床表现为视物模糊、黑蒙、复视、眼肌麻痹、部分或完全失明，可为一过性的，也可致永久失明。视觉障碍初期可为间歇性，逐渐转变为持续性，可单侧发作，也可双侧同时发作。如果单侧发作未得到积极治疗，可于1~2周累及对侧，最终导致失明。早期眼底检查常显示为缺血性视神经炎，视盘苍白、水肿，视网膜水肿，静脉曲张等。

2.4　运动障碍

动脉炎引起局部血供不良，可诱发肌肉痉挛。头颈动脉缺血常见于下颌肌受累，患者出现间歇性咀嚼停顿、疼痛、下颌歪斜等；舌肌受累时患者出现吞咽困难、吐字不清甚至舌部坏疽。主动脉弓及分支受累时患者出现上肢缺血表现，如上肢麻木、无力、脉搏减弱等；下肢受累时患者则可出现间歇性跛行。

2.5　神经系统损害

GCA可累及颅内外血管，在动脉硬化的基础上增加脑卒中风险，为GCA主要死因之一。患者可出现多种继发性神经病变，如周围多神经炎、末梢神经炎等。

2.6　心血管系统损害

大血管受累可导致血管杂音、动脉搏动减弱、无脉证、四肢间歇性运动障碍等，其中冠状动脉受累可导致心肌梗死、心衰、心肌炎、心包炎等。

2.7 呼吸系统损害

GCA 较少累积呼吸系统，患者可表现为咽痛、声嘶、干咳等。

3 诊断

目前临床上采用的诊断标准是美国风湿病学会 1990 年巨细胞动脉炎分类标准：① 发病年龄≥50 岁；② 新发生的头痛，新发生的或不同性质的局限性头痛；③ 颞动脉异常：颞动脉触诊压痛或脉搏减弱，与颈动脉硬化无关；④ 红细胞沉降率升高，ESR≥50 mm/h；⑤ 动脉活检结果异常：动脉活检显示以单核细胞为主的浸润或肉芽肿性炎症为特征的血管炎，常伴有多核巨细胞。诊断巨细胞动脉炎须具备上述 5 项标准中的至少 3 条。患者头痛的性质和"新发生的头痛"在诊断 GCA 中具有重要提示意义。该标准的诊断灵敏度为 93.5%，特异度为 91.2%。

3.1 实验室检查

ESR 及 C 反应蛋白是诊断 GCA 最为敏感的实验室指标[1]。白细胞计数增高或正常，血小板计数可增高，可有轻-中度正细胞正色素性贫血，贫血有时较重。肌酶、肌电图、肌活检结果正常。白蛋白水平降低、碱性磷酸酶水平可升高[2]。

3.2 影像学检查[5]

巨细胞动脉炎是以大动脉、中动脉受累为主的坏死性血管炎，其病因不明，血管病变常呈节段性、多灶性广泛损害，可采用彩色多普勒超声、CT、动脉造影、核素扫描等检查探查不同部位血管病变。DSA 检查可见血管壁环形增厚、不同程度的管腔狭窄及闭塞。磁共振血管造影（MRA）和 CT 血管造影（CTA）可显示管腔的狭窄、扩张、闭塞、动脉瘤等改变，并可显示管壁增厚。PET-CT 可显示血管壁炎症。颞动脉管壁肿胀在超声影像上表现为围绕管腔周围的低回声带增厚，其横断面图像被称为"晕轮征"，这对巨细胞动脉炎的诊断敏感度为 40%~100%，特异度为 68%~100%。当颈总动脉、腋动脉也检测到晕轮征时，诊断敏感度上升。晕轮征也可见于结核、韦格纳肉芽肿等疾病。以上检查均可协助诊断。

3.3 颞动脉活检[2]

颞动脉活检是诊断 GCA 的可靠手段，其特异度为 100%。选择触痛或结节部位，切取长 2~3 cm 的颞动脉做连续病理切片。由于 GCA 呈跳跃分布，又受糖皮质激素治疗的影响，活检阳性率不高，仅为 40%~80%，因而活检阴性不能排除 GCA。

2020 年英国风湿病协会 GCA 诊疗指南[6]中关于 GCA 诊断检查的 2 条关键推荐意见如下：

（1）强烈推荐：疑似 GCA 患者应进行确诊检查，可以进行至少 1 cm 长的颞动脉活检或颞动脉和腋动脉超声检查，也可两者都做。【证据质量（QoE）：+++】

（2）有条件推荐：^{18}F FDG-PET、MRA、CTA 或腋动脉超声可用于评估主动脉及近端分支受累情况。【QoE：+】

利用快速血管超声辅助疑似颅 GCA 的诊断流程如图 25-1 所示。

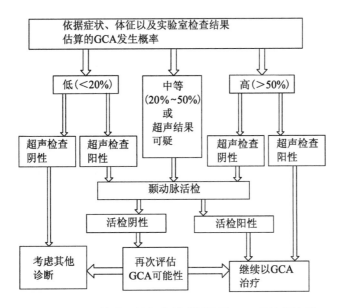

图 25-1　利用快速血管超声辅助疑似颅 GCA 的诊断流程

4　鉴别诊断

GCA 应与下列疾病鉴别：

4.1　PMR

GCA 早期表现与 PMR 相似，应特别注意寻找 GCA 的证据，加以鉴别。主动脉弓部动脉炎病变广泛，常引起动脉节段性狭窄、闭塞或缩窄前后的动脉扩张等，而侵犯主动脉的 GCA 少见。

4.2　韦格纳肉芽肿

韦格纳肉芽肿以上、下呼吸道坏死性肉芽肿、泛发性中小动脉炎及局灶坏死性肾小球肾炎（80%）为主要特征。

4.3　结节性多动脉炎

此病多累及中小动脉，如肾动脉、肠系膜动脉，很少累及颞动脉。

4.4　其他

GCA 还须与感染或恶性肿瘤等其他原因引起的头痛、失明、发热等鉴别。

5　治疗方案与原则

2020 年英国风湿病协会 GCA 诊疗指南[6]共形成了 8 条总体原则：① 对于高度疑似 GCA 的患者，应立即应用大剂量糖皮质激素治疗。② GCA 为紧急医疗情况。当地医疗机构应向一线临床医生（例如全科医师或急诊医师）提供关于如何将疑似 GCA 患者紧急转诊进行专家评估的信息。如有可能，患者应在就诊的当日接受专家评估，并在 3 个工作日内评估所有情况。③ 疑似 GCA 患者通常由风湿病专科医师进行评估，对于出现新的失明（暂时性或永久性）或复视病史的患者，应尽快在当日由眼科医生进行评估。④ 当疑似 GCA 患者开始接受糖皮质激素治疗时，应记录诊断的相关症状和体征。在开始应用大剂量糖皮质激素之前或之后立即抽血检测全血计数、C 反应蛋白（CPR）和红细胞沉降率

(ESR)。如果高度疑似 GCA，可不必等待检验结果就应用首剂糖皮质激素。⑤ 对于接受治疗的 GCA 患者，应评估与预后相关的疾病特征，如诊断时明显炎症反应的临床和实验室特征，缺血性表现（短暂性失明，下颌/舌间歇性运动停顿，提示主动脉及其近端分支受累的体征或症状，与治疗有关的并存疾病如糖尿病，以及高血压和骨折风险）。⑥ 全面评估疾病及共病情况并考虑患者的个体需要，应告知患者有关糖皮质激素减量及其开始其他治疗，如保留糖皮质激素治疗的决策。初级保健医生的参与和明确的沟通非常重要，尤其是在多重病症的管理中。⑦ 应向所有 GCA 患者提供关于 GCA 及其治疗的相关信息，并提供关于饮食、体育活动及戒烟的建议。⑧ 在糖皮质激素治疗减量期间或停药后，应告知患者出现哪些症状提示 GCA 复发，以及在出现这些情况时应采取何种措施，包括第一时间通知医生以及如何联系专业护理团队。

5.1 糖皮质激素

在 GCA 的疾病进程中，由于糖皮质激素可以预防 GCA 造成的视力损伤及缺血性中风，为防止失明，一旦怀疑有巨细胞动脉炎，即应给予足量糖皮质激素，并尽可能弄清受累血管的部位、范围及程度等，依据病情轻重和治疗反应的个体差异，个体化调整药物种类、剂型、剂量和疗程。

5.1.1 起始治疗

首选泼尼松 1 mg/(kg·d)，多数患者予以泼尼松 60 mg/d，顿服或分次口服。患者一般在治疗 2~4 周后头痛等症状明显减轻[5]。眼部病变反应较慢，可请眼科会诊，进行眼部局部治疗。若患者已经发生视力受损，可使用甲泼尼龙冲击治疗，以每千克体重计算剂量为 15 mg/(kg·d)，连续使用 3 天。当患者症状消失、视力状况稳定、红细胞沉降率或 C 反应蛋白水平房逐渐下降后，可以考虑逐渐减小糖皮质激素用量[6]。

5.1.2 维持治疗

由于减量期间可能有 50% 的患者会复发，因此要持续追踪患者临床症状或实验室数据，只有疾病控制稳定才能继续减量。减量速度因人而异，通常需要 1~2 年的时间，每周减量 5~10 mg，至 20 mg/d 改为每周减 1 mg，减到 10 mg/d 之后减量更慢，一般维持量为 5~10 mg/d。减量维持是一个重要的治疗步骤，减量过快可使病情复发，减量过慢易引发糖皮质激素不良反应[2]。

糖皮质激素的副作用包括糖尿病、骨质疏松、骨折、应激性溃疡等。在观察性研究中，相对于年龄、性别及生活习惯配对的对照组，GCA 患者的糖尿病、骨质疏松、骨折、青光眼发生率较高。因此，减小糖皮质激素剂量并预防复发对 GCA 患者至关重要[7]。

2020 年英国风湿病协会 GCA 诊疗指南[6]中关于 GCA 糖皮质激素治疗的关键推荐意见有 6 条。① 有条件推荐：GCA 标准初始糖皮质激素治疗剂量为：泼尼松 40~60 mg/d，口服。② 有条件推荐：出现急性或间歇性视力丧失的 GCA 患者，可在开始口服泼尼松治疗前，每日给予 0.5~1 g 甲泼尼龙静注，连续 3 d。如果不能立即注射，则不能延迟口服泼尼松治疗。③ 有条件推荐：在没有出现 GCA 复发的症状、体征或实验室炎性标志物的前提下，糖皮质激素的剂量应在 12~18 个月内逐渐减至 0。对于存在糖皮质激素毒性风险高和（或）联合糖皮质激素保留治疗的患者，适合更快速地减量。④ 有条件推荐：患者应按照规定服用单日剂量的糖皮质激素，而不是隔日服用或分次服用。⑤ 对于在治疗 GCA 时使用泼尼松缓释剂无任何建议。⑥ 有条件推荐：对于糖皮质激素毒性或复发风险高的

GCA 患者，可考虑应用甲氨蝶呤，并与糖皮质激素减量联合应用。目前还没有足够的证据推荐 GCA 患者应用其他口服免疫抑制剂，包括硫唑嘌呤、来氟米特或吗替麦考酚酯。

5.2 免疫抑制剂

5.2.1 环磷酰胺（CTX）

免疫抑制剂中一般首选 CTX。根据病情可采用 CTX $0.5 \sim 0.75 \text{ g/m}^2$ 静脉滴注，3~4 周 1 次；或环磷酰胺 0.2 g，静脉注射，隔日 1 次。疗程和剂量依据病情反应而定[5]。

5.2.2 甲氨蝶呤（MTX）

在一项类风湿性关节炎的研究中，MTX 能降低 IL-1 的分泌及 TNF-α 的作用。一般可选用 7.5~25 mg，每周 1 次，口服或深部肌肉注射或静脉用药[5]。也可使用硫唑嘌呤 100~150 mg/d，口服。使用免疫抑制剂期间应注意定期复查血常规、尿常规和肝肾功能，避免发生不良反应。

5.3 生物制剂

生物制剂是指一组靶向抑制促炎细胞因子或细胞表面抗原的特殊蛋白分子，包括单克隆抗体及基因工程合成的融合蛋白，通过靶向清除或中和促炎细胞因子阻止其功能，达到抑制炎性反应从而缓解疾病的治疗作用，为自身免疫性疾病的治疗开辟了新领域。近年来，生物制剂治疗 GCA 的临床研究工作主要以白细胞介素-6 受体为靶点，代表性制剂为托珠单抗，这带动了以其他炎性分子为靶点的多种新型生物制剂的临床应用研究。欧洲抗风湿病联盟 2018 年更新版大血管血管炎管理建议中推荐对难治性或复发性或存在糖皮质激素相关性严重不良反应的 GCA 患者使用托珠单抗进行治疗，进一步肯定了生物制剂的治疗价值[8]。2020 年英国风湿病协会 GCA 诊疗指南[6]强烈推荐：可考虑应用托珠单抗联合糖皮质激素减量治疗 GCA，尤其是对于糖皮质激素毒性风险高或复发风险高的患者。

5.3.1 肿瘤坏死因子-α（TNF-α）抑制剂

TNF-α 抑制剂是较早应用于 GCA 治疗的生物制剂，主要包括依那西普、英夫利昔单抗和阿达木单抗等。Hofman 等[9]报道，在纳入 44 例新诊断且经糖皮质激素诱导治疗后处于缓解期 GCA 患者的临床随机对照试验中，合并应用英夫利昔单抗治疗，糖皮质激素减量至 10 mg/d 时，维持缓解的患者比例与对照组比较差异无统计学意义；治疗组感染发生率为 71%，对照组为 56%，差异有统计学意义。尽管该研究的病例选取存在一定的局限性，未达到预设计终点即提前结束，但临床数据提示，使用英夫利昔单抗维持治疗经糖皮质激素诱导缓解的 GCA 患者未见明显的益处，有可能还是有害的。Seror 等[10]评价了阿达木单抗降低糖皮质激素剂量的协同作用，该项研究提示，泼尼松减量后，阿达木单抗不能增加可持续缓解患者的数量，且存在诱发严重感染的倾向。综上所述，TNF-α 抑制剂在 GCA 治疗中的作用仍未充分肯定，没有令人信服的证据表明抗 TNF-α 治疗较糖皮质激素治疗更具优势。鉴于使用该类药物可能增加的感染风险和其他不良事件，目前较多的学者不建议对 GCA 使用抗 TNF-α 治疗策略。2020 年英国风湿病协会 GCA 诊疗指南不建议应用 TNF 抑制剂治疗 GCA。

5.3.2 白细胞介素-6（IL-6）受体拮抗剂

托珠单抗（TCZ）是 IL-6 受体拮抗剂的代表制剂，为抗 IL-6 受体的重组人源化单克隆抗体，可抑制 IL-6 与其跨膜和可溶性受体结合，阻断 IL-6 介导的信号转导，增加调节性 T

细胞（Treg）的增殖和活化，恢复致病性 Treg 表型[11]。2017 年，Stone 等[12] 报道了 TCZ 治疗 GCA 的随机对照临床研究结果。入选该研究的患者须符合以下标准：颞动脉活检阳性或有大血管病变 X 线证据的活动期 GCA 患者（新诊断的或复发的），同时伴有急性时相反应标志物升高。患者被随机分为 4 个观察组：26 周短程泼尼松递减+安慰剂组（50 例），52 周长程泼尼松递减+安慰剂组（51 例），每周 TCZ 162 mg 皮下注射+26 周短程泼尼松递减组（100 例），隔周 TCZ 162 mg 皮下注射+泼尼松 26 周疗程组（49 例）。主要结果：① 第52周时持续缓解的患者比例，TCZ 每周治疗组为 56%，TCZ 隔周治疗组为 53%，短程泼尼松+安慰剂组为 14%，长程泼尼松+安慰剂组为 18%，TCZ 治疗组显著优于安慰剂组。② 泼尼松累积剂量中位数，TCZ 治疗组为 1862 mg，26 周和 52 周安慰剂组分别为 3296 mg 和 3818 mg，TCZ 组与安慰剂组的差异有统计学意义。③ 严重不良事件发生率，TCZ 每周治疗组为 15%，TCZ 隔周治疗组为 14%，短程泼尼松+安慰剂组为 22%，长程泼尼松+安慰剂组为 25%，各组均无死亡病例报道。该研究与以往研究相比，更为全面地观察验证了 TCZ 治疗的优越性和安全性，病例样本数量较前大幅度扩大，为今后临床更深入地研究应用 TCZ 奠定了坚实的基础。由于疾病的易复发性，目前 TCZ 治疗 GCA 的最佳疗程尚不明确，有学者提出维持 TCZ 治疗周期 52 周可能是必要的[13]。进一步的研究提示，TCZ 静脉给药可使皮下给药后复发的患者重新获得缓解。虽然 TCZ 治疗可实现临床有效缓解，但仅 1/3 血管受累患者的影像学信号可恢复正常[14]，炎性分子的血清学检查、磁共振成像检查和 ^{18}F 脱氧葡萄糖正电子发射断层显像有助于监测疾病的活动度，但对预测复发无显著的相关性[15]。临床应用 TCZ 同样存在较多的不良事件。感染是最多见的不良反应，有学者认为严重感染的发生率可能要高于临床观察结果[16]。其他不良反应主要有中性粒细胞减少、血脂异常、骨折、低血压、贫血等。综上所述，TCZ 在 GCA 的治疗中显示了良好的应用前景，但其不良反应的监测及临床应用的改进和治疗持续时间的确定仍需更进一步深入探讨。

5.3.3 IL-1β 拮抗剂

有研究发现，颞动脉活检阳性的 GCA 病变组织中 IL-1β 的表达水平显著升高，并与全身炎性反应程度和泼尼松的治疗需求量呈正相关[17]。Ly 等[18] 报道，33 例难治性 GCA 接受 IL-1 受体拮抗剂阿那白滞素治疗后，反映疾病活动度的临床和生化指标快速恢复，糖皮质激素的使用量显著降低，病变血管的影像学改善迅速。阿那白滞素显示出良好的临床潜在应用价值。1 例患者在停药后复发，提示阿那白滞素的治疗作用不能长期维持。鉴于上述事实，目前临床缺乏应用阿那白滞素治疗 GCA 的具体建议和方案。

综上，由于多种生物制剂的临床应用结果未体现出良好一致性，关于这些药物长期疗效和安全性的相关信息仍十分缺乏，尚不能根据已取得的有限证据将生物制剂治疗纳入 GCA 的常规治疗策略。在糖皮质激素目前仍为 GCA 治疗基石的状况下，对因糖皮质激素减量后复发的 GCA 患者考虑设立应用生物制剂治疗的相关策略具有一定的合理性。

5.4 预后

GCA 患者的预后随受累血管不同而异。没有并发主动脉瘤的患者在接受治疗后其预期寿命正常。部分 GCA 患者如果不接受治疗，病情也可能在数月至 3 年内缓解，其间可伴病情反复间歇性发作。复发者最常见的复发症状为头痛（42%）、风湿性多肌痛（51%）、缺血性症状（29%）。21%的患者复发时，ESR 和 CRP 水平仍在正常范围[5]。

约 1/5 的 GCA 患者可并发永久性视力丧失。在开始给予大剂量激素治疗的第 5~6 d 内，仍有视力损害进一步加重的风险。患者病情一旦已被激素控制且视力已经稳定，就很少再出现复发性的视力丧失[5]。

决定 GCA 预后的另一重要因素为大血管受累。主动脉瘤的发生与生存率下降有关。有大动脉受累的 GCA 患者视力损害发生率低，但病情复发率高，且需要更高剂量的激素治疗。极少情况下，GCA 患者同患肿瘤，此时切除肿瘤可以缓解 GCA 病情[5]。

参考文献

［1］王丽，王小平，李庭毅，等. 不典型巨细胞动脉炎误诊剖析［J］. 临床误诊误治，2016，29（12）：4-6.

［2］中华医学会风湿病学分会. 巨细胞动脉炎诊治指南（草案）［J］. 中华风湿病学杂志，2004（9）：566-567.

［3］王丽敏，于静，高明利. 以发热为首要表现的巨细胞动脉炎一例并文献分析［J］. 山西医药杂志，2016，45（9）：1083-1087.

［4］SALCH M, TURESSON C, EEGLUNDD M, et al. Visual complications in patients with biopsy-proven giant cell arteritis: a population-based study［J］. J Rheumatol, 2016, 43 (8): 1559-1565.

［5］姜林娣. 系统性血管炎［M］. 北京：人民卫生出版社，2017.

［6］MACKIE SL, DEJACO C, APPENZELLER S, et al. British Society for Rheumatology guideline on diagnosis and treatment of giant cell arteritis［J］. Rheumatology (Oxford), 2020, 59 (3): 487-494.

［7］刘国平，王乃震. 生物制剂治疗巨细胞动脉炎的研究进展［J］. 疑难病杂志，2019，18（11）：1179-1183.

［8］HELLMICH B, AGUEDA A, MONTI S, et al. 2018 Update of the EULAR recommendations for the management of large vessel vasculitis［J］. Ann Rheum Dis, 2019, 2019: 215672.

［9］HOFFMAN C S, CID MCMRENDT-ZAGAR K E, et al. Infliximab for maintenance of glucocorticosteroid-induced remission of giant cell arteritis: a randomized trial［J］. Ann Intem Med, 2007, 146 (9): 621-630.

［10］SEROR R, BARON G, HACHULLA E, et al. Adalimumab for steroid sparing in patients with giant-cell arteritis: results of a multicentre randomized controlled trial［J］. Ann Rheum Dis, 2014, 73 (12): 2074-2081.

［11］MIYABE C, MIYABE Y, STRLE K, et al. An expanded population of pathogenic regulatory T cells in giant cell arteritis isabrogated by IL-6 blockade therapy［J］. Ann Rheum Dis, 2017, 76 (5): 898-905.

［12］STONE J H, TUCKWELL K, DIMONACO S, et al. Trial of tocilizunab in giant-cell arteritis［J］. N Engl J Med, 2017, 377 (4): 317-328.

[13] GLOOR AD, YERLY D, ADLER S, et al. Immuno-monitoring reveals an extended subclinical disease activity in tocilizumab-treated giant cell areeritis [J]. Rheumatology, 2018, 57 (10): 1795-1801.

[14] REICHENBACH S, ADLER S, BONEL H, et al. Magnetic resonance angiography in giant cell arteritis: results of a randomized controlled trial of tocolizumab in giant cell arteritis [J]. Rheumatology, 2018, 57 (6): 982-986.

[15] ADIER S, REICHENBACH S, GLOOR A, et al. Risk of relapse after discontinuation of tocilizumab therapy in giant cell arteritis [J]. Rheumatology, 2019, 58 (9): 1639-1643.

[16] CALDERON GOERCKE M, LORICERA J, ALDASORO V, et al. Tocilizumab in giant cell arteritis. Observational, open-label multicenter study of 134 patients in clinical practice [J]. Semin Arthrtis Rheum, 2019, 49 (1): 126-135.

[17] LY KH, LIOZON E, FAUCHAIS A L, et al. Pathophysiology of giant cell arteritis [J]. Rev Med Interne, 2013, 34 (7): 392-402.

[18] LY KH, STIMEMANN J, LIOZON E, et al. Interleukin-1 blockade in refractory giant cell arteritis [J]. Joint Bone Spine, 2014, 81 (1): 76-78.

（卫　荣　谭立辉　金晨凯）

第六篇

自身免疫性肝病

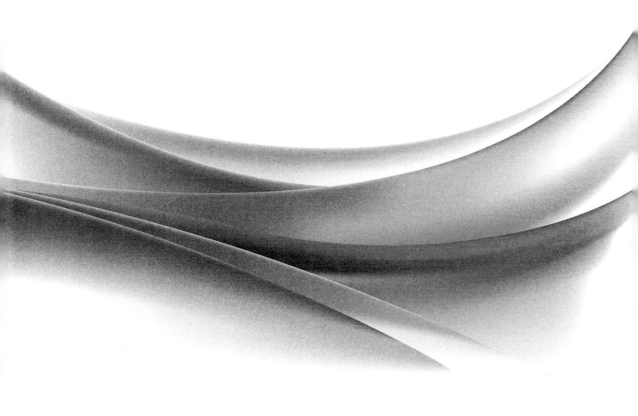

第二十六章 自身免疫性肝炎

1 概述

自身免疫性肝炎（autoimmune hepatitis，AIH）是一种针对肝细胞的自身免疫反应所介导的肝脏实质炎症。AIH 以血清自身抗体阳性、高免疫球蛋白 G（IgG）和（或）γ-球蛋白血症、肝组织学上存在界面性肝炎为特点，如果不及时治疗，常可导致肝硬化、肝功能衰竭[1]，病死率很高。AIH 的临床表现多样，一般表现为慢性、隐匿起病，但也可急性发作，甚至引起急性肝功能衰竭，临床上很难与急性病毒性肝炎相区别。随着研究的进展，我们发现，免疫抑制剂可显著改善 AIH 患者的生物化学指标和临床症状，甚至能逆转肝纤维化，从而显著改善患者的预后和生存质量。

2 流行病学

女性 AIH 多于男性，男女发病人数之比约为 1∶4。AIH 呈全球性分布，发病年龄呈双峰型，即青春期及绝经期前后高发。

3 临床表现

AIH 临床表现多样。多数患者起病隐匿，一般表现为慢性肝病，最常见症状包括嗜睡、乏力、全身不适等。体检可发现肝大、脾大、腹水等体征，偶见周围性水肿。约 1/3 的患者诊断时已存在肝硬化表现，少数患者以食管胃底静脉曲张破裂出血引起的呕血、黑便为首发症状。少部分患者可伴发热。10%～20% 的患者无明显症状，仅体检时发现血清氨基转移酶水平升高。这些无症状患者进展至肝硬化的危险性与有症状患者相近。AIH 可在女性妊娠期或产后首次发病，早期诊断和及时处理对母婴安全非常重要[2]。约 25% 的 AIH 患者表现为急性发作，甚至可进展为急性肝功能衰竭。部分 AIH 患者病情可呈波动性或间歇性发作，临床和生物化学异常可自行缓解，甚至在一段时间内完全恢复，但之后又会复燃。这种情况须引起高度重视，因为这些患者的肝组织学仍表现为慢性炎症的持续活动，不及时处理可进展为肝纤维化。

AIH 常合并其他器官或系统性自身免疫性疾病，如桥本甲状腺炎（10%～23%）、糖尿病（7%～9%）、炎症性肠病（2%～8%）、类风湿性关节炎（2%～5%）、干燥综合征（1%～4%）、银屑病（3%）及系统性红斑狼疮（1%～2%）等。AIH 和其他自身免疫性疾病（如系统性红斑狼疮）均为独立的疾病类型，若它们同时存在，可按主要疾病类型处理，糖皮质激素剂量以能控制疾病活动为主。

4 实验室检查

4.1 血清生物化学指标

AIH 的典型血清生物化学指标异常表现为肝细胞损伤型改变，血清天冬氨酸氨基转移酶（AST）和丙氨酸氨基转移酶（ALT）活性升高，而血清碱性磷酸酶（ALP）和γ-谷氨酰转移酶（GGT）水平正常或轻微升高。应注意的是，血清氨基转移酶水平并不能精确地反映肝内炎症情况，其水平正常或轻度异常不一定等同于肝内轻微或非活动性疾病，也不能完全排除AIH。病情严重或急性发作时血清总胆红素（TBIL）水平可显著升高。

4.2 免疫学检查

4.2.1 血清免疫球蛋白

IgG和（或）γ-球蛋白升高是AIH特征性的血清免疫学改变之一。血清IgG水平可反映肝内炎症活动程度，患者经免疫抑制治疗后血清IgG水平可逐渐恢复正常。因此，该项指标不仅有助于AIH的诊断，而且对检测治疗应答具有重要的参考价值，在初诊和治疗随访过程中应常规检测。由于血清IgG水平的正常范围较宽，部分（5%~10%）患者基础IgG水平较低，疾病活动时即使IgG水平有所升高，但仍处于正常范围内，经治疗后IgG水平明显下降[3]。AIH患者血清IgM水平一般正常，血清IgA水平偶见升高。

4.2.2 自身抗体与分型

多数AIH患者血清中存在一种或多种高滴度的自身抗体，但这些自身抗体多缺乏疾病特异性。病程中抗体滴度可发生波动，但自身抗体滴度并不能可靠地反映疾病的严重程度[4]。根据自身抗体的不同AIH可分为两型：抗核抗体（anti-nuclear antibodies，ANA）和（或）抗平滑肌抗体（anti-smooth muscle antibodies，ASMA），或抗可溶性肝抗原/肝胰抗原抗体（anti-soluble liver antigen/liverpancreas antigen，SLA/LP）阳性者为1型AIH；抗肝肾微粒体抗体1型（anti-liver kidney microsome-1，LKM-1）和（或）抗肝细胞溶质抗原1型（anti-liver cytosol-1，LC-1）阳性者为2型AIH。

临床上，70%~80%的AIH患者呈ANA阳性，20%~30%呈ASMA阳性（国内报道的阳性率多低于欧美国家），ANA和（或）ASMA阳性者可达80%~90%。ANA和ASMA为非器官组织特异性自身抗体，二者高滴度阳性时支持AIH诊断，低滴度阳性可见于各种肝病或正常人。

ANA是一组自身抗体的总称，检测方法有多种，不同方法的报告结果可能存在很大差异。目前，推荐以间接免疫荧光法作为ANA和ASMA首选检测方法，检测结果以滴度值表示。在我国，自身抗体检测主要有两种稀释体系，不同体系间的结果不具有固定对应关系。ANA和ASMA滴度越高，与自身免疫性疾病相关性越大。对临床高度疑似自身免疫肝病的患者，建议进一步检测ANA中的特异性抗体（如ds-DNA、SSA/SSB、gp210、sp100等）以帮助临床诊断和鉴别诊断。抗SLA/LP对AIH具有高度诊断特异性，国内外报道其特异度均接近100%，但检出率较低。我国多中心自身免疫性肝病回顾性调查结果显示，仅6%（16/248）的患者呈抗SLA/LP阳性，明显低于欧美常见报道（30%左右）。抗SLA/LP阳性者往往同时存在ANA。SLA/LP可能具有一定程度的致病性，有研究[5]认为该抗体阳性与炎症较重、进展较快、易复发等特性有关。我国有研究[6]显示，AIH患者对SLA/LP抗原表位存在特异性T细胞免疫应答，并与肝细胞损伤的严重程度相关。因此，有学者建议将抗SLA/LP阳性者归为3型AIH，但目前国际学术界尚有争议。少数（3%~4%）AIH患者呈抗LKM-1和（或）抗LC-1阳性，可诊断为2型AIH。抗LKM-1阳性患者常呈ANA和ASMA阴性，因此抗LKM-1的检测可避免漏诊AIH。LC-1所识别的靶抗原是亚氨甲基转移酶-环化脱氨酶。在10%的2型AIH患者中，LC-1是唯一可检测到的自身抗体，且抗LC-1与AIH的疾病活动度和进展有关。此外，对常规自身抗体阴性却仍疑诊AIH的患者，建议检测其他自身抗体，如非典型核周型抗中性粒细胞胞质抗体（perinuclear anti-neutrophilic cytoplasmic antibodies，pANCA）和抗去唾液酸糖蛋白受体抗体（antibodies against asialoglycoprotein receptor，ASGPR）等。

4.3 肝组织学检查

肝组织学检查对AIH的诊断和治疗非常重要。肝组织学检查的临床意义包括：① 可明确诊断、精确评价肝病分级和分期；② 多数自身抗体阴性患者的血清IgG和（或）γ-球蛋白水平升高不明显，肝组织学检查可能是确诊的唯一依据；③ 有助于与其他肝病（如药物性肝损伤、Wilson病等）鉴别，明确有无与其他自身免疫性肝病，如原发性胆汁性胆管炎（primary biliary cholangitis，PBC）[曾用名：原发性胆汁性肝硬化（primary biliary cirrhosis，PBC）]和原发性硬化性胆管炎（primary sclerosing cholangitis，PSC）重叠存在；④ 可协助判断合适的停药时机。肝组织学检查显示仍有轻度界面性肝炎的患者停用免疫抑制剂后80%以上会复发[7]。因此，建议所有拟诊AIH的患者尽可能行肝组织学检查以明确诊断。AIH特征性肝组织学表现包括界面性肝炎、淋巴-浆细胞浸润、肝细胞玫瑰花环样改变、淋巴细胞穿入现象和小叶中央坏死等。

4.3.1 界面性肝炎

由于门管区炎症导致与门管区或纤维间隔相邻的肝细胞坏死，称为界面性肝炎（interface hepatitis），表现为界面处肝细胞呈单个或小簇状坏死、脱落，导致小叶界面呈虫蛀状改变，旧称碎屑样坏死。炎性细胞沿破坏的界面向小叶内延伸，严重时可形成桥接坏死。按界面破坏范围和浸润深度，可分为轻、中、重度界面性肝炎。轻度：局部或少数门管区破坏；中度：<50%的门管区或纤维间隔破坏；重度：≥50%的门管区或纤维间隔破坏。中重度界面性肝炎支持AIH的诊断。界面性肝炎是AIH的组织学特征之一，但其特异性并不高，因为轻度界面性肝炎也可存在于其他慢性肝病，如病毒性肝炎、药物性肝损伤、Wilson病等。

4.3.2 淋巴-浆细胞浸润

AIH患者肝组织门管区及其周围浸润的炎性细胞主要为淋巴细胞和浆细胞。浆细胞浸润是AIH另一特征性组织学改变，主要见于门管区和界面处，有时也可出现在小叶内。但浆细胞缺如并不能排除AIH的诊断，约1/3的AIH患者可表现为浆细胞稀少甚至缺如。AIH中的浆细胞主要呈胞质IgG阳性，少量为IgM阳性（PBC患者的浆细胞中以IgM为主）。

4.3.3 肝细胞呈玫瑰花环样改变

肝细胞呈玫瑰花环样改变是指由数个水样变性的肝细胞形成的假腺样结构，中心有时可见扩张的毛细胆管，形似玫瑰花环，周围可见淋巴细胞包绕，一般见于界面性肝炎周围。

4.3.4 淋巴细胞穿入现象（emperipolesis）

淋巴细胞穿入现象是指淋巴细胞进入肝细胞胞质的组织学表现，多见于活动性界面性肝炎区域。我国有研究[8]表明，65%的AIH患者可见淋巴细胞穿入现象，发生率显著高于其他慢性肝病患者，并与AIH肝内炎症和纤维化程度相关。穿入的淋巴细胞主要为$CD8^+T$细胞，可导致肝细胞凋亡。

4.3.5 小叶中央坏死

有研究显示，17.5%的AIH患者在肝活组织检查中可出现小叶中央（第三区）坏死，这可能是AIH急性发作的表现之一。它可单独出现，也可伴随界面性肝炎和较重的门管区炎症。患者往往伴有高TBIL血症，经及时的免疫抑制治疗缓解后，小叶中央坏死可完全消失。

5 诊断标准

临床上如果遇到不明原因肝功能异常和（或）任何年龄、性别的肝硬化患者，均应考虑AIH的可能。国际自身免疫性肝炎小组（International Autoimmune Hepatitis Group，IAIHG）于1993年制定了AIH描述性诊断标准和诊断积分系统，并于1999年进行了更新（表26-1）[9]。

表 26-1　AIH 的传统诊断积分系统

参数/临床特点	计分	参数/临床特点	计分
女性	+2	药物史	
ALP 与 AST（或 ALT）的比值		阳性	-4
<1.5	+2	阴性	+1
1.5~3.0	0	平均酒精摄入量	
>3.0	-2	<25 g/d	+2
血清γ球蛋白或IgG与正常值的比值		>60 g/d	-2
>2.0	+3	肝脏组织学检查	
1.5~2.0	+2	界面性肝炎	+3
1.0~1.5	+1	门管区和小叶内淋巴、浆细胞浸润	+1
<1.0	0	肝细胞呈玫瑰花样改变	+1
ANA、SMA 或 LKM-1 滴度		无上述改变	-5
>1:80	+3	胆管改变	-3
1:80	+2	其他改变	-3
1:40	+1	其他免疫性疾病	+2
<1:40	0	其他特异性自身抗体阳性	+2
AMA 阳性	-4	HLA-DR3 或 DR4	+1
肝炎病毒标记物		对治疗的反应	
阳性	-3	完全	+2
阴性	+3	复发	+3

注：ALP代表碱性磷酸酶；AST代表天冬氨酸氨基转移酶；ALT代表丙氨酸氨基转移酶；ANA代表抗核抗体；SMA代表抗平滑肌抗体；LKM-1代表抗肝肾微粒体抗体-1；AMA代表抗线粒体抗体；HLA代表人类白细胞抗原。

1999 年更新的积分系统根据患者是否已接受糖皮质激素治疗分为治疗前和治疗后评分。治疗前评分中临床特征占 7 分,实验室检查占 1 分,肝组织病理学占 5 分。评分≥16 分确诊,10~15 分为可能诊断,低于 10 分可排除 AIH 诊断。治疗后评分除上述项目外,还包括患者对治疗反应(完全或复发)的评分,评分≥18 分确诊,12~17 分为可能诊断。该系统主要适用于具有复杂表现患者的诊断,多用于临床研究。对包含 983 例患者的 6 项研究进行 meta 分析后发现,其诊断准确度为 89.8%。该系统在鉴别"确诊 AIH"和胆汁淤积性肝病(PBC 和 PSC)时有较好的特异性。虽然综合诊断积分系统诊断 AIH 具有较高的敏感性和特异性,但较复杂,难以在临床实践中全面推广。简化诊断积分系统(表 26-2)[10]分为自身抗体、血清 IgG 水平、肝组织学改变和排除病毒性肝炎四个部分,每个组分最高计 2 分,共计 8 分。积分 6 分者为"可能的 AIH";积分≥7 分者可确诊为 AIH。我国一项纳入 405 例慢性肝病患者(其中 1 型 AIH 患者 127 例)的多中心临床研究中,简化积分系统确诊 AIH 的敏感度为 90%,特异度为 95%,可较好地应用于临床诊断。综合数项规模较大的研究结果发现,AIH 简化积分系统在诊断"可能的 AIH"(即 6 分)时,中位敏感度为 91%(65%~95%),中位特异度为 94%(90%~98%);而诊断明确的 AIH(即≥7 分)时,中位敏感度和特异度分别为 75.5%(15%~87%)和 100%。但简化积分系统容易漏诊部分不典型患者,如自身抗体滴度低或阴性和(或)血清 IgG 水平较低甚至正常的患者。因此,对于疑似 AIH 且采用简化诊断积分不能确诊的患者,建议再以综合诊断积分系统进行综合评估,以免漏诊[11]。

表 26-2 AIH 的简化诊断积分系统

变量	标准	分值	备注
ANA 或 SMA	≥1∶40	1 分	
ANA 或 SMA	≥1∶80		多项同时出现时,最高 2 分
或 LKM-1	≥1∶40	2 分	
或 SLA/LP	阳性		
血清 IgG 水平	>正常值上限	1 分	
	>1.1 倍正常值上限	2 分	
肝组织学改变	符合 AIH	1 分	界面性肝炎、门管区和小叶内淋巴-浆细胞浸润、肝细胞玫瑰花样改变是 AIH 的特征性组织学改变,3 项同时存在为典型 AIH 表现
	典型 AIH 表现	2 分	
排除病毒性肝炎	是	2 分	

注:SLA/LP 代表抗可溶性肝抗原/肝胰抗原抗体;ANA、SMA、LKM-1 同表 26-1。

6 鉴别诊断

ANA 和 ASMA 等自身抗体缺乏疾病特异性,低滴度的自身抗体也可见于其他多种肝内外疾病,如病毒性肝炎、非酒精性脂肪性肝病、Wilson 病等肝病,以及系统性红斑狼疮、类风湿性关节炎等自身免疫性疾病。因此,AIH 须与这些病进行仔细的鉴别诊断。

推荐意见（2015年AIH诊断和治疗共识）：

（1）AIH主要表现为慢性肝炎、肝硬化，也可表现为急性发作，甚至急性肝功能衰竭。因此，原因不明的肝功能异常患者均应考虑存在AIH的可能（B1）。

（2）拟诊AIH时应检测肝病相关自身抗体，并可根据自身抗体将AIH分为两型：1型AIH呈ANA、ASMA或抗SLA/LP阳性，2型AIH呈抗LKM-1和（或）抗LC-1阳性（B1）。

（3）拟诊AIH时，应常规检测血清IgG和（或）γ-球蛋白水平。血清免疫球蛋白水平对诊断和观察治疗应答有重要价值（B1）。

（4）应尽可能对所有拟诊AIH的患者进行肝组织学检查，以明确诊断。AIH特征性肝组织学表现包括界面性肝炎、淋巴-浆细胞浸润、肝细胞玫瑰花环样改变和淋巴细胞穿入现象等（B1）。

（5）AIH患者常并发其他器官或系统性自身免疫性疾病（C1）。

（6）AIH的诊断：应结合临床症状与体征、血清生物化学、免疫学异常、血清自身抗体及肝组织学表现等进行综合诊断，并排除其他可能病因（A1）。

（7）简化积分系统可用于我国AIH患者的临床诊断，具有较高的敏感性和特异性。但遇到临床表现、血清生物化学指标和免疫学或肝组织学表现不典型的患者时，可使用综合评分系统进行评估（B1）。

（8）诊断AIH时，须注意与药物性肝损伤、慢性HCV感染、Wilson病和非酒精性脂肪性肝炎等肝脏疾病进行鉴别。合并胆汁淤积表现时，须与PBC、PSC和IgG4相关硬化性胆管炎等鉴别（A1）。

7 治疗

AIH治疗的总体目标是获得肝组织学缓解、防止肝纤维化的发展和肝功能衰竭的发生，延长患者的生存期，提高患者的生存质量。临床上可行的治疗目标是获得生物化学指标完全缓解，即血清氨基转移酶（ALT/AST）和IgG水平均恢复正常[12]。

7.1 治疗指征

所有活动性AIH患者均应接受免疫抑制治疗，并可根据疾病活动度调整治疗方案和药物剂量。

（1）中度以上炎症活动［血清氨基转移酶水平>3倍正常值上限（3ULN）、IgG>1.5ULN］、急性［ALT和（或）AST>10ULN］甚至重症［伴出凝血异常：国际标准化比率（INR）>1.5］AIH患者应及时启动免疫抑制治疗，避免出现急性肝功能衰竭。

（2）对于轻微炎症活动（血清氨基转移酶水平<3ULN、IgG<1.5ULN）的老年（>65岁）患者，须平衡免疫抑制治疗的益处和风险后做个体化处理。对暂不启动免疫抑制治疗者，必须严密观察，如果患者出现明显的临床症状或出现明显炎症活动，可进行治疗。

（3）从肝组织学角度判断，存在中度以上界面性肝炎是治疗的重要指征。桥接性坏死、多小叶坏死或塌陷性坏死、中央静脉周围炎等特点提示急性或重症AIH，须及时启动免疫抑制治疗。对轻度界面性肝炎患者，可视年龄区别对待。对轻度界面性肝炎的老年患者，可严密观察、暂缓用药，特别是存在免疫抑制剂禁忌证者。而存在轻度界面性肝炎的年轻患者仍有进展至肝硬化的风险，可酌情启动免疫抑制治疗。对非活动性肝硬化 AIH 患者，则无须免疫抑制治疗，但应长期密切随访（如每隔 3~6 个月随访一次）。

7.2 治疗方案

7.2.1 泼尼松（龙）和硫唑嘌呤联合治疗

AIH 患者一般优先推荐泼尼松（龙）和硫唑嘌呤联合治疗方案，联合治疗可显著减小泼尼松（龙）剂量及减轻其不良反应。泼尼松（龙）可快速诱导症状缓解及血清氨基转移酶和 IgG 水平恢复正常，用于诱导缓解；而硫唑嘌呤需 6~8 周才能发挥最佳免疫抑制效果，多用于维持缓解。最近，欧洲肝病学会 AIH 指南[13]建议在使用泼尼松（龙）2 周出现显著生物化学应答后再加用硫唑嘌呤，也是一个值得借鉴的治疗策略。联合治疗特别适用于同时存在下述情况的 AIH 患者，如绝经妇女、骨质疏松症、脆性糖尿病、肥胖、痤疮、情绪不稳及高血压患者。基于随机对照试验的 meta 分析研究结果表明，泼尼松（龙）单药治疗和联合治疗在初治和复发的诱导缓解中均有效，而维持治疗中联合治疗或硫唑嘌呤单药治疗组的疗效优于泼尼松（龙）单药治疗[14]。泼尼松（龙）初始剂量为 30~40 mg/d，并于 4 周内逐渐减量至 10~15 mg/d；硫唑嘌呤以 50 mg/d 的剂量维持治疗。诱导缓解治疗的一般推荐用药方案如下：泼尼松（龙）30 mg/d 1 周、20 mg/d 2 周、15 mg/d 4 周，泼尼松（龙）剂量低于 15 mg/d 时，建议以 2.5 mg/d 的脑脊液逐渐减至维持剂量（5~10 mg/d）；维持治疗阶段甚至可完全停用泼尼松（龙），仅以硫唑嘌呤 50 mg/d 单药维持。必须强调的是，糖皮质激素的减量应遵循个体化原则，可根据血清生物化学指标和 IgG 水平改善情况进行适当调整。如果患者改善明显，可较快减量，而疗效不明显时可以原剂量水平维持 2~4 周。对伴发黄疸的 AIH 患者，可先以糖皮质激素改善病情，待 TBIL 显著下降后再考虑加用硫唑嘌呤联合治疗。

7.2.2 泼尼松（龙）单药治疗

泼尼松（龙）单药治疗的初始剂量一般选择 40~60 mg/d，并于 4 周内逐渐减量至 15~20 mg/d。初始剂量可结合患者症状、血清氨基转移酶和 IgG 水平特别是肝组织学炎症程度进行合理选择。单药治疗适用于合并血细胞减少、巯基嘌呤甲基转移酶（thiopurine methyltransferase，TPMT）功能缺陷、妊娠或拟妊娠、并发恶性肿瘤的 AIH 患者。已有肝硬化表现者多选择泼尼松（龙）单药治疗并酌情减小药物剂量。"可能的 AIH"患者也可以单剂泼尼松（龙）进行试验性治疗。泼尼松可在肝脏内被代谢为泼尼松（龙）后发挥作用，除非肝功能严重受损，两者作用相似。泼尼松（龙）可等剂量替代泼尼松，而 4 mg 甲泼尼松（龙）相当于 5 mg 泼尼松（龙）。

7.2.3 其他替代药物

布地奈德（budesonide）是第二代糖皮质激素，它在肝脏的首过清除率较高（约 90%），6-OH-布地奈德与糖皮质激素受体的亲和性高，抗炎疗效相当于泼尼松（龙）的 5 倍，而其代谢产物［16-OH-泼尼松（龙）］无糖皮质激素活性。因此，布地奈德作用的主要部位是肠道和肝脏，且全身不良反应较少。来自欧洲的多中心临床研究[15]结果表明，布地奈德和硫唑嘌呤联合治疗方案较传统联合治疗方案能更快诱导缓解，而糖皮质激素相关不良反应显著减轻，可作为 AIH 的一线治疗方案。目前，布地奈德多用于需长期应用泼尼松（龙）维持治疗的 AIH 患者，以期减少糖皮质激素的不良反应。由于布地奈德与泼尼松一样作用于激素受体，因此，不推荐用于传统激素无应答的患者。在肝硬化门静脉侧支循环开放患者中，布地奈德可通过侧支循环直接进入体循环而失去首过效应的优势，同时还有可能增加门静脉血栓形成的风险。因此，布地奈德不宜用于肝硬化患者。对标准治疗无效或不能耐受标准治疗不良反应的患者，可选择二线治疗方案，目前已有应用吗替麦考酚酯（MMF）、环孢素A、他克莫司、6-巯基嘌呤、甲氨蝶呤、肿瘤坏死因子α抑制剂等治疗难治性AIH的报道。MMF是在标准治疗效果不佳患者中应用最多的替代免疫抑制剂。泼尼松联合MMF作为AIH的一线治疗，可使88%的患者出现完全生物化学应答（血清生物化学指标和血清IgG水平恢复正常），而且生物化学应答往往在治疗开始后的3个月内；12%的患者出现部分生物化学应答[16]。临床上，MMF对不能耐受硫唑嘌呤治疗的患者具有补救治疗作用，而对硫唑嘌呤无应答患者的疗效也较差。此外，对胆汁淤积性AIH患者，如果糖皮质激素疗效欠佳，也可考虑加用小剂量MMF治疗，以避免硫唑嘌呤诱导胆汁淤积的不良反应。

7.2.4 应答不完全的处理

应答不完全的定义为：经2~3年治疗后，临床表现、实验室指标［血清氨基转移酶、TBIL、IgG和（或）γ-球蛋白］和肝组织学等有所改善但未完全恢复正常。免疫抑制治疗应答不佳或无应答者应首先考虑AIH诊断是否有误和患者对治疗的依从性。少数AIH患者确实对免疫抑制治疗应答不佳或应答不完全，部分患者可能在激素减量过程中或维持治疗过程中出现反跳。对该类患者可酌情短期（1周）给予大剂量甲泼尼龙（40~60 mg/d）静脉输注，待病情缓解后改为口服泼尼松（龙）（30~40 mg/d）治疗，适当放缓减量速度，并加以免疫抑制剂维持治疗。对经泼尼松（龙）和硫唑嘌呤联合治疗2年仍未达到缓解的患者，建议继续用泼尼松（龙）（5~10 mg/d）+大剂量硫唑嘌呤（最高2 mg·kg^{-1}·d^{-1}），12~18个月后复查肝活组织病理学检查。对于已接受至少36个月连续治疗但临床、实验室和组织学的改善未达到治疗终点的不完全应答患者，建议将泼尼松或硫唑嘌呤调整至适合剂量以长期维持治疗，使此类患者处于无症状、实验室指标稳定的状态。疗程、停药指征和复发处理：免疫抑制治疗应维持3年以上，或获得生物化学缓解后2年以上。除完全生物化学应答外，停用免疫抑制剂的指征包括肝内组织学恢复正常、无任何炎症活动表现，因为即使轻度界面性肝炎的存在也预示着停药后复发的可能。复发可定义为：血清氨基转移酶水平>3ULN，伴血清IgG和（或）γ-球蛋白水平不同程度的升高[9,12,17]。停药后复发是AIH的临床特点之一。临床缓解至少2年的患者在停药1年后59%的患者需重新治疗，2年后需重新治疗者的占比为73%，3年后高达81%；复发的危险因素包括先前须使用联合治疗方案才能获得生物化学缓解者、并发自身免疫性疾病和年轻的患者[18]。以单剂免疫抑制剂治疗即可获得长期生物化学完全缓解至少2年的患者获得持续缓解的可能性较高。虽然均在正常范围内，较高的血清ALT和IgG水平仍与复发相关。所有持续缓解的患者停药时的ALT水平低于ULN的一半，而IgG水平低于12 g/L[19]。对停药后初次复发患者，建议再次以初始治疗剂量给予泼尼松（龙）和硫唑嘌呤联合治疗，逐渐减量甚至停药并以硫唑嘌呤（50~75 mg/d）维持治疗；而对硫唑嘌呤不能耐受的患者，可给予小剂量泼尼松（龙）（≤10 mg/d）或与MMF联合长期维持治疗。对2次以上复发者，建议以最小剂量长期维持治疗。

7.3 药物不良反应

无论是单用泼尼松（龙）还是与硫唑嘌呤联合治疗，用药期间都必须监测相关的药物不良反应。约 10% 的患者会因药物不良反应而中断治疗。可选择不良反应相对较小的免疫抑制剂进行治疗，如小剂量糖皮质激素、单剂硫唑嘌呤或二线免疫抑制剂 MMF 等，且须尽量采用能控制疾病活动的最低剂量。

7.3.1 糖皮质激素的不良反应

长期使用糖皮质激素可出现明显不良反应，除常见的"Cushing 体征"（满月脸、痤疮、水牛背、向心性肥胖等）外，糖皮质激素还可加重骨质疏松导致脊柱压缩性骨折和股骨头缺血性坏死等骨病，并与 2 型糖尿病、白内障、高血压病、感染（包括已有的结核发生恶化）、精神疾病的发生有关。患者不能接受外貌上的变化或肥胖是造成治疗中断的最常见原因（占 47%），其次为骨量减少造成的脊柱压缩（占 27%）和脆性糖尿病（占 20%）等。应尽量采用联合治疗方案，减小糖皮质激素剂量，并最终过渡至硫唑嘌呤单药维持治疗方案。对需长期接受糖皮质激素治疗的 AIH 患者，建议治疗前进行基线骨密度检测并每年监测随访。骨病的辅助治疗包括坚持规律的负重锻炼、补充维生素 D3 和钙剂，适时给予骨活性制剂（如二膦酸盐）治疗。

7.3.2 硫唑嘌呤的不良反应

血细胞减少是硫唑嘌呤最常见的不良反应，可能与红细胞内硫唑嘌呤甲基转移酶（TPMT）活性低有关。因此，对加用硫唑嘌呤的患者须严密监测血常规变化，特别是用药的前 3 个月。如果发生白细胞快速下降或白细胞计数 $<3.5\times10^9/L$，就应紧急停用硫唑嘌呤。硫唑嘌呤的其他不良反应包括肝内胆汁淤积、静脉闭塞性疾病、胰腺炎、严重恶心和呕吐、皮疹等。不足 10% 的患者在接受硫唑嘌呤（50 mg/d）治疗时会出现上述不良反应，这些不良反应一般可在减量或停用后改善。以下人群不推荐使用硫唑嘌呤：基础状态下已存在血细胞减少（白细胞计数 $<3.5\times10^9/L$ 或血小板计数 $<50\times10^9/L$）、恶性肿瘤、已知 TPMT 功能缺陷等。对在硫唑嘌呤治疗前或治疗过程中出现血细胞减少的 AIH 患者，建议检测血 TPMT 活性。

关于 AIH 药物治疗的推荐意见（2015 年自身免疫性肝炎诊断和治疗共识）：

（1）治疗目标是获得生物化学缓解[血清氨基转移酶、IgG 和（或）γ-球蛋白水平均恢复正常]和肝组织学缓解，防止疾病进展（B1）。

（2）对中重度 AIH、急性表现、活动性肝硬化等活动性 AIH 患者均建议进行免疫抑制治疗（A1）。

（3）以肝组织学为依据，对存在中重度界面性肝炎的患者应进行免疫抑制治疗。有轻度界面性肝炎的年轻患者亦推荐进行免疫抑制治疗，而存在轻度界面性肝炎的老年（>65 岁）患者可暂不予免疫抑制治疗（B1）。

（4）对于无疾病活动或自动缓解期的 AIH、非活动性肝硬化者可暂不考虑进行免疫抑制治疗，但应长期密切随访（如每隔 3~6 个月随访 1 次）（C2）。

（5）一般选择泼尼松（龙）和硫唑嘌呤联合治疗方案。泼尼松（龙）初始推荐剂量一般为 30~40 mg/d，4~6 周内逐渐减至 15 mg/d，并以 5~7.5 mg/d 维持；硫唑嘌呤剂量为 50 mg/d 或 $1\ mg\cdot kg^{-1}\cdot d^{-1}$，可尝试在维持治疗中完全停用泼尼松（龙）而以硫唑嘌呤单药维持治疗（B1）。

（6）选择泼尼松（龙）单药治疗方案时，泼尼松（龙）初始推荐剂量一般为 40~60 mg/d，并于 4~6 周内逐渐减量至 15~20 mg/d，以 5~10 mg/d 剂量维持治疗（B1）。

（7）提倡个体化治疗，应根据血清氨基转移酶和 IgG 恢复情况调整泼尼松（龙）剂量（B1）。

（8）对于硫唑嘌呤应答但不能耐受者，可考虑在泼尼松（龙）的基础上加用 MMF（0.5~1.0 g/d，分两次服用），但应严密监测血常规变化（B1）。

（9）免疫抑制治疗一般应维持 3 年以上，或获得生物化学缓解后 2 年以上。建议在停药前进行肝组织学检查，只有在肝内无炎症活动时方可考虑停药（B1）。

（10）对停药后复发或维持治疗中反跳的 AIH 患者应以初始治疗相似的方案进行治疗，并推荐尽可能联合治疗并长期维持（C1）。

（11）对需长期接受糖皮质激素治疗的 AIH 患者，建议治疗前进行基线骨密度测定并每年监测随访，并适当补充维生素 D3 和钙剂（B1）。

（12）对治疗前已存在血细胞减少或肝硬化者，慎用硫唑嘌呤。在硫唑嘌呤用药过程中应注意检测全血细胞计数，防止骨髓抑制的发生。在有条件的情况下，可检测 TPMT 基因型或活性以指导临床用药（B1）。

2019 年 12 月，美国肝病研究学会（AASLD）发布了《自身免疫性肝炎的诊断和治疗实践指南》AIH 治疗的指导性建议：① 对于未经治疗的 AIH 儿童和成人患者，若无肝硬化或非急性重度 AIH，美国肝病研究学会（AASLD）建议将布地奈德联合硫唑嘌呤，或者泼尼松（龙）联合硫唑嘌呤作为初始一线治疗方案。② AASLD 建议，对于伴有肝硬化的 AIH 儿童和成人患者，或急性重度 AIH 患者，不应使用布地奈德。③ 对于一线药物治疗失败、不完全应答或不耐受的 AIH 儿童或成人患者，AASLD 建议使用吗替麦考酚酯（MMF）或他克莫司来达到和维持生化指标缓解。④ 考虑到易用性和副作用，AASLD 建议将 MMF 优先于他克莫司作为治疗 AIH 患者的二线药物进行临床试验研究。

7.4 肝移植术

AIH 患者如果出现终末期肝病或急性肝功能衰竭等情况，应考虑进行肝移植术。重症 AIH 患者可出现急性或亚急性肝功能衰竭，如果短期（1 周）糖皮质激素治疗疗效不明显，须及时与肝移植中心联系，以免失去紧急肝移植机会。另一种情况是失代偿期肝硬化患者，其移植指征与其他病因导致的肝硬化相似，包括反复食管胃底静脉曲张出血、肝性脑病、顽固性腹水、自发性细菌性腹膜炎和肝肾综合征等并发症经内科处理疗效不佳的情况，终末期肝病模型（MELD）评分>15 或 Child-Pugh 评分>10，或者符合肝移植标准的肝细胞癌。选择恰当的时机进行肝移植十分关键，应尽早做好肝移植准备，而不是出现终末期肝病严重并发症再开始评估，因为慢加急性肝功能衰竭导致多器官衰竭常使患者失去进行肝移植术的机会[20]。

关于肝移植术的推荐意见（2015 年自身免疫性肝炎诊断和治疗共识）：

（1）AIH 患者的肝移植指征包括：① 终末期肝病经内科处理疗效不佳者；② 急性肝功能衰竭经糖皮质激素治疗 1 周后病情无明显改善甚至恶化者（B1）。

（2）对于肝移植术后 AIH 复发的患者，建议在抗排异治疗方案基础上加用泼尼松（龙）或硫唑嘌呤。其他病因需要肝移植的患者如果出现 AIH 样生物化学和肝组织学表现，须考虑新发 AIH 的可能性（C1）。

8 AIH 特殊临床表型的处理

AIH 临床表现多样，多表现为慢性肝病，也可表现为急性发作、急性和慢性肝功能衰竭等。特殊人群（如儿童、老年、孕妇）患者具有不同的临床特点。因此，须充分认识 AIH 的异质性和特殊性，并采取适当的治疗策略[21]。

8.1 急性起病和急性肝功能衰竭

急性起病的 AIH 包含两种形式：慢性疾病基础上的急性恶化和真正意义上的无慢性疾病表现的急性 AIH。典型的 AIH 呈慢性病程，但高达 25% 的 AIH 患者可表现为急性起病，其中小部分可进展为自身免疫性急性肝功能衰竭[22]。急性起病的 AIH 通常表现为病程短（<30 d）且既往无明确肝病史，临床症状（如黄疸、疲乏、发热、恶心、全身不适等）明显，血清学明显异常（血清 ALT 水平>5ULN，TBIL 水平>34.2 μmol/L）。小叶中央坏死是急性起病 AIH 的肝组织学特征，及时发现这种特征有助于早期诊断和干预[23]。

8.2 胆汁淤积型 AIH

AIH 患者可出现肝内胆汁淤积，约 20% 的胆汁淤积型（血清 TBIL 水平≥40 μmol/L）AIH 患者对糖皮质激素治疗无应答，并与病死率和肝移植率显著增高相关。治疗失败的最佳预测因素是糖皮质激素治疗 1 周前后 MELD-Na 评分和英国终末期肝病模型（UKELD）评分的变化。早期识别无应答者有助于及时增加免疫抑制剂剂量以防止恶化，或者及时转入肝移植中心[24]。熊去氧胆酸（UDCA）可有效缓解胆汁淤积表现，可与免疫抑制剂联合使用。胆汁淤积型 AIH 患者在初期应避免使用硫唑嘌呤，以免加重胆汁淤积，可先使用大剂量（如 40~60 mg/d）糖皮质激素以缓解病情，并在血清 TBIL 水平显著下降后再加用硫唑嘌呤联合治疗。

8.3 自身抗体阴性 AIH

血清自身抗体是 AIH 的免疫学特征之一。约 10% 的 AIH 患者常规自身抗体检测呈阴性，该类患者常表现为血清 IgG 水平升高幅度较小甚至正常（这给 AIH 的诊断带来很大困难），但肝组织学仍可见界面性肝炎、淋巴-浆细胞浸润、玫瑰花环样改变等 AIH 特征性改变。因此，疑似自身抗体阴性 AIH 时，强烈建议行肝活组织检查以明确诊断，有时肝组织学表现是其唯一确诊依据。对这类患者可予糖皮质激素单药治疗或联合治疗，这类患者对免疫抑制剂治疗的应答常与典型 AIH 相似[25]。

8.4 AIH 相关肝硬化

约 1/3 的 AIH 患者在确诊时已存在肝硬化表现。活动性肝硬化患者仍有免疫抑制治疗的指征。治疗方案以选择糖皮质激素单药治疗为宜，适当减小泼尼松（龙）初始剂量（20~30 mg/d），同时注意消化道出血和（或）感染等并发症的发生。对 AIH 相关肝硬化患者应每 6 个月随访一次血清甲胎蛋白和腹部超声检查以排除肝细胞癌的可能。AIH 相关肝硬化出现腹水等并发症，提示进入失代偿期。此阶段要仔细评估发生糖皮质激素可能的不良反应（如消化道出血、肺部感染和自发性细菌性腹膜炎）的可能性。如果疾病仍有明显活动，如血清氨基转移酶和 TBIL 水平升高、血清 IgG 水平显著增高，在预防并发症的基础上可谨慎使用小剂量糖皮质激素（15~20 mg/d）口服，待疾病好转后应快速减至维持量（5~7.5 mg/d）。部分患者可获得生物化学应答，腹水等并发症好转而转入代偿期并获得长期缓解。如果疗效不佳或无法耐受糖皮质激素治疗，则须尽早与肝移植中心联系进行肝移植治疗。

8.5 AIH 合并病毒性肝病

AIH 合并慢性病毒性肝炎常难以识别和确诊，容易延误诊断，大多数患者确诊时合并肝硬化。一项研究显示，在 25 例合并病毒性肝炎的 AIH 患者中，20 例（80%）合并 HCV、5 例（20%）合并 HBV 感染[26]。我国 AIH 患者 HBsAg 阳性率仅为 0.83%，PBC 患者为 1.02%，二者均显著低于非自身免疫性疾病患者 HBsAg 阳性率（4.58%），但不能完全排除在 HBsAg 阳性患者中自身免疫性肝病被低估的可能性。肝组织学检查对于 AIH 的诊断和鉴别诊断尤为重要，综合诊断积分系统优于简化标准。对 AIH 合并 HBV 感染者先以核苷（酸）类似物口服抗病毒治疗，然后再开始免疫抑制治疗。而对 AIH 合并 HCV 感染患者，首先考虑免疫抑制剂治疗，待患者获得生物化学缓解后再考虑使用长效干扰素 α 等抗病毒治疗。直接抗病毒药物治疗方案的应用为 HCV 合并 AIH 患者的处理带来了新机遇，小分子抗病毒药物和糖皮质激素可同时使用。

8.6 妊娠期 AIH

对妊娠期 AIH 患者，可予小剂量泼尼松（龙）5~10 mg/d 维持治疗。AIH 患者有较高的胎儿流产和早产的可能性，胎儿死亡率达 19%，大多发生在孕 20 周内，产妇病死率约为 3%。妊娠过程中母体的免疫抑制可保护嵌合胎儿，在分娩后 AIH 可复燃或出现加重趋势。因此，应在分娩后加大糖皮质激素剂量，以防止复发或反跳。一项研究[27]结果显示，在 53 例 AIH 妇女的 81 次妊娠中，41% 的妊娠发生在肝硬化条件下，75% 的患者在维持治疗中。活产率为 73%，早产率为 20%，11% 的婴儿需要进入特护病房。妊娠前 AIH 控制较差或妊娠期不接受治疗与 AIH 复燃有关，而 AIH 复发与孕妇出现失代偿、婴儿进入特护病房的危险性有关。目前尚未见关于使用硫唑嘌呤治疗 AIH 引起胎儿畸形的报道，但硫唑嘌呤已被证实对小鼠有致畸作用。美国食品与药品管理局将硫唑嘌呤定为妊娠 D 级药物。因此，AIH 患者在怀孕期间应尽量停用硫唑嘌呤。

8.7 老年 AIH

20% 的成人 AIH 在 60 岁后发病，老年 AIH 发病通常更为隐匿，易被漏诊。一项 meta 分析[28]共纳入了 10 项回顾性研究，对 264 例老年（60 岁以上）AIH 患者和 592 例年轻患者进行了系统分析。结果发现，老年患者中无症状者、确诊时已存在肝硬化、HLA-DR4 呈阳性的比率显著高于年轻患者。糖皮质激素可用于老年患者，应答相对较好且停药后复发率较低。布地奈德可用于这一特殊人群中。在老年 AIH 患者中，预防骨质疏松尤为重要，应鼓励常规锻炼，服用钙剂（1~1.5 g/d）和维生素 D3（400 IU/d）。已有骨质疏松的患者可考虑使用二磷酸盐制剂。应行基线骨密度测定，并每年复查，以观察病情严重程度和药物疗效[29]。

8.8 儿童 AIH

1 型 AIH 常在青春期前后发病，而 2 型 AIH 发病较早，甚至可在婴儿期发病。15% 的 1 型 AIH 和 25% 的 2 型 AIH 可表现为血清 IgG 水平正常。1 型 AIH 易出现肝硬化表现，而 2 型 AIH 更易表现为急性肝功能衰竭。两种类型中 SLA/LP 阳性的患儿疾病严重程度较高，并易复发。20% 的患儿合并其他自身免疫性疾病，包括甲状腺炎、白癜风、

1型糖尿病、肾病综合征等。儿童 AIH 的治疗包括泼尼松（龙）$1\sim2$ mg·kg^{-1}·d^{-1}（最大量不超过40 mg/d），随着氨基转移酶水平的下降，在 $4\sim8$ 周内减量至维持剂量（根据患儿的体质量和年龄，以 $2.5\sim5$ mg/d 维持）。大多数患儿在最初 2 个月内血清氨基转移酶水平的降幅达 80% 以上，但获得生物化学完全缓解可能需数月。在治疗的最初 $6\sim8$ 周，应经常检测肝功能，以便每周调整糖皮质激素剂量。在肝功能生物化学指标和 IgG 水平恢复正常 $1\sim2$ 年、自身抗体阴性或滴度低时，可进行肝组织学检查，只有在结果显示门管区轻微炎症或无炎症时才能停药。20% 的 1 型 AIH 患儿可成功停药，而 2 型 AIH 极少停药成功。在儿童期，监测 IgG 水平和自身抗体滴度非常关键，两项中任何一项的波动预示疾病活动。对于 IgG 水平高的患儿，IgG 水平下降能可靠、客观且廉价地监测疾病控制情况。对免疫抑制治疗应答良好的患儿预后较好，大多数可长期生存且生存质量较好。约 8.5% 的患儿尽管已接受治疗，但在 $8\sim14$ 年后仍会出现终末期肝病，须接受肝移植术。

关于 AIH 特殊临床表型的推荐意见（2015 年自身免疫性肝炎诊断和治疗共识）：

① 急性起病的 AIH（慢性疾病基础上的急性发作或无慢性疾病基础的急性 AIH）应及时启动糖皮质激素治疗，以防止急性肝功能衰竭的发生（C1）。

② 对 AIH 相关急性肝功能衰竭者，可先予短期静脉输注甲泼尼松（龙）（一般剂量为 $40\sim60$ mg/d）治疗，若患者 1 周内病情无明显改善甚至有恶化，则须考虑肝移植术（C1）。

③ 对 AIH 伴胆汁淤积者须排除 PBC 和 PSC 等胆管疾病，在泼尼松（龙）治疗的基础上可联合使用熊去氧胆酸（UDCA，$13\sim15$ mg·kg^{-1}·d^{-1}）（C1）。

④ 对于自身抗体阴性而肝组织学呈典型 AIH 表现者，在严格排除其他病因后，可考虑行糖皮质激素试验性治疗，如应答良好，则支持 AIH 诊断（C1）。

⑤ 对 AIH 特别是合并肝硬化的患者，应每 6 个月检测 1 次血清甲胎蛋白和腹部超声检查，以筛查肝细胞癌（C1）。

⑥ 活动性 AIH 相关肝硬化失代偿期患者在预防并发症的基础上可谨慎使用小剂量泼尼松（龙）（一般剂量为 $15\sim20$ mg/d）口服，疾病好转后应快速减量至维持量（一般剂量为 $5\sim7.5$ mg/d）（C1）。

⑦ 对具有 PBC 或 PSC 显著特点的 AIH 患者，须考虑重叠综合征的诊断，并予 UDCA 和免疫抑制剂联合治疗（C1）。

⑧ AIH 合并 HBV 感染者先以核苷（酸）类似物口服抗病毒治疗，然后再开始免疫抑制治疗。对 AIH 合并 HCV 感染且有条件者，先直接予抗病毒药物治疗，再进行免疫抑制治疗。在 AIH 得到控制之前慎用干扰素 α 抗病毒治疗（C1）。

⑨ 在 AIH 患者妊娠过程中，可予小剂量泼尼松（龙）（一般剂量为 $5\sim10$ mg/d）维持治疗。在患者分娩前 2 周或分娩后应适当加大糖皮质激素剂量，以降低复发风险（C1）。

⑩ 老年 AIH 患者发病隐匿，一般对糖皮质激素应答较好，复发率低，但在治疗过程中须及时发现和预防骨质疏松症（C1）。

⑪ 儿童 AIH 患者确诊后即应启动免疫抑制治疗，推荐泼尼松（龙）和硫唑嘌呤联合治疗方案或泼尼松（龙）单药治疗方案（C1）。

9 预后

AIH 患者的预后差异较大,在获得生物化学缓解后一般预后较好,生存期接近正常人群。预后不佳的危险因素主要包括确诊时已有肝硬化和治疗后未能获得生物化学缓解。

参考文献

[1] KRAWITT, EDWARD L . Autoimmune hepatitis [J]. N Engl J Med, 1996, 334 (14): 897-903.

[2] CZAJA A J, MANNS M P. Advances in the diagnosis, pathogenesis, and management of autoimmune hepatitis [J]. Gastroenterology, 2010, 139 (1): 58-72.

[3] LOHSE A W, MIELI-VERGANI G. Autoimmune hepatitis [J]. J Hepatol, 2011, 55 (1): 171-182.

[4] VERGANI D, ALVAREZ F, BIANCHI F B, et al. Liver autoimmune serology: a consensus statement from the committee for autoimmune serology of the International Autoimmune Hepatitis Group [J]. J Hepatol, 2004, 41 (4): 677-683.

[5] CZAJA A J, SHUMS Z, NORMAN G L. Frequency and significance of antibodies to soluble liver antigen/liver pancreas in variant autoimmune hepatitis [J]. Autoimmunity, 2002, 35 (8): 475-483.

[6] ZHAO Y, ZHANG Y, LIU Y M, et al. Identification of T cell epitopes on soluble liver antigen in Chinese patients with auto-immune hepatitis [J]. Liver Int, 2011, 31 (5): 721-729.

[7] HENEGHAN M A, YEOMAN A D, Verma S, et al. Autoimmune hepatitis [J]. Lancet, 2013, 382 (9902): 1433-1444.

[8] MIAO Q, BIAN Z, TANG R, et al. Emperipolesis mediated by CD8 T cells is a characteristic histopathologic feature of autoimmune hepatitis [J]. Clin Rev Allergy Immunol, 2015, 48 (2/3): 226-235.

[9] ALVAREZ F, BERG P A, BIANCHI F B, et al. International Autoimmune Hepatitis Group Report: review of criteria for diagnosis of autoimmune hepatitis [J]. J Hepatol, 1999, 31 (5): 929-938.

[10] Hennes E M, Zeniya M, Czaja A J, et al. Simplified criteriafor the diagnosis of autoimmune hepatitis [J]. Hepatology, 2008, 48 (1): 169-176.

[11] QIU D, WANG Q, WANG H, et al. Validation of the simplified criteria for diagnosis of autoimmune hepatitis inChinese patients [J]. J Hepatol, 2011, 54 (2): 340-347.

[12] MANNS M P, CZAJA A J, GORHAM J D, et al. Diagnosis and management of autoimmune hepatitis [J]. Hepatology, 2010, 51 (6): 2193-2213.

[13] European Association for the Study of the Liver. EASL clinical practice guidelines: autoimmune hepatitis [J]. J Hepatol, 2015, 63 (4): 971-1004.

[14] CZAJA A J. Review article: the prevention and reversal of hepatic fibrosis in autoimmune hepatitis [J]. Aliment Pharmacol Ther, 2014, 39 (4): 385-406.

[15] MANNS M P, WOYNAROWSKI M, Kreisel W, et al. Budesonide induces remission more effectively than prednisone in a controlled trial of patients with autoimmune hepatitis [J]. Gastroenterology, 2010, 139 (4): 1198-1206.

[16] ZACHOU K, GATSELIS N, PAPADAMOU G, et al. Mycophenolate for the treatment of autoimmune hepatitis: prospective assessment of its efficacy and safety for induction and maintenance of remission in a large cohort of treatment-naive patients [J]. J Hepatol, 2011, 55 (3): 636-646.

[17] GLEESON D, HENEGHAN M A. British Society of Gastroenterology (BSG) guidelines for management of autoimmune hepatitis [J]. Gut, 2011, 60 (12): 1611-1629.

[18] VAN GERVEN N M, VERWER B J, WITTE B I, et al. Dutch Autoimmune Hepatitis Working Group. Relapse is almost universal after withdrawal of immunosuppressive medication in patients with autoimmune hepatitis in remission [J]. J Hepatol, 2013, 58 (1): 141-147.

[19] HARTL J, EHLKEN H, WEILER-NORMANN C, et al. Patient selection based on treatment duration and liver biochemistry increases success rates after treatment withdrawal in autoimmune hepatitis [J]. J Hepatol, 2015, 62 (3): 642-646.

[20] LEBER WALDENSTRÖM J. Blutproteine und Nahrungseiweiss [Article in German] [J]. Deutsch Z Verdau Stoffwechselkr, 1950, 15: 113-119.

[21] WANG Q, YANG F, MIAO Q, et al. The clinical phenotypes of autoimmune hepatitis: a comprehensive review [J]. Journal of Autoimmunity, 2016.

[22] CZAJA A J. Special clinical challenges in autoimmune hepatitis: the elderly, males, pregnancy, mild disease, fulminant onset, and nonwhite patients [J]. Semin Liver Dis, 2009, 29 (3): 315-330.

[23] YEOMAN A D, WESTBROOK R H, ZEN Y, et al. Prognosis of acute severe autoimmune hepatitis (AS-AIH): the role of corticosteroids in modifying outcome [J]. J Hepatol, 2014, 61 (4): 876-882.

[24] DYSON J K, WEBB G, HIRSCHFIELD G M, et al. Unmet clinical need in autoimmune liver diseases [J]. J Hepatol, 2015, 62 (1): 208-218.

[25] WANG Q X, JIANG W J, Miao Q, et al. Clinical and histological features of autoantibody-negative autoimmune hepatitis in Chinese patients: a single center experience [J]. J Dig Dis, 2013, 14 (4): 175-180.

[26] SUI M, WU R, HU X, et al. Low prevalence of hepatitis B virus infection in patients with autoimmune diseases in a Chinese patient population [J]. J Viral Hepat, 2014, 21 (12): 925-929.

[27] WESTBROOK R H, YEOMAN A D, Kriese S, et al. Outcomes of pregnancy in women with autoimmune hepatitis [J]. J Autoimmun, 2012, 38 (2/3): J239-J244.

[28] SOLOWAY R D, SUMMERSKILL W H, Baggenstoss A H, et al. Clinical, biochemical, and histological remission of severe chronic active liver disease: a controlled study of treatments and early prognosis [J]. Gastroenterology, 1972, 63 (5): 820-833.

[29] CZAJA A J. Autoimmune hepatitis in special patient populations [J]. Best Pract Res Clin Gastroenterol, 2011, 25 (6): 689-700.

（张亚兵）

第二十七章　原发性胆汁性胆管炎

1　概述

原发性胆汁性胆管炎（primary biliary cholangitis，PBC）是一种慢性自身免疫性胆汁淤积性疾病。其病理改变主要为肝内细小胆管的慢性非化脓性炎症、慢性胆汁淤积，伴有胆管破坏、门脉周围炎症及肝实质碎屑状坏死。对 PBC 患者如果不给予早期及规范治疗，患者可进展为肝纤维化、肝硬化及失代偿期，甚至终末期肝病及肝癌。其组织病理变化可分为 4 期：第 1 期为胆管炎期；第 2 期为细小胆管增生期；第 3 期为瘢痕期；第 4 期为肝硬化期[1-4]。

2　临床表现

本病多见于中年女性，40~60 岁的患者占 85%~90%，男女发病人数之比约为 1:9。PBC 起病隐匿、缓慢。病程早期症状轻微，约 10% 的患者可无任何临床症状，其诊断主要是通过生化指标的筛选。随着病情的进展，患者多在 2~4 年内出现症状。早期症状较轻，乏力和皮肤瘙痒为本病最常见的首发症状，乏力的严重程度与肝脏的病变程度不相关。瘙痒常在黄疸发生前数月至 2 年左右出现，可以是局部性，也可以是全身性，可在夜间加剧。少数患者瘙痒和黄疸同时出现，先有黄疸后出现瘙痒者少见。黄疸出现后，尿色深黄，粪色变浅，皮肤渐有色素沉着。

因长期肝内胆汁淤积导致分泌和排泄至肠腔的胆汁减少，影响脂肪的消化吸收，患者可有脂肪泻和脂溶性维生素吸收障碍，出现皮肤粗糙和夜盲症（维生素 A 缺乏）、骨软化和骨质疏松（维生素 D 缺乏）、出血倾向（维生素 K 缺乏）等。由于胆小管阻塞，血中脂类总量和胆固醇持续增高，可形成黄瘤，为组织细胞吞噬多量胆固醇所致；黄瘤为黄色扁平斑块，常见于眼睑内眦附近和后发际。当肝功能衰竭时，血清脂类下降，黄瘤亦逐渐消散。

患者可有中度或显著肝大。查体：肝脏常在肋下 4~10 cm 处触及，质硬，表面平滑，压痛不明显。也可有中度以上脾大。晚期患者出现腹水、门静脉高压症与肝功能衰竭，病变长期发展可并发肝癌。肝功能异常以胆汁淤积为主，表现为碱性磷酸酶（ALP）、γ-谷氨酰胺转肽酶（GGT）及 5-核苷酸酶水平升高，而血清转氨酶水平一般仅轻度升高，很少超过正常值的 5 倍以上。血清胆红素水平早期正常，但随着病情的进展可明显升高。此外，患者还可伴有干燥综合征、甲状腺炎、类风湿性关节炎等自身免疫性疾病的临床表现。

3　实验室检查

3.1　尿、粪检查

尿胆红素阳性，尿胆原正常或减少，粪色变浅。

3.2 肝功能试验

肝功能变化主要为胆汁淤积性黄疸的改变。患者血清胆红素一般中度增高，以直接胆红素增高为主；血清胆固醇可有增高，在肝功能衰竭时降低；碱性磷酸酶（ALP）与 γ-谷氨酰转移酶（γ-GT）在黄疸及其他症状出现前多已增高，比正常高出 2~6 倍。ALP、IgM 和抗线粒体抗体（AMA）的检测有助于发现早期病例。人血白蛋白含量在早期无变化，晚期下降，球蛋白增加，白、球比例下降，甚至倒置。肝转氨酶轻度增高。凝血酶原时间延长，早期患者经注射维生素 K 治疗后可恢复正常，晚期患者由于肝细胞不能利用维生素 K，所以注射维生素 K 仍不能纠正。

3.3 免疫学检查

血清免疫球蛋白增加，特别是 IgM[5]；90%~95%的患者血清抗线粒体抗体阳性，滴度>1∶40 有诊断意义；AMA 的特异度可达 98%，其中以 M_2 型的特异性最好；约 50%的患者抗核抗体阳性，主要是抗 GP210S 和抗 SP100 阳性，具有一定的特异性。

3.4 影像学检查

B 超常用于排除肝胆系统的肿瘤和结石，CT 和 MRI 可排除肝外胆道阻塞、肝内淋巴瘤和转移性腺癌。影像学检查还可提供其他信息，PBC 进展到肝硬化时，可观测到门脉高压的表现，在此阶段每 6 个月复查超声可早期发现肝恶性肿瘤。PBC 患者 ERCP 检查结果常显示肝内外胆管正常。

3.5 组织学检查

肝活检组织学检查既有助于明确诊断和分期，也有助于与其他疾病相鉴别。

4 诊断要点

中年以上女性，慢性病程，有显著皮肤瘙痒、黄疸、肝大，伴有胆汁淤积性黄疸的生化改变而无肝外胆管阻塞证据时，要考虑本病，可做进一步检查确诊。美国肝病研究协会建议的 PBC 诊断标准如下：① 胆汁淤积的生化指标（如碱性磷酸酶等）水平升高超过 6 个月；② B 超或胆管造影检查显示胆管正常；③ AMA 或 AMA-M_2 亚型阳性；④ 如果血清 AMA/AMA-M_2 阴性，但肝穿刺组织学检查符合 PBC 的表现。

5 鉴别诊断

首先应排除肝内外胆管阻塞引起的继发性胆汁性肝硬化，可采用各种影像学检查如超声、经皮肝穿刺胆管造影、ERCP 等，明确肝内外胆管有无阻塞。此外，还要跟原发性硬化性胆管炎、药物性肝内胆汁淤积、肝炎后肝硬化及其他类型肝硬化等鉴别。

6 治疗

PBC 的主要治疗方法是对症及支持治疗。饮食以低脂肪、高热量、高蛋白为主。脂肪泻患者可补充中链甘油三酯辅以低脂饮食。针对脂溶性维生素缺乏，补充维生素 A、维生素 D_3、维生素 K，并注意补钙。(1) 皮肤瘙痒可采用考来烯胺，早餐前后各服 4 g，每日总量可增加到 12~16 g。(2) 糖皮质激素可减轻瘙痒和改善生化指标，但不能改善肝脏病理组织学和患者预后。(3) 熊去氧胆酸（UDCA）是目前 PBC 治疗唯一有效的药物。该药可减轻内源性胆汁酸的肝毒性，保护肝细胞膜，增加内源性胆汁酸的分泌，且可减少 HLA

Ⅰ类和Ⅱ类抗原分子在肝细胞膜上的异常表达,因而兼有免疫调节作用。该药对部分患者能改善临床症状和实验室指标,延迟疾病进展。对该药治疗有效的病例宜长期服用,常用剂量为 13~15 mg/(kg·d)。(4) 小剂量甲氨蝶呤(每周 15 mg)能较好地控制 PBC 患者的临床症状,但对已经形成肝硬化的患者疗效不佳。(5) 肝移植。PBC 病情进展到肝硬化阶段的治疗方法同肝硬化,晚期患者施行肝移植手术可提高存活率。PBC 是肝移植的一个主要指征,且预后好。抑制指征为进行性黄疸(TBIL>5 mg/dL)、顽固性瘙痒、对治疗无反应的进展性骨质疏松、有门脉高压并发症。

7 预后

PBC 患者的预后差异很大。有症状患者的平均生存期为 10~15 年,无症状者存活时间显著长于有症状者。预后不佳的因素包括老年、血清总胆红素水平进行性升高、肝脏合成功能下降、组织学改变持续进展,常见的死亡原因为肝硬化晚期并发症。肝移植可显著延长患者的生存期,改善患者的生存质量。

随着人们对 PBC 疾病认识的提高,尤其是抗线粒体抗体(anti-mitochondrial antibody,AMA)检测的广泛应用,越来越多的 PBC 患者在疾病的早期,即肝硬化发生之前得以明确诊断。PBC 是一种相对异质性较强的疾病,患者的临床表现和经过可有较大差异,因此,必须给予患者长期的个体化治疗和随访。欧洲肝脏研究学会(EASL)于 2017 年 3 月发布了最新版的原发性胆汁性胆管炎诊治指南,包括概述、胆汁淤积的诊断方法、PBC 的初步诊断、PBC 的风险分层、对治疗应答不足的定义、PBC 的治疗、具有自身免疫性肝炎特征的 PBC、对肝外症状的治疗、肝病相关并发症的治疗等内容。具体推荐意见如下:

① 对于生物化学检查结果提示胆汁淤积性肝病的患者,应详细询问病史以及做详尽的体格检查(Ⅲ,1)。

② 腹部超声检查作为一线无创检查手段,用以鉴别肝外梗阻造成的胆汁淤积(Ⅲ,1)。

③ 所有原因不明的胆汁淤积患者均应筛查 AMA 及用免疫荧光法检测 PBC 特异性抗核抗体(antinuclear antibody,ANA)(Ⅲ,1)。

④ 对所有原因不明的胆汁淤积患者,均推荐进行磁共振胰胆管造影(magnetic resonance cholangiopancreatography,MRCP)检查,超声胃镜可作为评估远端胆管病变的另一检查手段(Ⅲ,1)。

⑤ 在血清学筛查和全面的影像学检查后仍不能确定胆汁淤积的情况下,推荐考虑肝脏活组织学检查(Ⅲ,1)。

⑥ 对临床怀疑遗传性胆汁淤积综合征的患者,推荐考虑基因检测(Ⅲ,1)。

⑦ 胆汁淤积的成年患者诊断 PBC 应基于碱性磷酸酶(ALP)升高且 AMA 滴度大于 1:40(Ⅲ,1)。

⑧ 在正确的临床检查前提下,对于胆汁淤积并且免疫荧光或酶联免疫吸附法(ELISA)检测特异性 ANA[抗核体蛋白抗体(抗-SP100),抗核孔膜蛋白抗体(抗-gp210DK)]阳性的患者可诊断为 AMA 阴性的 PBC(Ⅲ,1)。

⑨ 不推荐为 PBC 诊断而进行肝活组织学检查,除非患者缺乏 PBC 特异性抗体,或疑似存在自身免疫性肝炎(AIH)、非酒精性脂肪性肝炎(NASH),或其他系统性疾病(Ⅲ,1)。

⑩ 仅仅 AMA 阳性并不足以诊断 PBC,推荐对 AMA 阳性但血清肝功能及酶学检测正

常的患者进行随访，每年检测生物化学指标（Ⅲ，1）。

⑪ PBC 的治疗目标是防止终末期肝病及其并发症的发生，并针对 PBC 的相关症状给予治疗（Ⅲ，1）。

⑫ 推荐对所有 PBC 患者进行疾病进展的风险评估（Ⅲ，1）。

⑬ 推荐医务工作者应认识到，治疗后生物化学应答不佳的患者和已经发生肝硬化的 PBC 患者是发生并发症风险最大的人群（Ⅱ-2，1）。

⑭ 推荐医务工作者应认识到 PBC 患者应答不佳的最大危险因素是：诊断时年纪较轻（小于 45 岁），以及诊断时处于疾病晚期（Ⅲ，1）。

⑮ 对所有 PBC 患者均应结合各种非侵入性检查（胆红素、ALP、天冬氨酸氨基转移酶、白蛋白、血小板计数和弹性成像）的数据，在基线水平和治疗随访过程中评估疾病分期（Ⅲ，1）。

⑯ 推荐将血清胆红素和 ALP 作为 PBC 患者临床转归的替代标志物，常规生物化学和血液学检查数据应该支撑临床分析，以对患者疾病进展风险进行分层（Ⅱ.2，1）。

⑰ 推荐医务工作者应认识到，早期诊断的 PBC 患者如 ALP 水平低于 1.5 倍正常值上限（upper normal limit，ULN）且胆红素水平正常，在经熊去氧胆酸（ursodeoxycholic acid，UDCA）治疗一年后其非肝移植生存期与健康对照人群无明显差异（Ⅱ-2，1）。

⑱ 推荐使用弹性成像和危险评分系统（如 GLOBE 和 UK.PBC）以更好地确定患者个体未来发生晚期肝病及并发症的风险（Ⅲ，1）。

⑲ 推荐以 UDCA 13~15 mg·kg^{-1}·d^{-1} 作为所有 PBC 患者的一线治疗方案，患者常需要终身服用 UDCA（Ⅰ，1）。

⑳ 在Ⅲ期临床中，ALP 水平大于 1.67ULN 和（或）总胆红素水平升高小于 2ULN 的患者中口服奥贝胆酸（obeticholic，OCA）有明显疗效[6]，EASL 指南推荐对符合以上条件且对 UDCA 应答不佳的患者考虑使用 OCA 治疗（起始剂量为 5 mg，根据患者的耐受性在 6 个月时增加至 10 mg）（Ⅰ，2）。

㉑ 布地奈德联合 UDCA 治疗非肝硬化 PBC 和苯扎贝特联合 UDCA 治疗 PBC 的Ⅲ期随机对照研究结果尚未发表，目前 EASL 不予推荐（Ⅱ-2）。

㉒ 推荐妊娠 PBC 患者由专家进行指导，非肝硬化的 PBC 患者对妊娠耐受良好。尽管支持数据有限，EASL 仍推荐 PBC 患者在孕期继续服用 UDCA[7]。对瘙痒的控制是非常重要的，应咨询专家的意见。有专家在孕期后三个月使用利福平控制瘙痒症状[8]（Ⅲ，1）。

㉓ 肝硬化期的 PBC 患者在孕期胎儿和母亲均有较高风险发生并发症。EASL 推荐孕前应咨询专家意见及进行相关监护。

㉔ 大约 10% 的 PBC 患者还可表现出 AIH 的疾病特点，大部分是与 PBC 的疾病特点共存的，也有的在 PBC 明确诊断数年后才表现出 AIH 特点。EASL 推荐如果 PBC 患者出现不相称的 ALT 水平升高和（或）IgG 阳性，应做肝活组织学检查证实是否具有 AIH 的特征（Ⅲ，1）。

㉕ 具有典型 AIH 特征的 PBC 患者可能获益于 UDCA 联合免疫抑制治疗。EASL 推荐对有严重界面性肝炎的 PBC 患者适用免疫抑制治疗，中度界面性肝炎的 PBC 患者可考虑适用。并推荐告知患者免疫抑制治疗可能带来的不良反应（Ⅲ，2）。

㉖ 推荐对所有患者评估相关症状，尤其是瘙痒、干燥综合征症状和疲乏。症状的严

重程度不一定与 PBC 疾病分期相关（Ⅲ，1）。

㉗ 推荐逐步治疗瘙痒。严重瘙痒的患者可能属于胆管迅速减少的 PBC 类型，预后较差，EASL 推荐将这类患者转诊至专家处接受治疗（Ⅲ，1）。

㉘ 基于其良好的安全性，EASL 推荐将考来烯胺作为瘙痒的一线治疗药物。由于消胆胺本质是阴离子结合树脂，在使用时应注意避免与其他药物的相互作用（Ⅱ-2，1）。

㉙ EASL 推荐将利福平作为瘙痒的二线治疗药物，常用剂量每日 150~300 mg。由于其潜在的肝脏毒性，在用药期间监测肝脏酶学（用药第 6 周和 12 周），然后增加剂量。如发现其毒性反应，则应停药（Ⅱ-2，1）。

㉚ 推荐寻找并治疗引起疲乏的其他可能原因，尤其是贫血、甲状腺功能低下和睡眠紊乱（Ⅲ，1）。

㉛ 建议对疲乏的患者发展其他应对策略，包括避免社交孤独等，因社交孤独可加重疲乏症状（Ⅲ，2）。

㉜ 干燥相关症状可显著降低患者的生活质量，EASL 推荐考虑将患者转诊至相应临床专家（Ⅲ，1）。

㉝ 无论疾病严重程度如何，EASL 推荐将经药物治疗后症状控制不佳的患者转诊至专家管理（Ⅲ，1）。

㉞ 所有 PBC 患者均应考虑骨质疏松的发生风险（Ⅲ，1）。

㉟ 推荐将双能 X 线吸收测定法（dual energy X-ray absorptiometry，DEXA）作为基线及随访时评价骨密度的手段（Ⅲ，1）。

㊱ PBC 患者应根据当地的临床惯例补充钙和维生素 D（Ⅲ，2）。

㊲ 对于 PBC 患者来说，二膦酸盐是预防骨折的安全有效治疗药物。EASL 建议按照骨质疏松治疗指南的意见使用二膦酸盐，但食管静脉曲张的患者应慎用该药（Ⅱ-2，1）。

㊳ PBC 患者可发生脂溶性维生素吸收障碍，尤其是那些长期黄疸的患者，EASL 建议 PBC 患者应补充脂溶性维生素（Ⅲ，2）。

㊴ 高脂血症是 PBC 患者胆汁淤积的一个特征，目前尚无证据提示其增加了 PBC 患者的心血管风险。对于具有代谢综合征（高胆固醇、低 HDL 胆固醇和高 LDL 胆固醇）的 PBC 患者，EASL 建议考虑使用降低胆固醇的药物（Ⅲ，2）。

㊵ PBC 患者应按照 Baveno-Ⅵ 指南进行食管胃底静脉曲张的筛查和管理（Ⅲ，2）。

㊶ 对疑似肝硬化的 PBC 患者应根据指南监测肝细胞癌的发生（Ⅲ，2）。

㊷ 当 PBC 患者出现肝硬化并发症、疾病严重的标志（持续性总胆红素水平升高>51 μmol/L 或 3 mg/dL，MELD 评分>15）或者药物难以控制的瘙痒时，EASL 推荐将患者纳入当地肝移植名单（Ⅱ-2，1）。

㊸ 肝移植后疑似或确诊 PBC 复发的患者使用 UDCA 是安全的并可改善肝脏生物化学指标（Ⅱ-2，2）。

㊹ 对所有 PBC 患者均应终身随访，应意识到不同的患者具有不同的疾病过程，因而需要不同程度的管理（Ⅲ，1）。

参考文献

[1] DADAIST G, GAOUAR F, CARRAT F, et al. Large-scale characterization study of patients with anti-mitochondrial antibodies but non-established primary biliary cholangitis [J]. Hepatolog, 2017, 65 (1): 152-163.

[2] NAKANUMA Y, ZEN Y, HARADA K, et al. Application of a new histological staging and grading system for primary biliary cirrhosis to liver biopsy specimens: interobserver agreement [J]. Pathol Int, 2010, 60 (3): 167-174.

[3] HARADA K, HSU M, IKEDA H, et al. Application and validation of a new histologic staging and grading system for primary biliary cirrhosis [J]. J Clin Gastroenterol, 2013, 47 (2): 174-181.

[4] KAKUDA Y HARADA K, SAWADA-KITAMURA S, et al. Evaluation of a new histologic staging and grading system for primary biliary cirrhosis in comparison with classical systems [J]. Hum Pathol, 2013, 44 (6): 1107-1117.

[5] LLEO A, LIAO J, INVERNIZZI P, et al. Immunoglobulin M levels inversely correlate with CD40 ligand promoter methylation in patients with primary biliary cirrhosis [J]. Hepatology, 2012, 55 (1): 153-160.

[6] Poupon R. Liver alkaline phosphatase: a missing link between choleresis and biliary inflammation [J]. Hepatology, 2015, 61 (6): 2080-2090.

[7] TRIVEDI PJ, KUMAGI T, AI-HARTHY N, et al. Good maternal and fetal outcomes for pregnant women with primary biliary cirrhosis [J]. Clin Gastroenterol Hepatol, 2014, 12 (7): 1179-1185.

[8] KONDRACKIENE J, BEUERS U, KUPCINSKAS L. Efficacy and safety of ursodeoxycholic acid *vs*. cholestyramine in intrahepatic cholestasis of pregnancy [J]. Gastroenterology, 2005, 129 (3): 894-901.

(张亚兵)

第七篇

儿童风湿病

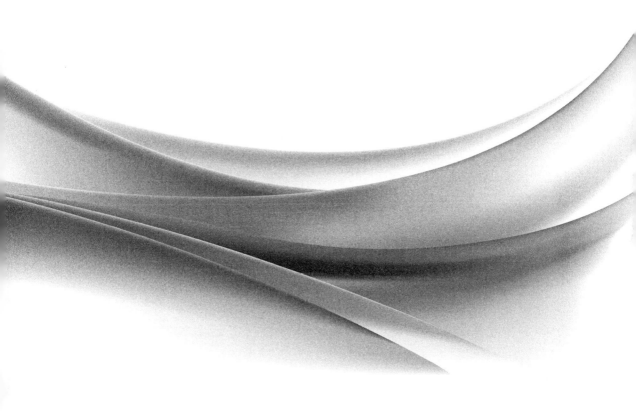

第二十八章 儿童风湿病总论

1 概述

儿童风湿性疾病（rheumatic diseases）泛指儿童时期影响骨、关节及其周围软组织（肌肉、滑囊、肌腱、筋膜）的一大类疾病，是儿童期较为常见的慢性疾病。其病因和发病机制复杂多样，病理改变有炎症性及非炎症性病变，几乎可累及全身各个组织器官。多数风湿性疾病具有较高的致残率和致死率，是严重影响儿童健康和生活质量的疾病之一。儿童风湿性疾病的分类、诊断及治疗与成人的相似。由于儿童免疫状况与成人明显不同，儿童疾病有其自身特殊性，不同年龄组患者的临床症状往往存在较大差异，而且儿童的生长、发育及依从性等对治疗方法及预后也有重要影响。

2 分类

风湿病学是一门较新兴的学科，该学科所研究的疾病包括风湿病、自身免疫病、结缔组织病以及代谢性、遗传性、内分泌性、感染性等多种疾病。由于不同国家和地区疾病种类、定义及分类不同，目前仍没有统一的分类标准。国内外有关儿童风湿性疾病发病率等流行病学资料较少，仅有针对某个地区某个具体疾病发病情况的报告，缺乏总的患病情况的流行病学研究报告[1]。从现有文献看，全球范围内儿童风湿性疾病的发病率有逐年上升的趋势，其中由自身免疫反应引起的炎症性风湿性疾病一直是最常见的一大类儿童风湿性疾病，主要包括幼年特发性关节炎（juvenile idiopathic arthritis，JIA）、系统性红斑狼疮（systemic lupus erythematosus，SLE）、幼年皮肌炎（juvenile dermatomyositis，JDM）、硬皮病（scleroderma）、血管炎（vasculitis）等。表 28-1 列举了儿童时期常见的风湿性疾病[2-4]。

为了推动儿童风湿病的临床研究，国际儿童风湿病实验研究组织（PRINTO）和儿童风湿病合作研究组（PRGSG）等国际合作组织相继建立，儿童风湿性疾病的分类也在不断完善。国际风湿病联盟（ILAR）儿科委员会 2001 年制定了 JIA 的新的分类标准，并取代了美国沿用的幼年类风湿性关节炎（JRA）和欧洲沿用的幼年慢性关节炎（JCA）两个分类标准，2018 年 PRINTO 又发表了 JIA 新的分类标准。在血管炎方面，2005 年欧洲风湿病联盟（EULAR）及欧洲儿科风湿病协会（PRES）在维也纳血管炎国际会议上建立了较为具体的儿童血管炎的分类标准，并于 2008 年进行了修正更新。2007 年美国风湿病学会（ACR）和 EULAR 联合欧洲儿科风湿病学会（PRES）又提出了幼年系统性硬化（systemic sclerosis，SSc）的分类标准。仍有部分儿童的症状不符合现有的分类及诊断标准，可表现为多种风湿性疾病的症状，或者仅表现出一种风湿性疾病的部分症状，因此现有的分类和诊断标准仍须不断更新和完善。

表 28-1 儿童风湿性疾病分类

分类	病名
慢性关节炎	幼年特发性关节炎（全身型、少关节炎型、多关节炎型 RF 阳性、多关节炎型 RF 阴性、银屑病性、与附着点炎症相关、未分化关节炎），炎性肠病性关节炎
系统性结缔组织病	系统性红斑狼疮，抗磷脂综合征，幼年皮肌炎，系统性硬化症，系统性硬皮病，局限性硬皮病，干燥综合征，雷诺病，混合性结缔组织病，未分化结缔组织病
血管炎	大血管炎（巨细胞动脉炎），中血管炎（结节性多动脉炎、川崎病），小血管炎（ANCA 相关性血管炎：韦格纳肉芽肿、显微镜下多血管炎、嗜酸性肉芽肿性多血管炎，过敏性紫癜），变异性血管炎（白塞病），其他血管炎（继发于感染、恶性肿瘤、药物的血管炎，结缔组织疾病相关性血管炎，中枢神经系统孤立性血管炎，Cogan 血管炎，未分类血管炎）
与感染因素有关的关节炎	感染性关节炎，莱姆病，反应性关节炎，风湿热
全身疾病的肌肉骨骼表现	与维生素缺乏或过量有关的疾病（佝偻病、坏血症、维生素 A 过多症），与环境因素有关的疾病（克汀病、氟中毒），代谢病（血尿酸代谢异常、葡萄糖-6-磷酸酶缺乏症、高脂血症），血液病（血红蛋白病、血友病），内分泌疾病（糖尿病），囊性纤维化，乳糜泻，骨质增生
免疫缺陷病	T 细胞缺陷，B 细胞缺陷，吞噬细胞缺陷，补体成分缺陷
自身炎症性疾病	家族性地中海热（FMF），肿瘤坏死因子受体相关的周期性发热综合征（TRAPS），Muckle-Wells 综合征（MWS），慢性复发性多灶性骨髓炎（Majeed 综合征）等
肿瘤	原发性骨髓恶性肿瘤（白血病），骨肿瘤（骨样骨瘤、骨肉瘤、尤文肉瘤），软骨肿瘤（内生软骨瘤、软骨肉瘤），纤维组织肿瘤（骨纤维异常增生症、纤维肉瘤），肌肉骨骼软组织肿瘤（色素绒毛结节性滑膜炎、横纹肌肉瘤、滑膜肉瘤），其他起源肿瘤（骨巨细胞瘤）
非炎症性风湿病	关节过度活动综合征，疼痛扩散综合征，应力过度综合征（髌骨软骨软化、网球肘、腱鞘炎），躯干疾病（肋软骨炎、斜颈），骨骼发育不良（幼年变形性骨软骨炎、股骨头骨骺滑脱、骨骺发育不良），其他（外伤性关节炎、生长痛、不宁腿综合征、腕管综合征、颈神经节病、神经性肌萎缩）

3 临床表现

儿童风湿性疾病是一组较为常见的疾病，病种超过百种，其临床特点是：① 病因复杂；② 临床表现具有异质性，同一种疾病在不同患儿甚至同一患儿的不同时期会有不同的表现，疾病可以仅累及单个关节，也可以累及多器官、多系统；③ 病情反复发作，病程迁延，最终可导致患儿残疾或死亡。

3.1 发热

发热是儿童风湿性疾病常见的症状，可为低热、中等度热或高热，热型不定，多为不规则热。患者往往因不明原因发热而就诊。

3.2 皮肤黏膜症状

皮肤黏膜症状多样，可表现为丘疹、脓疱疹、红斑、皮下出血、皮下结节、光敏感等。例如，幼年皮肌炎（JDM）的典型皮疹为眶周紫红色斑及Gottron征；过敏性紫癜患者表现为可触性紫癜样皮疹；系统性红斑狼疮（SLE）患者可有面部蝶形红斑、盘状红斑、指掌部和甲周红斑、口腔溃疡、光敏感及雷诺现象等皮肤黏膜表现。

3.3 疼痛

疼痛常发生于关节、肌肉和肌腱处，以关节痛最为常见，伴或不伴关节肿胀，常造成活动障碍，年幼儿表现为不愿下地行走、烦躁苦恼等。少关节型JIA最常出现的部位为膝、踝、肘或腕等大关节，常为非对称性，病程持续反复；多关节型患者大小关节均可受累，多为对称性；与附着点炎症相关的关节炎患者则表现为下腰部疼痛。风湿热（rheumatic fever，RF）患者可出现大关节处游走性疼痛，但持续数日后自行消退，不留痕迹。肌肉受累主要表现为肌肉疼痛，主要累及四肢近端肌肉和颈部肌肉，可表现为肌无力，肌酶升高，肌电图显示肌源性损害等。

3.4 系统损害

患者还可出现多器官受损的情况，如肾脏（血尿、蛋白尿、管型尿、少尿、多尿及肾功能衰竭）、血液系统（慢性贫血、缺铁性贫血、自身免疫性溶血性贫血、再生障碍性贫血、粒细胞减少症、血小板减少、凝血功能障碍等）、消化系统（胃肠炎、消化道出血、穿孔、肠梗阻、肝功能损害）、心血管系统（高血压、心肌炎、心肌肥大、冠脉供血不足、心律失常、心功能减退）、呼吸系统（胸腔积液、肺出血、肺纤维化、呼吸困难、呼吸衰竭）、神经系统（无菌性脑膜炎、脑血管病、脱髓鞘综合征、头痛、运动障碍、癫痫、精神异常）等。

4 诊断

4.1 病史采集

风湿性疾病涉及多学科、多系统和多脏器，病史询问须详细、全面。对于有关节疼痛的患者，病史询问的重点包括：① 有无发热；② 疼痛的特点，包括部位、受累关节数量及疼痛发作的严重程度、频率、持续时间和类型；③ 肿胀的特点，包括是否存在皮温升高和变色等相关表现；④ 有无诱因，如创伤史；⑤ 回顾各个系统，重点关注皮疹、体重减轻、腹痛和眼部异常史；⑥ 其他伴关节炎或关节痛的全身疾病；⑦ 家族史，应询问患儿近亲有无银屑病、关节过度活动综合征、炎症性肠病、脊柱关节炎等病史。表28-2列举了儿童常见的肌肉骨骼疼痛原因。除肌肉骨骼系统外，部分风湿性疾病常以系统器官损害为主要表现，故皮肤、肾脏、血液、消化、心血管、呼吸、神经等系统表现同样重要，对儿童患者还须关注生长发育史等情况。表28-3列举了一些儿童常见风湿性疾病的特异性表现[5-6]。

表 28-2 儿童常见的肌肉骨骼疼痛原因

关节症状	病名
单关节受累	化脓性关节炎或骨髓炎，幼年特发性关节炎，莱姆病，反应性关节炎，创伤、血管畸形或出血导致的血栓形成，恶性肿瘤（如白血病）
多关节受累	幼年特发性关节炎，其他风湿性疾病（如系统性红斑狼疮、幼年皮肌炎、干燥综合征、混合结缔组织疾病、过敏性紫癜），反应性关节炎，莱姆病，恶性肿瘤，免疫缺陷相关关节炎，炎症性肠病相关关节炎，其他［如慢性复发性多灶性骨髓炎、慢性婴儿神经系统皮肤和关节炎综合征（CINCA）］
全身表现伴关节症状	全身型幼年特发性关节炎，其他风湿性疾病（如急性风湿热、系统性红斑狼疮、混合结缔组织疾病、川崎病、过敏性紫癜），巨噬细胞活化综合征，系统性血管炎，恶性肿瘤，细菌感染（如结核、淋球菌、布鲁菌感染），病毒（如EB病毒、乙型肝炎病毒）感染，寄生虫感染（如疟疾），炎症性肠病相关关节炎，自身炎症性疾病（如周期性发热综合征、慢性复发性多灶性骨髓炎）
无关节肿胀	髋部疾病（如股骨头骨骺滑脱、Perthes 病），关节过度活动综合征，遗传代谢性疾病（如戈谢病、黏多糖贮积症），骨软骨炎（如胫骨粗隆骨软骨病、幼年期脊柱后凸），特发性疼痛综合征（如生长痛、纤维肌痛）

表 28-3 儿童常见风湿性疾病特异性临床表现

病名	特异性表现
风湿热	心脏炎，多发性关节炎，舞蹈病，环形红斑，皮下结节
过敏性紫癜	紫癜样皮疹，关节肿痛，胃肠道症状，肾脏损害
川崎病	发热，皮疹，颈部非脓性淋巴结肿大，眼结合膜充血，口腔黏膜弥漫充血，杨梅舌，掌跖红斑，手足硬性水肿
幼年特发性关节炎	关节疼痛、肿胀
系统性红斑狼疮	盘状红斑，蝶形红斑，溶血性贫血，蛋白尿，血小板减少，低补体血症
皮肌炎	肌无力，向阳疹，Gottron 征
干燥综合征	口干，眼干，腮腺肿大，肾小管酸中毒，高球蛋白血症
韦格纳肉芽肿	上呼吸道症状，下呼吸道症状，肾脏损害
硬皮病	皮肤、关节和内脏弥散性纤维化，血管异常

4.2 体格检查

专业的风湿病查体包括检查皮肤、眼、耳、口腔、淋巴结、血管、心脏、肺部、腹部、神经系统、脊柱和四肢等。与儿科常规查体一样，查体时须尽量与患儿进行良好的沟通，以确保结果的准确性。

4.2.1 关节检查

4.2.1.1 视诊

（1）步态：嘱患者以其习惯的姿势和速度来回步行，如有必要，做拐弯、转身、上下楼梯、坐下站起、单足站立及脚尖行走等动作，观察其步态及外形。患者有畸形和疼痛时，患侧下肢站立相时间缩短，健侧下肢站立相时间延长，步行速度则减慢。

（2）皮肤：观察皮肤有无皮疹、出血点、溃疡、色素沉着及疤痕等。例如，银屑病性关节炎患者有银屑病样皮疹，半数以上患者有指甲凹陷；过敏性紫癜患者双下肢可见紫癜样皮疹；感染性关节炎可伴表面皮肤红肿；雷诺现象可见肢体远端皮肤相继出现苍白、青紫及潮红。

(3) 肿胀：外伤、炎症、关节腔积液、骨膜增生、肿瘤等均可出现关节肿胀。JIA 多因关节腔内积液或周围软组织炎症引起，病程长者可因滑膜慢性炎症后的肥厚而引起肿胀，手指关节出现梭形肿胀也可见于 JIA；腱鞘炎或腱鞘囊肿可出现局限肿胀；一侧肢体肿胀见于深层静脉血栓形成；肿胀并有皮肤发热、涨红见于蜂窝织炎和血管炎。

(4) 畸形：儿童常见的畸形有脊柱侧弯、先天性髋关节发育不良、先天性髋内外翻、膝内外翻、足内外翻、扁平足、马蹄足、骨软骨发育不良等。JIA 晚期患者关节可出现天鹅颈及纽扣花样畸形。

(5) 肌萎缩：因关节疼痛而长期影响步行时，患者常出现相关肌肉的失用性萎缩；JIA 较晚期也可出现关节周围肌肉的萎缩、痉挛。

4.2.1.2 触诊

(1) 皮肤温度：发生关节滑膜炎时，由于无菌性炎症导致局部代谢增强，关节局部温度升高；关节感染者存在红、肿、热、痛等化脓性表现，关节周围皮肤温度也会明显升高，严重者会出现全身发热；另外，发生缺血性坏死时，皮肤温度会变冷、肿胀。

(2) 肿胀、肿块：发生关节腔积液时，触诊有波动感，可测量关节周径，进行双侧对比，检查膝关节时浮髌试验阳性提示存在中等量以上关节积液；检查关节周围肿块时，应注意大小、硬度、活动度、有无压痛及波动感。

(3) 压痛：关节压痛往往早于疼痛感觉，压痛点常提示相应部位的病变，对鉴别诊断有很大的帮助。对于 JIA 患者，须注意检查掌指关节和指间关节等小关节的压痛。

(4) 其他：还应注意检查相应部位肌张力、动脉搏动以及周围淋巴结是否肿大等。

4.2.1.3 活动度

关节活动度是评估运动功能障碍的重要评估方法，正常儿童各关节活动度范围参考值见表 28-4。

表 28-4 正常儿童关节活动范围

部位名称	运动方向	正常范围/度	角度计的用法		
			固定臂	移动臂	轴心
颈椎	前屈	45	平行前额面中心线	头顶与耳孔连线	肩峰
	后伸	45			
	左右侧弯	45	第 7 颈椎与第 5 腰椎棘突的连线	头顶中心与第 7 颈椎棘突的连线	第 7 颈椎棘突
	旋转度（一侧）	60	头顶中心矢状面	鼻梁与枕骨结节的连线	头顶后方
肩关节	前屈上举	165	与腋中线平行	与肱骨长轴平行	肩峰
	后伸	50			
	外展	170	与躯干纵轴平行	与肱骨纵轴平行	肩峰
	内旋	70	与地面垂直	尺骨长轴一致	鹰嘴
	外旋	100			

续表

部位名称	运动方向	正常范围/度	角度计的用法		
			固定臂	移动臂	轴心
肘关节	屈曲	30	与肱骨纵轴平行或一致	与桡骨纵轴平行或一致	肱骨外上髁
	伸展	180			
	旋前	90	与地面垂直	桡骨茎突与尺骨茎突的连线	尺骨茎突外侧
	旋后	90			
腕关节	背屈	70	与桡骨纵轴平行	与第二掌骨纵轴平行	桡骨茎突
	掌屈	80			
	尺偏	50	前臂纵轴一致或平行	第三掌骨纵轴一致	腕关节背侧中点
	桡偏	30			
拇指	掌指关节屈曲	70	第一掌骨纵轴	拇指近节指骨纵轴	拇指掌指关节桡侧
	指间关节屈曲	50	拇指近节指骨纵轴	拇指远节指骨纵轴	拇指指骨间关节桡侧
第二至四手指	掌指关节屈曲	90	对应掌骨纵轴	对应近节指骨纵轴	对应掌指关节背侧中点
	掌指关节过伸	30			
	近端指间关节屈曲	120	对应近节（或中节）指骨纵轴	对应中节（远节）指骨纵轴	对应指骨间关节背侧
	远端指间关节屈曲	80			
髋关节	前屈	135	与躯干腋中线平行	股骨纵轴	股骨大转子
	后伸	30			
	内收	30	左右髂前上棘连线	股骨纵轴（髂前上棘与髌骨中心连线）	髂前上棘
	外展	35			
	内旋	40	通过髌骨中心的垂直线	胫骨纵轴	髌骨中心
	外旋	45			
膝关节	屈曲	120	股骨纵轴	腓骨头与外踝连线	股骨外侧髁
	伸展	0			
踝关节	跖屈	45	腓骨纵轴	第五跖骨长轴	腓骨纵轴与第五跖骨延长线的交点
	背伸	20			
	内翻	45	与小腿纵轴一致	足的横轴	两轴（固定臂与移动臂）的交点
	外翻	30			
姆趾	屈曲	45	第1跖骨纵轴	第1近节趾骨纵轴	趾跖关节
	背伸	70			
第二至四足趾	屈曲	50	对应跖骨纵轴	对应近节趾骨纵轴	对应趾跖关节

4.2.2 皮肤检查

皮肤检查的内容有颜色、弹性、皮疹、脱屑、皮下出血、水肿、皮下结节等，其中皮疹须观察出现与消失的时间、发展顺序、分布部位、形态大小、颜色、压之是否褪色、平坦或隆起、有无瘙痒及脱屑。例如，全身型 JIA 患者可有短暂的、非固定的红斑样皮疹；银屑病性关节炎患者可有银屑病样皮疹，好发于头皮及四肢伸侧，尤其肘、膝部位，呈散在或泛发分布；感染性关节炎症患者关节面皮肤有红肿表现；蝶形红斑提示 SLE，眶周紫红色斑、双手关节伸面皮疹提示 JDM。皮肤附属器也不能忽略，例如 SLE 患者可能有脱发，银屑病性关节炎患者可能出现指甲凹陷等。

4.2.3 肌肉检查

肌肉检查的要点在于有无肌肉萎缩、肌肉压痛及以及肌力的检查。JIA 较晚期可出现关节周围肌肉的萎缩、痉挛，而关节周围软组织炎症可出现肌肉疼痛。另外，患者神经受压时会表现为肌力下降。肌力检查时，嘱患儿做肢体屈伸动作，检查者从相反方向给予阻力，测试患儿对抗阻力的克服力量，并对两侧肢体进行比较。

4.2.4 眼科检查

部分关节炎患者可伴发眼部损害。20%～30%的少关节型 JIA 患者可出现虹膜睫状体炎，裂隙灯检查可显示视网膜及虹膜充血、眼底血管曲张甚至出血。

4.3 实验室检查[7-8]

4.3.1 常规检查

风湿性疾病可影响全身各个组织器官，血液系统改变可能有各类贫血、粒细胞减少、血小板减少等，肾脏损害可导致血尿、蛋白尿、管型尿及肾功能衰竭等，因此血、尿、粪三大常规检查是必不可少的。肝、肾功能可用于排查是否存在肝脏或肾脏损害，以及治疗过程中监测药物毒性及病情进展。

4.3.2 炎性标志物

（1）红细胞沉降率（ESR）主要反映组织损伤和炎症的存在和程度，对风湿性疾病的诊断特异性较低，但可作为疾病活动性指标，并监测治疗反应。ESR 加快主要是由于血浆纤维蛋白原及免疫球蛋白增加所致。

（2）C 反应蛋白（CRP）为急性期反应物（ARP），在疾病急性期 CRP 水平可升高，反映疾病活动度。与 ESR 相比，CRP 上升和下降较早，且不受血红蛋白水平的影响。在 JIA 和系统性血管炎中，CRP 为判断疗效及预后的有效指标。

（3）血清铁蛋白（SF）是人体重要的铁贮存蛋白，除了反映机体铁贮备情况外，也是 ARP 的一种，可对免疫系统进行调控。全身型 JIA 及巨噬细胞活化综合征（macrophage activation syndrome，MAS）患者 SF 水平可显著升高，其他疾病（如肿瘤、感染及肝功能损害等）患者也可能出现 SF 水平升高。

（4）血清淀粉样蛋白 A（SAA）是淀粉样变中主要组成成分淀粉样 A 蛋白的血清前体，是由肝细胞产生后被分泌到血清中的一种急性时相反应蛋白，与 CRP 相仿，用于评估急性相反应进程。有研究发现，SAA 水平在 JIA 患者中与 CRP 水平呈正相关，可作为 JIA 活动期的敏感指标。

4.3.3 免疫功能评估

（1）免疫球蛋白（Ig）包括血清 IgG、IgM、IgA 和 IgE。一般而言，年长儿和成人血清总 Ig 水平>6 g/L 属正常，<4 g/L 或 IgG<2 g/L 提示抗体缺陷。过敏性紫癜患者以 IgA 水平升高多见；SLE 患者以 IgG、IgM、IgA 水平升高多见；JIA 患者以 IgG、IgM 水平升高多见；IgE 水平升高见于某些吞噬细胞功能异常。

（2）补体包括补体 CH50 活性、C3、C4。CH50 活性及 C3 水平下降常见于 SLE、自身免疫性溶血性贫血、严重肝脏疾病、急慢性肾小球肾炎或先天性补体缺陷；升高见于恶性肿瘤及急性炎症等。SLE 活动时常伴 C3、C4 水平下降。

4.3.4 自身抗体

（1）抗核抗体（ANA）。从传统定义上看，ANA 是指以真核细胞核成分为靶抗原的自身抗体的总称，但除细胞核外，ANA 还存在于细胞质和细胞器中，因此 ANA 的广义是指针对细胞内所有抗原成分的自身抗体总称。ANA 阳性应警惕患风湿性疾病的可能，但其特异性低，其他疾病（如肿瘤、慢性肝炎等）患者也可出现 ANA 阳性，故 ANA 不能作为风湿性疾病的鉴别指标。

（2）抗可提取性核抗原（ENA）抗体。将 ANAs 分为抗 DNA、抗组蛋白、抗非组蛋白、抗核仁抗体及抗其他细胞成分抗体五大类，其中抗非组蛋白抗体中包含的一组抗可提取性核抗原抗体即为抗 ENA 抗体。它由许多小分子的 RNA 和多肽组成，属于小核糖核蛋白（snRNPs）家族。不同抗 ENA 抗体对不同风湿性疾病有不同的意义，对于风湿性疾病的诊断和鉴别诊断有重要意义。表 28-5 列出了目前临床常检测的抗 ENA 抗体及其与相关疾病的关系。

表 28-5 主要抗 ENA 抗体及相关疾病

抗 ENA 抗体	临床意义
抗 Sm 抗体	诊断 SLE 的标志性抗体之一。特异度 99%，敏感度仅 25%，有助于早期或不典型 SLE 患者的诊断。抗 Sm 抗体与轻度狼疮性肾炎、狼疮合并中枢神经系统病变及浆膜炎有一定相关性
抗 SSA/Ro 抗体	常见于干燥综合征和亚急性皮肤性狼疮，也可见于其他疾病，如系统性硬化症、肌炎等。该抗体与新生儿狼疮发病密切相关
抗 SSB/La 抗体	常与抗 SSA/Ro 抗体同时出现，与继发干燥综合征有关，但阳性率低于抗 SSA/Ro 抗体
抗 nRNP 抗体	混合性结缔组织病的标志性抗体，也可见于其他风湿性疾病，如 SLE、系统性硬化症等
抗 Jo-1 抗体	多发性肌炎/皮肌炎的标志性抗体，与间质性肺疾病及多关节炎相关，可能提示预后较差。该抗体也可见于其他风湿性疾病，如 SLE、混合性结缔组织病等
抗 Scl-70 抗体	对系统性硬化症具有高度特异性，但敏感性中等，与肺纤维化的发生有关
抗 PM-Scl 抗体	与多发性肌炎及硬皮病重叠综合征相关。

（3）抗双链 DNA（dsDNA）抗体：为诊断 SLE 的标志性抗体之一，是判断 SLE 病情活动性的指标。抗 dsDNA 抗体的滴度与疾病活动性密切相关，可用于监测 SLE 的治疗效果。有研究发现，抗 dsDNA 抗体还与 SLE 的肾损害有关。

（4）抗核小体抗体：在 SLE 诊断中具有与抗 dsDNA 抗体相似的特异性，但灵敏度更高，多见于活动性 SLE，特别是狼疮性肾炎，可能是 SLE 的特异性抗体。

（5）抗中性粒细胞胞质抗体（ANCA）：指以中性粒细胞和单核细胞胞质成分为靶抗

原的自身抗体。ANCA 对系统性血管炎、炎症性肠病和自身免疫性肝病等疾病诊断和鉴别诊断具有重要意义。

（6）类风湿因子（RF）：指以变性 IgG 分子 Fc 片段为靶抗原的抗体，可分为 IgM、IgG、IgA 型，临床中以 IgM 型 RF 更有意义。RF 与 JIA 密切相关，阳性率较高，但特异性较差。RF 阳性的多关节型 JIA 与成人类风湿性关节炎（RA）属于同一类型。此外，其他疾病如干燥综合征、SLE、结核感染、EB 病毒感染等也可出现 RF 阳性。

（7）抗环瓜氨酸肽（CCP）抗体：是环状聚丝蛋白的多肽片段，以 IgG 型为主。抗 CCP 抗体对 JIA 的诊断具有高度特异性（约 98%），但敏感性远低于 RA。大多数研究认为，抗 CCP 抗体阳性主要存在于 RF 阳性多关节型 JIA 患者，其阳性可能提示预后更差。

（8）抗磷脂抗体（APL）：APL 靶抗原为各种带负电荷的磷脂。目前临床上常检测的 APL 为抗心磷脂抗体、狼疮抗凝物、抗 β2-GP1 抗体，这些抗体常见于抗磷脂综合征和 SLE，主要引起凝血异常，临床上表现为血栓形成、血小板减少和习惯性流产等。

不同疾病抗核抗体谱[3]见表 28-6。

表 28-6　不同疾病抗核抗体谱

病名	ANA 抗体谱
系统性红斑狼疮	抗 dsDNA 抗体、抗核小体抗体、抗 Sm 抗体、抗 nRNP 抗体、抗 SSA/Ro 抗体、抗 SSB/La 抗体
系统性硬化症	抗 Scl-70 抗体、抗核仁抗体、抗着丝点抗体
混合性结缔组织病	抗 nRNP 抗体
干燥综合征	抗 SSA/Ro 抗体、抗 SSB/La 抗体
肌炎	抗 Jo-1 抗体和其他抗 tRNA 抗体、抗 SRP 抗体、抗 Mi2 抗体、SSA/Ro 抗体

4.3.5　病理

风湿性疾病的诊断有一定难度。病理检查对诊断有决定性意义。例如，肾活检病理对狼疮肾炎的诊断、治疗及预后均有价值，滑膜组织检查可帮助寻找关节炎病因，皮肤及肌肉活检对于肌炎的诊断有重要意义。

4.3.6　遗传基因检测

近年来研究发现，遗传因素在风湿性疾病的发病原因中占有重要地位。例如，HLA-B27 与附着点相关 JIA，HLA-DR2、HLA-DR3 与 SLE，HLA-DR4 与 RA，HLA-DR5 与白塞病有一定的相关性。随着基因诊断技术的进步，越来越多的自身炎症性疾病被人们发现和认识。例如，家族性地中海热（FMF）由 MEFV 基因突变引起，TNF 受体相关性周期性发热综合征（TRAPS）由 TNFRSFIA 基因突变所致。随着二代测序技术在临床的应用，新的疾病不断被发现，风湿性疾病的诊断迎来了更大的机遇和挑战，但基因诊断的技术和规范还不成熟，在未来这将是研究的重点。

4.4　影像学检查

X 线、超声、CT、MRI 等检查有助于了解关节、脊柱受累疾病的病变情况。X 线对于关节破坏性改变有直观的表现；关节 CT 用于检测有多层软组织重叠的病变部位（如骶髂关节、股骨头、胸锁关节等），比 X 线的敏感性更高；MRI 对于骨、软骨及其周围软组织，特别是关节滑膜病变的显示有着特别的价值，在病情评估和发现关节早期病变中扮演着重要的角色；超声具有无放射性、操作简便快捷、可行床边检查及费用相对低廉等特点，已经成为类风湿性关节炎（RA）病情判断及随访的首选方法，但缺乏适合儿童的标准超声扫查方法以及记录健康儿童的声像图。目前儿童超声用于评估炎症活动、监测治疗反应和预后评估的真实有效性尚未确定。影像学检查对于其他受累脏器的评估也有重要作用。肌肉MRI可用于了解皮肌炎的病变范围；头颅CT、MRI用于SLE中枢神经受累的评估；胸部高分辨CT、肺功能用于肺间质病变的诊断；血管超声、CT血管造影、MRI血管造影对于血管炎有一定的辅助诊断作用。

5 治疗

近年来，人们对风湿性疾病的认识已有很大的发展。随着研究的不断深入，治疗风湿性疾病的手段也越来越多。儿童风湿性疾病多为慢性病，多数预后良好，但由于疾病治疗时间长，而儿童对治疗的依从性差，因此对患者及家属的教育尤为重要。治疗须遵循个体化原则，急性期积极用药诱导缓解，控制疾病活动，缓解期需维持治疗，定期监测，以达到长期缓解状态。

5.1 一般治疗

（1）进行心理治疗，帮助患儿克服因慢性疾病或残疾造成的自卑心理，鼓励患儿参加正常活动和上学。取得家长配合，增强他们战胜疾病的信心，使患儿的身心健康成长。

（2）急性期、发热及内脏受累等情况时患儿须卧床休息。

（3）患儿病情稳定时，宜鼓励患儿参加适当的运动，尽可能像正常儿童一样生活。

（4）及时发现和治疗感染，避免诱发因素。

（5）对症治疗：对高热患者可用物理降温或口服对乙酰氨基酚或布洛芬等退热药物；对有高血压、骨质疏松者应予相应治疗；对合并神经精神症状者可给予相应的镇静、降颅压等治疗。

5.2 疼痛管理

疼痛的评估和管理是儿童风湿性疾病治疗的重要组成部分。评估方法包括自我报告或利用疼痛评估工具进行评估。对3~8岁的儿童，量化他们的疼痛并将其转化为视觉效果，可使用视觉模拟疼痛量表对疼痛进行量化，如FACES疼痛等级量表；对8~11岁的儿童，可使用视觉模拟疼痛量表（如0至10级）对疼痛的强度进行评分。对年长儿，可以使用数字评分量表对疼痛进行评分，而无须使用辅助疼痛评估工具。

疼痛管理包括非药物治疗和药物治疗。非药物治疗有物理措施（如按摩、冷热刺激和针灸）、行为措施（如运动、放松、生物反馈、脱敏以及艺术和游戏疗法）、认知措施（如分心、意象、催眠和心理治疗）。镇痛药物的选择取决于疼痛强度和患儿对先前使用过的药物的反应。对轻度疼痛者通常可以使用非甾体类抗炎药（NSAIDs）治疗；对中度至重度疼痛者可使用阿片类药物治疗（通常与非阿片类镇痛药联合使用）。

5.3 药物治疗[9]

5.3.1 非甾体类抗炎药（NSAIDs）

NSAIDs广泛应用于风湿性疾病的对症治疗，常作为抗风湿的一线药物，其作用机制是通过抑制环氧化酶（COX）来抑制花生四烯酸转化为前列腺素，从而起到抗炎、解热、镇痛的作用，对骨、关节及软组织的疼痛、肿胀、积液等炎症表现有一定的缓解作用。尽管大部分 NSAIDs 在儿童体内的药代动力学特点与成人很相似,但到目前为止,却只有阿司匹林、萘普生、布洛芬、奥沙普秦、依托度酸及塞来昔布等少数 NSAIDs 被批准用于儿童关节炎患者。

5.3.2 肾上腺糖皮质激素

肾上腺糖皮质激素是治疗各种风湿性疾病的常用药,具有强有力的抗炎症和免疫抑制作用,能迅速缓解关节症状和全身炎症。但是长期大量服用肾上腺糖皮质激素的不良反应较多,包括感染、高血压、骨质疏松、肥胖、消化性溃疡等。对于儿童患者,此类药物常常影响其生长发育,因此宜根据疾病类别及病情选择最低的有效剂量,在病情稳定后逐渐减为维持量。目前,糖皮质激素在儿科主要用于儿童 SLE、JDM、JIA 及系统性血管炎等较为严重的风湿性疾病。

5.3.3 改善病情的抗风湿药（DMARDs）

DMARDs 可以防治和延缓 JIA 或其他原因所致的炎性关节病的关节症状和体征,并延缓关节病变的进展,甚至阻止关节结构继续破坏。其特点是起效较慢,平均起效时间在 6 周以上。药物的选择和应用方案须根据患者病情活动度、严重性和进展而定,可单用,也可采用两种及以上联合使用,病情缓解后须长期维持。目前儿童常用的 DMARDs 药物包括甲氨蝶呤（MTX）、柳氮磺胺吡啶、羟氯喹等。MTX 一般为 JIA 的首选用药,并作为联合用药的基本药物。

5.3.4 免疫抑制剂

常用的免疫抑制剂包括环磷酰胺（CTX）、霉酚酸酯（MMF）、硫唑嘌呤（AZA）、环孢素（CsA）、他克莫司（FK506）等。CTX 由于副作用较多,在儿童风湿性疾病中仅限用于狼疮性肾炎等有内脏累及的严重儿童 SLE、JDM 等。FK506 为强效神经钙蛋白调节抑制剂,能够明显降低 SLE 活动指标。

5.3.5 生物制剂

近年来生物治疗得到了长足发展,目前用于临床和临床试验的生物制剂已达十余种[10]。大致分为以下四类：① 针对参与免疫反应的重要致炎因子,如肿瘤坏死因子（tumor necrosis factor，TNF）-α 抑制剂,包括依那西普（Etanercept）、英夫利昔单抗（Infliximab）和阿达木单抗（Adalimumab）；白细胞介素（interleukin，IL）-1 受体拮抗剂,如阿那白滞素（Anakinra）；IL-6 受体拮抗剂,如妥珠单抗（Tocilizumab）；还有抗 IL-21 单抗、抗 IL-23 等单抗。依那西普是最早应用于 JIA 的生物制剂,能有效减轻 JIA 患儿的关节肿胀、疼痛,延缓关节破坏,适用于多种类型 JIA。已有报道证实,英夫利昔单抗能有效延缓 RA 患者的关节破坏,当联合 MTX 使用时,其效果优于 MTX 单药疗法,还可应用于儿童炎症性肠病、SLE、难治性川崎病等。妥珠单抗对于全身型 JIA 效果显著,在其他全身性疾病如 SLE 中也有应用。② 针对参与免疫应答的信号分子,如阿巴西普（Abatacept）是细胞毒性 T 细胞抗原-4（cytotoxic T-lymphocyte antigen-4，CTLA-4/CD152）与人 IgG Fc 段的融合蛋白,CTLA-4 与抗原呈递细胞表面的 B7 分子结合后可使第二信号失活,T 细胞不能被活化。③ 针对参与自身免疫反应的重要效应细胞,如抗 CD20 单克隆抗体（如利妥昔单抗，Rituximab）。利妥昔单抗与 B 淋巴细胞上的 CD20 结合,从而引起 B 细胞溶解而清除 B 细胞,最初用于治疗复发性恶性淋巴瘤,现其范围已扩大到 RA、SLE 及其他一些自身免疫性疾病,在儿童风湿性疾病方面,较多应用于 SLE,也可用于溶血性贫血、免疫相关血小板减少性紫癜、系统性硬化症及难治性血管炎等的治疗。抗 B 细胞激活因子受体（BLyS）单克隆抗体贝利尤单抗（Belimumab）于 2011 年 3 月被美国 FDA 批准用于治疗 SLE，临床试验证实它可降低 SLE 患者外周血 B 淋巴细胞数，明显降低 SLE 患者的疾病活动度，减少激素的用量，延缓疾病复发时间。④ 针对激酶的 Janus 激酶（JAK）抑制剂（如托法替尼、巴瑞替尼、芦可替尼等），可选择性抑制 JAK 激酶，阻断 JAK/STAT 通路，减少细胞因子和各种炎症因子的产生，在 RA 的治疗中已取得显著疗效。

5.4 外科治疗

对于关节炎患者晚期出现畸形且功能丧失时，可进行关节置换术和滑膜切除术等外科治疗。

5.5 其他治疗

对于病情危重或治疗困难的病例，可选择静脉注射用丙种球蛋白（IVIG）、血浆置换、造血干细胞或间充质干细胞移植等治疗方法。

5.6 疾病监测

儿童风湿性疾病的疾病监测内容包括疾病活动度、儿童生长发育情况、生活质量及心理状况、药物不良反应等。目前针对儿童患者已制定出多个评分系统进行疾病活动水平评估。例如，JIA 患者可使用 JADAS 评分系统、美国风湿病学会评价系统（ACR Pediatric 30/50/70）等；儿童 SLE 的评估可使用 SLE 疾病活动指数（SLEDAI）、系统性狼疮活动测量标准（SLAM）等；幼年皮肌炎可使用儿童肌炎评定量表（CMAS）、肌炎活动性评价工具（MDAAT）等进行评估。还可使用影像学检查进行评估，如 X 射线评分方法有 van Rossum /Dijkstra 综合评分、Sharp 评分、简化的 Larsen 评分等，但 X 射线早期敏感性较差，评分比较费时。2009 年 Hemke 等在成人 RAMRIS 的基础上进行重新设计和评估，对 JIA 患儿关节受累的 MRI 表现进行半定量分析，从而形成儿童独有的 JAMRIS 评分系统，可以预测早期关节损伤。肌肉骨骼超声（US）是一种快速、经济的床边评估方法，但由于缺乏健康儿童的声学解剖学研究，JIA 结构损伤的声像图评估具有挑战性，并且超声评估炎症活动、监测治疗反应和预后评估的真实有效性尚未确定。生活质量评价的方法有儿童健康评估问卷（CHAQ）、风湿病模块儿科生活质量量表（PedsQL3.0）等。

免疫抑制剂在风湿性疾病中起重要作用，须长期使用，其不良反应相对于其他药物往往更为多见。生物制剂的出现，为那些传统 DMARDs 和激素治疗无效或疗效差的患者提供了新的选择。但因其应用时间有限，治疗的合理剂量、疗程、长期的临床疗效和安全性仍须通过多中心、大样本、长期深入的研究进行论证。表 28-7 列举了常用免疫抑制剂的不良反应。

表 28-7 常用免疫抑制剂的不良反应

药物	不良反应
肾上腺糖皮质激素	免疫抑制、库欣病、高血糖、高血压、偶发性精神病或神经毒性、骨质疏松、白内障、无菌性骨坏死等
甲氨蝶呤	肾脏、肝脏和胃肠道毒性
环孢素	肾功能不全、胆红素水平升高、高血压、高血糖症、头痛和多毛症
他克莫司	神经毒性、肾毒性、高血糖、呼吸困难、肌肉骨骼疼痛、瘙痒、胃肠道不适

续表

药物	不良反应
霉酚酸酯	中性粒细胞减少、胃肠道不适
环磷酰胺	骨髓抑制、胃肠道不适、出血性膀胱炎、心脏毒性、继发性恶性肿瘤等
TNF-α 抑制剂	局部输液反应、中性粒细胞减少症、条件致病菌感染、脱髓鞘疾病、心力衰竭、皮肤反应、恶性肿瘤、诱导自身免疫等
IL-1 受体拮抗剂	注射部位反应和感染
IL-6 受体拮抗剂	感染、肝功能异常、高脂血症、中性粒细胞减少、鼻咽炎、胃肠穿孔等
抗 CD20 单克隆抗体	主要是输液反应,尤其是初次输液反应发生率较高

参考文献

[1] 唐雪梅,赵晓东,杨锡强. 关注我国儿童风湿性疾病进展 [J]. 中华儿科杂志, 2011, 49 (7): 481-484.

[2] PETTY R E, LAXER R M, LINDSLEY C B, et al. Textbook of pediatric rheumatology [M]. 7th ed. Philadelphia: Elsevier, 2015.

[3] SAWHNEY S, AGGARWAL A. Pediatric rheumatology: a clinical viewpoint [M]. Singapore: Springer, 2016.

[4] 胡亚美,江载芳. 诸福棠实用儿科学 [M]. 7 版. 北京:人民卫生出版社, 2005.

[5] 中华医学会儿科学分会免疫学组. 儿童系统性红斑狼疮诊疗建议 [J]. 中华儿科杂志, 2011, 49 (7): 506-514.

[6] 宋红梅,肖海鹃. 自身炎症性疾病研究进展 [J]. 中国实用儿科杂志, 2015 (9): 650-655.

[7] 腾庆. 儿童风湿性疾病相关实验室检查概述 [J]. 临床儿科杂志, 2003, 21 (11): 677-678.

[8] WEDDERBURN L R, MCHUGH N J, CHINOY H, et al. HLA class Ⅱ haplotype and autoantibody associations in children with juvenile dermatomyositis and juvenile dermatomyositis-scleroderma overlap [J]. Rheumatology, 2007, 46 (12): 1786-1791.

[9] 韩星海. 现代风湿病药物治疗学 [M]. 北京:人民军医出版社, 2005.

[10] 唐雪梅,黄应波. 生物制剂在儿童风湿性疾病中的应用 [M]. 儿科药学杂志, 2012 (6): 8-11.

(封其华)

第二十九章 幼年特发性关节炎与巨噬细胞活化综合征

一、幼年型特发性关节炎

1 概述

幼年型特发性关节炎（juvenile idiopathic arthritis，JIA）是儿童时期常见的风湿性疾病，以慢性非化脓性关节滑膜炎为主要特征，伴全身多脏器功能损害。2001年国际风湿病学会联盟（International League of Associations for Rheumatology，ILAR）儿科常委专家会议将JIA定义为：儿童16岁以前起病，持续6周以上的不明原因关节肿胀，并排除其他已知病因的一种风湿性疾病。该病的诊断为排除性诊断，并无特异性实验室指标，因此，临床上排除其他疾病至关重要[1]。

该病的发病机制目前尚不十分明确，涉及自身免疫和遗传因素等。患者机体出现免疫和炎症系统的失调，包括免疫复合物的增加，补体的激活，Th1、Th2和Th17细胞相互作用的紊乱，Th1和Th17细胞在滑膜中大量出现。此外，感染、外伤和其他环境因素也可能参与发病。

2 分类及亚型临床特点

2001年国际风湿病联盟（ILAR）分类标准[2]得到广泛认可及应用，分为7个亚型（表29-1）。随着对JIA临床特征及机制研究的不断深入，儿童风湿病国际试验组织（the Pediatric Rheumatology International Trials Organization，PRINTO）于2018年提出了新的JIA分类标准，但其临床的合理性及可操作性尚须进一步验证。

表 29-1 JIA 的国际风湿病联盟分类标准

分类	定义	需要排除的情况
全身型JIA	至少1个关节发生关节炎，发热至少2周（弛张高热①），每日发热持续至少3天，伴有以下至少一项症状：（1）间断出现（非固定性）红斑样皮疹；（2）全身淋巴结肿大；（3）肝和（或）脾增大；（4）浆膜炎②	A. 银屑病患者或一级亲属有银屑病病史；B. >8岁、HLA-B27阳性的男性关节炎患者；C. 患强直性脊柱炎、附着点炎症相关的关节炎、伴炎症性肠病的骶髂关节炎、瑞特综合征或急性前葡萄膜炎，或一级亲属中有上述疾病之一；D. 至少两次类风湿因子（RF）IgM阳性，两次间隔至少3个月。E. 具有sJIA表现

续表

分类	定义	需要排除的情况
少关节型 JIA	发病最初 6 个月受累关节<4 个，分两类。 （1）持续型：整个疾病过程中受累关节数目≤4 个； （2）扩展型：病程 6 个月受累关节数目>4 个	A、B、C、D、E
多关节型 JIA （RF 阴性）	发病最初 6 个月，受累关节数目≥5 个，RF 阴性	A、B、C、D、E
多关节型 JIA （RF 阳性）	发病最初 6 个月，受累关节数目≥5 个；在疾病前 6 个月 RF 阳性≥2 次，两次间隔至少 3 个月	A、B、C、E
银屑病型 JIA	关节炎合并银屑病，或关节炎合并以下至少两项： （1）指（趾）炎③；（2）指甲凹陷或指甲脱离④； （3）一级亲属患银屑病	B、C、D、E
附着点炎型	关节炎和附着点炎症⑤，或关节炎或附着点炎症伴以下至少两项：（1）骶髂关节压痛或炎症性腰骶部疼痛⑥或既往有上述疾病；（2）HLA-B27 阳性；（3）8 岁以后发病的男性关节炎患者；（4）急性（症状性）前葡萄糖膜炎；（5）一级亲属中有强直性脊柱炎、与附着点炎症相关的关节炎、伴炎症性肠病的骶髂关节炎、瑞特综合征或急性前葡萄膜炎病史	A、D、E
未分化型	不符合上述任何一项或者符合上述两类以上的关节炎	

注：①弛张热定义为一天中体温峰值可达 39 ℃，两个峰值之间体温可下降至 37 ℃；②浆膜炎包括心包炎、胸膜炎、腹膜炎或同时具备三者；③指（趾）炎指至少 1 个指（趾）肿胀，常呈非对称性分布，并可延伸至指（趾）端；④任何时候出现一个或一个以上指甲至少两处凹陷；⑤附着点炎症指肌腱、韧带、关节囊或骨筋膜附着处压痛；⑥炎症性腰骶部疼痛指腰骶部疼痛伴有晨僵，活动后减轻。

2.1 2001 年国际风湿病联盟（ILAR）分类标准

2.1.1 全身型 JIA（systemic juvenile idiopathic arthritis，sJIA）

与其他类型的关节炎不同，sJIA 主要是一种涉及固有免疫系统异常激活的自身炎症性疾病，其患病率约为 10/10 万。sJIA 表现为发热超过 2 周（弛张高热），可伴寒战，热退后精神状况正常。发热时伴有皮疹，热退后皮疹减退或消失[3]。关节痛或关节炎是主要症状之一，最常见的受累关节包括膝、腕和踝关节，常在发热时加剧，热退后减轻或缓解。关节疼痛和僵硬等症状往往在休息后加重，并随着活动而改善，但是关节炎表现常延迟，可能出现在发热后数周或数月。其他伴随的症状是头痛（有时伴有脑膜炎的迹象），肌痛，淋巴结、肝脾肿大，类似急腹症的腹痛，平躺时出现呼吸困难和胸痛提示心包炎，以及胸膜炎引起的急性胸痛。sJIA 按疾病活动与缓解过程不同，分为单一周期发作、活动与缓解交替、慢性进展性 3 种病程，其预后不同，须加以区分。其最常见的死因是巨噬细胞活化综合征、感染或继发性淀粉样变性等。患者病情易反复，关节症状突出，有 1/3 及以上的患儿致残。

2.1.2 少关节型 JIA

西方国家该型是最常见的亚型，且 1~3 岁的白人女孩易发病。尽管所有种族都会受到影响，但非白种人的患病率明显降低，我国该类型相对并不多见。女孩与男孩发病人数之比为

4∶1。儿童发病率为60/10万。约50%的少关节型JIA患者发病累及单关节，主要累及膝、踝关节。手的小关节受累可能预示着银屑病关节炎的发病。颞下颌关节炎并不罕见，但因其症状不典型，故通常在疾病的晚期才被发现。最常见的关节外表现是葡萄膜炎。在少关节炎型中，高达20%的患者可发展为葡萄膜炎，通常起病隐匿，并无症状，故需要定期做裂隙灯检测。并发慢性葡萄膜炎的危险因素：女孩、ANA阳性、发病时间早于6岁。

2.1.3 多关节型JIA

多关节型JIA分为RF阴性和RF阳性。（1）RF阴性：此类型好发于婴幼儿期，男女比例为3∶1，儿童发病率为40/10万。关节炎通常是隐匿和对称的，常累及小关节，包括远端指间关节，原因不明，其中约有40%ANA阳性，早发起病（<6岁），前葡萄膜炎的发生风险高，女性占优势，表现为不对称性关节炎。目前认为这些ANA阳性的小年龄组起病的RF阴性的多关节型JIA与少关节型JIA仅仅在起病6个月内累及的关节数目上有差异，而其疾病本质与ANA阳性少关节型一样，预后也并无差别。多发性对称性滑膜炎通常晚发病（7~9岁），前葡萄膜炎风险低。（2）RF阳性：此类型JIA更常见于青春期女性，其发病率为10/10万。关节炎常是对称的，通常涉及手的小关节，较多累及指间关节和腕关节。该类型一般不会发生葡萄膜炎。在这些患者中，抗环瓜氨酸肽抗体（抗CCP）可能更具特异性，并预示着破坏性关节炎。

2.1.4 银屑病型JIA（psoriaticarthritis，PsA）

银屑病发生在大约2%的人群中，其中约1/4患有关节炎。据估计，银屑病关节炎影响每10万名儿童中的15名。女孩的受影响程度略高于男孩。发病年龄呈现双峰，好发于1~3岁和7~10岁，部分PsA患者关节炎起病早于银屑病皮疹。受累关节多为不对称，涉及大小关节，大关节常受累部位为膝、踝关节，典型症状为指（趾）炎，指甲可表现为顶针样凹陷、甲剥离等，可并发慢性葡萄膜炎。

2.1.5 附着点炎型JIA（enthesitisrelatedarthritis，ERA）

此类型JIA我国较为常见，尤其在男孩中更常见，尽管在有症状的女孩身上可能患病较轻，以至于识别不足。6岁以上的儿童起病多见，并且有家族易感性，与HLA-B27呈强相关。儿童发病率约为50/10万。此型的显著特征是附着点炎，即肌腱或韧带与骨骼连接点的炎症。关节炎以下肢大关节（髋关节、膝关节、踝关节）非对称受累为主，病初骶髂关节与脊柱常并无受累，但部分患儿可能逐渐进展为具有成人强直性脊柱炎典型特点的骶髂关节炎和脊柱炎。骶髂关节炎表现为下腰部疼痛，可放射至臀部甚至大腿，查体显示骶髂关节压痛，"4"字征阳性。脊柱炎表现为腰椎活动受限，严重时胸椎受累，表现为胸廓扩展受限。可通过Schober试验测定腰部的前屈活动。对该类型JIA患儿做CT、MRI等影像学检查有助于早期诊断骶髂关节炎，故对怀疑ERA型JIA患者，即便无相关骶髂关节受累症状，也须常规做骶髂关节影像学检查。ERA型患儿可并发急性症状性前葡萄膜炎。

2.1.6 未分化型JIA

ILAR分类标准较为严格，包含较多排除标准，临床上有一些患儿可能不符合任何一型关节炎的分类标准，或者同时符合两型或以上的分类标准，此时归类为未分化型。

2.2 2018年儿童风湿病国际试验组织新分类标准[4]

2.2.1 全身型JIA（sJIA）

（1）定义：持续至少2周的不明原因发热（排除感染、肿瘤、自身免疫或单基因自身炎症性疾病），其中每日均发热，连续至少 3 天，同时伴有以下 2 项主要指标或 1 项主要指标及 2 项次要指标。

（2）主要指标：① 短暂、非固定红斑样皮疹；② 关节炎。

（3）次要指标：① 全身淋巴结肿大和（或）肝脏肿大和（或）脾脏肿大；② 浆膜炎；③ 持续 2 周及以上关节痛（非关节炎）；④ 白细胞增多（≥$15×10^9$/L）伴中性粒细胞增多。该分类与 2001 年 ILAR 标准相比，并没有强调关节炎的存在，不再作为诊断必需条件，此为最重要的变化。另外，以持续 2 周或更长的关节痛（无关节炎）和白细胞增多（≥$15×10^9$/L）伴中性粒细胞增多作为次要标准，也是 2001 年 ILAR 标准中没有提到的。

2.2.2 RF 阳性 JIA

定义：持续 6 周及以上的关节炎，同时 2 次至少间隔 3 个月 RF 阳性或至少 1 次环瓜氨酸肽（CCP）抗体阳性。该分类未规定受累关节的数目，以"关节炎"一词代替"多关节炎"。关节炎的持续时间≥6 周，主要与反应性关节炎等通常具有自限性的其他关节炎相鉴别。3 个月 2 次 RF 试验阳性，以免假阳性的发生。

2.2.3 与附着点炎症、脊柱炎相关的 JIA

定义：外周关节炎合并附着点炎症，或关节炎（或附着点炎症）加上 3 个月及以上的炎症性背痛和影像学显示的骶髂关节炎，或关节炎（或附着点炎症）加上以下任意 2 项：① 骶髂关节压痛；② 炎症性背痛；③ HLA-B27 阳性；④ 急性（症状性）前葡萄膜炎；⑤ 一级亲属中有脊柱关节炎病史。其中，若外周关节炎存在，则须持续 6 周以上。该分类增加了关节炎或附着点炎，加上超过 3 个月的炎症性腰背痛和骶髂关节炎的影像学异常作为诊断依据之一，有利于这类疾病的正确诊断，且较好地与成人标准接轨。该分类去除了 6 岁以后发病的男性关节炎患儿这一项，虽然年龄与性别确实缺乏特异性，但从临床起病的模式来说，大部分此类型的 JIA 儿童为大年龄组的男孩，故该条标准对于分类标准的意义尚值得商榷。

2.2.4 ANA 阳性 JIA

定义：6 岁以前起病，持续 6 周及以上的关节炎，同时 2 次至少间隔 3 个月免疫荧光检测抗核抗体（ANA）阳性且滴度≥1：160。以早发、女孩为主，高发慢性虹膜睫状体炎。该类型关节炎似乎只存在于儿童，成人患者中没有对应的疾病类型。但早发性 ANA 阳性 JIA 应注意与儿童系统性红斑狼疮（systemic lupus erythematosus，SLE）鉴别，应该注意抗核抗体谱。如果多项自身抗体阳性，则倾向于 SLE 的诊断。

2.2.5 其他类型 JIA

持续 6 周及以上的关节炎，不符合上述任何分类标准。除了上述有明确定义的类型外，对于其他具有典型特征的疾病，尤其是银屑病型 JIA，没能在该诊断标准中体现，故暂时将其他类型 JIA 合并归类。

2.2.6 未分类 JIA

持续 6 周及以上的关节炎，同时符合上述两种或以上分类标准。

3 鉴别诊断

3.1 sJIA 的鉴别诊断

sJIA 常以发热、皮疹为首发症状，起病时常缺乏关节炎的症状、体征，诊断困难，须排除以下疾病：

（1）感染（各种病原体感染，如EB病毒、巨细胞病毒、微小病毒感染，脓毒血症，败血病，支原体、衣原体、真菌、结核感染，细菌性心内膜炎，布鲁菌病，伤寒，利什曼原虫感染）。

（2）恶性肿瘤（白血病、淋巴瘤、神经母细胞瘤）。

（3）风湿热、川崎病、系统性红斑狼疮、自身炎症性疾病等。

3.2 关节炎型JIA的鉴别诊断

关节炎型JIA须与化脓性关节炎、反应性关节炎、血液系统疾病、其他风湿性疾病继发关节炎相鉴别（表29-2）。特别是与反应性关节炎鉴别时比较困难，因为反应性关节炎主要侵犯下肢大关节，且多见于HLA-B27阳性男孩，但反应性关节炎多继发于肠道和泌尿道感染（多在发病前4周内），相关感染的证据可帮助诊断。

表29-2 JIA的鉴别诊断

分类	相关疾病	相关检查
关节本身病变	骨骼损伤、关节过度活动、骨软骨软化、外伤性关节炎、近端指间关节胶原蛋白沉积症、滑膜炎等	影像学检查
感染性疾病	骨髓炎、化脓性关节炎、病毒性关节炎、莱姆病等	血培养、骨髓培养、病原学检查（EBV、CMV、MP、ASO、真菌、结核等）
风湿性疾病	SLE、混合结缔组织病、皮肌炎、硬皮病、过敏性紫癜、风湿热、川崎病、反应性关节炎等	CRP、ESR、自身抗体、CCP、RF、ANCA、ASO、补体、体液免疫、心脏彩超、心电图等
肿瘤	白血病、淋巴瘤、神经母细胞瘤、朗格汉斯细胞组织细胞增生症等	血涂片、骨髓涂片、淋巴结或骨髓活检
系统性疾病	炎症性肠病、镰刀状细胞贫血、血友病、家族性地中海热、高IgD综合征、幼儿结节病等	血常规、血涂片、粪钙卫蛋白、胃肠道钡剂造影、腹部CT、磁共振、胃肠镜检查及活检、凝血常规、相关凝血因子、基因检测等
遗传性疾病	Turner综合征、Marfan综合征、Ehlers-Danlos综合征等	基因检测、染色体检查

4 治疗

JIA为一种慢性疾病，须综合评估，有效、及时治疗，长期合理管理。其治疗目的是缓解症状，防治或减少关节损害，最大限度地保持其功能状态。

4.1 非甾体类抗炎药（nonsteroidal anti-inflammatory drugs，NSAIDs）

NSAIDs具有镇痛、抗炎作用，常与抗风湿病类药物联合使用。注意不能同时服用2种及以上NSAIDs药物。其用法如下：

（1）布洛芬：30~40 mg/（kg·d），q8h，用于6月龄以上儿童；

（2）双氯芬酸钠肠溶片：0.5~2.0 mg/（kg·d），最大量3.0 mg/（kg·d），q8h，用于6月龄以上儿童；

（3）萘普生：10~15 mg/（kg·d），q12h，用于2岁以上儿童。

4.2 皮质类固醇（glucocorticoid，GC）

GC 可以快速而有效地缓解关节炎，但它有较多不良反应，而且会显著影响儿童生长发育，故在临床应用中一定要慎重，权衡利弊。其用法如下：

（1）大剂量甲泼尼龙冲击：$10\sim30$ mg/(kg·d)，最大量 1 g，连续 $3\sim5$ d，往往用于 sJIA 合并 MAS。

（2）对于部分关节症状较为突出的 JIA 患儿，可在改善病情抗风湿病药物（disease-modifying antirheumatic drugs，DMARDs）显效前短期全身应用小至中等剂量激素，后尽快撤减，即所谓"桥治疗"。

（3）JIA 少关节型局部关节注射类固醇激素等。

（4）对有葡萄膜炎的患者局部应用糖皮质激素类眼药水。

4.3 改善病情抗风湿病药物（DMARDs）

（1）甲氨蝶呤（methotrexate，MTX）为一线用药，其用法为：每周 $10\sim15$ mg/m^2，次日给予叶酸（用量为 MTX 25%~50%）可减少恶心、口腔溃疡、肝酶异常等副作用。

（2）柳氮磺胺吡啶多用于治疗 ERA，用法为：$30\sim50$ mg/(kg·d)。

（3）环孢素 A（cyclosprine A，CsA）用法为：每天 $2\sim3$ mg/kg，分 2 次服用。服药期间定期查血常规、肝肾功能。

（4）其他 DMARDs 包括来氟米特、羟氯喹、硫唑嘌呤、他克莫司和沙利度胺等。

4.4 生物制剂

用于 JIA 治疗的常用生物制剂见表 29-3。

表 29-3 用于 JIA 治疗的常用生物制剂

药名	作用方式	用法	剂量	适应证
阿达木单抗	抗 TNF-α 抗体	皮下注射	<30 kg：20 mg（24 mg/m^2）；>30 kg：40 mg，每 2 周一次	多关节型 JIA/葡萄膜炎
英夫利昔单抗	抗 TNF-α 抗体	静脉注射	每次 $3\sim6$ mg/kg，第 0、2、6 周，之后每 8 周一次	多关节型 JIA/葡萄膜炎/附着点炎型 JIA/银屑病性关节炎
依那西普	人 II 型肿瘤坏死因子受体-抗体融合蛋白	皮下注射	每次 0.4 mg/kg，每周两次，或每次 0.8 mg/kg，每周一次（每周最大量 50 mg）	多关节型/附着点炎型 JIA
利妥昔单抗	抗 CD20 抗体	静脉注射	第 0、14 天，750 mg/m^2，最大量 1 g	全身型/多关节型 JIA
托珠单抗	抗 IL-6 抗体	静脉注射	>30 kg：8 mg/kg；<30 kg：12 mg/kg，每 2 周一次	全身型 JIA

4.5 具体治疗方案

4.5.1 sJIA

轻者初始治疗方案为口服 NSAIDs；若发热和关节炎未能控制，可加用糖皮质激素；合并心包炎者需要大剂量甲泼尼龙冲击治疗，随后小剂量泼尼松口服。通常需要联合 DMARDs，如 MTX 或 CsA。

免疫抑制剂包括环磷酰胺（CTX）和硫唑嘌呤，使用免疫抑制剂期间均须监测血常规、肝肾功能。

生物制剂托珠单抗的用法见表29-3。

4.5.2 少关节型JIA[5]

（1）关节炎的治疗：NSAIDs可控制症状，不主张全身应用激素。对大关节积液可在关节腔抽液后，注入地塞米松或倍他米松。若关节腔注射治疗效果欠佳，尤其是扩展型少关节型JIA，可加用MTX、柳氮磺胺吡啶、来氟米特或TNF-α抑制剂。

（2）眼部治疗：所有患儿均应行裂隙灯检测来筛查葡萄膜炎。轻者可用扩瞳剂及激素类眼药水滴眼。对严重影响视力的患者，除局部注射激素外，可加用泼尼松口服，往往无须较大剂量，部分患儿2~4 mg/d即显效。

4.5.3 RF阴性多关节型JIA

首选MTX治疗。有研究显示，来氟米特效果稍逊，6个月内未明显缓解时，加用TNF-α抑制剂。所有JIA患儿的肌肉强直、肌肉重塑及关节保护，均需要物理治疗。

4.5.4 RF阳性多关节型JIA

NSAIDs+MTX仍为首选，但对于一些有预后不良因素的患儿（如CCP阳性、影像学有骨侵蚀等）或应用MTX 3~6个月效果欠佳时，应尽早加用TNF-α抑制剂，这样可显著减轻关节破坏。有研究显示，MTX与TNF-α抑制剂联合应用效果更佳，所有患儿均应早期积极进行功能锻炼。

4.5.5 银屑病型JIA

MTX对银屑病皮肤及关节损害有效。通常不选用口服皮质激素。对局限性关节受累患者，可关节腔注射类固醇激素；对于难治性患者，可应用TNF-α抑制剂，以减少骨破坏。定期筛查前葡萄膜炎。

4.5.6 附着点炎型JIA

（1）一般治疗：睡木板床或硬床垫，避免睡高枕。加强功能锻炼及体育活动、改善姿势和增强腰肌力量。

（2）药物治疗：选用NSAIDs+柳氮磺胺吡啶或MTX进行治疗。对病情较重者，可短期全身应用糖皮质激素。局部关节腔内注射类固醇激素也有效。柳氮磺胺吡啶或MTX对中轴关节受累效果均不佳，在脊柱发生关节侵蚀和融合等不可逆损害之前，尽早加用TNF-α抑制剂。

4.5.7 未分化型JIA

该型JIA的治疗原则与上述各型关节炎的相同。

5 预后

5.1 sJIA

sJIA可表现为单周期病程，2~4年内病情缓解。部分患儿反复复发，以全身症状为主，伴轻度关节炎；另有部分患儿持续存在破坏性关节炎，且通常在全身症状控制后更为突出。重症患儿可以在任何时间以关节外症状出现复发，或尽管积极治疗仍表现为活动性关节炎直至成人期。总体上来看，sJIA患者预后较差，无论是致残率还是病死率，sJIA均高于其他亚型JIA。

5.2 少关节型JIA

大多数少关节型JIA患儿预后良好，但部分患儿病情易反复。应用MTX治疗扩展型JIA可使 60%~70% 的患者得到部分或完全缓解。最坏的预后是视力丧失，尤其是早期出现明显眼睛受累者。其他后遗症包括双下肢不等长、颞下颌关节畸形、关节功能受累、肌肉萎缩等。

5.3 RF 阴性多关节型 JIA

约 30% 的 RF 阴性多关节型 JIA 患儿可达到长期缓解，病程 5 年内的缓解率最高。对称性关节受累及早期手部关节受累的患儿容易远期致残，预后较差。

5.4 RF 阳性多关节型 JIA

RF 阳性多关节型 JIA 患儿的病程多迁延，通常需要长期治疗。如果患儿病情控制较佳，则预后尚好，但是有些患儿治疗效果欠佳，往往会有畸形和永久性功能障碍。与其他类别的 JIA 相比，RF 阳性多关节型预后不良。持续的疾病活动、CCP 阳性、早期骨侵蚀被认为是不良预后指标。

5.5 银屑病型 JIA

患有银屑病关节炎的儿童往往病程较久，并且部分未经治疗的患儿可能会致残。银屑病型 JIA 患儿的虹膜睫状体炎很少会导致失明，但需要进行密切监测。

5.6 附着点炎型 JIA

ERA 型 JIA 患儿持续或反复发作的髋、膝、踝和趾间关节炎较成人多见。病情活动可持续多年而转入静止状态，但最终可发展至整个脊柱受累而强直。本病若诊断及时，治疗得当，可明显缓解疾病进展，减小关节功能受限程度及致残率。

二、巨噬细胞活化综合征

1 概述

巨噬细胞活化综合征（macrophage activation syndrome，MAS）是一种严重的有潜在生命危险的风湿性疾病并发症，最常并发于 sJIA。其他风湿性疾病如 SLE、川崎病、幼年型皮肌炎等也可出现 MAS。MAS 的发病机制目前并不十分清楚。T 淋巴细胞和分化完好的巨噬细胞的增生和过度活化是 MAS 的发病基础，持续的过度增生可造成细胞因子如 TNF-α、IL-1、IL-6 在短期内瀑布样释放，引发 MAS 的临床表现和实验室指标的改变。

2 临床表现及实验室特征

MAS 是 sJIA 的严重并发症，常常危及生命。MAS 病死率高达 20%~60%，所以早期诊断及快速有效治疗是抢救生命的关键。MAS 的临床表现为持续性高热、肝脾淋巴结增大、出血、脓毒血症、中枢性神经系统功能障碍等。从临床特征来看，很难区分是感染（如败血症）、原有疾病发作还是合并 MAS。MAS 的实验室指标异常与弥散性血管内凝血相似，表现为全血细胞减少、凝血障碍、低纤维蛋白原血症和 D-二聚体升高，但是这些通常发生在 MAS 晚期，易致诊断延误，病死率增高。所以早期识别和及时诊断需要动态观察临床表现及实验室指标。早期识别 MAS 的最佳方法是观察从基线开始的所有参数的动态变化，以及对这类患者全面地监测临床表现的变化。

2.1 有助于早期识别的临床表现

（1）热型改变：间歇发热转变为持续发热常常是 MAS 的首发表现。

（2）中枢神经系统功能障碍：约35%的MAS患者可发生中枢神经系统功能障碍。SLE患者并发MAS时若出现中枢神经系统功能障碍，较难与神经精神狼疮相鉴别，但若sJIA和川崎病患者出现中枢神经系统功能障碍，则须高度警惕MAS。

2.2 有助于早期识别的实验室指标异常

（1）血常规改变：白细胞和血小板计数降低（sJIA患儿即使数值在正常范围内，如果呈现下降趋势，仍要警惕MAS）。sJIA患儿并发MAS时血常规的动态变化较为敏感，SLE有时则较难判断。

（2）血清铁蛋白水平增高是MAS的特点之一，往往增高达数千甚至上万，可作为MAS病情变化的指标。

（3）肝功能急剧恶化，可有恶心、呕吐、肝酶水平迅速升高。

3 诊断

MAS是一种危及生命的严重并发症，早期诊断及积极有效治疗是关键。目前在我国sJIA合并MAS的诊断采取2005年的诊断标准[6]，但该标准在临床应用时存在明显的局限性，很多时候并不能早期及时识别MAS，而当临床表现完全符合该诊断标准时，疾病往往已经处于晚期危重状态。2016年EULAR/ACR/PRINTO联合制定了sJIA并发MAS新分类标准[7]，采用该标准有助于早期诊断MAS。另外，2019年EULAR/ACR/PRINTO还制定并验证了鉴别sJIA伴MAS与活动性sJIA不伴MAS的诊断评分工具，即MS评分[8]。

3.1 sJIA并发MAS诊断标准（2005年）

3.1.1 临床标准

（1）CNS功能障碍（易激惹、定向力障碍、嗜睡、头痛、抽搐、昏迷）。

（2）出血表现（紫癜、易出血、黏膜出血）。

（3）肝脾增大（肋缘下≥3 cm）。

3.1.2 实验室标准

（1）血小板计数≤262×10^9/L。

（2）谷草转氨酶水平>59 U/L。

（3）白细胞计数≤4.0×10^9/L。

（4）纤维蛋白原水平降低（≤2.5 g/L）。

3.1.3 组织学标准

骨穿有巨噬细胞吞噬细胞的证据。

3.1.4 诊断原则

诊断MAS需要任何2个或以上的实验室标准，或者2个以上的临床和（或）实验室标准。骨髓中发现吞噬血细胞，仅仅是对于可疑病例才必须具备。

3.1.5 建议

上述诊断指标仅用于活动性sJIA合并MAS，实验室检查结果仅作为参考。

3.2 sJIA并发MAS分类标准（2016年）

确诊或疑似sJIA的发热患者，符合以下标准可以诊断为MAS：① 铁蛋白（SF）水平>684 μg/L；② 血小板计数≤181×10^9/L；③ AST水平>48 U/L；④ TG水平>1560 mg/L；⑤ 纤维蛋白原水平≤3600 mg/L。

诊断条件：①为必备条件，②—⑤条中满足任意2条或2条以上。注意：实验室数据异常须排除伴发免疫介导的血小板减少症、传染性肝炎、内脏利什曼病或家族性高脂血症等疾病。

3.3 MS评分系统（2019年）

3.3.1 MS评分公式

CNS受累×2.44+出血表现×1.54+关节炎×（-1.30）+Plt×（-0.003）+LDH×0.001+fib×（-0.004）+SF×0.0001。

临床表现（计分为0或1）：CNS受累指中枢神经系统功能障碍，被定义为嗜睡、癫痫、易怒、困惑、头痛、情绪改变或昏迷；出血表现指有瘀斑或紫癜、黏膜或消化道出血或血管内凝血；活动性关节炎。

实验室指标：血小板计数（Plt）单位为"10^9/L"；乳酸脱氢酶（LDH）单位为"U/L"；纤维蛋白原（fib）单位为"mg/dL"；铁蛋白（SF）单位为"μg/L"。

3.3.2 结果判断

分数范围为-8.4~41.8分。得分≥-2.1即考虑MAS诊断。

3.3.3 注意事项

（1）该MS评分系统适用于sJIA合并MAS。
（2）发热为必备条件。
（3）不能对使用IL-1/IL-6抑制剂的患者应用该MS评分系统。

临床工作中对于有发生MAS倾向的风湿性疾病尤其是sJIA等，要时刻警惕MAS的发生，对临床症状体征的变化要关注。对于实验室的基于基线结果的动态观察尤为重要，其中血常规的监测因为其检测的方便性与时效性，对MAS早期识别很有帮助，sJIA患儿往往白细胞与血小板计数较高，若出现发热但白细胞与血小板计数较前却下降，则应高度怀疑MAS，并迅速完善铁蛋白、生化全套、凝血常规、ESR等检查，不可拘泥于上述任一分类标准。

4 治疗

MAS发病率高，病死率高，必须积极、迅速地进行治疗。早期诊断，积极治疗可极大改善预后。目前，对MAS多使用肾上腺皮质激素冲击联合免疫抑制剂（环孢素A）治疗[9-10]。

4.1 肾上腺皮质激素

肾上腺皮质激素为MAS首选治疗药物。往往采用甲泼尼龙冲击疗法，剂量为30 mg/（kg·d），最大量为1 g/d，连用3~5 d，然后改为口服。若病情需要，可重复应用大剂量激素冲击。

4.2 环孢素A

环孢素A通过抑制巨噬细胞和T细胞而达到治疗MAS的有效作用，常与大剂量甲泼尼龙联合应用，其剂量为2~8 mg/（kg·d）。急性期通过静脉用药，病情控制后改为口服，须检测血药浓度（谷浓度为120~200 μg/L）。

4.3 生物制剂

因有研究发现部分sJIA患者在应用托珠单抗等生物制剂后出现MAS，故关于生物制剂在 MAS 急性期可否应用尚有争议，部分学者持谨慎态度。IL-6 拮抗剂托珠单抗的用法为：每次 8~12 mg/kg，2 周一次静脉注射。IL-1 拮抗剂阿那白滞素在国外有成功治疗 MAS 的报道，目前该药尚未在国内上市。

4.4 其他治疗

其他治疗方法包括静脉输注人免疫球蛋白冲击治疗、应用 VP16 及血液净化治疗（连续肾脏替代治疗、血浆置换）等。

参考文献

［1］宋红梅. 幼年特发性关节炎的诊断［J］. 临床儿科杂志，2011，29（1）：18-21.

［2］PETTY R E, SOUTHWOOD T R, MANNERS P, et al. International League of Associations for Rheumatology classification of juvenile idiopathic arthritis: second revision, Edmonton, J Rheumatol, 2004, 31（2）：390-392.

［3］BARUT K, ADROVIC A, SAHIN S, et al. Prognosis, complications and treatment response in systemic juvenile idiopathic arthritis patients: a single-center experience［J］. Int J Rheum Dis, 2019, 22：1661-1669.

［4］MARTINI A, RAVELLI A, AVCIN T, et al. Toward new classification criteria for juvenile idiopathic arthritis: first steps, Pediatric Rheumatology International Trials Organization International Consensus［J］. J Rheumatol, 2019, 46（2）：190-197.

［5］《中华儿科杂志》编辑委员会. 幼年特发性关节炎（多/少关节型）诊疗建议［J］. 中华儿科杂志，2012，50（1）：20-26.

［6］RAVELLI A, MAGNI-MANZONI S, PISTORIO A, et al. Preliminary diagnostic guidelines for macrophage activation syndrome complicating systemic juvenile idiopathic arthritis［J］. The Journal of Pediatrics, 2005, 146（5）：598-604.

［7］RAVELLI A, MINOIA F, DAVÌ S, et al. 2016 classification criteria for macrophage activation syndrome complicating systemic juvenile idiopathic arthritis: a European league against rheumatism/American College of Rheumatology/Paediatric Rheumatology International Trials Organisation Collaborative Initiative［J］. Arthritis & Rheumatology, 2016, 68（3）：566-576.

［8］MINOIA F, BOVIS F, DAVI S, et al. Development and initial validation of the MS score for diagnosis of macrophage activation syndrome in systemic juvenile idiopathic arthritis［J］. Ann Rheum Dis, 2019, 78（10）：1357-1362.

［9］全国儿童风湿病协作组. 儿童风湿病诊断及治疗专家共识（二）［J］. 临床儿科杂志，2010，28（11）：1194-1198.

［10］马慧慧，俞海国. 巨噬细胞活化综合征的再认识［J］. 中华实用儿科临床杂志，2017，32（3）：238-240.

（宋晓翔）

第三十章 儿童系统性红斑狼疮

1 概述

系统性红斑狼疮（systemic lupus erythematosus，SLE）是一种以多系统损害和血清中出现自身抗体为特征的自身免疫性疾病。儿童系统性红斑狼疮（childhood-onset SLE，cSLE）是指 18 岁之前发病的 SLE，是儿童常见的风湿性疾病之一。国外统计其儿童患病率为 1.89/100 万~25.70/100 万，儿童年发病率为 0.36/100 万~2.50/100 万[1]。有 10%~20% 的 SLE 是在儿童期起病。与成人 SLE 相比，cSLE 起病更急，病情更重，病程更为迁延，肾脏受累及神经系统受累比成人更常见且更严重，常需更为积极的治疗[2]。

2 病因与发病机制

SLE 的可能病因和发病机制为：在遗传易感性的基础上，在一些外界的环境因素如感染、紫外线等的作用下，机体的免疫内环境失衡失调，最终机体产生多种自身抗体，这些抗体部分是组织器官特异性的，例如抗淋巴细胞抗体导致淋巴细胞减少，或者形成循环或原位免疫复合物沉积在重要器官并募集炎症细胞，激活补体，导致局部炎症和器官损伤[3]。

部分儿童时期的系统性红斑狼疮实质上为一些单个基因的纯合或杂合突变引起的具有狼疮样表型的自身免疫性疾病，被描述为单基因狼疮。近年来，以下单基因狼疮被陆续发现：

（1）补体缺陷是单基因狼疮最常见的原因。补体缺陷患者无法有效清除凋亡碎片，使自身抗原过度暴露，刺激机体产生自身抗体；补体系统也参与免疫复合物的清除，补体系统受损可以放大免疫应答并且使损伤持续存在。

（2）T、B 淋巴细胞的阴性选择功能受损，可能产生对自身抗原的免疫应答，导致自身免疫性疾病的发生。

（3）细胞凋亡和核酸降解异常，凋亡碎片不能及时被清除，使自身抗原暴露于免疫系统，破坏免疫耐受，从而造成自身抗体的产生。

（4）Ⅰ型干扰素异常表达可导致全身炎症反应。

目前报道的相关突变基因有 C1Q、C1R、C1S、C2、C3、C4、DNASE1、DNASE1L3、PEPD、TREX1、PRCKD 等[4]。

3 临床表现

3.1 全身表现

全身表现为发热、厌食、嗜睡、疲乏、体重下降，90% 以上的患儿会出现发热，热型不定。

3.2 皮肤损害

水肿性红斑最常见，典型的有蝶形红斑、盘状红斑、甲周红斑，可有全身多形性红斑，有脱发。蝶形红斑位于脸颊，横跨鼻梁，但不累及鼻唇沟。狼疮的皮疹部分为光敏感性，日光照射会导致皮疹加重。

3.3 黏膜

口鼻的溃疡、糜烂。口腔溃疡一般发生在硬腭并且通常无痛，因此需要仔细检查。鼻部溃疡通常也是无症状的，但偶尔可以导致鼻中隔穿孔。

3.4 关节、肌肉

70%~80%的患者在疾病的某一时期存在关节症状，表现为关节炎或者关节痛，部分患儿甚至是首发症状，容易被误诊为幼年特发性关节炎（JIA），但SLE患者累及的关节很少发生破坏和畸形。部分患儿出现关节痛和肌痛、肌无力，但肌病很罕见，而在接受皮质类固醇治疗的过程中，偶尔可能会出现类固醇性肌病，须注意鉴别。

3.5 肾脏

60%~80%的cSLE患者可出现狼疮性肾炎（LN）。肾脏损害的临床表现可以从无症状到轻度血尿、蛋白尿、管型尿，肾炎综合征、肾病综合征甚至急进性肾炎等。需要注意的是，并不是所有的尿检异常都是由狼疮性肾炎活动引起，如尿路感染、环磷酰胺冲击导致的血尿、体位性蛋白尿，在临床工作中须注意加以鉴别。

儿童狼疮性肾炎的诊断标准：根据中华医学会儿科学分会肾脏病学组，SLE患儿有下列任一项肾受累表现者即可诊断为LN。(1) 尿蛋白检查满足以下任一项者：1周内3次尿蛋白定性检查阳性；或24 h尿蛋白定量>150 mg；或1周内3次尿微量白蛋白高于正常值；(2) 离心尿每高倍镜视野（HPF）RBC数目>5个；(3) 肾功能，包括肾小球和（或）肾小管功能异常；(4) 肾活检异常[5]。

2003年国际肾脏病学会/肾脏病理学会（ISN/RPS）将狼疮性肾炎的病理分型分为6型（表30-1），各型间可相互转换。

表30-1 2003年国际肾脏病学会/肾脏病理学会狼疮性肾炎分型

分型	名称	病理表现
Ⅰ型	轻微系膜性LN	光镜下肾小球正常，但免疫荧光和（或）电镜显示免疫复合物存在
Ⅱ型	系膜增生性LN	光镜下可见单纯系膜细胞不同程度的增生或伴有系膜基质增宽及系膜区免疫复合物沉积；免疫荧光和电镜下可有少量的上皮下或内皮下免疫复合物沉积
Ⅲ型	局灶性LN	分活动性或非活动性病变，呈局灶性（受累肾小球少于50%）及节段性或球性肾小球毛细血管内增生、膜增生和中重度系膜增生，或有新月体形成，典型的局灶性内皮下免疫复合物沉积，伴或无系膜病变
	Ⅲ（A）	活动性病变：局灶增生性LN
	Ⅲ（A/C）	活动性和慢性病变：局灶增生和硬化性LN
	Ⅲ（C）	慢性非活动性病变伴有肾小球硬化：局灶硬化性LN

续表

分型	名称	病理表现
Ⅳ型	弥漫性 LN	活动性或非活动性病变，呈弥漫性（受累肾小球超过50%）及节段性或球性肾小球毛细血管内增生、膜增生和中重度系膜增生，或呈新月体性 LN，典型的弥漫性内皮下免疫复合物沉积，伴有或无系膜病变。该型又分两种亚型：Ⅳ-S 即受累肾小球不超过50%，呈节段性病变；Ⅳ-G 即受累肾小球超过50%，呈球性病变；轻度或无细胞增生的 LN 出现弥漫性白金耳样病变时，也归入Ⅳ型弥漫性 LN
	Ⅳ-S（A）	活动性病变：弥漫性节段性增生性 LN
	Ⅳ-G（A）	活动性病变：弥漫性球性增生性 LN
	Ⅳ-S（A/C）	活动性和慢性病变：弥漫性节段性增生和硬化性 LN
	Ⅳ-G（A/C）	活动性和慢性病变：弥漫性球性增生和硬化性 LN
	Ⅳ-S（C）	慢性非活动性病变伴有硬化：弥漫性节段性硬化性 LN
	Ⅳ-G（C）	慢性非活动性病变伴有硬化：弥漫性球性硬化性 LN
Ⅴ型	膜性 LN	肾小球基底膜弥漫增厚，可见球性或节段性上皮下免疫复合物沉积，伴有或无系膜病变。Ⅴ型膜性 LN 合并Ⅲ型或Ⅳ型病变时，应做出复合性诊断，如Ⅴ+Ⅲ或Ⅴ+Ⅳ型。Ⅴ型可进展为Ⅵ型硬化型
Ⅵ型	严重硬化型 LN	超过90%的肾小球呈球性硬化，不再有活动性病变

3.6 心血管

心包炎较常见，还可有心肌炎、心律失常、静脉炎、雷诺现象表现。外周血管炎：手指、脚趾和耳垂上的外周血管炎病变，脂膜炎和紫癜。网状青斑是一种花纹样网状皮疹，部分患儿与抗磷脂抗体有关。

3.7 呼吸系统

呼吸系统病变包括胸膜炎、肺实质病变、肺不张、肺间质病变、肺动脉高压等。

3.8 消化系统

消化系统可有腹痛、腹泻、出血、穿孔、梗阻，少数有腹膜炎、腹水。

3.9 神经/精神系统

分类标准中列出的神经系统表现是癫痫发作和精神病。与成人相比，儿童精神神经性狼疮的发病率也很高，表现可从头痛、认知功能障碍到脑血管疾病不等。神经精神性狼疮（NPSLE）诊断标准：建议参考1999年ACR对NPSLE命名和定义的分类标准，包括19种中枢神经和周围神经病变。（1）中枢神经病变（12种）：无菌性脑膜炎、脑血管病、脱髓鞘综合征、头痛（包括偏头痛和良性颅高压）、运动失调（舞蹈病）、脊髓病、惊厥发作、急性精神错乱状态、焦虑状态、认知功能障碍、情感障碍、精神病。（2）周围神经病变（7种）：急性炎症脱髓鞘多发神经根病、自主神经紊乱、单神经病（单发/多发）、重症肌无力、颅骨病变、神经丛病、多发性神经病。

3.10 血液系统

SLE 患者可以产生针对血细胞或造血干细胞的抗体，导致血细胞减少症。自身免疫性血小板减少性紫癜（AITP）可以是 SLE 的一个特征，有些患儿初期仅表现为血小板减少性紫癜，数月或数年后才出现低补体血症和肾脏受累，达到 SLE 诊断标准，所以对 AITP 患者须考虑 SLE 的可能性，尤其是存在血液系统以外表现的 ANA 阳性的大年龄组患儿。Coombs 试验阳性的溶血性贫血可单独发生，与 AITP 一起发生时，被称为 Evans 综合征。淋巴细胞减少和白细胞减少都很常见。巨噬细胞活化综合征可以发生在初诊时或 SLE 病程的任何时候，早期诊断及相应的积极治疗至关重要。

3.11 儿童抗磷脂综合征

儿童抗磷脂综合征多继发于 SLE，其诊断标准虽然特异性强，但在儿童应用中灵敏度不足，迫切需要制定适合儿童的诊断标准。推荐对所有 cSLE 患者均进行抗磷脂抗体筛查。

3.12 狼疮危象

狼疮危象是指急性的、危及生命的重症 SLE，包括急进性狼疮性肾炎、严重的中枢神经系统损害、严重的溶血性贫血、血小板减少性紫癜、粒细胞缺乏症、严重心脏损害、严重的狼疮性肺炎、严重的狼疮性肝炎、严重的血管炎等。

4 实验室检查

4.1 血常规

患者可以三系同时减少，也可以一系减少。Coombs 试验阳性溶血性贫血为 SLE 的常见表现。在疾病早期，Coombs 试验可以阳性，但并没有溶血性贫血发生。患者可能出现 AITP 数年后才出现更多其他症状。

4.2 红细胞沉降率（ESR）和 C 反应蛋白（CRP）

ESR 升高而 CRP 水平正常是 SLE 的特征性表现。存在感染、浆膜炎、关节炎和巨噬细胞激活综合征（后者血清中铁蛋白水平也将显著增高）时，CRP 水平将升高，但在其他器官组织狼疮活动时 CRP 水平通常不会升高。

4.3 尿常规

患者可有蛋白尿、血尿、管型尿。

4.4 免疫学指标

（1）ANA 阳性（效价常>1∶80）：敏感性高，几乎所有 SLE 患儿 ANA 均为阳性；但特异性不强，其他疾病也可阳性。

（2）抗 dsDNA 抗体阳性：特异性高，被认为是 SLE 标记性抗体，同时也可反映疾病活动性。

（3）抗 ENA 抗体：其中抗 Sm 抗体为 SLE 标记性抗体，但与疾病活动性无关。其他抗 RNP 抗体、SSA/SSB 均可阳性，但特异性不高；部分 SLE 患者类风湿因子阳性，可能被误诊为 JIA，须予以注意。

（4）血清补体：CH50、C3、C4 降低是反映 SLE 病情活动性的指标，补体水平从正常开始下降表明疾病即将活动，需要密切观察。

4.5 肾脏病理

（1）光镜：分为 Ⅰ—Ⅵ 型，常见苏木素小体、核碎裂、纤维素样坏死、白金耳及透明血栓。

（2）免疫荧光：各种免疫球蛋白及补体均阳性，即"满堂亮"现象。

（3）电镜：可出现上皮下、内皮下及系膜区的电子致密物沉积，并可出现微管样结构。

5 诊断

SLE 诊断是基于临床和实验室特征的综合评估,并无特异的诊断标准。目前多用美国风湿病协会(ACR)1997 年修订的系统性红斑狼疮分类标准,满足 11 条中的 4 条或 4 条以上,并排除感染、肿瘤及其他结缔组织病后,就可以诊断 SLE。

5.1 美国风湿病学会 1997 年推荐的 SLE 分类标准

(1) 颊部红斑:固定红斑,扁平或隆起,在两颧突出部位,常不累及鼻唇沟部位。

(2) 盘状红斑:片状隆起于皮肤的红斑,黏附有角质脱屑和毛囊栓;陈旧病变可发生萎缩性瘢痕。

(3) 光过敏:对日光有明显的反应,引起皮疹,从病史中得知或医生观察到。

(4) 口腔溃疡:经医生观察到的口腔或鼻咽部溃疡,一般为无痛性。

(5) 关节炎:非侵蚀性关节炎,累及 2 个或更多的外周关节,有压痛,肿胀或积液。

(6) 浆膜炎:胸膜炎表现为胸痛、胸膜摩擦音、胸膜渗液;心包炎表现为心电图异常、心包摩擦音或心包渗液。

(7) 肾脏病变:持续性蛋白尿(>0.5 g/d 或 +++ 以上);或者红细胞、血红蛋白、颗粒管型或混合管型。

(8) 神经病变:癫痫发作或精神病变,排除药物或已知的代谢紊乱。

(9) 血液学疾病:溶血性贫血伴网织红细胞增多;白细胞减少,至少两次少于 $4\times10^9/L$;淋巴细胞减少,至少两次测定少于 $1.5\times10^9/L$;血小板减少,少于 $100\times10^9/L$(排除药物影响)。

(10) 免疫学异常:抗 ds-DNA 抗体阳性,或抗 Sm 抗体阳性,或抗磷脂抗体阳性(后者包括抗心磷脂抗体、狼疮抗凝物阳性、至少持续 6 个月的梅毒血清试验假阳性中具备一项即可)。

(11) 抗核抗体:在任何时候和未用药物诱发"药物性狼疮"的情况下,抗核抗体滴度异常。

5.2 2012 年国际狼疮协作组(SLICC)制定的分类标准

5.2.1 临床标准

(1) 急性或亚急性皮肤狼疮表现:颧部红斑(不包括颧部盘状红斑)、大疱型皮疹、中毒性表皮坏死松解症、斑丘疹样皮疹、光敏感皮疹等。

(2) 慢性皮肤狼疮表现:典型的盘状红斑、增生型(疣状)皮疹、黏膜疹、冻疮样皮疹等。

(3) 口腔鼻咽部溃疡:上颚、颊部、舌或鼻溃疡,一般为无痛性溃疡。

(4) 非瘢痕性脱发:广泛的发质变细或脆弱伴断发,排除其他原因(如斑秃、药物、铁缺乏脱发)。

(5) 关节炎:累及 2 个关节及以上的滑膜炎,以肿胀或渗出为特征。

(6) 浆膜炎症:胸膜炎或心包炎。

(7) 肾脏受累表现:尿蛋白肌酐比>0.5 mg/mg 或 24 h 尿蛋白定量>0.5 g 或出现红细胞管型。

(8) 神经系统受累表现:癫痫、精神病、多发性单神经炎、脊髓炎、急性意识模糊、周围神经病变或颅神经病变。

（9）溶血性贫血。

（10）白细胞计数降低（$<4\times10^9/L$，至少1次）或淋巴细胞计数降低（$<1\times10^9/L$，至少1次）。

（11）血小板计数降低（$<100\times10^9/L$，至少1次）。

5.2.2 免疫学标准

（1）ANA阳性。

（2）抗dsDNA阳性（用ELISA法需2次阳性）。

（3）抗Sm抗体阳性。

（4）抗磷脂抗体阳性。符合下列任何一项即可：狼疮抗凝物阳性、梅毒血清试验阳性、抗心磷脂抗体水平中或高度升高（正常水平的2倍以上）、抗β2糖蛋白Ⅰ阳性。

（5）低补体：C3、C4或CH50水平降低。

（6）Coombs试验阳性：排除溶血性贫血。

确诊条件包括：① 肾脏病理证实为狼疮性肾炎并伴ANA或抗dsDNA阳性；② 临床标准及免疫学标准中有4条以上符合（包含至少1项临床标准和1项免疫学标准）。

5.3 EULAR-ACR 2019年推荐的SLE分类标准

该标准采用了抗核抗体（ANA）加上21种症状和体征的积分系统，在有ANA≥1:80的基础上，其他评分≥10分，并排除其他可能的诊断后，即可诊断为SLE（表30-2）。10分的评分中有至少1项是临床表现评分。所有标准可以在不同时期出现，每个系统的临床表现只计算最高的评分[6]。

表30-2 EULAR-ACR 2019新的SLE分类标准

标准	评分
抗核抗体（ANA）	必备标准
全身表现	
发热	2分
血液系统	
白细胞计数降低	3分
血小板计数降低	4分
自身免疫性溶血	4分
神经精神症状	
急性脑功能障碍（谵妄）	2分
精神病样症状	3分
惊厥	5分
皮肤黏膜	
非瘢痕性脱发	2分
口腔溃疡	2分
亚急性皮疹或盘状狼疮	4分
急性皮肤狼疮	6分

续表

标准	评分
浆膜腔积液	
胸腔积液或心包积液	5分
急性心包炎	6分
肌肉骨骼	
关节受累	6分
肾脏受累	
蛋白尿>0.5 g/24 h	4分
肾活检Ⅱ型或Ⅴ型 LN	8分
肾活检Ⅲ型或Ⅳ型 LN	10分
免疫学指标	
抗磷脂抗体阳性	2分
补体	
C3 或 C4 水平降低	3分
C3 和 C4 水平降低	4分
狼疮特异性抗体阳性	6分

上述三种分类标准在儿童 SLE 的诊断中均有应用，但它们在儿童 SLE 诊断中的优劣并无定论。考虑到儿童肾脏受累的比例较高，临床工作中凡是有尿检改变的，即便变化轻微，在无禁忌证的情况下，也应积极做肾脏病理活检，一方面可以进一步明确 SLE 的诊断，另一方面也可以更为全面地评估病情。诊断儿童 SLE 的关键在于一方面是要考虑到它！譬如一些以血小板减少起病的大龄儿童，建议常规进行自身抗体的检查。因血小板减少症而长期在血液科诊疗，最终确诊为 SLE 的病例很常见，这点尤须注意。另外要把握多系统受累和自身免疫证据这两条主线，部分患儿早期临床症状不典型，如果免疫学异常的证据较为充分，而临床标准达不到时，一定要注意密切随访。当然，详细的病史询问及仔细的体格检查，适当的实验室检查通常会帮助早期诊断。儿童 SLE 的临床表现复杂多变，部分患儿相当不典型，必须注意与其他自身免疫性疾病、恶性肿瘤和慢性感染相鉴别（表30-3）。

表30-3　SLE 的鉴别诊断

疾病	共同特点	关键鉴别点
其他结缔组织疾病	疲劳、皮疹	缺乏特异性自身抗体（DNA、Sm），特定疾病的独特特征（如：皮肌炎的 Gottron 征）
恶性肿瘤	发热、血细胞减少、疲劳、疼痛、淋巴结肿大、肝脾肿大	夜间痛、骨痛、补体正常、无尿液改变
系统性血管炎	发热、疲劳、皮疹	结节、腓肠肌疼痛、ANCA 阳性、血管杂音

续表

疾病	共同特点	关键鉴别点
JIA	关节炎、疲劳、发热、皮疹、淋巴结肿大、明显贫血	缺乏特异性自身抗体（DNA、Sm），补体C3、C4、CH50水平正常或升高，没有主要器官功能障碍
全身性病毒感染	发热、淋巴结肿大、肝脾肿大、血细胞减少	缺乏特异性自身抗体（DNA、Sm），补体C3、C4、CH50水平正常

6 病情评估

目前儿科临床应用比较多的SLE病情评估标准为SLE疾病活动指数（SLEDIA）（表30-4）。在临床应用时需要注意的是，SLE疾病活动指数并不与SLE的严重性完全等同，其本质上并不是同一概念，儿童的SLE起病时往往均为中高度活动，但并不意味着均为重症SLE。

表30-4 SLE疾病活动指数（SLEDIA）评判标准

计分	临床表现	定义
8分	抽搐	近期出现。排除代谢、感染或药物等因素引起
8分	精神病	由于对现实辨认严重障碍，导致正常活动功能改变，包括幻觉、思维无连贯性、思维不合逻辑、稀奇古怪、行为多变或精神紧张等表现。排除尿毒症及药物引起
8分	器质性脑综合征	脑功能改变，如定向差、记忆力差、智能减退。临床表现急骤并有波动性，包括意识模糊、思想集中力减退、不能持续注意周围环境，至少伴有下述两项异常：感觉障碍、语言不连贯、失眠，白天困倦，精神运动活动减低或亢进。排除代谢性、感染性或药物引起
8分	视觉障碍	狼疮视网膜改变，包括胞样体、视网膜出血、脉络膜浆液渗出或出血、视神经炎。排除高血压、感染或药物引起
8分	脑神经功能紊乱	新出现的知觉或运动神经病，涉及脑神经
8分	狼疮性头痛	持续严重头痛，可呈偏头痛，麻醉性止痛剂无效
8分	脑血管意外	新发的脑血管意外。排除动脉粥样硬化引起
8分	血管炎	溃疡，坏死，手指触痛性结节，甲床周围梗死，碎片状出血，经活检或血管造影证实存在血管炎
4分	关节炎	2个以上关节疼痛伴有炎症体征（如压痛、肿胀或积液）
4分	肌炎	近端肌肉疼痛/无力，伴有肌酸磷酸激酶水平升高，肌电图改变或肌活检证实存在肌炎
4分	管型尿	尿中有血红蛋白颗粒或红细胞管型
4分	血尿	RBC数目>5/HP。排除结石、感染或其他因素引起
4分	蛋白尿	24 h尿蛋白>0.5 g，新出现或近期24 h尿蛋白增加0.5 g以上
4分	脓尿	WBC数目>5/HP。排除感染因素引起

续表

计分	临床表现	定义
2 分	新的皮疹	新出现或反复出现
2 分	脱发	新出现或反复出现斑状或广泛脱发
2 分	黏膜溃疡	新出现或反复出现口腔或鼻溃疡
2 分	胸膜炎	胸膜炎性疼痛，伴有胸膜摩擦音或胸腔积液或胸膜增厚
2 分	心包炎	心包疼痛，加上以下至少一项：心包摩擦音、心包积液（心电图或超声心动图证实）
2 分	低补体	CH50、C3 或 C4 水平低于正常值下限
2 分	抗 ds-DNA 抗体增加	>25%（Farr 氏法）或高于检测范围
1 分	发热	>38 ℃。须排除感染因素引起
1 分	血小板计数降低	$<100\times10^9/L$
1 分	白细胞计数降低	$<3\times10^9/L$。须排除药物因素引起

注：评分以评估前 10 天以内的症状和检查为准（总分 105 分）：5~9 分为轻度活动；10~14 分为中度活动；≥15 分为重度活动。

7 治疗

cSLE 的治疗原则为积极控制狼疮活动，改善和阻止脏器损害，坚持长期、规律治疗，加强随访，尽可能减少药物副作用以改善患儿生活质量。药物及治疗强度的选择应根据器官系统受累程度、家长与儿童的意愿、儿童的生长发育及某些药物对性腺功能的影响、经济情况等综合考量。

cSLE 的治疗分为诱导缓解与维持治疗两个阶段。在诱导缓解阶段强调迅速控制病情，力求完全缓解，但要注意到强力的免疫抑制治疗可能导致的感染等并发症，并尽可能地予以预防及早期发现和积极治疗。维持治疗中要注意以下几个方面：① 密切监测病情有无活动，特别是在免疫抑制治疗强度较低的时候，常会因为感染、日晒或其他因素导致病情活动。② 对糖皮质激素等药物长期应用所致的副作用规律进行评估，尤其要注意儿童的骨健康、生长发育等。③ 一定要注意青春期儿童用药的依从性问题及心理健康问题。部分患儿会因为恐惧药物的副作用而自行停药导致疾病反复，也有患儿因为对 SLE 疾病本身的误解而不能较好地适应社会，性格孤僻自卑。④ 做好患儿从儿童医院到成人医院诊疗的过渡。

7.1 一般治疗

7.1.1 防紫外线

避免日晒，防晒系数 50~60 的防晒霜可以减少复发和光敏感皮疹。

7.1.2 疫苗

因为应用免疫抑制药物和本身免疫功能的紊乱，SLE 患儿感染风险增加，建议在常规免疫预防的基础上接种肺炎链球菌和流感疫苗，但在较强免疫抑制治疗时禁止接种活疫苗。

7.1.3 骨骼健康

保证钙和维生素 D 摄入，定期评估骨密度，治疗已存在的骨质疏松。

7.2 糖皮质激素

cSLE 起病多病情较重，大多需要全身性应用糖皮质激素，但剂量主要取决于疾病的严重性，应该应用能够维持临床和控制实验室指标的尽可能低的剂量。对于中重度 cSLE 患儿，起始剂量要足，以迅速控制炎性反应，达到诱导缓解目标，并以小剂量进行维持治疗。对于重要脏器受累如 LN、中枢神经系统病变、严重血管炎及危重患儿可用大剂量甲泼尼龙（2 mg·kg^{-1}·d^{-1}）或冲击疗法（15~30 mg·kg^{-1}·d^{-1}），最大剂量不超过 1 g/d，根据病情冲击 3~5 d 后改为适当剂量的糖皮质激素口服。为了在控制病情的同时尽量减小糖皮质激素的剂量，可早期加用其他免疫抑制剂[7]。

7.3 改善病情药物

7.3.1 羟氯喹（HCQ）

建议所有对 HCQ 无禁忌的患者均使用 HCQ，作为背景用药；4~6 mg·kg^{-1}·d^{-1}，最大量 0.2 g/d。注意 HCQ 的眼睛毒性。

7.3.2 吗替麦考酚酯（MMF）

诱导治疗剂量为 20~30 mg·kg^{-1}·d^{-1}，维持治疗剂量为 15~20 mg·kg^{-1}·d^{-1}，均分两次服用。

7.3.3 环磷酰胺（CTX）

CTX 500~750 mg/m^2，每月一次，共 6 次，或 8~12 mg·kg^{-1}·d^{-1}，每 2 周连用 2 d 为 1 次，总计 6~8 次，后改为每 3 个月一次，维持 1~3 年。

7.3.4 甲氨蝶呤（MTX）

MTX 用于皮肤和关节疾病，10~15 mg/m^2，每周一次。

7.3.5 他克莫司

他克莫司主要用于狼疮性肾炎，尤其膜性肾病，0.05~0.15 mg·kg^{-1}·d^{-1}，q 12 h，空腹服用。用药期间注意监测血药浓度，维持谷浓度在 5~10 μg/L。

7.4 生物制剂

7.4.1 利妥昔单克隆抗体（rituximab）

利妥昔单克隆抗体是一种人鼠嵌合抗 CD20 单克隆抗体，CD20 在 B 细胞广泛表达。研究发现，抗 CD20 单克隆抗体对难治性 SLE（如 LN、狼疮肺炎、狼疮脑病、狼疮导致的血小板减少及溶血性贫血）具有良好效果。2017 年 SHARE 推荐，利妥昔单克隆抗体可用于治疗难治性Ⅲ/Ⅳ型或Ⅴ型 LN、精神神经性狼疮及灾难性抗磷脂综合征患者。2019 年 EULAR 推荐，对存在脏器受累的难治性 SLE 或对标准免疫抑制治疗不耐受或有禁忌的患者，可考虑应用利妥昔单克隆抗体。

7.4.2 贝利尤单克隆抗体（belimumab）

贝利尤单克隆抗体是一种针对 BAFF 的人源特异性单克隆抗体。2011 年美国食品药品监督管理局批准贝利尤单克隆抗体用于治疗活动期、自身抗体阳性并接受标准治疗的成年 SLE 患者。2019 年该药又被批准用于 5 岁以上儿童 SLE 患者。2019 年 EULAR 推荐，对常规治疗（抗疟药+糖皮质激素联合/不联合免疫抑制剂）反应不佳（因残留疾病活动，激素无法减量和/或反复复发）的患者，应考虑加用贝利尤单抗（1a/A）。给药方案为

10 mg/kg，前 3 次每 2 周给药一次，随后每 4 周给药一次。应持续评估患者的病情。如果治疗 6 个月后疾病控制无改善，应考虑中止治疗。

7.5 其他治疗方法

7.5.1 IVIG

IVIG 主要用于重症 SLE、常规治疗无效、作为联合治疗的一部分、合并严重感染以及顽固性血小板减少的长期治疗。

7.5.2 免疫吸附与血浆置换

免疫吸附与血浆置换用于内科治疗无效、高球蛋白血症、高滴度抗体等难治性患者，须联合免疫抑制治疗。

7.5.3 造血干细胞移植

造血干细胞移植只考虑用于重症 SLE 但常规治疗失败者。

8 预后

cSLE 的预后已有很大改观，5 年生存率近 100%，10 年生存率在 85% 以上。预后的改善得益于 SLE 的早期诊断与正确的积极治疗，但治疗 cSLE 患者不应仅满足于 5 年或 10 年生存率提高，应致力于儿童患者达到正常预期寿命，并提高其生存质量。SLE 的三大死亡原因主要是 LN、神经精神性狼疮、感染，其中感染已逐渐成为最重要的死因。SLE 是慢性疾病，虽然通常可以很好地控制，但总是存在疾病活动的风险，故一定要有规律地随访监测病情。

附 新生儿狼疮（neonatal lupus erythematosus，NLE）

新生儿和婴儿期的狼疮综合征被称为新生儿狼疮，临床表现主要包括皮疹、心脏传导阻滞、肝脏疾病和血细胞减少症。皮肤和心脏表现最常见。病因为来自母体的抗 Ro/SSA 抗体和（或）抗 La/SSB 抗体经胎盘传递给胎儿。尽管如此，母体的自身抗体很少使胎儿致病，大多数患儿并不出现临床症状，而胎传的自身抗体也将在出生后数周至数月消失。

临床表现

皮疹：患儿多在出生后数周出现环状红斑性皮疹，通常在 6 个月时消失（与婴儿的母体抗体同时消失），没有并发症。偶尔出现眶周或颧骨皮疹，红斑颜色更深并伴有鳞屑，痊愈后可能留有疤痕，出现皮肤萎缩、色素沉着和毛细血管扩张。

先天性完全性心脏传导阻滞（congenital complete heart block，CCHB）是 NLE 的最严重表现，可于胎龄 18~24 周发生，引起胎儿心动过缓，从而导致心力衰竭。NLE 是儿童特发性 CCHB 的最常见原因。胎儿发生 CCHB 与母体内存在抗 Ro 和抗 La 抗体密切相关。CCHB 的组织学特征为传导系统纤维化和钙化。此外，患儿常伴有心内膜弹力纤维增生症和其他先天性心脏病。

除皮肤和心脏表现外，NLE 患儿还可能出现短暂的肝脏、血液系统、神经系统异常。

诊断

当同时存在如下两种情况时，可诊断为 NLE：①母亲存在抗 Ro/SSA 抗体和（或）抗 La/SSB 抗体；②胎儿或新生儿出现心脏传导阻滞，或新生儿出现典型皮疹、肝脏或血液系统表现，无法用其他原因解释。

治疗

除心脏损害外，新生儿狼疮的临床表现是暂时的，不需要治疗可自行消失。

心脏受累的治疗：宫内治疗包括氟化糖皮质激素、β受体激动剂、IVIG、羟氯喹等药物治疗，或者提前分娩。对新生儿期出现严重心动过缓者应使用起搏器。

参考文献

［1］KAMPHUIS S，SILVERMAN E D. Prevalence and burden of pediatric-onset systemic lupus erythematosus［J］. Nature Reviews Rheumatology，2010，6（9）：538-546.

［2］胡亚美，江载芳. 诸福棠实用儿科学［M］. 7版. 北京：人民卫生出版社，2005.

［3］OMARJEE O，PICARD C，FRACHETTE C，et al. Monogenic lupus：dissecting heterogeneity［J］. Autoimmunity Reviews，2019，18（10）：102361.

［4］WOO P，LAXER RM，SHERRY DD. Pediatric rheumatology in clinical practice［M］. Second Edition. London：Springer-Verlag，2016.

［5］中华医学会儿科学分会肾脏学组. 狼疮性肾炎诊治循证指南（2016）［J］. 中华儿科杂志，2018，56（2）：88-94.

［6］宋红梅. 儿童风湿病国际相关诊治指南系列解读之一——EULAR-ACR系统性红斑狼疮分类标准解读［J］. 中国实用儿科杂志，2020，35（4）：249-252.

［7］中华医学会儿科学分会免疫学组. 儿童系统性红斑狼疮诊疗建议［J］. 中华儿科杂志，2011，49（7）：506-514.

（宋晓翔）

第八篇

感染与关节炎

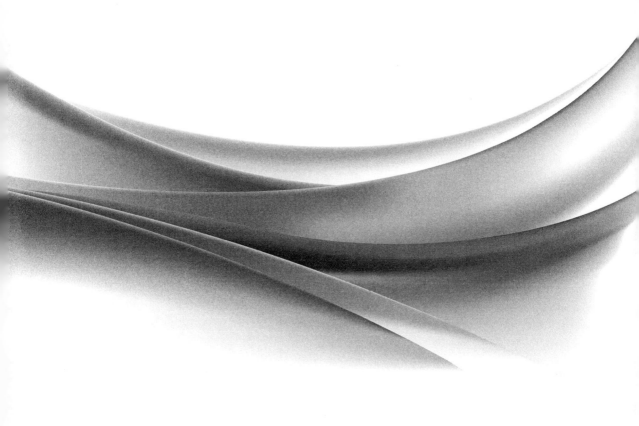

第八章

民事訴訟法

第三十一章 风湿热

1 概述

风湿热（rheumatic fever，RF）是儿童时期常见的由上呼吸道 A 族乙型溶血性链球菌（group A type β streptococcus，GAS）感染咽部引起的全身结缔组织非化脓性炎症。任何年龄均可发病，以 5~15 岁的儿童及青少年最为常见，3 岁以内婴幼儿极为少见，无性别差异。一年四季均可发病，以冬春季常见。临床表现主要包括关节炎、心脏炎、舞蹈病、环形红斑和皮下结节等。本病发作呈自限性，多数预后良好，基本病理变化包括心脏、关节、皮肤、血管等结缔组织的损伤，最严重的后果是急性发作后常遗留轻重不等的心脏损害，形成慢性风湿性心脏病或风湿性瓣膜病，这是全世界儿童及青少年获得性心脏病常见的病因之一[1]。

自 20 世纪 50 年代青霉素广泛应用开始，风湿热的发病率逐年下降。但近 20 年来，世界各地风湿热发病率开始回升，并且由于近年来抗生素的广泛应用，风湿热的临床表现多不典型，误诊、漏诊、过度诊断均有增加，病变大多累及心脏，严重威胁着儿童患者的生命健康和生活质量。

2 发病机制

2.1 链球菌感染

目前临床及流行病学研究均表明，风湿热是 GAS 感染后引起的自身免疫性疾病。GAS 具有多抗原性的特点，其荚膜由透明质酸组成，与人体关节、滑膜有共同抗原；其细胞壁外层蛋白质中 M 蛋白和 M 相关蛋白、中层多糖中 N-乙酰葡萄糖胺和鼠李糖等均与人体心肌和瓣膜有共同抗原；其细胞膜的脂蛋白与人体心肌肌膜和丘脑下核、尾状核之间有共同抗原。其中 M 蛋白既能抑制免疫细胞的吞噬作用，又有细胞分型的基础，称为"交叉反应抗原"，被认为是与 GAS 致病性及毒力关系最密切的物质，是一种典型的超抗原，具有强大的刺激 T、B 细胞活化的能力，可与 T 细胞抗原识别受体、B 细胞抗原识别受体的抗原结合凹槽外的部位结合，非特异性刺激 T、B 细胞克隆增殖。此外，链球菌致热外毒素也可直接对机体造成损伤并且引起异常免疫反应。

2.2 分子模拟

GAS 感染先引起 T 细胞浸润，T 细胞通过其双信号识别菌体抗原，进而引起 T 细胞活化、增殖，分泌多种细胞因子，产生生物学效应；活化 T 细胞可辅助 B 细胞活化，或者 B 细胞直接识别荚膜抗原而被活化，增殖分化为浆细胞并产生抗体，因存在交叉性抗原，可针对自身成分发生免疫反应，引起组织器官的损害。同时，链球菌抗原与抗链球菌抗体形成的循环免疫复合物可在人体关节滑膜、心肌、心瓣膜等部位沉积，产生炎性病变。

2.2.1 心脏炎

链球菌 M 蛋白和 N-乙酰-β-D-氨基葡萄糖（NABG）与肌球蛋白有相同的表位，在风湿性心脏病患者中分离出的单克隆抗体对肌球蛋白及NABG有反应，说明该抗体与人体瓣膜内皮细胞相互作用，表达血管细胞黏附分子-1（VCAM-1），随后T细胞通过内皮细胞渗透进入心瓣膜形成肉芽肿病变，最终由于新生血管的形成和病情的进展，心瓣膜变成瘢痕样的慢性病变。

2.2.2 舞蹈病

分子模拟还可能与舞蹈病的发生有关。在一个动物模型中，引发舞蹈病的单克隆抗体可与哺乳动物的溶血神经节苷脂结合。将所培养的人神经元细胞暴露于舞蹈病患者的单克隆抗体或血清中会导致钙调蛋白依赖的蛋白酶激活。

2.3 遗传易感性

宿主的遗传易感性在风湿热发病机制中也可能起一定作用。一些研究已经报道了风湿热的基因相关性，但有关人类白细胞抗原（HLA）与风湿热相关性的研究结果不尽相同。人们猜测风湿热的易感性是由多基因决定的，如非HLA抗原的B细胞标志——D8/17抗原可能与主要组织相容性复合体（MHC）编码的DR抗原一起决定其易感性。

3 临床表现

急性风湿热起病前1~6周常有链球菌感染引起的咽峡炎、扁桃体炎或猩红热病史，临床表现为发热、咽痛、乏力、食欲减退等症状。风湿热常急性起病，部分可隐匿发展，主要表现为关节炎、心脏炎、舞蹈病、环形红斑和皮下结节，这些表现可单独出现或合并出现，并且每种表现的严重程度不同。较常见的表现形式是发热和关节炎，往往还伴有心脏炎。

3.1 主要临床表现

3.1.1 心脏炎

超过50%的RF患者会出现心脏炎症，包括心肌炎、心内膜炎及心包炎，通常于GAS感染后3周内出现，可表现为心悸、气短、心前区不适等症状。风湿性心脏炎的主要表现是心内膜受累，以二尖瓣及主动脉瓣好发，造成瓣膜关闭不全。二尖瓣关闭不全表现为心尖区全收缩期杂音，可伴二尖瓣相对狭窄所致舒张中期杂音；主动脉瓣关闭不全表现为心底部舒张早期杂音。借助超声心动图可发现临床听诊无异常的隐匿性心瓣膜炎。急性期瓣膜损害多为充血水肿，可逐渐恢复，但多次反复发生可造成永久性损害。心肌炎患者可无明显症状，重者可伴不同程度的心力衰竭、心脏扩大、心尖冲动减弱，心电图显示PR间期延长，伴有T波低平和ST段异常，或有心律失常。风湿性心包炎的发病率较低，可表现为心前区疼痛和心包摩擦音，常常为一过性，缓解后通常无后遗症。

3.1.2 关节炎

关节痛是风湿热最常见的症状，通常于GAS感染后3周内出现，在青少年及成人中更为常见。临床表现为红、肿、热、痛，以膝、踝、肘、腕等大关节为主，呈游走性。每个受累关节表现持续数日后自行消退，愈后不留畸形，此起彼伏，持续3~4周。水杨酸制剂对缓解关节症状疗效颇佳。关节痛可继气候变冷或阴雨而出现或加重。轻症及不典型病例可为单关节或寡关节、少关节受累，或者累及一些不常见的关节，如髋关节、指关节、下颌关节、胸锁关节等。

3.1.3 舞蹈病

风湿热性舞蹈病也称Sydenham舞蹈病，是一种神经系统疾病。它比其他风湿性表现的潜伏期长，常在诱发性感染后 1~8 个月出现，通常为隐匿性发病，也有可能突然发病，可能是患者的唯一表现。其特征为舞蹈样动作、情绪不稳和肌张力低下。肢体表现为快速、不规则、非刻板性抽动和交替样动作，面部可表现为挤眉弄眼、摇头转颈、努嘴伸舌等，常伴多种精神症状，如易激惹、情绪不稳、强迫症行为等。患者兴奋和注意力集中时症状加重，睡眠时症状消失。

3.1.4 皮肤症状

（1）环形红斑：表现为环形或半环形边界清楚的非瘙痒性皮疹，主要累及躯干，不累及面部，呈一过性，或时隐时现，可持续数周。

（2）皮下结节：通常位于大关节伸面或骨性突起上方，直径 0.1~1 cm，质硬，无压痛，常伴心脏炎，持续 2~4 周消失。

3.2 次要临床表现

（1）发热。风湿热相关的发热通常体温 ≥38.5℃，但高风险人群更常见低度发热（体温约 38.0 ℃）。

（2）关节痛。风湿热患者通常为多个关节受累，出现关节痛，但这种表现在许多其他风湿病中也很常见，因此特异性不高。

（3）急性期反应物水平升高。大多数风湿热患者都会出现急性期反应物水平升高，但部分患者仅表现为舞蹈病症状，接受抗风湿治疗的患者急性反应物水平可能不升高。典型的急性期反应物水平升高包括红细胞沉降率 ≥60 mm/h 或 C 反应蛋白水平 ≥3.0 mg/dL，与发热一样，高危人群可能出现较低度升高（ESR≥30 mm/h）。

（4）心电图显示 PR 间期延长。在无并发症的链球菌感染儿童中，多达 1/3 的患儿存在 PR 间期延长。房室传导阻滞在风湿热患者中常见，以一度房室传导阻滞最常见。重度房室传导阻滞有时会导致交界性心律。

4 辅助检查

4.1 链球菌感染检测

链球菌感染检测的方式包括咽拭子培养、快速链球菌抗原检测及抗链球菌抗体检测等。因链球菌感染后风湿热有迟发性，故急性风湿热发生时约 75% 的患者咽拭子培养结果为阴性，临床中最常用的指标是血清抗链球菌溶血素 O（ASO）。ASO 的滴度于链球菌感染后 3~5 周达高峰，即风湿热发病后的第 1~3 周，50%~80% 的风湿热患者 ASO 升高，同时联合测定抗脱氧核糖核苷酸酶 B（anti-DNase B）、抗链激酶（ASK）、抗透明质酸酶（AH），阳性率可提高到 95%。

4.2 急性期炎症反应指标与免疫学指标

急性期炎症反应指标包括白细胞计数和中性粒细胞数、红细胞沉降率、C 反应蛋白等，这些指标的变化仅能反应疾病的活动情况，对诊断本病并无特异性。免疫学指标包括免疫球蛋白（IgM、IgG、IgA）、循环免疫复合物（CIC）和补体 C3 增高占 50%~60%。抗心肌抗体（AHRA）用间接免疫荧光法和酶联免疫吸附测定（ELISA）法测定阳性率分别为 48.3% 和 70%，抗 A 组链球菌菌壁多糖抗体（ASP）阳性率为 70% 和 80%，外周血淋巴细胞促凝血活性试验（PCA）阳性率在 80% 以上，后者有较高的敏感性和特异性。肿瘤坏死因子（TNF）-α、血清白细胞介素（IL）-2 受体参与急性风湿热的发病过程，在急性风湿热活动期显著增高，治疗后明显下降，并且静止期其血清浓度较对照组增高，有望成为监测风湿活动和观察药物疗效的指标。

4.3 心电图及影像学检查

心电图检查可发现心动过速、P-R间期延长和各种心律失常。超声心动图检查显示瓣膜增厚、狭窄和（或）关闭不全，少数伴心包积液。

5 诊断标准

5.1 典型风湿热

根据上述临床表现及实验室检查可进行典型风湿热的诊断。风湿热的诊断标准在1944年首次被描述，称为Jones标准，美国心脏协会（American Heart Association，AHA）采用此标准来制定风湿热诊断指南，最新一次修订为2015年。表31-1为2015年Jones修订标准的主要内容[2-3]。此标准包含了2套不同标准：一套为低风险人群设立，另一套为中至高风险人群设立。如果患者有前驱链球菌感染证据，并有2项主要表现，或者1项主要表现及2项次要表现，则高度提示急性风湿热可能。有风湿热病史的患者再次感染GAS时，存在复发的可能，重复发作时更可能发生重度心脏受累。这些患者如果有2项主要表现，或者1项主要表现及2项次要表现，或者3项次要表现，加上前驱链球菌感染证据，则可诊断为复发风湿热，见表31-2。

表31-1 Jones修订标准（2015年）

项目	低风险人群	中/高风险人群
主要表现	• 心脏炎（临床/亚临床） • 关节炎（多发） • 舞蹈病 • 环形红斑 • 皮下小结	• 心脏炎（临床/亚临床） • 关节炎（包括单关节炎/多关节痛） • 舞蹈病 • 环形红斑 • 皮下小结
次要表现	• 多关节痛 • 发热（≥38.5 ℃） • 红细胞沉降率≥60 mm/h 或 C 反应蛋白≥3.0 mg/dL • PR间期延长	• 多关节痛 • 发热（≥38.0 ℃） • 红细胞沉降率≥30 mm/h 或 C 反应蛋白≥3.0 mg/dL • PR间期延长
前驱链球菌感染证据	• 咽拭子培养显示A组乙型溶血性链球菌阳性 • 快速链球菌抗原检测结果为阳性 • 抗链球菌抗体滴度升高或逐渐上升（抗链球菌溶血素O/抗脱氧核糖核酸酶B）	

注：中/高风险人群列为主要表现的多关节痛应排除其他原因所致；C反应蛋白数值应大于实验室设定的上限；红细胞沉降率在病程中不断改变，应取峰值；PR间期延长均排除年龄的影响，排除心脏炎作为主要标准时。

表31-2 风湿热诊断及分类标准

诊断分类	标准
初发风湿热	2项主要表现，或者1项主要表现及2项次要表现，加上前驱链球菌感染证据
复发风湿热	2项主要表现，或者1项主要表现及2项次要表现，或者3项次要表现，加上前驱链球菌感染证据

5.2 不典型或轻型风湿热

临床上达不到上述标准者,可检测特异性免疫学指标,如 ASP 和 PCA 阳性高度提示风湿性心脏炎存在;彩色多普勒超声心动图、心电图和心肌核素检查可发现轻症及亚临床型心脏炎。同时须排除风湿热可能的疾病,表 31-3 列举了儿童风湿热 3 种主要临床表现的鉴别诊断。

表 31-3　儿童风湿热 3 种主要临床表现的鉴别诊断

儿童风湿热的 3 种主要临床表现	须鉴别的疾病
关节炎	幼年特发性关节炎和其他自身免疫性疾病、反应性关节炎、病毒性关节炎、关节结核、白血病或淋巴瘤、痛风和假痛风、过敏性紫癜
心脏炎	生理性二尖瓣反流、二尖瓣脱垂、感染性心内膜炎、病毒性或特发性心肌炎、川崎病、先天性二尖瓣或主动脉瓣疾病
舞蹈病	药物中毒、肝豆状核变性、抽动症、家族性舞蹈病、颅内肿瘤、代谢性疾病(如高丙氨酸血症、共济失调毛细血管扩张症)、系统性红斑狼疮

6　治疗[4]

6.1　一般治疗

注意保暖,避免潮湿和受寒。急性期无心脏炎患者卧床休息 2 周,随后于 2 周内逐渐恢复至正常活动水平;有心脏炎者应卧床休息,待体温正常、心动过速控制、心电图改善后,继续卧床休息 3~4 周后再恢复活动。急性关节炎早期也需要卧床休息,至红细胞沉降率、体温正常后开始活动。

6.2　抗感染治疗

清除链球菌感染首选青霉素或苄星青霉素。具体治疗方法:青霉素 80 万 U 肌肉注射,每天 2 次,连续两周;或者苄星青霉素 60 万 U~120 万 U,每月 1 次。对青霉素过敏者可选择头孢菌素和大环内酯类药物。

6.3　关节炎

对于单纯关节受累患者,首选非甾体类抗炎药(NSAIDs),如阿司匹林、萘普生等,以控制关节症状并且预防新的关节受累。若不能耐受 NSAIDs 或者对这些药物过敏,可短期使用小剂量糖皮质激素。

6.4　心脏炎

对于已发生心脏炎的患者,首选糖皮质激素治疗。常用泼尼松,每日 2 mg/kg,最大量≤60 mg/d,分次口服,2~4 周后减量,总疗程 8~12 周;对合并心力衰竭者,应按照心力衰竭的常规治疗方式处理,同时及时静脉注射大剂量糖皮质激素,如氢化可的松或甲泼尼龙,每日 1 次,剂量 10~30 mg/kg,1~3 次。待病情改善后改口服激素治疗。

亚临床心脏炎:对既往无心脏炎病史,近期有过风湿热者,只需定期追踪及坚持长效青霉素预防,无须特殊处理。对曾患心脏炎或现患风湿性心脏病者,可根据实验室检查(如 ESR、AHRA、ASP、PCA 等)、超声心动图、心电图及体征的变化来制定具体治疗措施。① 如果患者仅有轻微体征改变，而上述各项检查正常，则无须抗风湿治疗，应继续追踪观察。② 如果患者实验室检查结果变化明显，但无其他原因解释，可试行 2 周的抗风湿治疗（一般用阿司匹林）。如果 2 周后实验室检查结果恢复正常，则不需要进一步处理；如果实验室检查结果仍不正常，可继续抗风湿治疗 2 周后复查有关项目，对结果仍不转阴又有可疑症状及体征或超声心动图或心电图改变者，须进行正规抗风湿治疗。③ 如果实验室检查结果、心电图、超声心动图均有明显的改变而其他原因无法解释者，虽无明显症状，应做进一步观察并应用 1 个疗程的抗风湿治疗。

6.5 舞蹈病

风湿热舞蹈病患者无特效治疗药物，主要以心理和行为治疗为主，必要时加用镇静剂，如地西泮、苯巴比妥或氯丙嗪等，并尽量避免强光噪音刺激。

7 预防

风湿热的发生与链球菌感染密切相关，因此预防链球菌感染是防止风湿热发生的重要措施。

一级预防——预防风湿热首次发作。在日常生活中，须注意环境卫生，居家宜通气通风，以避免链球菌传播；加强体育锻炼，提高抗病能力。对有发热、咽喉痛拟诊上呼吸道链球菌感染者，给予青霉素或其他有效抗生素治疗。

二级预防——预防风湿热复发。对于已患风湿热的患者，须积极预防链球菌感染，以防止复发。推荐使用苄星青霉素（长效青霉素），每月肌肉注射一次。对青霉素过敏的患者可选择大环内酯类药物或磺胺嘧啶。

表 31-4 列举了 2009 年美国心脏病协会推荐的预防风湿热的常用药物及使用方法[2]。表 31-5 为风湿热二级预防抗生素使用疗程。

表 31-4 风湿热一级预防及二级预防的药物治疗

分类	药物	剂量	剂型	疗程/d	等级
一级预防	青霉素 V	250 mg，2~3 次/天（体重≤27 kg）；500 mg，2~3 次/天（体重>27 kg）	口服	10	I，B
	阿莫西林缓释剂	50 mg/kg，1 次/天（最大剂量 1 g）	口服	10	I，B
	苄星青霉素	60 万 U（体重≤27 kg）；120 万 U（体重>27 kg）	肌注	单次	I，B
	头孢菌素	因药物而异	口服	10	I，B
	克林霉素	20 mg/(kg·d)，分 3 次给药（最大剂量 1.8 g/d）	口服	10	IIa，B
	阿奇霉素	10 mg/kg，1 次/天（最大剂量 500 mg）	口服	5	IIa，B
	克拉霉素	15 mg/(kg·d)，分 2 次给药（最大剂量 500 mg/d）	口服	10	IIa，B

续表

分类	药物	剂量	剂型	疗程/d	等级
二级预防	苄星青霉素	60万U（体重≤27 kg）；120万U（体重>27 kg）	肌注	视具体情况决定	I，A
	青霉素V	250 mg，2次/天	口服		I，B
	磺胺嘧啶	0.5 g，1次/天（体重≤27 kg）；1.0 g，1次/天（体重>27 kg）	口服		I，B
	大环内酯类	因药物而异	口服		I，C

表31-5 风湿热二级预防抗生素使用疗程

分类	抗生素使用时间
并发心脏炎，有心脏后遗症（永久性瓣膜病）	末次发作后持续10年或至少40岁，有时需终身治疗
并发心脏炎，无心脏后遗症（永久性瓣膜病）	末次发作后持续10年或至少21岁
不合并心脏炎	末次发作后持续5年或至少21岁

8 预后

风湿热的预后取决于心脏炎的严重程度。约70%的急性风湿热患者可在2~3个月内恢复，部分患者再次感染GAS时存在复发的可能，复发的危险因素有：① 对二级预防依从性差；② 既往发作次数多；③ 距上次发作间隔短；④ 持续链球菌感染暴露的可能性高；⑤ 年龄较小；⑥ 存在心脏受累。曾发生过风湿性心脏炎的患者（无论有无瓣膜受累）再发心脏炎的风险相对较高，且可能每次复发后心脏受累严重程度会逐渐增加。

参考文献

［1］PETTY R E，LAXER R M，LINDSLEY C B，et al. Textbook of pediatric rheumatology［M］. 7th ed. Philadelphia：Elsevier，2015.

［2］GERBER M A，BALTIMORE R S，EATON C B，et al. Prevention of rheumatic fever and diagnosis and treatment of acute streptococcal pharyngitis［J］. Circulation，2009，119（11）：1541-1551.

［3］GEWITZ M H，BALTIMORE R S，TANI L Y，et al. Revision of the jones criteria for the diagnosis of acute rheumatic fever in the era of Doppler echocardiography：a scientific statement from the American Heart Association［J］. Circulation，2015，131（20）：1806-1818.

［4］中华医学会风湿病学分会. 风湿热诊断和治疗指南［J］. 中华风湿病学杂志，2011，15（7）：483-486.

（封其华）

第三十二章 莱姆病

1 概述

莱姆病（Lyme disease）是由伯氏疏螺旋体感染引起的自然疫源性疾病，是美国Steere AC博士于1977年首次报道经蜱叮咬传染的一种人畜共患病。该病因首次被发现于美国康涅狄格州的莱姆（Lyme）镇而得名。该病分布广泛，现已被报告存在于世界五大洲70多个国家，以山林地区为主，我国主要的高发区是东北和内蒙古林区。该病以硬蜱为传播媒介，临床表现多样，以发热、游走性红斑，以及心脏、神经系统、关节等多脏器受累为特点。莱姆病对人类健康和畜牧业的发展构成了严重危害，已成为全球性的公共卫生问题。

2 临床表现

莱姆病的潜伏期为3~32 d，平均7~9 d。其临床表现复杂，严重程度、累及器官及预后个体差异大。其病程通常分为3期[1]。

2.1 Ⅰ期（局部感染期，早期）

多在感染后3~14天出现以游走性红斑为主的特征性表现。初期被蜱叮咬处出现红色丘疹或斑疹，而后小斑疹离心性扩大形成红斑，皮损直径约15 cm，红斑中心部位逐渐褪色，但边缘部位留下红色，形成环形病变，偶有鳞屑、瘙痒感。发病时常伴流感样症状，如发热、疲劳、头痛、肌痛、浅表淋巴结肿大等。

2.2 Ⅱ期（播散感染期，中期）

多发生在蜱叮咬数周或数月后，以神经系统损害和心脏受累为特征。15%的患者出现神经系统受累，典型的三联征是淋巴细胞性脑膜炎、单侧或双侧颅神经麻痹（以面神经多见）和运动及感觉性神经根炎。8%的患者出现心脏受累，主要表现为房室传导阻滞，还有心肌炎、心包炎，心脏症状常持续数天至6周。部分患者可出现眼部症状，包括角膜炎、单侧葡萄膜炎、视网膜血管炎。

2.3 Ⅲ期（持续感染期，晚期）

多发生在感染后数月至数年后。最常见的特点是关节炎，部分患者可出现慢性萎缩性肢端皮炎、慢性脑膜炎或脑病。未经治疗的患者约60%出现关节病变，以膝关节最常见。

3 实验室检查

3.1 常规检查

白细胞计数多在正常范围，偶有升高，红细胞沉降率增快，少数病人可出现镜下血尿、蛋白尿。莱姆病Ⅱ期脑膜炎和神经系统受损者，脑脊液淋巴细胞计数和蛋白水平增高。心脏受累者心电图可出现房室传导阻滞。

3.2 病原学检查

取患者受损组织切片或血液、脑脊液、关节液等，用暗视野显微镜直接镜检，或者用各种组织学染色法可检查到伯氏疏螺旋体,但检出率较低;将上述标本培养并分离伯氏疏螺旋体,血培养阳性可用于病程早期诊断,但阳性率低;亦可用 PCR 法检测上述标本中的伯氏疏螺旋体 DNA,此方法敏感且特异,适用于早期诊断。

3.3 血清学检查

目前常用的方法为间接免疫荧光(indirect immunofluorescence,IFA)法、酶联免疫吸附试验(enzyme linked immunosorbent assay,ELISA)和免疫印迹(Western blot,WB)法,前两者用于检测患者血清、关节液、脑脊液等标本中的特异性 IgM 和(或)IgG 抗体。需要注意的是,莱姆病早期血清学检查结果可能为阴性,早期抗生素治疗可能影响机体对特异性抗体的应答,导致血清学检查结果持续阴性。WB 法的敏感度与特异度均优于 IFA 法和 ELISA 法,适用于其他两种血清学方法结果为可疑的患者。

4 诊断

本病通过流行病学史,如 1 个月内曾去过潜在性蜱栖息地,或有被蜱叮咬史,结合典型的临床特点、病原学检查结果可明确诊断。但多数患者对既往蜱叮咬史不太明确或疾病早期实验室检查不特异,这给诊断带来一定难度。

5 治疗

根据美国感染性疾病协会 2000 年指南和国际莱姆病协会 2014 年指南[2-3],现提出以下防治建议:(1)不推荐用多西环素(200 mg)来预防莱姆病。(2)2014 年国际莱姆病指南推荐,若有明确蜱叮咬史,无论局部充血程度和当地蜱的感染率如何,均建议用多西环素 100~200 mg,每天 2 次,持续治疗 20 天。

5.1 早中期患者的治疗

多西环素 100 mg,每天 2 次,或阿莫西林 500 mg,每天 3 次,疗程 14~21 d。大环内酯类在早期患者中不作为一线治疗药物推荐。对合并急性脑膜炎或神经根病的患者,建议使用头孢曲松 2 g,静滴,每天 1 次,疗程 14~28 d;或静脉用青霉素 G。对不耐受上述药物的成年人,建议用多西环素 100~200 mg,每天 2 次,疗程 14~28 d。对于儿童,推荐使用头孢曲松、头孢噻肟或青霉素 G。对于Ⅰ—Ⅱ度房室传导阻滞的早期患者,治疗方法与早期合并游走性红斑的非心脏受累患者相同。对于Ⅲ度房室传导阻滞的患者,推荐使用头孢曲松治疗。孕妇避免使用四环素。

5.2 晚期患者的治疗

5.2.1 关节炎

使用多西环素或阿莫西林治疗 28 d。对于反复发作的关节炎,建议追加 4 周抗感染治疗或 2~4 周头孢曲松静滴。若持续滑膜炎导致反复关节肿痛,可行关节镜下滑膜清除术。

5.2.2 神经系统晚期病变

推荐使用头孢曲松 2 g,静滴,疗程 2~4 周;或者使用头孢噻肟、青霉素 G 治疗。除非客观检查证实疾病复发,不推荐重复疗程治疗。对于儿童,推荐使用头孢曲松、头孢噻肟或青霉素 G 治疗。

参考文献

[1] 付钰广,罗建勋,殷宏. 莱姆病的研究进展[J]. 中国兽医科学, 2011, 41(1): 99-105.

[2] WORMSER G P, NADELMAN R B, DATTWYLER R J, et al. Practice guidelines for the treatment of Lyme disease. The Infectious Diseases Society of America[J]. Clin Infect Dis, 2000, 31(1): 1-14.

[3] CAMERON D J, JOHNSON L B, MALONEY E L. Evidence assessments and guideline recommendations in Lyme disease: the clinical management of known tick bites, erythema migrans rashes and persistent disease[J]. Expert Rev Anti Infect Ther, 2014, 12(9): 1103-1135.

(严 冬)

第九篇

其他风湿免疫病

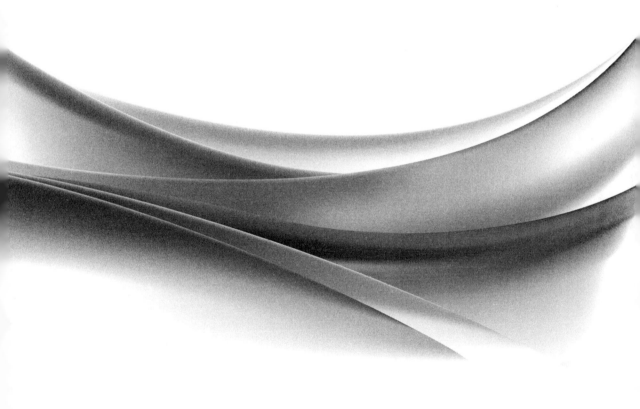

第九章

真相及其武装风暴

第三十三章 大骨节病

1 概述

大骨节病（又称 Kashin-Beck 病）多发于少年儿童，是一种以软骨坏死为主、呈多发对称性改变的软骨发育障碍性疾病。该病患者管状骨变短，继发变形性关节病。病人发育障碍呈侏儒状，步态不稳呈摇摆状。该病流行于我国东北、西北，以及俄罗斯的西伯利亚东南部和朝鲜西北部，是一种发病有明显地区性的地方病。

2 发病机制

目前对于大骨节病发病机制的研究众多[1-2]。国内外学者提出各种大骨节病环境病因假说，如低硒学说、粮食真菌毒素污染学说和饮水中有机物中毒学说等。但至今尚无一种较为完善的发病机制学说。多数研究认为，硒的缺乏和谷物污染是大骨节病的主要环境风险因素，多个环境和遗传因素同时相互作用与大骨节病病因相关[3]。

3 临床表现

该病主要发生于骨骼生长旺盛期的儿童和青少年，患病晚者其临床症状可出现于成人期。绝大多数患者发病隐渐，仅3%左右呈急性或亚急性过程。临床过程可分为下述四期。

3.1 前驱期

前驱期症状少而轻，发病部位顺序为踝、手指、关节、膝、肘、腕、足趾关节和髋。受累部位常有隐痛及关节活动不灵和疲乏感。各关节外表尚正常，有明显的压痛。关节活动时可偶然听到捻发样摩擦音，握拳和开拳皆感不适，并有酸痛。

3.2 早期

早期患者关节疼痛、不灵活和疲乏感逐渐加重，手指、膝、踝关节逐渐增粗，各关节伸屈不便，关节活动时可听见摩擦音。

3.3 中期

中期患者关节外形显著增粗，疼痛和功能障碍比较明显，常常伴有屈曲畸形，关节内有积液，手指伸直和屈曲障碍，四肢肌肉中度萎缩，扁平足明显。

3.4 晚期

晚期患者身材矮小，四肢和手指明显短缩，关节粗大，伴有挛缩畸形，活动障碍明显，常常伴有膝内翻或膝外翻畸形，两髋不能伸直，甚至有髋内翻畸形。

4 实验室检查

实验室检查结果多无明显诊断意义。血浆中的谷草转氨酶、乳酸脱氢酶、羟丁酸脱氢酶水平可升高；血浆碱性磷酸酶活性升高，可反映成骨细胞功能活跃；尿液中的硫酸软骨素、肌酸水平可升高，血硒含量、发硒含量、红细胞硒含量多降低。

5　影像学检查

大骨节病X线诊断标准以掌指骨、腕骨、距跟骨和跖趾骨的X线照片为准,主要为以下5种X线征象:① 干骺端先期钙化带变薄、模糊、中断、消失;② 骺板和干骺端失去正常形态,呈多发锯齿状凹陷,凹陷底部硬化;③ 早期坏死骨较周围骨的密度增高,形成硬化带;④ 骺变形,骨骺干骺早期闭合;⑤ 关节增粗、短指畸形、关节间隙变窄。

6　鉴别诊断

大骨节病X线征象的发生、发展与发病年龄、部位有特定关系,故大骨节病应与软骨发育不良、类风湿性关节炎、外伤性或退行性关节炎等疾病鉴别。

7　治疗原则

7.1　非手术治疗

非手术治疗原则是控制可能的病因和发病机制[4]。早期患者可口服亚硒酸钠和维生素E,可服用硫酸软骨素片。硫化代谢障碍者可用复方硫酸钠片。避免关节的过度负荷。可用非甾体类药物缓解关节痛。

7.2　手术治疗

(1) 关节镜手术:适用于有轻度关节挛缩、畸形,关节绞索、疼痛及功能障碍的患者。

(2) 人工关节置换:因严重的关节畸形、疼痛而影响功能及关节明显破坏者可行人工关节置换,尤其是下肢负重关节,可以做髋、膝、踝置换。

(3) 关节清理术或关节融合术。

参考文献

[1] 王继成. 大骨节病病因与发病机制的研究进展 [J]. 中国骨与关节杂志, 2018, 12 (7): 34-40.

[2] 杨建伯. 镰刀菌毒素致大骨节病研究进展 [J]. 中国地方病学杂志, 1994, 13 (2): 114-117.

[3] 杨建伯. 关于大骨节病致病因子传播途径的报告 [J]. 中国地方病学杂志, 1989, 8 (6): 382-386.

[4] 杨建伯. 大骨节病病因和阻断措施研究 [J]. 中国地方病杂志, 1989, 8 (3): 134-144.

(师延斌)

第三十四章 成人斯蒂尔病

1 概述

斯蒂尔病本是指系统型起病的幼年型慢性关节炎，但相似的疾病也可发生于成年人，称为成人斯蒂尔病（adult onset Still's disease，AOSD）。本病曾被称为"变应性亚败血症"，1987年以后被统一改称为成人斯蒂尔病。

本病病因尚不清楚。其临床特征为发热、关节痛和（或）关节炎、皮疹、肌痛、咽痛、淋巴结肿大、中性粒细胞增多及血小板增多，严重者可伴系统损害。由于该病无特异性的诊断方法和标准，须排除感染、肿瘤及其他结缔组织病后再考虑其诊断。某些患者即便被诊断为成人斯蒂尔病，也需要在治疗中密切随诊，以进一步排除上述疾病。本病患病率女性多于男性（2∶1），散布于世界各地，无地域差异。好发年龄为16~45岁，高龄发病亦可见到。

2 临床表现

2.1 症状和体征

2.1.1 发热

发热是本病最常见、最早出现的症状。其他表现（如皮疹、关节肌肉症状、外周血白细胞计数增高等）可能直至出现发热数周甚至数月后才陆续表现出来。80%以上的患者呈典型的弛张热（emitted fever），通常于傍晚体温骤然升高，达39℃以上，伴或不伴寒战，但未经退热处理次日清晨体温可自行降至正常。通常每日一次体温高峰，每日二次者少见。

2.1.2 皮疹

皮疹是本病的另一主要表现，见于85%以上的患者。典型皮疹为橘红色斑疹或斑丘疹，有时皮疹形态多变，可呈荨麻疹样。皮疹主要分布于躯干、四肢，也可见于面部。本病皮疹的特征是，常与发热伴行，在傍晚开始发热时出现，次日晨热退后皮疹亦消失。另一皮肤异常是由于衣服、被褥皱褶、搓抓等机械刺激或热水浴，使得相应部位皮肤呈弥漫红斑并可伴有轻度瘙痒，这一现象即Kornberg现象，见于约1/3的患者。

2.1.3 关节及肌痛

几乎100%的患者有关节疼痛，关节炎在90%以上。最常累及的是膝、腕关节，其次为踝、肩、肘关节。近端指间关节、掌指关节及远端指间关节亦可受累。发病早期受累关节少，之后可增多呈多关节炎。不少患者受累关节的软骨及骨组织可出现侵蚀破坏，故晚期有可能出现关节僵直、畸形。肌肉疼痛常见，占80%以上。多数患者发热时出现不同程度肌肉酸痛，部分患者出现肌无力及肌酶轻度增高。

2.1.4 咽痛

多数患者在疾病早期有咽痛，有时存在于整个病程中，发热时咽痛出现或加重，热退后缓解。患者可有咽部充血，咽后淋巴滤泡增生及扁桃体肿大，咽拭子培养阴性，抗生素治疗无效。

2.1.5 其他临床表现

患者可出现周围淋巴结肿大、肝脾大、腹痛（少数似急腹症）、胸膜炎、心包积液、心肌炎、肺炎。肾损害、中枢神经异常及周围神经损害较少。少数患者可出现急性呼吸衰竭、充血性心衰、心包填塞、缩窄性心包炎、弥散性血管内凝血（DIC）、严重贫血及坏死性淋巴结病。

2.2 实验室检查

（1）血常规及红细胞沉降率：本病的突出表现是71%~97%的患者外周血白细胞计数增加，一般在$10×10^9/L$~$20×10^9/L$之间，也有报告高达$50×10^9/L$，呈类白血病反应。55%~88%的患者以中性粒细胞增高为主，中性粒细胞核左移而嗜酸性粒细胞不消失。在无胃肠道失血的情况下，59%~92%的患者出现持续性和进行性贫血，多为正细胞正色素性贫血，也可为小细胞低色素性贫血或大细胞正色素性贫血。个别患者表现为溶血性贫血，贫血多与疾病活动性有关。几乎100%的患者红细胞沉降率增高。

（2）部分患者肝酶水平轻度增高。

（3）大多数患者类风湿因子和抗核抗体阴性，仅少数患者可呈低滴度阳性。患者血补体水平正常或偏高。

（4）血清铁蛋白（serum ferric，SF）：本病患者SF水平增高，且其水平与病情活动性呈正相关。因此，SF不仅有助于本病的诊断，而且对判断病情是否活动及评价治疗效果有一定意义。

2.3 放射学表现

本病的X线表现是非特异性的。有关节炎的患者早期可有关节周围软组织肿胀和关节骨端骨质疏松，随病情的发展，可出现关节软骨破坏，关节间隙狭窄。腕、颈椎、髋、膝关节均可受累，软骨下骨也可被破坏，最终可致关节僵直、畸形。关节超声、MRI检查有助于早期诊断。

3 诊断

3.1 诊断标准

本病无特异性诊断方法。国内外相关专业机构曾制定了许多诊断或分类标准，但至今仍没有公认的统一标准。目前应用较多的是美国Bush标准和日本Yamagata标准。

3.1.1 Bush标准

（1）必备条件：① 发热，体温≥39℃；② 关节痛或关节炎；③ 类风湿因子<1∶80；④ 抗核抗体<1∶100。

（2）可选条件：① 血白细胞计数≥$15×10^9/L$；② 皮疹；③ 胸膜炎或心包炎；④ 肝大或脾大或淋巴结肿大。

诊断：符合上述4项必备条件及至少2项可选条件，即可做出诊断。

3.1.2 日本Yamagata标准

（1）主要条件：① 发热，体温≥39℃持续1周以上；② 关节痛持续2周以上；③ 典型皮疹；④ 血白细胞计数≥$10×10^9/L$，且中性粒细胞>0.80。

(2) 次要条件：① 咽痛；② 淋巴结和（或）脾大；③ 肝功能异常；④ 类风湿因子和抗核抗体阴性。

诊断：符合上述5项或5项以上条件（至少含2项主要条件）并排除感染性疾病、恶性肿瘤、其他风湿性疾病，即可做出诊断。

3.1.3 Calderon 标准（1986 年）

(1) 必备条件：① 无其他原因的高峰热，体温达39 ℃，每日1~2个高峰；② 关节炎或关节痛或肌痛；③ 类风湿因子和抗核抗体阴性。

(2) 可选条件：① 典型皮疹；② 全身淋巴结病；③ 肝大；④ 脾大；⑤ 一种心肺表现（胸膜炎、肺炎、心包炎、心肌炎）；⑥ 中性粒细胞增高，白细胞计数≥$15×10^9$/L。

诊断：具有以上3项必备条件及至少2项可选条件并排除其他原因引起的高热、皮疹、关节炎或关节痛，即可做出诊断。

3.1.4 Truffaut 标准（2002 年）

(1) 主要条件：① 峰型热，体温>39℃；② 关节痛；③ 短暂性红斑；④ 咽炎；⑤ 中性粒细胞≥0.80；⑥ 糖化铁蛋白<20%。

(2) 次要条件：① 斑丘疹；② 白细胞计数≥$10×10^9$/L。

诊断：符合上述4个主要条件，或者3个主要条件加上2个次要条件，即可做出诊断。

3.1.5 Crisp 标准（2005 年）

不同临床表现计分标准如下：① 关节炎（10分）；② 咽炎（7分）；③ 典型皮疹（5分）；④ 肝大（5分）；⑤ 中性粒细胞计数>$9.5×10^9$/L（18分）。

诊断：不明原因发热患者达到30分，即可做出诊断。

3.2 诊断要点及鉴别诊断

3.2.1 诊断要点

如果患者出现下列临床表现及实验室检查结果阳性，应疑及本病。

(1) 发热是本病最突出的症状，出现也最早，典型的热型为弛张热，一般每日1次。

(2) 皮疹多见于躯干及四肢，也可见于面部；为橘红色斑疹或斑丘疹，通常与发热伴行，呈一过性。

(3) 通常有关节痛和（或）关节炎，早期呈少关节炎，也可发展为多关节炎。肌痛症状也很常见。

(4) 外周血白细胞计数显著增高，主要为中性粒细胞增高，血培养阴性。

(5) 血清学检查：多数患者类风湿因子和抗核抗体均阴性。

(6) 多种抗生素治疗无效，而糖皮质激素治疗有效。

3.2.2 鉴别诊断

在诊断成人斯蒂尔病之前应注意排除下列疾病：

(1) 感染性疾病，如病毒（乙肝病毒、风疹病毒、微小病毒、柯萨奇病毒、EB病毒、巨细胞病毒、人类免疫缺陷病毒等）感染、亚急性细菌性心内膜炎、脑膜炎双球菌菌血症、淋球菌菌血症及其他细菌引起的菌血症或败血症、结核病、莱姆病（Lyme病）、梅毒和风湿热等。

(2) 恶性肿瘤，如白血病、淋巴瘤等。

（3）结缔组织病，如系统性红斑狼疮、原发性干燥综合征、混合性结缔组织病等。

（4）血管炎，如结节性多动脉炎、韦格纳肉芽肿、血栓性血小板减少性紫癜、大动脉炎等。

（5）其他疾病，如血清病、结节病、原发性肉芽肿性肝炎、克罗恩病（Crohn病）等。

4 治疗方案及原则

本病尚无根治方法，但如果能及早诊断、合理治疗，可以控制发作、防止复发。其用药方法同类风湿性关节炎。常用的药物有非甾体类抗炎药（NSAIDs）、糖皮质激素、改善病情抗风湿药等。

4.1 非甾体类抗炎药（NSAIDs）

急性发热炎症期可首先使用NSAIDs，一般须用较大剂量，病情缓解后应继续使用1~3个月，再逐渐减量。定期复查肝肾功能及血常规，注意不良反应。约有1/4的成人斯蒂尔病患者合理使用NSAIDs可以控制症状，使病情缓解。通常这类患者预后良好。

4.2 糖皮质激素

对单用NSAIDs无效、症状控制不良或减量复发者，或者有系统损害、病情较重者，应使用糖皮质激素。常用泼尼松0.5~1 mg/(kg·d)，待症状控制、病情稳定1个月以后可逐渐减量，然后以最小有效量维持。病情严重者须用大剂量激素［泼尼松剂量≥1.0 mg/(kg·d)］，也可用甲泼尼龙冲击治疗，通常剂量为每次500~1000 mg，缓慢静滴，连用3 d。必要时1~3周后可重复，间隔期和冲击后继续口服泼尼松。长期服用激素者应注意感染、骨质疏松等并发症的发生，及时补充防治骨质疏松的相关药物，如抑制破骨细胞的双膦酸盐、活性维生素D等。

4.3 免疫抑制剂

对激素不能控制发热或激素减量即复发者，或者关节炎表现明显者，应尽早加用免疫抑制剂。

（1）环磷酰胺。小剂量用法为：200 mg，隔日一次；或者400 mg，每周一次。冲击疗法为：500~1000 mg/m^{2}体表面积，每3~4周一次，均经静脉滴注。环磷酰胺常见的毒副作用包括恶心呕吐、骨髓抑制、致癌作用（与总剂量和疗程有关，但近年有人认为，如果不出现严重的毒副作用，不限总量）、出血性膀胱炎及膀胱癌（我国较少见）、肝损害、黄疸、脱发、感染、带状疱疹、致畸和不育。

（2）环孢素。口服起始量为3~5 mg/(kg·d)，维持量为2~3 mg/(kg·d)。环孢素常见的毒副作用包括高血压、肝肾毒性、神经系统损害、继发感染、肿瘤、胃肠道反应、齿龈增生、多毛等。

使用免疫抑制剂时，首选甲氨蝶呤（MTX），剂量为每周7.5~15 mg，病情严重者可适当加大剂量。病情较轻者可用羟基氯喹（HCQ）。对于顽固病例，选用硫唑嘌呤、环磷酰胺及环孢素。使用环磷酰胺时，有冲击疗法及小剂量用法，两者相比较，冲击疗法副作用小。临床上还可根据病情在使用MTX的基础上联合使用其他免疫抑制剂。当病程进入以关节炎为主要表现的慢性期时，其治疗可参照类风湿性关节炎。联合用药方案有MTX+柳氮磺吡啶（SASP）、MTX+HCQ、MTX+青霉胺、MTX+金制剂等。如果患者对MTX不能耐受或疗效不佳，可改用来氟米特（LEF），在使用 LEF 的基础上还可与其他改善病情抗风湿药联合。

用药过程中，应密切观察所用药物的不良反应，如定期观察血象、红细胞沉降率、肝肾功能。还应定期监测血清铁蛋白（SF），如果临床症状和体征消失，血象正常，红细胞沉降率正常，SF 降至正常水平，则提示病情缓解。病情缓解后首先要将激素减量，但为了继续控制病情，防止复发，改善病情抗风湿药应继续使用较长时间，剂量可酌减。

4.4 生物制剂

生物制剂是难治、复发、重症和高度活动的成人斯蒂尔病的治疗新途径。INF-α 抑制剂主要用于解决关节炎问题，而不是解决系统性炎症反应。IL-1 受体拮抗剂对耐药和有生命威胁的成人斯蒂尔病有效；IL-6 受体拮抗剂对耐药成人斯蒂尔病的关节损伤尤其有效。CD20 单克隆抗体对耐药的成人斯蒂尔病有效，并且有利于糖皮质激素等减量。

4.5 植物制剂

部分植物制剂，如雷公藤总甙、青藤碱、白芍总苷已被应用于多种风湿性疾病的治疗。在本病慢性期，以关节炎为主要表现者亦可使用（详见类风湿性关节炎用药）。

成人斯蒂尔病患者的病情、病程呈多样性，少部分患者一次发作缓解后很少再发作，有自限倾向。而多数患者病情缓解后易反复发作。还有慢性持续活动的类型，最终表现为慢性关节炎，出现软骨和骨质破坏，酷似类风湿性关节炎。总之，成人斯蒂尔病的治疗须注意平衡临床效果和药物副作用之间的关系，应做到既控制病情又不至于引起严重的药物副反应。

须强调指出的是，成人斯蒂尔病是一种排除性疾病，至今仍无特定的统一诊断标准，即使已确诊，也要在治疗和随访过程中随时调整用药，以改善预后，并注意排除感染、肿瘤和其他疾病，从而修订诊断，改变治疗方案。

参考文献

[1] BAGNARI V, COLINA M, CIANCIO G, et al. Adult-onset Still's disease [J]. Rheumatol Int, 2010, 30 (7): 855-862.

[2] EFTHIMIDU P, PAIK P K, BIELORY L. Diagnosis and management of adult onset Still's disease [J]. Ann Rheum Dis, 2006, 65 (5): 564-572.

（姜一真）

第三十五章 纤维肌痛综合征

1 概述

纤维肌痛综合征（fibromyalgia syndrome，FMS）是一种病因不明的以全身广泛性疼痛及明显躯体不适为主要特征的一组临床综合征，常伴有疲劳、睡眠障碍、晨僵以及抑郁、焦虑等精神症状[1]。FMS 的病因和发病机制尚不明确。FMS 患者尽管有软组织疼痛的症状，但没有软组织炎症的证据。目前的研究表明，FMS 与一种中枢神经递质失衡造成"中枢敏化"现象相关，涉及疼痛传导、情感体验与觉醒的相关信号通路调节，同时发病具有一定的遗传倾向，并受患者的生活环境（社会、心理）影响[2]。

2 临床表现

2.1 症状和体征

广泛的肌肉骨骼疼痛和疲劳是纤维肌痛综合征的特征，通常伴有认知和精神障碍[3]。

2.1.1 广泛的肌肉骨骼疼痛

纤维肌痛综合征患者的主诉是广泛的肌肉骨骼疼痛，疼痛多为双侧，最初仅局限于颈部和肩部，逐渐涉及身体的上部和下部。

2.1.2 疲劳

纤维肌痛综合征的另一个主要症状是疲劳。尤其是晨起时，患者即使夜间睡眠充足，仍会感觉疲倦，有僵硬感。日常轻微的活动即有可能加重疼痛和疲劳。

2.1.3 认知障碍

FMS 患者的认知障碍通常被称为"纤维雾"，患者很难集中注意力，也很难完成需要迅速改变思维的任务。

2.1.4 其他症状

30%~50%的患者在诊断时有焦虑和（或）抑郁。超过 50%的患者伴有头痛，包括偏头痛和紧张型头痛。患者常有感觉异常，尤其是双臂和双腿。与普通人群相比，胃食管反流病（GERD）更常见于纤维肌痛综合征患者。患者可能会出现眼睛干燥、呼吸困难、吞咽困难和心悸。

2.2 实验室检查

血常规、血生化检查、红细胞沉降率（ESR）、C 反应蛋白（CRP）、肌酶、类风湿因子等均无明显异常。部分患者存在体内激素（如血清促肾上腺皮质激素、促性腺激素释放激素、生长激素、类胰岛素生长激素-1、甲状腺素等）水平紊乱，脑脊液中 P 物质浓度可升高，偶有血清低滴度抗核抗体阳性或轻度 C3 水平减低。

2.3 影像学检查

功能性磁共振成像（fMRI）检查可能显示额叶皮质、杏仁核、海马和扣带回等激活反应异常，以及相互之间的纤维联络异常。

2.4 评估量表

对 FMS 患者进行纤维肌痛影响问卷（FIQ）、疼痛视觉模拟评分（VAS）、Beck 抑郁量表（BDI）、McGill 疼痛问卷、汉密尔顿焦虑量表、汉密尔顿抑郁量表等调查，结果可以出现异常，这有助于评价病情。

3 诊断要点

患者出现不明原因全身多部位慢性疼痛，伴躯体不适、疲劳、睡眠障碍、晨僵及焦虑、抑郁等，经体检或实验室检查无明确器质性疾病的客观证据时，须高度警惕 FMS。纤维肌痛综合征并非排除性诊断，有其自身的临床特点。缺乏客观临床指标给 FMS 的临床诊断带来了一定的困难。近 20 年来，纤维肌痛综合征的诊断标准不断地得到更新调整。

1990 年，美国风湿病学会（ACR）首次发布 FMS 分类标准[4]。其内容如下：① 持续 3 个月以上的全身性疼痛，即分布于躯体两侧，腰的上、下部及中轴（颈椎、前胸、胸椎或下背部）等部位的广泛性疼痛。② 18 个已确定的解剖位点中至少 11 个部位存在压痛。检查时医生用右手拇指平稳按压压痛点部位，相当于 4 kg/cm^2 的压力，使得检查者拇指指甲变白，恒定按压数秒钟。各压痛点检查方法一致，同时须使用相同方法按压前额中部、前臂中部、手指中节指骨、膝关节内外侧等部位，排除患者"伪痛"。同时符合上述 2 个条件者，诊断即可成立。

2010 年，ACR 更新了纤维肌痛综合征的分类标准[5]。删除了 1990 年标准中压痛点数量的体格检查项目，代之以 0—19 分的弥漫性疼痛指数（widespread pain index, WPI）和症状严重程度评分（symptom severity score, SSS），即过去 1 周内身体的 19 个固定区域发生疼痛的数量。此外，把纤维肌痛综合征的一系列特征性症状按 0—3 级进行评分，这些特征性症状包括疲劳、睡醒后萎靡不振、认知障碍，并对总体躯体症状的发生情况进行评价，对诊断流程进行了简化。2011 年，ACR 发布纤维肌痛综合征患者自评量表[6]，将 2010 年版中 WPI 及 SSS 评价标准转化为患者可以理解的方式，以患者自评方式帮助医生对纤维肌痛综合征进行判断。患者通过单页自评问卷对全身骨骼肌肉疼痛部位以及疲乏、睡眠障碍、情感障碍、相关躯体症状进行诊前自评。由于患者自评的主观性，2011 年版标准仅限独立用于流行病学研究，对患者的评价结果可作为 2010 年版医生评价诊断分类标准的补充，不推荐独立用于纤维肌痛综合征的临床诊断。2011 年版患者自评量表被推荐与 2010 年版标准联合使用，分别从患者与医生角度对纤维肌痛综合征相关临床症状进行评价，联合用于纤维肌痛综合征的临床诊断。该联合标准已在全球范围内被广泛应用于临床。

为更好地区分纤维肌痛综合征与"局部疼痛综合征"，2016 年 ACR 对诊断分类标准进行了修订[7]。2016 年版（由医生进行评价）基于 2010 年版诊断分类标准所做出的修改如下：划分 5 个全身疼痛"区域"（表 35-1），以疼痛涉及的"区域"替代疼痛"部位"作为全身广泛疼痛诊断条件（5 个区域内至少 4 个区域出现疼痛，不包括颌、胸、腹部疼痛）；简化躯体症状类型（头痛、下腹部疼痛或绞痛、抑郁），同时明确了躯体症状评价方式（每项躯体症状以无/有评价为 0/1 分）；纤维肌痛综合征的诊断并不影响其他疾病的诊断，不排除其他临床重要疾病的存在。

表35-1　5个全身疼痛"区域"的划分

左上肢（区域1）	右上肢（区域2）	左下肢（区域3）	右下肢（区域4）	中轴区（区域5）
左颌	右颌	左髋	右髋	颈部
左肩	右肩	左大腿	右大腿	上背部
左上臂	右上臂	左小腿	右小腿	下背部
左前臂	右前臂			胸部
				腹部

ACR 2016年修订版纤维肌痛诊断标准如下：

患者满足以下4条，即可诊断为纤维肌痛：①弥漫性疼痛指数≥7分且症状严重度评分≥5分，或弥漫性疼痛指数4~6分且症状严重度评分≥9分；②全身性疼痛的定义为：5个部位中至少4个部位有疼痛，颌、胸、腹痛不包括在内；③症状持续至少3个月，且疼痛程度基本相似；④纤维肌痛的诊断与其他诊断无关，纤维肌痛的诊断不影响其他疾病的临床诊断。

说明：弥漫性疼痛指数是指过去1周内疼痛区域数量的评分。每个区域1分，总评分为0—19分。症状严重度评分是指以下2项相加的得分，总分为0—12分。①疲劳、睡醒后萎靡不振、认知障碍。根据过去1周时间内患者出现上述3个症状的严重度打分（0分：无问题；1分：轻微、间断出现；2分：中等、经常存在；3分：重度、持续、影响生活）。②过去6个月内患者发生以下症状的积分和：头痛（0—1分）；下腹部疼痛或痉挛性疼痛（0—1分）；抑郁（0—1分）。纤维肌痛评分（fibromyalgia severity scale）为弥漫性疼痛指数与症状严重度评分之和。

4　治疗方案及原则

纤维肌痛综合征的治疗以改善患者长期生活质量为目的，需要考虑综合治疗方案，结合药物治疗和非药物治疗管理，以多种药物联合治疗为主，辅以非药物治疗[8-10]。

4.1　药物治疗

纤维肌痛综合征药物治疗方案的选择需要考虑纤维肌痛综合征疾病的发病机制。截至2016年，美国FDA仅批准第二代神经钙离子通道调节剂（普瑞巴林）及5-羟色胺和去甲肾上腺素再摄取抑制剂（度洛西汀、米那普仑）用于纤维肌痛综合征的治疗（共2类药物3种药品），均与中枢神经神经递质释放调节机制相关。而经过充分研究证实一直有效的药物是某些抗抑郁药和抗惊厥药。

抗抑郁药包括三环类药物（如阿米替林）及其他选择性5-羟色胺和去甲肾上腺素再摄取抑制剂（如度洛西汀、米那普仑）。环苯扎林是一种结构类似三环类药物的肌松剂，也被发现对纤维肌痛患者有效。

抗惊厥药包括加巴喷丁和普瑞巴林。治疗通常以三环类抗抑郁药开始。去甲肾上腺素再摄取抑制剂（SNRI）或其中一种抗惊厥药是对三环类抗抑郁药反应不充分或不耐受的患者的一种选择。对于有更严重疲劳、抑郁或严重睡眠障碍的患者，建议使用SNRI或抗惊厥药。

4.2 非药物治疗

4.2.1 患者教育

在开始药物治疗之前，对患者的宣教极为重要。给患者以安慰和解释，使其理解该病的确存在，无任何内脏器官受损，可以得到有效的治疗，不会严重恶化或致命。让患者了解压力和情绪障碍在本病的发病中有一定的作用，应该鼓励纤维肌痛患者学习放松技术，并将其作为正式减压计划的一部分。约30%的纤维肌痛患者在诊断时患有重度抑郁症，终身患病率为74%；FMS患者焦虑症的终身患病率为60%。应该鼓励这些患者接受治疗。良好的睡眠卫生是纤维肌痛治疗的一个重要部分，认识和治疗可能导致FMS患者的睡眠障碍同样重要。

4.2.2 认知行为疗法和操作行为疗法

对伴有认知、执行功能障碍的FMS患者，可首选该疗法。这种治疗方案必须在各相关学科医生共同参与下针对不同个体制订，有助于减轻患者疼痛与疲劳症状，改善不良情绪，调整机体功能，并可减少药物不良反应。

4.2.3 水浴疗法

水浴疗法可明显缓解疼痛与疲劳症状，提高患者生活质量。

4.2.4 功能锻炼

功能锻炼包括需氧运动和力量训练等。个体化的锻炼方案必须根据患者病情及全身状况，由风湿科和康复科医生共同制订。该治疗方法可减轻疼痛与疲劳症状，缓解压痛，改善患者自我评估，提高患者生活质量[11-12]。

4.2.5 其他

有限证据表明，太极、瑜伽、针灸，以及经颅电刺激、枕神经和C2神经刺激等经皮神经电刺激等神经调节技术对本病有益。

5 预后

长期研究表明，大多数患者持续存在慢性疼痛和疲劳症状。许多人口统计学和心理社会因素显著影响纤维肌痛综合征患者的预后。与预后不良相关的因素包括疾病持续时间长、压力大、存在未得到充分治疗的抑郁或焦虑、长期逃避工作、酒精或药物依赖、中度至重度功能障碍等。

参考文献

[1] CLAUW D J. Fibromyalgia: a clinical review [J]. JAMA, 2014, 311 (15): 1547-1555.

[2] POMARES F B, FUNCK T, FEIER N A, et al. Histological underpinnings of grey matter changes in fibromyalgia investigated using multimodal brain imaging [J]. J Neurosci, 2017, 37 (5): 1090-1101.

[3] BENNETT R M. Clinical manifestations and diagnosis of fibromyalgia [J]. Rheum Dis Clin North Am, 2009, 35 (2): 215-232.

[4] WOLFE F, SMYTHE H A, YUNUS M B, et al. The American College of Rheumatology 1990 criteria for the classification of fibromyalgia. Report of the Multicenter Criteria Committee [J]. Arthritis Rheum, 1990, 33 (2): 160-172.

[5] WOLFE F, CLAUW D J, FITZCHARLES M A, et al. The American College of Rheumatology preliminary diagnostic criteria for fibromyalgia and measurement of symptom severity [J]. Arthritis Care Res (Hoboken), 2010, 62 (5): 600-610.

[6] WOLFE F, HAUSER W. Fibromyalgia diagnosis and diagnostic criteria [J]. Ann Med, 2011, 43 (7): 495-502.

[7] WOLFE F, CLAUW D J, FITZCHARLES M A, et al. 2016 revisions to the 2010/2011 fibromyalgia diagnostic criteria [J]. Semin Arthritis Rheum, 2016, 46 (3): 319-329.

[8] OKIFUJI A, HARE B D. Management of fibromyalgia syndrome: review of evidence [J]. Pain Ther, 2013, 2 (2): 87-104.

[9] FITZCHARLES M A, STE-MARIE PA, GOLDENBERG DL, et al. Canadian Pain Society and Canadian Rheumatology Association recommendations for rational care of persons with fibromyalgia: a summary report [J]. J Rheumatol, 2013, 40 (8): 1388-1393.

[10] MASI A T, VINCENT A. A historical and clinical perspective endorsing person-centered management of fibromyalgia syndrome [J]. Curr Rheumatol Rev, 2015, 11 (2): 86-95.

[11] BUSCH A J, WEBBER S C, RICHARDS R S, et al. Resistance exercise training for fibromyalgia [J]. Cochrane Database Syst Rev, 2013, 2013 (12): CD010884.

[12] BIDONDE J, BUSCH A J, WEBBER S C, et al. Aquatic exercise training for fibromyalgia [J]. Cochrane Database Syst Rev, 2014 (10): CD011336.

(章懿婷)

第三十六章 淀粉样变性

1 概述

淀粉样变性是由各种不可溶性纤维状蛋白聚集在不同组织所导致的一组异质性疾病。这类不可溶性纤维状蛋白也被称为淀粉样蛋白,多是由于蛋白的错误折叠所致,其共同特征是沉积蛋白均含有β折叠片层构象。淀粉样蛋白可积聚在肝、脾、肾、心脏、神经和血管中,导致不同的临床综合征,包括心肌病、肝大、蛋白尿、巨舌、自主神经功能障碍、皮肤瘀斑、神经病变、肾功能衰竭、高血压、角膜和玻璃体异常等病变。严重者可因重要脏器发生进行性淀粉样纤维沉积而致死[1]。表 36-1 为美国国立综合癌症网络关于受累脏器的淀粉样变定义。

表 36-1 受累脏器淀粉样变性定义

受累脏器	淀粉样变性的定义
肾	24 h 尿蛋白含量>0.5 g,以白蛋白为主
心脏	心超:平均心室壁厚度>12 mm,排除其他心源性因素;或者在没有肾功能不全及心房颤动时,NT-proBNP 水平>332 ng/L
肝脏	无心衰时,肝脏总跨度大于 15 cm;或者碱性磷酸酶水平超过医疗机构正常值上限 1.5 倍
神经	外周神经:出现对称性双下肢感觉运动周围神经病变;自主神经:胃排空障碍,假性梗阻,非器官浸润导致的排泄功能紊乱
胃肠道	直视下活检确诊并有相关症状
肺脏	直视下活检确诊并有相关症状。影像学提示肺间质改变
软组织	临床上发现舌肿大;关节病变;跛行(推断由血管淀粉样变性引起);皮肤病变;由活检证实的肌病或假性肥大;淋巴结病变;腕管综合征

淀粉样变性可分为获得性和遗传性,也可分为局灶性和系统性。以往的淀粉样变分类较多,目前主要是根据临床具体淀粉样蛋白的化学分析来分类的。最常见的类型是 AL(免疫球蛋白轻链,原发性)、AA(淀粉样 A 蛋白,反应性或继发性)、ATTR(甲状腺素转运蛋白,家族性)和 Aβ_2M(β_2 微球蛋白,透析相关性)等。在各类淀粉样变的英文缩写中,第一个字母"A"代表淀粉样蛋白,第二个字母代表相关的纤维蛋白,如"AL"中的"L"代表轻链片段或免疫球蛋白轻链,"AA"中的第二个字母"A"代表血清淀粉样蛋白 A。由于篇幅所限,本章主要讲述常见淀粉样变性疾病。

2 临床表现

2.1 AL 型淀粉样变

AL 型淀粉样变常见于中老年人,也可见于 21~40 岁的青壮年。多系统广泛受累是 AL 型淀粉样变的典型特征。肾脏是常见累及部位,主要表现为蛋白尿,可因大量蛋白尿出现水肿及低蛋白血症,但少见快速进展的肾衰竭。心脏受累多为充血性心力衰竭。心电图显示心肌梗死样低电压。超声心动图常显示心室向心性肥厚，射血分数正常或轻度下降。神经系统表现包括外周感觉神经病变、腕管综合征和自主神经功能障碍，如胃肠运动异常（早饱、腹泻、便秘）和直立性低血压。巨舌症是 AL 型淀粉样变的典型表现，见于 10% 的患者。肝大常伴有轻度胆管淤积性肝功能异常，即使在肝重度肿大时也很少出现肝衰竭。脾脏也很少累及。即使脾大不明显，也可能出现脾功能减退。皮肤瘀斑常见，尤其是眶周，表现为"熊猫眼"征，常自行发生或由微小创伤诱发。其他临床表现还包括指甲营养不良、脱发及伴滑膜增厚的淀粉样关节病[2-3]。

2.2 AA 型淀粉样变

AA 型淀粉样变性可发生于任何年龄。其主要临床表现为蛋白尿和（或）肾功能不全。几乎 95% 的 AA 淀粉样变患者以蛋白尿为首发临床表现，而 50% 的患者以肾病综合征为首发症状。AA 型淀粉样变性可能是类风湿性关节炎患者发生肾病综合征的最主要原因。此外，虽然成人中 AA 型淀粉样变较为少见，但在儿童淀粉样变中 AA 型几乎是最多见的。随着该病的进展，患者常常伴有肝脾大及自主神经病变。淀粉样蛋白沉积在胃肠道壁可导致急性梗阻或大量出血，其他胃肠道受累的症状有反复腹痛和慢性腹泻导致吸收不良。本病还可发生肺淀粉样变和甲状腺肿大，心肌病变少见。伴有慢性炎症的淀粉样变患者进展缓慢，生存期多超过 10 年，尤其是晚期肾病接受治疗的患者。但是，未经治疗的感染（如骨髓炎、结核和麻风）造成的淀粉样变进展迅速，有效的内科或外科治疗后可缓解。

2.3 ATTR 型淀粉样变

ATTR 型淀粉样变的临床特征与 AL 型淀粉样变的临床特征非常相似。研究提示 ATTR 型淀粉样变可能有家庭史，但很多病例似乎是散发的新型突变。家族性发病者发病年龄大致相同，症状多为神经病变、心肌病变或二者兼有。外周神经病变多始于下肢感觉和运动神经异常，并向上肢发展。自主神经病变表现为胃肠道症状（腹泻伴有体重减轻）和直立性低血压。ATTR 型淀粉样变可出现类似 AL 型淀粉样变的心肌病变和传导系统缺陷，但心衰少见，且预后较好。淀粉样沉积物导致的玻璃体混浊也是 ATTR 型淀粉样变的表现之一。

2.4 $A\beta_2M$ 型淀粉样变

$A\beta_2M$ 型淀粉样变可有多种风湿病样表现，包括腕管综合征、持续关节积液、脊柱关节病及囊性骨损伤。腕管综合征多为首发症状。透析超过 12 年的患者有 50% 可能发生持续关节积液并伴有轻度不适。病变往往累及双侧，且常为大关节（如肩、膝、腕和髋等）。关节液为非炎性，经刚果红染色可见 β_2 微球蛋白形成的淀粉样沉积物。脊柱关节病可出现椎间盘破坏性损伤和椎旁侵蚀，与 β_2 微球蛋白形成的淀粉样沉积物有关。而囊性骨破坏有时可引起病理性骨折，可见于股骨头、髋臼、肱骨、胫骨平台、椎体和腕骨。内脏的 β_2 微球蛋白淀粉样沉积比较少见，可发生在胃肠道、心脏、肌腱及臀部的皮下组织。

3 诊断要点

3.1 AL 型淀粉样变

我国 2016 年版《原发性轻链型淀粉样变的诊断和治疗中国专家共识》[4]提出，原发性轻链型淀粉样变的诊断要满足以下 5 条标准：① 具有受累器官的典型临床表现和体征；② 血、尿中存在单克隆免疫球蛋白；③ 组织活检可见无定形粉染物质沉积，且刚果红染色阳性（偏振光下可见苹果绿双折光）；④沉积物经免疫组化、免疫荧光、免疫电镜或质谱蛋白质组学证实为免疫球蛋白轻链沉积；⑤排除多发性骨髓瘤、华氏巨球蛋白血症或其他淋巴浆细胞增殖性疾病。据报道，10%~15%的多发性骨髓瘤患者可以出现继发性轻链型淀粉样变，华氏巨球蛋白血症或惰性淋巴瘤（例如边缘带淋巴瘤）患者也可以出现继发性轻链型淀粉样变。原发性轻链型淀粉样变与继发性轻链型淀粉样变的主要区别在于患者是否能够达到相关疾病的诊断标准。血清和尿液蛋白免疫固定电泳和血清游离轻链对于诊断 AL 型淀粉样变非常重要，大多数系统性 AL 型淀粉样变患者存在 M 蛋白和（或）游离轻链异常升高。通常来说，诊断本病不需要对受累器官进行活检，而是通过腹部皮下脂肪抽吸、骨髓活检和小唇腺活检作为替代方法。如果替代部位病理检查结果为阴性，但临床高度怀疑，则应进行器官活检。刚果红染色时，淀粉样物质在偏振光下发出特殊的苹果绿双折光。

影像学检测对于诊断淀粉样变也有一定意义。例如，全身血清淀粉样蛋白 P（SAP）是穿透家族的一种血浆糖蛋白，在淀粉样沉积物中高度聚集，占沉积物总量的 15%。SAP 扫描的诊断敏感度可达 90%，而且放射剂量小；其缺点在于：淀粉样沉积物的量和器官损伤程度之间并没有明显的相关性，而且其分辨率较低，不能用于一些含空腔的、弥漫的或细小的部位（如胃肠道、皮肤或神经）。另外，因为脏器移动及血流的影响，所以它也无法用于心脏及肺的探查。SAP 扫描可用于诊断活检阴性的患者，且有助于鉴别不同类型的淀粉样变。此外，一些非同位素的影像学检测也正在探索阶段，如正电子发射断层扫描和单光子发射断层扫描等。淀粉样变累及心脏的患者心电图可能是正常的，所以需要做其他影像学检查。在没有高血压或其他原因导致左心室肥厚的情况下，左心室室壁厚度大于 12 mm 符合淀粉样变患者心脏受累表现。心脏磁共振（CMR）可特征性地显示心内膜下或更广泛部位的增强。此外，尿毒症性心肌病通常很难与心脏淀粉样蛋白区分，而晚期肾病患者是 CMR 的相对禁忌证，这使得在这部分患者中准确诊断淀粉样变心脏受累的难度较大。超声弹性成像目前正实验性地用于检测淀粉样变的肝脏累及。

3.2 其他类型淀粉样变

AA 型淀粉样变几乎总是与慢性炎症性疾病或慢性感染伴发。AA 型淀粉样变也可出现刚果红染色阳性，免疫组化检测可帮助鉴别 AA 型淀粉样变。质谱检测可作为另一种鉴别方法。患有 AA 型淀粉样变的患者还应进行肿瘤相关检查以排除肿瘤。

ATTR 型淀粉样变患者可发展为 AL 型，反之亦然。ATTR 型淀粉样变诊断的金标准包括三个方面：一是临床症状必须一致；二是必须有组织病理学证实淀粉样蛋白沉积，可对各种组织（唾液腺、腹部皮下脂肪组织、神经、心内膜等）进行活检；三是必须对患者进行基因分析，这是鉴别 ATTR 型淀粉样变的重要手段。

4 治疗方案及原则

4.1 AL 型淀粉样变

无重要器官受累的无症状系统性淀粉样变通常每隔 3~6 个月监测一次，须同时监测血液学参数和重要器官功能的进展情况。然而，绝大多数淀粉样变患者是由于疾病累及的重要脏器产生相关的症状而被诊断出来的，需要全身治疗。治疗的目的是阻止进一步的器官损害，逆转与淀粉样蛋白沉积有关的器官功能障碍。治疗目的主要是通过根除浆细胞克隆产生轻链参与疾病的发病机制来实现的。

对于新诊断的 AL 型淀粉样变，可选择骨髓移植治疗。对于移植候选者的治疗，首选硼替佐米/环磷酰胺/地塞米松，其他可用方案如硼替佐米加/不加地塞米松、硼替佐米/美法仑/地塞米松等。如果不进行骨髓移植治疗，首选方案为硼替佐米/环磷酰胺/地塞米松或美法仑/地塞米松，其他可选方案如硼替佐米加/不加地塞米松等。

对于曾经接受过治疗的 AL 型淀粉样变患者，可考虑重新使用初始治疗方案，特别是数年未复发者，可选方案为大剂量美法仑+干细胞移植、硼替佐米加/不加地塞米松、硼替佐米/美法仑/地塞米松、达雷木单抗等。患者可选择口服多西环素作为治疗佐剂。对于接受硼替佐米、蛋白酶体抑制剂或达雷木单抗治疗的患者，推荐进行带状疱疹预防。当前也有关于左西孟旦治疗累及心肌的淀粉样变的报道[5]。

4.2 AA 型淀粉样变

对于诊断为 AA 型淀粉样变的患者，长期改善循环 AA 水平对远期预后至关重要。治疗原发疾病、控制慢性炎症，以及抑制血清 AA 的产生至正常范围内可以逐渐减少 AA 积累，改善肾脏功能。肾脏是 AA 型淀粉样变的主要受累器官，维持器官功能是治疗的首要目标。应尽可能避免潜在的肾损害情况，如低灌注、高血压、感染、肾毒性药物和手术。对肾病综合征患者，应建议限制液体和钠的摄入。通常需要使用利尿剂，特别是高剂量的循环利尿剂与噻嗪或保钾利尿剂联合使用。血管紧张素转换酶抑制剂可以降低进展为终末期肾病和大量蛋白尿的风险，但这是否对 AA 型淀粉样变有任何长期的好处尚不清楚。当需要肾脏替代治疗时，腹膜透析比血液透析的感染总发生率更高。严重肾病综合征的处理难度较大，有报道肾动脉栓塞可用于这类患者。肾移植可改善患者生活质量，但对于生存率的影响并无太大获益。心血管并发症已被报道为移植后 AA 型淀粉样变患者的常见死亡原因[6]。

对于治疗困难的 AA 型淀粉样变患者，已有学者着手开发靶向疗法来抑制淀粉样蛋白的形成或增强对现有沉积物的清除。伊罗地塞能竞争性地抑制血清 AA 和葡萄糖胺聚糖反应，从而抑制 AA 型淀粉样变性的发生发展。研究表明，伊罗地塞能减轻肾功能恶化，但对蛋白尿没有改善作用。

4.3 ATTR 型淀粉样变

目前，ATTR 型患者的治疗选择有限，早期诊断对于预防或延缓病情进展至关重要。进入药物治疗时代之前，肝移植是 ATTR 型患者唯一的治疗选择。原位肝移植可去除主要的产生突变的甲状腺素转运蛋白（TTR）的来源，并以正常来源的 TTR 替代，也可以阻止疾病的进展并改善部分患者的自主神经病变和周围神经病变。但是，部分患者在肝移植后会出现心功能恶化。近来有研究对二氟尼柳、氯苯唑酸、反义寡核苷酸药物 Tegsedi、RNAi 药物 patisiran 等以及肝移植治疗方案进行了系统综述，结果显示目前尚无明确数据显示上述药物的优越性[7-8]。

5 预后

存在多系统受累的 AL 型淀粉样变性患者如果不接受治疗，其生存中位数通常从诊断开始只有 1~2 年。目前评估原发性轻链型淀粉样变性较常使用梅奥分期系统（表 36-2），这对于指导治疗和评估预后有重要作用。

表36-2 梅奥分期系统

预后变量	取值	预后评分
cTNT	≥0.025 ng/mL（或 hs-cTNT≥40 pg/mL）	1
NT-ProBNP	≥1800 pg/mL	1
FLC 差值	≥18 mg/dL	1
总预后评分		分期
0		Ⅰ期
1		Ⅱ期
2		Ⅲ期
3		Ⅳ期

注：FLC（血清游离轻链）差值＝异常 FLC 差值－正常 FLC 差值。

AA 型淀粉样变是一种潜在的致命疾病，患者平均生存期 6~9 年。不良预后因素包括较高水平的血清肌酐和蛋白尿、终末期肾病、心脏受累、淀粉样蛋白沉积在肝脏、基础疾病为克罗恩病或慢性败血症，以及确诊时年龄较大。积极的预后因素是基础疾病为周期性发热综合征和 SAP 显像上淀粉样沉积的消退，这与血清淀粉样蛋白 A 的持续减少有关。

参考文献

[1] EIRESTEIN G S, BUDD R C, HARRIS E D, 等. 凯利风湿病学 [M]. 8 版. 栗占国，唐福林，主译. 北京：北京大学医学出版社，2011.

[2] COOK J, MUCHTAR E, WARSAME R. Updates in the Diagnosis and Management of AL Amyloidosis [J]. Current Hematologic Malignancy Reports, 2020, 15 (3): 155-167.

[3] GERTZ M A, DISPENZIERI A. Systemic amyloidosis recognition, prognosis, and therapy: a systematic review [J]. JAM A, 2020, 324 (1): 79.

[4] 中国抗癌协会血液肿瘤专业委员会，中华医学会血液学分会白血病淋巴瘤学组. 原发性轻链型淀粉样变的诊断和治疗中国专家共识（2016 年版）[J]. 中华血液学杂志，2016, 37 (9): 742-746.

[5] AIMO A, RAPEZZI C, ARZILLI C, et al. Safety and efficacy of levosimendan in patients with cardiac amyloidosis [J]. European Journal of Internal Medicine, 2020.

[6] PAPA R, LACHMANN H J. Secondary, AA, Amyloidosis [J]. Rheumatic Disease Clinics of North America, 2018, 44 (4): 585-603.

[7] KOIKE H, KATSUNO M. Ultrastructure in transthyretin amyloidosis: from pathophysiology to therapeutic insights [J]. Biomedicines, 2019, 7 (1): 11.

[8] GUTIERREZ H C, PELAYO-NEGRO A L, GOMEZ D G, et al. Overview of treatments used in transthyretin-related hereditary amyloidosis: a systematic review [J]. European Journal of Hospital Pharmacy Science & Practice, 2019, 27 (4): 194-201.

（张 祎）

第三十七章 结节性红斑

1 概述

结节性红斑（erythema nodosum）是一种常见的结节性脂膜炎，以突然发作的实性、深部结节或斑块为特征，触诊时有疼痛感，常分布于腿部伸肌面。其典型的组织学表现为间隔性脂膜炎，无坏死或后遗症。结节性红斑是一种由多种抗原引发的急性或复发性超敏反应，女性多见，可能与多种刺激或病理条件有关。全世界的患病率估计为15/10万。结节性红斑可发生在任何年龄，最常见于18~34岁，儿童发病比较少见。男女发病人数之比为（3~5）：1。结节性红斑可由多种原因引起，常见的原因如下：

（1）感染性。① 细菌性感染：如链球菌感染、结核、麻风病、耶尔森菌感染、沙门菌感染、弯曲杆菌感染、肺炎支原体感染、钩端螺旋体感染、布鲁菌病、沙眼衣原体感染、性病淋巴肉芽肿。② 病毒感染：如传染性单核细胞增多症、乙型肝炎、丙型肝炎、HIV感染、单纯性疱疹、EBV感染。③ 真菌感染：如组织胞浆菌病、球孢子菌病、芽生菌病。④ 寄生虫感染：如贾第鞭毛虫病、阿米巴病。

（2）非感染性。① 药物：如抗菌药物（青霉素、磺胺类）、口服避孕药、溴化物、碘化物、肿瘤坏死因子抑制剂。② 肿瘤：如白血病、淋巴瘤、隐匿性恶性肿瘤。③ 其他：如炎症性肠病、系统性红斑狼疮、类风湿性关节炎、强直性脊柱炎、系统性血管炎、Sarcoidosis-Lofgren's综合征、怀孕、肠脂肪肉芽肿症等。

2 临床表现

典型的结节性红斑表现为突然出现的红色或紫色的圆形或椭圆形痛性皮下结节，结节可融合成片。多数患者的病变局限于胫骨处，较少出现在膝关节和踝关节处。少数情况下，身体的其他部位，如手臂、大腿、小腿曲面、臀部、躯干和面部也可能出现结节。结节多为双侧对称，直径1~5 cm，也有单侧结节的报道，往往较易触诊到。患者出现结节性红斑前常伴有1~3周的非特异性前驱症状，如低热、乏力、体重减轻、疲劳、关节痛和上呼吸道感染的症状等。与成人相比，儿童较少并发发热和关节病变。结节出现后，随着时间的推移，病变逐渐呈瘀青样，并在2~8周内逐渐消失，无萎缩、溃疡、坏死或瘢痕。结节的瘀青样外观有时被称为挫伤性红斑，是结节性红斑的特征，有助于对晚期病变进行特异性诊断。一般来说，儿童结节性红斑持续时间较短，可能是由于其潜在疾病如链球菌性咽炎等并非慢性病变[1]。迁移性红斑是结节性红斑的一种，通常表现为单侧、可迁移、相对无痛的结节性病变，结节优先出现于腿部的外侧而不是前部。病灶初起时为红色丘疹或斑疹，逐渐扩大，中央消退，留有淡褐色色素沉着。与典型结节性红斑病变相比，迁移性红斑病变数量较少，且持续时间更长，全身症状也更少。然而，其组织病理学表现是相同的。有一类罕见的结节性红斑，以分布于掌跖为特征，主要发生在儿童和年轻人。病变多为单侧，多发生在运动后，其组织病理学特征与典型结节性红斑相似。

3 诊断要点

结节性红斑主要根据临床表现来诊断。例如，出现特征性的急性发作的双侧小腿压痛性结节性红斑应考虑本病，须进行全面的病史回顾（有无结核感染、发热、带血腹泻、腹痛、呼吸系统疾病、吞咽困难等），并进行完整的临床检查，寻找相关体征。对典型病例没有必要进行病理活检。但如果病变的分布、表现或持续时间不典型，则应考虑做病理活检。如果必须做活检，则应进行深层皮肤切口活检，而不是穿刺活检，以充分采集皮下组织。

为了评估潜在的病因，大多数病例须进行基本的实验室检查，包括且不限于血常规、红细胞沉降率、C反应蛋白、咽拭子培养、抗链球菌O型滴度、结核菌素试验和胸片/肺部CT等。通常来说，嗜中性粒细胞增多提示细菌感染，异型淋巴细胞增多提示传染性单核细胞增多症，嗜酸性粒细胞增多见于变态反应性疾病、衣原体感染或寄生虫感染，幼稚细胞的存在提示白血病。红细胞沉降率和（或）C反应蛋白水平增高提示细菌感染、全身炎症反应或系统性疾病。胸片或肺部CT检查有助于发现潜在的结节病、肺结核、其他肺部感染或淋巴瘤。双侧肺门淋巴结病提示结节病，而单侧肺门淋巴结病更常见于结核、布鲁菌病和球孢子菌病。其他检查应个体化，并以病史和体检结果为指导。对青春期后的女性如果怀疑怀孕，就应该进行妊娠检查。如果有腹泻或胃肠道症状史，应考虑大便检查和培养。如果怀疑有结核，应进行结核菌素或T-SPOT等试验，必要时应进行布鲁菌等菌种的血清学检测。考虑到部分结节性红斑潜在疾病为白塞病、系统性红斑狼疮等风湿性疾病，风湿专科检查也是需要的[2]。

4 鉴别诊断

4.1 麻风病结节性红斑[3]

本病是麻风病的一种严重的多系统免疫介导的并发症。麻风结节性红斑的皮肤病变包括分布在面部和四肢伸肌表面的红斑或皮下结节。与典型的结节性红斑病变不同，皮肤的麻风结节性红斑病变广泛，可成簇出现。麻风结节性红斑可伴有发热、神经炎、关节炎、骨炎、趾炎、葡萄膜炎、淋巴结炎、睾丸炎和肾炎等。

4.2 硬红斑

硬红斑好发于青年女性，多为单发的暗红色结节或板块，好发于小腿后侧与外侧，病变较深，有压痛，可出现溃疡，遗留瘢痕。部分患者与结核感染有关，是一类结核反应性炎症，组织病理检查可见结核样肉芽肿，结核菌素试验强阳性。

4.3 变应性皮肤血管炎（结节性血管炎）

变应性皮肤血管炎好发于中青年女性，临床表现与硬红斑相似，为红色或暗红色深在结节，轻压痛，不发生破溃，多见于双小腿屈侧，其他部位也可累及。组织病理学表现为小叶性脂膜炎，合并有小叶间隔内中等大小动脉的血管炎是其特征性表现，也是诊断本病的重要依据。

5 治疗

结节性红斑的治疗原则是尽可能寻找潜在原因并予以治疗，以加速病灶的消退。例如，尽可能停用可疑药物并予以其他不易引起结节性红斑的药物替代，考虑由感染引起的应针对性地抗感染治疗[2]。大多数结节性红斑具有自限性，密切观察即可。目前针对结节性红斑的治疗手段主要是对症治疗，一般建议卧床休息和抬高腿，以减轻不适。弹性袜或弹性绷带可以减轻成人患者在久站时的不适和疼痛感。非甾体类消炎药是治疗疼痛的首选药物，但儿童患者应避免使用乙酰水杨酸。全身应用皮质类固醇可以迅速有效地减轻疼痛和减少病灶，必要时可以考虑使用。如果须使用全身性皮质类固醇，则应先排除结核等感染原因，避免出现感染加重等不良事件。口服氨苯砜、碘化钾、秋水仙碱和羟氯喹以及局部使用糖皮质激素均有不同程度的效果。青春期后的青少年和成人可以考虑使用口服四环素治疗顽固性结节性红斑。

6 预后

结节性红斑患者预后良好。大多数患者的结节性红斑可在 2~8 周内自行消退，没有任何后遗症，严重的病例可能需要长达 12 周才能完全消除。大约 1/3 的病例可复发，尤其是特发性的或者存在无法治愈的潜在疾病，复发的可能性更大。在一项对 124 例结节性红斑患者的研究中，有 32 例（26%）是由药物诱发的，而再次暴露于相同的药物后结节性红斑可以复发。对于链球菌感染诱发的结节性红斑，有学者尝试长期使用苄星青霉素以预防复发，但尚无可靠的临床数据[4]。

参考文献

［1］LEUNG A K C, LEONG K F, LAM J M. Erythema nodosum［J］. World Journal of Pediatrics, 2018, 14（6）: 548-554.

［2］PORGES T, SHAFAT T, SAGY I, et al. Clinical, epidemiological, and etiological changes in erythema nodosum［J］. Israel Medical Association Journal, 2018, 20（12）: 770-772.

［3］POLYCARPOU A, WALKER S L, LOCKWOOD D N J. A systematic review of immunological studies of erythema nodosum leprosum［J］. Frontiers in Immunology, 2017, 8: 233.

［4］AOUAM A, HAFSA M, KOOLI I, et al. The use of benzathine penicillin in streptococcal erythema nodosum: may it reduce recurrence?［J］. La Presse Médicale, 2019, 10（48）: 1180-1182.

（张 祎）

第三十八章 结节性脂膜炎

1 概述

脂膜炎（panniculitis）是指发生于脂膜的炎症，分为原发性脂膜炎和继发性脂膜炎。脂膜炎的常见继发因素为各种感染、胰腺炎、系统性红斑狼疮、系统性硬化症。按照炎症发生的部位可分为间隔性脂膜炎和小叶性脂膜炎，以及是否合并血管炎。下面主要介绍最常见的脂膜炎类型——结节性脂膜炎。

结节性脂膜炎又被称为原发性小叶性脂膜炎。1925 年，Weber 进一步描述其复发性和非化脓性特征，故又称之为 Weber-Christian 综合征。结节性脂膜炎病因尚未明确，好发于 30~50 岁的女性。

2 临床表现[1]

2.1 症状和体征

（1）皮肤损害：临床上以皮下结节多见。皮下结节大小不等，一般直径 1~2 cm，大者长径可大于 10 cm，呈对称性分布，易复发，好发于臀部、下腹部和小腿。结节消退后，皮肤呈不同程度的凹陷和色素沉着（图 38-1）。部分结节可自行坏死、破溃，并有棕黄色液体流出，称为"液化性脂膜炎"。

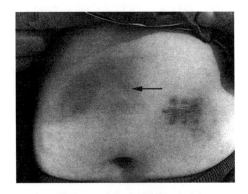

图 38-1 结节性脂膜炎腹壁皮肤凹陷伴色素沉着

（2）系统损害：系统损害可累及肝、肺、肾、骨髓、肠系膜等。消化系统受累较为常见，表现为肝大、黄疸、肝功能异常。累及肠系膜、大网膜者可出现腹痛、肠梗阻或消化道出血等；骨髓受累者可出现血细胞下降；肺部受累者可出现胸膜炎、肺内一过性肿块；累及肾脏者可出现肾功能不全。患者还可出现神经系统病变。有系统损害的患者预后差。

2.2 实验室检查

实验室检查结果无特异性。急性期可出现白细胞计数增加、红细胞沉降率增快，可有肝肾功能异常，出现血尿、蛋白尿。骨髓受累者可出现贫血、白细胞计数下降和血小板计数下降。

2.3 病理改变

结节性脂膜炎病理表现分为 3 期[2]。第一期（急性炎症期）：在小叶内表现为小叶内脂肪组织变性坏死，有中性粒细胞、淋巴细胞和组织细胞浸润，部分伴有血管炎改变；第二期（吞噬期）：在变性坏死的脂肪组织中有大量巨噬细胞浸润，吞噬变性的脂肪细胞形成具有特征的泡沫细胞。第三期（纤维化期）：泡沫细胞大量减少或消失，被成纤维细胞取代；炎症反应消失，纤维组织形成。

2.4 影像学表现

结节性脂膜炎常见的 X 线表现包括油脂样囊肿、粗大钙化、局部不对称、微钙化或肿块。结节性脂膜炎的超声表现多样，可以显示出有回声的皮下病灶和后侧声影的低回声病灶。磁共振成像 T1W 和 T2W 表现为不均匀高信号，在抑脂序列中表现为低信号。脂膜炎可表现为不同程度的增强，增强程度取决于炎症活动。上述关于结节性脂膜炎影像学特点的概括来自一项关于乳腺结节性脂膜炎的研究[3]。

3 诊断

根据临床表现为反复发作、成批出现的皮下结节，可伴发热、肌痛等全身症状，也可出现脏器损害，结合相应的病理表现，方可明确诊断。

4 治疗

该病目前无特效治疗方法。急性炎症期或高热时，非甾体类抗炎药（NSAIDs）可使发热、关节痛和全身不适减轻，亦可予糖皮质激素 1 mg/(kg·d) 治疗，通常有明显疗效。对于存在脏器受累者或重症患者，建议使用免疫抑制剂（如羟氯喹、硫唑嘌呤、环磷酰胺、环孢素、沙利度胺等）治疗。

5 预后

本病预后个体差异较大。只有皮肤表现者通常多年缓解与恶化交替出现；有内脏器官累及者预后差，病死率高。

参考文献

[1] 叶德富. 结节性脂膜炎诊治指南（草案）[J]. 中华风湿病学杂志, 2004, 8(4): 253-253.

[2] WICK M R. Panniculitis: a summary [J]. Semin Diagn Pathol, 2017, 34(3): 261-272.

[3] SINGH T, PRABHAKAR N, SINGLA V, et al. Imaging of idiopathic nonsuppurative nodular panniculitis of breast [J]. Breast J, 2020, 26(3): 536-538.

（严　冬）

第十篇

罕见病

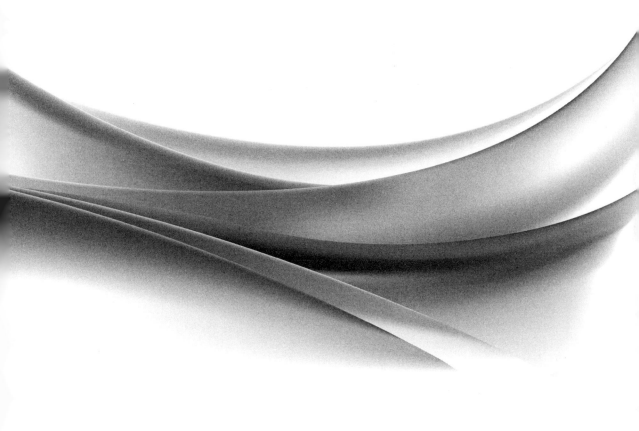

第十章

習近平

第三十九章　IgG4 相关疾病

1　概述

IgG4 相关疾病（IgG4-related disease，IgG4-RD）是一种由免疫介导的慢性、系统性、自身炎症性疾病。患者血清 IgG4 水平显著增高，受累组织和器官由于大量淋巴细胞和 IgG4 阳性浆细胞浸润，同时伴有组织纤维化而发生肿大或结节性/增生性病变。该病多发生于中老年人，男性多于女性。关于 IgG4-RD 的年发病率，日本报道为 0.28/10 万~1.08/10 万，我国尚不清楚[1]。

2　临床表现

IgG4-RD 可有多个脏器同时或相继受累，也可只累及一种脏器。受累器官非常广泛，包括泪腺、涎腺、胰腺、胆管、纵隔、甲状腺、肺、肝脏、胃肠道、肾、前列腺、肾上腺、腹膜后组织、大动脉、淋巴结、垂体、硬脑膜、浆膜、皮肤和乳腺等。IgG4-RD 起病隐匿、进展缓慢，确诊前疾病往往持续了数月甚至数年。早期症状无特异性，临床表现依受累脏器的不同而各异。患者可出现乏力、体重下降等非特异性症状，但与其他自身免疫病不同，发热、关节肿痛等症状较少见[2]。

2.1　唾液腺、泪腺

累及唾液腺、泪腺 IgG4-RD 包括 IgG4 相关米库利兹病和 IgG4 相关慢性硬化性下颌下腺炎。患者主要表现为对称性无痛性腺体肿胀，可伴有轻-中度口干。

2.2　肾脏

肾损害的主要特征是肾小管间质性肾炎。患者也可出现肾盂、输尿管的肥厚及肿瘤样病变，部分患者可伴有肾小球病变。

2.3　肺脏

IgG4 相关肺疾病影像学表现多样，如实性结节、实变伴支气管充气征、肿块影、磨玻璃影、蜂窝状改变、支气管血管束增厚、小叶间隔增厚等，临床表现为干咳、气短及低氧血症等。

2.4　胰腺

IgG4 相关胰腺炎既往被称为 I 型自身免疫性胰腺炎。由于外分泌腺功能受损，患者出现体重明显下降，可伴腹痛、恶心、呕吐、脂肪泻；胰腺内分泌功能受损可导致糖尿病。

2.5　胆道系统

IgG4 相关硬化性胆管炎患者主要表现为梗阻性黄疸，可伴有腹部不适，多无严重腹痛。

2.6　后腹膜

IgG4 相关腹膜后组织纤维化表现为腹膜后或腹腔器官周围有软组织包块，常见于腹主动脉、髂动脉周围，成为 IgG4 相关主动脉炎的一部分；软组织包块可包绕压迫输尿管导致输尿管梗阻、肾盂积水,进而出现肾功能衰竭;软组织包块也可包绕压迫下腔静脉导致下肢、会阴水肿甚至继发血栓形成;包绕压迫肠管可导致肠梗阻[3]。

3 辅助检查

3.1 一般检查

一般检查包括血常规、尿常规、肝功能、肾功能、红细胞沉降率(ESR)、C反应蛋白(CRP)等。20%的IgG4-RD患者嗜酸性粒细胞绝对数升高,32%的患者嗜酸性粒细胞比例升高;嗜酸性粒细胞数升高的患者受累器官数目多,血清IgG4浓度也更高;基线时嗜酸性粒细胞数升高的患者在维持阶段易复发[4]。

3.2 IgG4

血清IgG4浓度升高是IgG4-RD的重要临床特征,但并非所有IgG4-RD患者IgG4浓度都升高。因为IgG4浓度升高也可见于其他疾病,如系统性红斑狼疮、干燥综合征、系统性血管炎、结节病、过敏性疾病、慢性感染、木村病、Castleman病、恶性肿瘤等。血清IgG4浓度越高,IgG4-RD的诊断特异性越好。升高的IgG4浓度与疾病的活动度和受累器官的数量相关。经过有效治疗后,随着病情的缓解,IgG4浓度随之下降,病情复发时IgG4浓度再次升高。但基线时IgG4浓度越高,经有效治疗后降至正常的可能性越低,且维持期IgG4浓度容易再次升高。

3.3 IgE

血清IgE浓度升高见于50%~90%的IgG4-RD患者,IgE浓度升高者IgG4浓度、ESR水平、嗜酸性粒细胞数目更高;少数IgG4-RD患者血清IgE浓度显著升高,但IgG4浓度正常。同血清IgG4浓度一样,血清IgE浓度与疾病活动度相关,可提示治疗效果。

3.4 补体

血清补体C3和C4浓度降低多见于IgG4相关胰腺炎和IgG4相关肾小管间质性肾炎患者。血清补体C3和C4浓度通常与IgG4和IgE浓度呈负相关,随着疾病活动度的增加而下降。

3.5 病理活检

IgG4-RD特征性的形态学特点为淋巴浆细胞浸润、席纹状纤维化和阻塞性静脉炎,特别是大量IgG4阳性浆细胞浸润对IgG4-RD的诊断有重要提示价值。然而,多种疾病(如ANCA相关血管炎、Castleman病、恶性肿瘤等)的病理表现可与IgG4-RD相似,应注意鉴别。

3.6 影像学检查

根据患者受累部位不同,可进行多种检查,如CT、MRI、PET-CT、超声等。由于IgG4-RD可同时累及多个器官,所以可以采用影像学检查手段对相应器官筛查,进行病情评估,同时提高诊断准确性,尤其在不能取得病理活检的情况下。

4 诊断

2012年1月日本各学界联合发表IgG4-RD综合分类标准:(1)一个或多个器官出现弥漫性/局限性肿胀或肿块的临床表现;(2)血清IgG4浓度≥1350 mg/L;(3)组织病理学检查:① 显著的淋巴细胞、浆细胞浸润和纤维化;② IgG4阳性浆细胞浸润:IgG4

(+)/IgG（+）细胞>40%，且 IgG4 阳性浆细胞>10 个/高倍视野。确定诊断：（1）+（2）+（3）；很可能诊断：（1）+（3）；可能诊断：（1）+（2）。同时，该标准强调：（1）要特别注意和肿瘤、类似疾病（如干燥综合征、原发性硬化性胆管炎、Castleman 病、继发性腹膜后纤维化、肉芽肿性多血管炎、嗜酸性肉芽肿性多血管炎、结节病等）的鉴别诊断；（2）若符合器官特异性的 IgG4 相关性疾病分类标准，即使不满足综合分类标准，也可做出诊断[5-6]。

2019 年 ACR/EULAR 发布了新的 IgG4-RD 分类标准，该标准的敏感度和特异度分别为 82.0%和 97.8%[7]。

5 治疗

IgG4-RD 患者疾病管理的目标是控制炎症，维持疾病缓解，保护器官功能，同时减轻治疗不良反应。凡是有症状且病情活动的 IgG4-RD 患者都需要治疗，早期干预可防止进展为慢性和不可逆的纤维化阶段。合并以下器官受累的患者要积极治疗：主动脉炎、腹膜后纤维化、近端胆管狭窄、小管间质性肾炎、硬脑膜炎、胰腺增大、心包炎等。部分无症状，经检查发现重要脏器受累，可能造成重度、不可逆的后果者也需要治疗。对一些临床症状轻、进展慢、非重要脏器受累（如无症状淋巴结肿大或颌下腺轻度肿大）者可暂不治疗，只进行观察。对于高度纤维化的病变，药物治疗疗效不佳[8-9]。

5.1 糖皮质激素

除非存在禁忌证，否则对所有活动性、未治疗的 IgG4-RD 患者而言，糖皮质激素是缓解诱导的一线药物。推荐起始剂量为 0.6 mg·kg^{-1}·d^{-1}（30~40 mg/d），可根据体重和病情进行适当调整，多数患者病情可得到改善。当病情得到控制后，应规律将剂量递减至最小维持量维持。应注意的是：停用激素可使病情复发率高，部分患者即使使用小剂量激素维持，病情也可能复发，因此在治疗过程中应密切监测病情变化。

5.2 免疫抑制剂

并非全部患者在起始治疗时就需要联合使用糖皮质激素和免疫抑制药物。一般推荐以下情况下使用：① 病情活动而不能递减激素时；② 小剂量激素维持时病情复发者；③ 多器官受累、病情较重的患者起始治疗时也可加用免疫抑制剂联合治疗。但关于免疫抑制剂对 IgG4-RD 治疗效果的循证医学证据尚不充足。硫唑嘌呤、吗替麦考酚酯、甲氨蝶呤、他克莫司、来氟米特、艾拉莫德、环磷酰胺等是常用的免疫抑制剂。

5.3 生物制剂

一项小样本的研究显示，IgG4-RD 患者单独应用利妥昔单抗的有效性达到 97%，所以对于一些存在糖皮质激素禁忌证的患者可以选择利妥昔单抗治疗。目前，其他的一些单抗隆抗体（如阿巴西普等）正在临床试验中。

5.4 手术治疗

一些纤维性病变对药物治疗的效果不佳，可采用手术治疗，如纤维性眼眶假性肿瘤和硬化性肠系膜炎对手术切除的反应较好。IgG4 相关硬化性胆管炎合并梗阻性黄疸患者在糖皮质激素治疗前，可采用胆道支架置入。对于伴有动脉瘤形成的 IgG4 相关血管疾病患者，可行动脉置换、支架植入或血管内修复术等治疗。对输尿管梗阻致肾积水患者，可选择支架植入或造瘘术。

参考文献

[1] 张文.关注一种新的自身免疫病：IgG4相关性疾病［J］.中华风湿病学杂志，2012，16（12）：793-795.

[2] ZHANG W, STONE J H. Management of IgG4-related disease［J］. Lancet Rheumatol, 2019, 1: e55-e65.

[3] 赵丽丹，史群，张炬.IgG4相关性腹膜后纤维化［J］.中国实用内科杂志，2013，33（12）：919-922.

[4] ZHANG X, ZHANG P, LI J, et al. Different clinical patterns of IgG4-RD patients with and without eosinophilia［J］. Sci Rep, 2019, 9（1）: 16483.

[5] UMEHARA H, OKAZAKI K, MASAKI Y, et al. Comprehensive diagnostic criteria for IgG4-related disease（IgG4-RD）, 2011［J］. Mod Rheumatol, 2012, 22（1）: 21-30.

[6] 徐传辉，穆荣.2012年IgG4相关性疾病分类标准及病理诊断共识的解读［J］.中华风湿病学杂志，2012，16（12）：851-852.

[7] WALLACE Z S, NADEN R P, CHARI S, et al. The 2019 American College of Rheumatology/European League Against Rheumatism classification criteria for IgG4-related disease［J］. Ann Rheum Dis, 2019, 79: 77-87.

[8] ZHANG P, HAN X, LI J, et al. IgG4-related fibrosing mediastinitis: clinical presentation, treatment efficacy and comparison with IgG4-RD without fibrosing mediastinitis［J］. Clin Exp Rheumatol, 2020.

[9] KHOSROSHAHI A, WALLACE Z S, CROWE J L, et al. International consensus guidance statement on the management and treatment of IgG4-related disease［J］. Arthritis Rheumatol, 2015, 67（7）: 1688-1699.

（薛雷喜）

第四十章 木村病

1 概述

木村病(Kimura disease,KD)由中国的金显宅于1937年以"嗜酸性粒细胞增多性淋巴肉芽肿"之名报道。1948年,日本的Kimura(木村)对本病做了较为详细的描述,故本病又叫木村病。现有的木村病病例大多来自亚洲国家,包括日本、中国和印度,男女发病人数之比约为3.5∶1。该病是一种罕见的以淋巴结、软组织及唾液腺损害为主的慢性炎症疾病,软组织多发性肿块是最常见的临床表现[1]。虽然木村病在本质上是良性的,但它有复发的趋势。由于该病极为罕见,临床上多以病例报道为主。

2 病因

目前本病病因尚不明确,可能与自身免疫、过敏、肿瘤、昆虫叮咬或寄生虫感染有关。有研究表明,该病与IgE介导的Ⅰ型变态反应有关,白细胞介素(IL)-4、IL-5、IL-13等对本病的发生起了一定的作用[1-2]。

3 临床表现

3.1 皮肤及软组织结节[3]

3.1.1 结节部位

木村病常以头颈部(76%)皮下结节形成为特征(图40-1、图40-2),腮腺受累并不少见。结节可发生在任何部位,常见部位有耳周、头皮、眶周、眼睑、口腔、鼻窦、腋窝和腹股沟等部位,也有报道肿块发生于四肢和足部者。

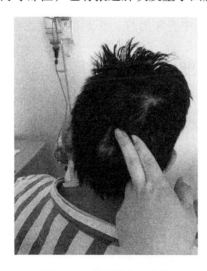

图40-1 头颈部皮下结节

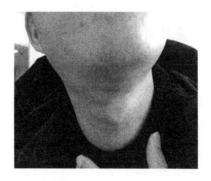

图40-2 颈部皮下结节

3.1.2 结节特点

以单侧或双侧多发结节为主,较少出现单发结节。结节多为位置较深的无痛性结节,界限不清,与周围组织粘连,活动度差。结节直径 1~20 cm,平均 3 cm,融合成团块者可超过 10 cm。早期结节质地较软,随病程延长逐渐变硬变韧。结节处皮肤完整,伴有或无瘙痒或皮炎。

3.2 肾脏损害[2,4]

12%的木村病患者会出现肾脏损害,其中 62%的患者伴有肾病综合征。最常见的临床特征是蛋白尿、高血压和镜下血尿。肾脏损害几乎总是在结节或肿块之后数月出现。光镜下可表现为系膜增生性肾小球肾炎、微小病变、局灶节段性肾小球硬化、膜性肾病等。

3.3 其他表现

有报道木村病患者会出现湿疹、雷诺现象、纵隔和肺门淋巴结病变、支气管哮喘、冠状动脉严重痉挛、血栓性疾病、溃疡性结肠炎、视网膜及脉络膜病变、颞动脉炎、主动脉炎等血管炎表现。

4 辅助检查

4.1 实验室检查

血嗜酸性粒细胞计数与血清 IgE 水平升高。

4.2 木村病基本病理学特点

炎性细胞增生和浸润,包括各病变组织中广泛的淋巴滤泡样结构形成和充斥于滤泡间的大量嗜酸性粒细胞、淋巴细胞、肥大细胞;最典型的特征性改变为滤泡间区、被膜甚至被膜外脂肪组织中大量成熟嗜酸性粒细胞浸润,有时形成嗜酸性微脓肿;不同程度的纤维化;血管增生反应。

5 诊断标准

目前,木村病缺乏统一的诊断标准,结合相应临床表现和血液学检查阳性结果可考虑此病。确诊主要依据活组织病理学检查。

如果患者有以下表现,则应考虑木村病:① 中青年男性,头颈部慢性无痛性肿块;② 局部淋巴结肿大;③ 血嗜酸性粒细胞计数与血清 IgE 水平升高。

利用计算机断层扫描(CT)和磁共振成像(MRI)能判定病变程度和范围及淋巴结受累情况。

6 鉴别诊断

6.1 变应性肉芽肿血管炎(Churg-Strauss syndrome,CSS)

CSS 也可出现皮肤和皮下结节以及肾脏受累,外周血嗜酸性粒细胞数与 IgE 水平可增高,病变组织活检也见嗜酸性粒细胞浸润和肉芽肿形成。但 CSS 患者 p-ANCA 检查多呈阳性,病理学表现为纤维素样坏死性血管炎,病灶中无淋巴滤泡增生。

6.2 血管淋巴样组织增生伴嗜酸性粒细胞增多(angiolymphoid hyperplasia with eosinophilia,ALHE)

ALHE 和木村病过去被认为是同一种疾病,但现在认为两者在临床上和组织学上都是可以区分的两种独立的疾病。两者的共同点为：均好发于头颈部，有复发倾向，都累及皮肤和皮下组织，病理学均表现为小血管增生，淋巴细胞、嗜酸性粒细胞浸润。但两者亦有各自的特点。ALHE 多见于西方人，女性患者略多于男性，临床表现多为皮肤单发的小结节或丘疹样改变，病变常只侵犯浅层皮肤，病变范围小，不侵犯淋巴结及腮腺；病理改变为良性血管瘤，主要以新生毛细血管增生为主，伴有淋巴细胞及嗜酸性粒细胞浸润，组织内无明显的纤维化倾向。而木村病主要以淋巴滤泡增生为主。

7 治疗及预后[6-9]

木村病目前尚缺乏统一的治疗标准。治疗目标以美观、保持正常功能和防止复发为主。

7.1 手术及放疗

对于单发、肿块较小、易切除的病变，主张手术治疗。对于病变范围大、多发、界限不清或局部浸润以及术后复发的病例，主张首选放射治疗。

7.2 激素治疗

局部或口服给予糖皮质激素较为常用。起初可给予较大剂量，病情稳定后缓慢减量，可使肿块明显缩小，但停药后易复发。所以激素不宜作为唯一的治疗药物。

7.3 环孢素治疗

环孢素治疗用于激素治疗无效或复发的患者，初始剂量通常为 $3\sim5$ mg·kg^{-1}·d^{-1}，在治疗期间建议监测环孢素浓度，2 mg·kg^{-1}·d^{-1} 的低剂量环孢素（最低浓度为 80 ng/mL）对肿块仍有效。

木村病整体为良性病程，但易复发。对于难治性及复发性的木村病，早期使用小剂量环孢素联合激素治疗，可能是一种值得探索的治疗方式。

参考文献

[1] CHEN Q L, LI C X, SHAO B, et al. Expression of the interleukin-21 and phosphorylated extracellular signal regulated kinase 1/2 in Kimura disease [J]. J Clin Pathol, 2017, 70 (8)：684-689.

[2] GONG Y, GU J Y, LABH S, et al. Kimura disease accompanied with nephrotic syndrome in a 45-year-old male [J]. Diagno Pathol, 2015, 10：43.

[3] KURODA K, KASHIWAGI S, TERAOKA H, et al. Kimura's disease affecting the axillary lymph nodes: a case report [J]. BMC Surg, 2017, 17 (1)：63.

[4] YAMADA A, MITSUHASHI K, MIYAKAWA Y, et al. Membranous glomerulonephritis associated with eosinophilic lymphfolliculosis of the skin (Kimura's disease): report of a case and review of the literature [J]. Clin Nephrol, 1982, 184：211-215.

[5] BASTOS J T, ROCHA C, SILVA P, et al. Angiolymphoid hyperplasia with eosinophilia versus Kimura's disease: a case report and a clinical and histopathological comparison [J]. An Bras Dermatol, 2017, 92 (3)：392-394.

[6] BECCASTRINI E, EMMI G, CHIODI M, et al. Kimura's disease: case report of an Italian young male and response to oral cyclosporine A in an 8 years follow-up [J]. Clin Rheumatol, 2013, 32 (1): 55-57.

[7] KANEKO K, AOKI M, HATTORI S, et al. Successful treatment of Kimura's disease with cyclosporine [J]. J Am Acad Dermatol, 1999, 41 (5, Supplement): 893-894.

[8] MALEKI D, SAYYAH A, RAHIMI-RAD M H, et al. Kimura's disease with eosinophilic panniculitisetreated with cyclosporine: a case report [J]. Allergy Asthma Clin Immunol, 2010, 6 (1): 5.

[9] SATO S, KAWASHIMA H, KUBOSHIMA S, WATANABE K, KASHIWAGI Y, TAKEKUMA K, et al. Combined treatment of steroids and cyclosporine in Kimura disease [J]. Pediatrics, 2006, 118 (3): e921-e923.

（杨　茹）

第四十一章 Sweet 综合征

1 概述[1]

Sweet 综合征又叫急性发热性嗜中性皮病，是一种不常见的炎性疾病。其特征为皮肤突然出现的疼痛性、水肿性红色丘疹、斑块或结节。患者出现皮肤表现时还常伴有发热和白细胞增多。此外，病变也可能累及眼部、肌肉骨骼系统和内脏器官。

2 分类

根据病因，国际上 Sweet 综合征通常被分为 3 个亚型：经典 Sweet 综合征、与恶性肿瘤相关的 Sweet 综合征、药物性 Sweet 综合征。

2.1 经典 Sweet 综合征

经典 Sweet 综合征也称特发性 Sweet 综合征，占该病的大多数病例，定义为满足已确定的诊断标准且与恶性肿瘤和药物暴露均无关的 Sweet 综合征。经典 Sweet 综合征可能发生于多种医学情况下，最常相关的有感染（尤其是上呼吸道和胃肠道感染，Sweet 综合征常发生于感染后 1~3 周）、炎症性肠病（克罗恩病和溃疡性结肠炎）、妊娠。其他感染（如 AIDS、结核、衣原体感染、病毒性肝炎等）、原发性免疫缺陷病和自身免疫性疾病等不太常见，与本病的相关性仍不太确定。

2.2 与恶性肿瘤相关的 Sweet 综合征

与恶性肿瘤相关的 Sweet 综合征占该病的 20% 左右。Sweet 综合征可在恶性肿瘤之前、之后或同时发生。而对于有癌症既往史的患者，Sweet 综合征的发生可能预示着肿瘤复发。Sweet 综合征的发生与血液系统肿瘤的相关性更为密切（约占 85%）。既往研究表明：急性髓系白血病（AML）是与 Sweet 综合征相关的最常见恶性肿瘤；而在实体肿瘤中，泌尿生殖器癌、乳腺癌及胃肠道腺癌与 Sweet 综合征的关系最密切。

2.3 药物性 Sweet 综合征

多种药物可能促发 Sweet 综合征。粒细胞集落刺激因子（G-CSF）是报道最多的致病药物，其他药物有避孕药、硼替佐米、替卡格雷、肼苯哒嗪、硫唑嘌呤、加巴喷丁、阿扎胞苷和对乙酰氨基酚-可待因等。对于无既往诱发药物暴露史的患者，Sweet 综合征通常发生在用药后 2 周左右，再次应用该诱发药物后通常会导致该病复发。

3 发病机制

本病是一种病因不明的慢性炎症反应性疾病，其发病机制尚未完全确定，促使其发生的因素包括超敏反应、细胞因子调节异常和遗传易感性。在日本患者中，HLA-B54 与 Sweet 综合征相关。

4 临床表现[2-8]

Sweet 综合征的特征性表现为突发疼痛性炎性丘疹、斑块及结节。

4.1 皮肤表现

4.1.1 常见皮肤表现

Sweet 综合征皮肤病变表现为触痛性、水肿性及炎性丘疹、斑块及结节。皮疹的分布通常不对称，上肢可能是最常受累的部位；病变也常见于躯干、下肢及头颈部。皮损直径通常为数毫米到数厘米不等，呈明亮的红色或紫罗兰色。患者常出现明显的浅层真皮水肿，使皮损呈假性水疱特性，也可能存在脓疱。

4.1.2 较少见皮肤表现

（1）大疱性 Sweet 综合征：大疱性 Sweet 综合征可能发生类似于坏疽性脓皮病的溃疡，表现为红色至紫色斑块上出现水疱和松弛的大疱，最常见于有血液系统恶性肿瘤的患者。

（2）皮下 Sweet 综合征：是一种罕见亚型，中性粒细胞浸润皮下脂肪层，而非真皮层，从而使病变表现为红色结节。结节直径通常为 2~3 cm，常累及四肢。病变累及小腿时，与结节性红斑的表现非常类似。

（3）手背嗜中性皮病：也称为手背脓疱性血管炎，以局部表现为主，受累患者手背可出现炎性和脓疱性斑块。

4.2 口腔受累表现

口腔受累在经典 Sweet 综合征中并不常见。但与血液系统恶性肿瘤相关的 Sweet 综合征患者中约有 12% 出现口腔溃疡，好发于颊黏膜或舌。其他报道的口腔病变包括大疱、水疱、牙龈增生、坏死性溃疡性牙周炎、结节、丘疹、脓疱和舌肿胀。

4.3 伴随症状

Sweet 综合征患者常有高热。其中药物性 Sweet 综合征患者几乎都有发热，而经典或恶性肿瘤相关 Sweet 综合征患者中可能有 10%~20% 无发热。其他症状如关节痛、不适、头痛及肌痛也较为常见。

4.4 常见皮肤外表现

Sweet 综合征患者中可能出现其他各个系统（如：眼、肌肉、肺、骨骼、肝、脾、心、肾、中枢神经系统和胃肠系统）的中性粒细胞浸润，从而导致相应组织器官炎症的特异性症状或体征。其中眼部炎症（17%~72%）是一种常见的皮肤外表现，包括结膜炎、巩膜外层炎、巩膜炎、角膜缘结节、周边溃疡性角膜炎、虹膜炎、青光眼、泪腺炎和脉络膜炎等。肌肉骨骼系统是另一好发部位，表现为关节痛、关节炎和肌痛。

4.5 不常见的皮肤外表现

（1）中枢神经系统：脑炎、无菌性脑膜炎。

（2）心血管系统：心肌炎、主动脉炎和主动脉瓣狭窄、冠状动脉闭塞。

（3）肺部：中性粒细胞性肺泡炎、胸腔积液、气道梗阻。

（4）肝脏：肝炎、肝大。

（5）肠道：中性粒细胞性肠炎。

（6）脾：脾大。

（7）肾脏：系膜性肾小球肾炎、血尿、蛋白尿。

（8）骨：无菌性骨髓炎。

5 辅助检查[9-12]

5.1 实验室检查
Sweet 综合征患者最常见的实验室检查异常是外周血白细胞增多伴中性粒细胞增多，以经典 Sweet 综合征患者最为常见。非特异性炎症标记物，如红细胞沉降率和 C 反应蛋白水平也常有升高。贫血和血小板异常多见于恶性肿瘤相关或药物性 Sweet 综合征，但很少出现在经典 Sweet 综合征中。

5.2 病理表现
对疑似 Sweet 综合征患者都应当进行皮肤活检。

5.2.1 Sweet 综合征的组织学特征
（1）真皮浅层显著水肿；真皮上中层致密的中性粒细胞浸润，但不浸润表皮。
（2）白细胞分裂。
（3）内皮肿胀。
（4）无血管炎。

5.2.2 Sweet 综合征的病理性变异型
（1）皮下 Sweet 综合征：皮下组织中有密集的中性粒细胞浸润，其中脂肪小叶的炎症通常最突出，但结缔组织隔膜和脂肪小叶都可受累。
（2）组织细胞样 Sweet 综合征：真皮炎性浸润主要由组织细胞样、不成熟的髓样细胞组成。

6 诊断标准

Su 和 Liu 1986 年修订的一套诊断标准被广泛用于 Sweet 综合征的诊断。

6.1 主要标准
（1）突发的疼痛性红色斑块或结节。
（2）密集中性粒细胞浸润的组织病理学证据，而无白细胞分裂性血管炎的证据。

6.2 次要标准
（1）发热：体温超过 38℃。
（2）伴有基础的血液系统或内脏的恶性肿瘤、炎性疾病或妊娠，或者是发病前有上呼吸道感染、胃肠道感染或疫苗接种。
（3）全身性糖皮质激素或碘化钾治疗反应非常好。
（4）就诊时实验室检查值异常（以下 4 项中满足 3 项：ESR>20 mm/h、CRP 阳性、白细胞计数>8×10^9/L、中性粒细胞>0.70）。

诊断经典或恶性肿瘤相关 Sweet 综合征需要满足 2 个主要标准及 4 个次要标准中的 2 个。

7 鉴别诊断[13-17]

皮损的形态、临床病史、体格检查、病理表现及微生物检查资料有助于区分 Sweet 综合征和其他疾病。

7.1 红色的水肿性斑块

（1）皮肤感染（细菌、真菌和分枝杆菌）。

（2）荨麻疹和荨麻疹性血管炎。

（3）其他嗜中性皮病，如坏疽性脓皮病、嗜中性外分泌腺汗腺炎、Behcet 综合征、皮肤转移性克罗恩病等。

（4）药疹。

7.2 结节（包括皮下 Sweet 综合征）

（1）皮肤感染，如深部真菌感染、Majocchi 肉芽肿、不典型分枝杆菌感染等。

（2）恶性肿瘤，如皮肤淋巴瘤、皮肤白血病、转移癌等。

（3）皮下结节病。

（4）血管炎，尤其是中型血管炎，如皮肤的结节性多动脉炎等。

（5）结节性红斑。

7.3 大疱性病变

（1）大疱性坏疽性脓皮病。

（2）大疱性白细胞分裂性血管炎。

（3）自身免疫性大疱性疾病，如大疱性类天疱疮、大疱性系统性红斑狼疮、炎性获得性大疱性表皮松解症、线状 IgA 大疱性皮肤病等。

（4）伴大疱性和出血性或坏死性改变的感染，如大疱性蜂窝织炎、血管侵袭性感染（曲霉菌病、坏疽性深脓疱）等。

8 治疗及预后[18-23]

8.1 一线治疗

8.1.1 皮质类固醇全身治疗

对成人患者，推荐口服泼尼松，起始剂量为 0.5~1 mg/(kg·d)。患者症状通常在开始治疗后 48 h 内得到改善，皮损通常在 1~2 周内消退。病情缓解之后，尝试经过 4~6 周逐渐减量并停用泼尼松。对于在泼尼松减量时出现复发的患者，可继续使用最低有效剂量的泼尼松（剂量通常为 10 mg/d 左右，范围 5~20 mg/d）2~3 个月。患者也可以开始使用其他的全身性一线治疗药物来帮助减低糖皮质激素的剂量。

8.1.2 皮质类固醇局部治疗

对于皮损较少且局限同时没有全身性症状的患者，采用局部皮质类固醇治疗可能就有很好的效果。通常在受累区域每日涂敷 2 次，持续使用 2~3 周。皮损内注射可使用浓度为 3~10 mg/mL 的曲安奈德，一次治疗的总注射剂量限制在 20 mg 以内，可在 2~4 周后再次治疗。对经局部治疗无明显效果的患者，可采用全身性药物进行治疗。

8.1.3 皮质类固醇冲剂治疗

对于严重 Sweet 综合征或其他疗法效果不佳的 Sweet 综合征患者，进行糖皮质激素冲击治疗可能有效。成人可接受甲泼尼龙高达 500~1000 mg/d 静脉给药，持续 3~5 日。之后可采用口服糖皮质激素逐渐减量或另一种全身性免疫抑制剂进行治疗。

8.2 其他一线治疗药物

与全身糖皮质激素相比，秋水仙碱、氨苯砜和碘化钾在 Sweet 综合征的治疗中较少使用。如果患者存在全身性糖皮质激素治疗禁忌证，这些药物可作为一线治疗药物。同时，应用这些药物时也可减小糖皮质激素剂量。

8.2.1 秋水仙碱

Sweet 综合征对秋水仙碱的反应也很迅速，对于白种人，给予 1 mg/d 或 1.5 mg/d 的总剂量即可。一旦患者病情得到控制，即可停药，一般是在 1~3 周内停药。

8.2.2 氨苯砜

对于成人 Sweet 综合征患者，氨苯砜的起始剂量通常比较低（25 mg/d），然后在患者可耐受的范围内逐渐增加至总剂量（100~200 mg/d）。通常患者病情会在 1~3 周内得到显著的临床改善。在应用氨苯砜治疗前，应检测葡萄糖-6-磷酸脱氢酶（G-6-PD）水平。

8.2.3 碘化钾

对成人患者开具的碘化钾处方可为片剂（一次 300 mg，一日 3 次）或 1000 mg/mL 的饱和溶液。使用标准的医用滴管（20 滴/毫升），起始剂量为一次 3 滴，一日 3 次。

8.3 其他治疗

口服维 A 酸、环孢素、甲氨蝶呤、沙利度胺和阿那白滞素已成功地被用于治疗标准治疗无效的 Sweet 综合征患者。

8.4 儿童患者的治疗

与成人一样，Sweet 综合征儿童患者通常对全身性糖皮质激素治疗迅速产生反应。通常采用 1~2 mg/(kg·d) 泼尼松的起始剂量来治疗儿童患者。目前尚缺乏其他药物用于儿童患者的有效性和最佳剂量的相关资料。

8.5 预后[24-25]

如果不进行治疗，Sweet 综合征的病程不可预知。虽然有部分患者可能在数周至数月后自愈，但比例不详。Sweet 综合征患者可出现内部器官严重受累，但致死的情况很罕见。

在治疗药物减量或停用后患者可能出现复发，恶性肿瘤相关性疾病患者复发的可能性更大。典型 Sweet 综合征患者的复发率约为 30%。有基础的血液系统恶性肿瘤患者的复发率可高达 69%。

参考文献

[1] COHEN P R. Sweet's syndrome—a comprehensive review of an acute febrile neutrophilic dermatosis [J]. Orphanet J Rare Dis, 2007, 2: 34.

[2] LALLAS A, TZELLOS T G, PAPAGEORGIOU M, et al. Sweet's syndrome associated with upper respiratory tract streptococcal infection: "wait-and-see" strategy or anecdotal use of corticosteroids? [J]. Hippokratia, 2011, 15: 283.

[3] YTTING H, VIND I, BANG D, et al. Sweet's syndrome—an extraintestinal manifestation in inflammatory bowel disease [J]. Digestion, 2005, 72: 195.

[4] RAZA S, KIRKLAND R S, PATEL A A, et al. Insight into Sweet's syndrome and associated-malignancy: a review of the current literature [J]. Int J Oncol, 2013, 42: 1516.

[5] KRILOV L R, JACOBSON M, SHENDE A. Acute febrile neutrophilic dermatosis

(Sweet's syndrome) presenting as facial cellulitis in a child with juvenile chronic myelogenous leukemia [J]. Pediatr Infect Dis J, 1987, 6: 77.

[6] SHUGARMAN I L, SCHMIT J M, SBICCA J A, et al. Easily missed extracutaneous manifestation of malignancy-associated Sweet's syndrome: systemic inflammatory response syndrome [J]. J Clin Oncol, 2011, 29: e702.

[7] NGUYEN K Q, HURST C G, PIERSON D L, et al. Sweet's syndrome and ovarian carcinoma [J]. Cutis, 1983, 32: 152.

[8] ROCHET N M, CHAVAN R N, CAPPEL M A, et al. Sweet syndrome: clinical presentation, associations, and response to treatment in 77 patients [J]. J Am Acad Dermatol, 2013, 69: 557.

[9] CHAVAN R N, CAPPEL M A, KETTERLING R P, et al. Histiocytoid Sweet syndrome may indicate leukemia cutis: a novel application of fluorescence in situ hybridization [J]. J Am Acad Dermatol, 2014, 70: 1021.

[10] WASSON S, GOVINDARAJAN G, FOLZENLOGEN D. Concurrent occurrence of Sweet's syndrome and erythema nodosum: an overlap in the spectrum of reactive dermatoses [J]. Clin Rheumatol, 2006, 25: 268.

[11] TITULAER M J, SOFFIETTI R, DALMAU J, et al. Screening for tumours in paraneoplastic syndromes: report of an EFNS task force [J]. Eur J Neurol, 2011, 18: 19.

[12] HALPERN J, SALIM A. Pediatric Sweet syndrome: case report and literature review [J]. Pediatr Dermatol, 2009, 26: 452.

[13] UIHLEIN L C, BRANDLING-BENNETT H A, LIO P A, et al. Sweet syndrome in children [J]. Pediatr Dermatol, 2012, 29: 38.

[14] AMOURI M, MASMOUDI A, AMMAR M, et al. Sweet's syndrome: a retrospective study of 90 cases from a tertiary care center [J]. Int J Dermatol, 2016, 55: 1033.

[15] COHEN P R. Sweet's syndrome—a comprehensive review of an acute febrile neutrophilic dermatosis [J]. Orphanet J Rare Dis, 2007, 2: 34.

[16] KHATRI M L, TAHA M. Sweet's syndrome associated with myelodysplastic syndrome presenting as periorbital cellulitis [J]. Int J Dermatol, 2007, 46: 496.

[17] WALLING H W, SNIPES C J, GERAMI P, et al. The relationship between neutrophilic dermatosis of the dorsal hands and Sweet syndrome: report of 9 cases and comparison to atypical pyoderma gangrenosum [J]. Arch Dermatol, 2006, 142: 57.

[18] BROWNING C E, DIXON J E, MALONE J C, et al. Thalidomide in the treatment of recalcitrant Sweet's syndrome associated with myelodysplasia [J]. J Am Acad Dermatol, 2005, 53: S135.

[19] KLUGER N, GIL-BISTES D, GUILLOT B, et al. Efficacy of anti-interleukin-1 receptor antagonist anakinra (Kineret ®) in a case of refractory Sweet's syndrome [J]. Dermatology, 2011, 222: 123.

[20] SEMINARIO-VIDAL L, GUERRERO C, SAMI N. Refractory Sweet's syndrome successfully treated with rituximab [J]. JAAD Case Rep, 2015, 1: 123.

[21] HASHEMI S M, FAZELI S A, VAHEDI A, et al. Rituximab for refractory subcutaneous Sweet's syndrome in chronic lymphocytic leukemia: a case report [J]. Mol Clin Oncol, 2016, 4: 436.

[22] AGARWAL A, BARROW W, SELIM M A, et al. Refractory subcutaneous Sweet syndrome treated with adalimumab [J]. JAMA Dermatol, 2016, 152: 842.

[23] LIN C H, YEH S P, LIN T Y. Azacitidine is effective for the treatment of myelodysplastic syndrome and accompanied Sweet syndrome [J]. Ann Hematol, 2015, 94: 1925.

[24] WAWRZYCKI B, CHODOROWSKA G, PIETRZAK A, et al. Recurrent skin eruption in patient with chronic lymphocytic leukemia and lymphocytic infiltrates of the dermis resembling Sweet's syndrome [J]. G Ital Dermatol Venereol, 2011, 146: 487.

[25] CHOI H J, CHANG S E, LEE M W, et al. A case of recurrent Sweet's syndrome in an 80-year-old man: a clue to an underlying malignancy [J]. Int J Dermatol, 2006, 45: 457.

(杨 茹)

第十一篇

风湿病与肿瘤、妊娠

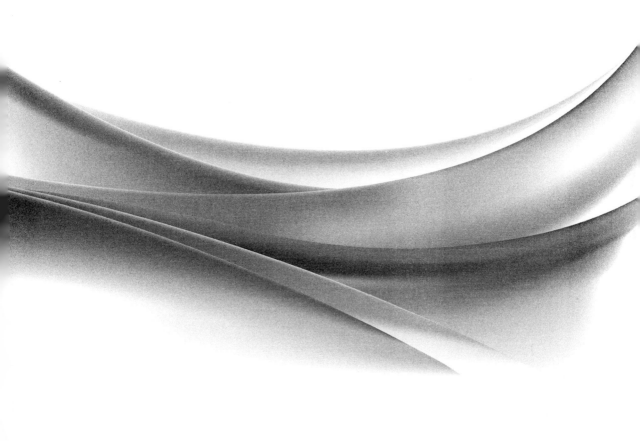

第一章

概論と基礎理論

第四十二章 风湿病与肿瘤

近些年来的临床研究表明，部分恶性肿瘤患者以风湿病症状起病或者以风湿病症状为突出临床表现的发生率逐年升高。恶性肿瘤可在风湿性疾病发病之前、之后或者同时发生。恶性肿瘤患者常以风湿病症状为主要临床表现，症状不典型，容易被误诊为风湿性疾病，进而延误病情。因此，认识风湿表现与恶性肿瘤的关系是辨别二者的基石。风湿病表现与恶性肿瘤的关系大致可分为以下三种情况：① 原发性风湿病继发肿瘤，可能原因是免疫监视功能异常或长期使用免疫抑制药物。例如，原发性干燥综合征患者易出现淋巴组织异常增生性疾病，主要表现为非霍奇金淋巴瘤。② 肿瘤放化疗引起的风湿样表现。许多恶性肿瘤（如乳腺癌和非霍奇金淋巴瘤）放化疗后常出现风湿病表现。③ 实为副肿瘤综合征的风湿病表现。患者出现风湿病表现，实则为潜在的肿瘤的外周表现，且在短时间内即可发现肿瘤所在，并且随着对肿瘤的治疗，风湿病症状随之消失。这种由肿瘤引起的风湿病表现可视为副肿瘤综合征。

1888—1890 年，Oppenheim 等先后描述了 2 例恶性肿瘤并发周围神经病变的病例。直到 1956 年，Guichara 才提出了"副肿瘤综合征"（paraneoplastic syndrome）这一概念[1]，即某些恶性肿瘤患者在肿瘤未转移或直接浸润时，出现远隔器官功能异常。副肿瘤综合征可累及全身各个系统，临床上较常见累及神经系统（副肿瘤性小脑变性、兰博-伊顿肌无力综合征）、内分泌系统（抗利尿激素异常分泌综合征）、呼吸系统（闭塞性细支气管炎）。其中副肿瘤神经系统综合征最早被认识，而副肿瘤相关性风湿综合征的认识则经历了较长的时间。以炎性肌病为例，1916 年有研究者报道了皮肌炎（dermatomyositis，DM）、多肌炎（polymyositis，PM）与恶性肿瘤相关，并存率为 5%～25%，DM 多见，并提出对于年龄大于 45 岁、有皮疹、缺乏自身抗体、不伴其他结缔组织病、肌炎病史不超过两年者应警惕恶性肿瘤的可能，须行乳腺、消化道、直肠、盆腔的全面检查[2]。随着对干燥综合征的认识的不断加深，有研究者发现，干燥综合征患者恶性淋巴增殖性疾病的发生率为正常人群的 44 倍[3]。直至 2006 年，Andras 等[4]才首次提出"副肿瘤相关性风湿综合征"（paraneoplastic syndrome in rheumatic disorders）的概念，即以风湿样综合征为主要表现的副肿瘤综合征，其起病较为隐匿，早期识别困难，而早期诊断及早期治疗往往能改善预后，因此须提高临床医师对副肿瘤相关性风湿综合征的早期认识。

风湿病相关的肿瘤在临床上表现各异，很多情况下其病因和结果很难判定。某些风湿性疾病具有肿瘤易患性，如原发性干燥综合征患者淋巴瘤发生率增加。另外，许多治疗风湿性疾病的药物调节免疫系统，可以直接或间接地增加继发肿瘤的危险性。反之，某些风湿性疾病（如皮肌炎等）更多发生在一些恶性肿瘤患者中[5]。

1 副肿瘤相关性风湿综合征的发生机制

副肿瘤相关性风湿综合征的发病机制目前尚不明确。一般认为，它与肿瘤形成过程中诱发自身免疫性（包括体液免疫与细胞免疫）疾病相关。肿瘤诱发的免疫调节异常可刺激抗体生成，以及针对肿瘤细胞的抗体与机体自身抗原之间可发生交叉反应。副肿瘤性天疱疮是目前研究较明确的，即自身抗体与上皮细胞表面抗原结合引起棘层松解，进而导致了副肿瘤天疱疮的临床表现。在副肿瘤天疱疮患者体内，多种上皮抗原的抗体已被检测到，主要靶抗原是桥粒斑蛋白。目前可以检测出的两种桥粒斑蛋白为周斑蛋白和包斑蛋白。肿瘤相关性肌炎的发生目前认为与抗 p155/140 抗体相关。肿瘤抑制蛋白 p53 可抑制肿瘤细胞，尤其是乳腺癌细胞的自发凋亡，转录中介因子 TIF-1α 可负向调节 p53 的水平，而抗 p155/140 抗体的主要靶抗原为 TIF-1α，即肿瘤细胞的抗 p155/140 抗体与肌肉组织之间发生交叉反应导致肌炎样表现。肿瘤相关多关节炎的发病机制尚不清楚。目前认为，肥厚性骨关节炎与肿瘤细胞所分泌的血小板源性生长因子、血管源性生长因子相关；血清阴性滑膜炎伴凹陷性水肿综合征则与血管源性生长因子、基质金属蛋白酶相关；掌筋膜炎及关节炎可能与基质金属蛋白酶相关，具体机制目前尚在研究中。

2 各种风湿性疾病的肿瘤易患性

2.1 类风湿性关节炎

类风湿性关节炎（RA）是风湿病中发病率较高的疾病之一，对它已有较深入的研究。通过长期的临床观察发现，RA 患者的肿瘤发病率高于正常人群，多发肿瘤有淋巴瘤、多发性骨髓瘤、白血病、肺癌等，其中淋巴瘤被认为是由持续性激活的淋巴细胞最终转化成恶性肿瘤细胞所致，是一种"隐性肿瘤"。自 20 世纪 70 年代以来，大量研究数据显示，RA 患者罹患淋巴瘤增殖性疾病的风险增加 2~3 倍[6]。在评估恶性肿瘤的风险时，慢性炎症、免疫调节障碍以及治疗 RA 的免疫抑制药的潜在致癌效应等因素，均须考虑在内。一般情况下，很难分辨肿瘤是药物的作用还是疾病本身严重炎症的后果，而在后一种情况药物使用又是必需的或者说是有适应证的。这一情况因目前广泛使用肿瘤坏死因子（TNF）-α 抑制剂而变得更为明显，因为 TNF-α 抑制剂一方面用于控制难治性病例，另一方面也可能影响固有免疫的肿瘤监视效应。

大多数研究表明，淋巴瘤的发生风险与炎症的程度相关。瑞典的一项研究中确定了炎性活动度高（以红细胞沉降率、肿胀和疼痛关节数量、医生对疾病活动度的整体评估为标准）可以作为一个重要的危险因素。任何特定的药物与淋巴瘤的发生存在关联未被证实，但是这些研究主要分析了 1965—1983 年期间很少有接受免疫抑制治疗的 RA 患者，使得这种联系变得缺乏肯定。最近发表的对瑞典 378 例发生淋巴瘤的 RA 患者的随访病例对照研究发现，与低疾病活动度的患者相比，高疾病活动度患者患淋巴瘤的风险增加 71 倍。这项研究结果表明，免疫抑制治疗似乎没有改变患淋巴瘤的风险。

活动性 RA 患者常常表现出免疫球蛋白水平升高。在大多数情况下，RA 常为多克隆起源，且反映了类风湿因子的存在。但是，蛋白可能来源于单克隆 B 细胞，并且可能反映了早期淋巴增殖性疾病的发展。在 RA 患者中，单克隆免疫球蛋白病发生率为 1%~2%，这相当于在普通人群中的不明意义的单克隆免疫球蛋白病的发病率。其他因素，如继发性干燥综合征或尿游离轻链的出现，似乎对淋巴组织增生紊乱发展的预测价值不大。在一项对退伍军人的研究中，906 例 Felty 综合征患者（RA 患者出现中性粒细胞减少和脾大）总的癌症发病率增加 2 倍，但是非霍奇金淋巴瘤风险增加 12 倍。

如果临床上发现老年首发 RA，或者多年的 RA 患者突然出现病情进展、淋巴结肿大、脾大、肺部结节、高滴度的类风湿因子，且经 RA 常规治疗或强化治疗均无效，应警惕恶性肿瘤的发生。也有统计研究发现，RA 患者直肠癌、胃癌的发生率低，这可能与长期服用非甾体类抗炎药有关。

2.2 干燥综合征

干燥综合征（SS）的特征是唾液腺和泪腺的良性淋巴细胞浸润导致角膜结膜炎和口干症。SS 患者出现淋巴组织增生性疾病是慢性自身免疫性疾病与患肿瘤高风险的典型代表。既往多项研究发现，随访 SS 患者 5 年，5%~7%的患者发生肿瘤。原发性干燥综合征患者易出现淋巴组织增殖性疾病，主要是非霍奇金淋巴瘤（NHL）[7]，尤其是低度恶性的 B 细胞淋巴瘤和黏膜相关的淋巴瘤。而 Walden-strom 巨球蛋白血症、慢性淋巴细胞白血病和多发性骨髓瘤少见。SS 患者发生 NHL 的风险是一般人群的 4~5 倍。白血病、肺癌也常见于 SS 患者。近年也有学者将 SS 作为骨髓瘤的一种临床表现。SS 患者的淋巴结病理可呈一种中间状态，表现为腺外淋巴细胞增生形成"假性淋巴瘤"，经治疗病变可消失，但也可进展为淋巴瘤。有人发现，有假性淋巴瘤的 SS 患者类风湿因子呈阳性，若类风湿因子由阳性转为阴性，则提示假性淋巴瘤已转为淋巴瘤，故临床医师须对此类患者做类风湿因子的检测。

一般而言，淋巴瘤是干燥综合征的后期表现，平均在患病后 6.5 年出现。其他与患淋巴瘤有关的特征包括紫癜、皮肤溃疡、冷球蛋白血症、低补体水平、异常的单克隆丙种球蛋白、血细胞减少、脾大和淋巴结肿大。淋巴瘤进展为高恶性的患者预后差。干燥综合征患者患其他类型肿瘤的发病率与一般人群没有差别。慢性 B 细胞刺激可导致克隆株的恶性转化。恶性转化的病毒诱发学说是一种可能的理论。EB 病毒涉及其中，但在干燥综合征并发淋巴瘤的样本研究中未发现 EB 病毒或其他病毒颗粒。

也有报道认为，发生淋巴瘤的干燥综合征患者染色体异位的发生率较高。一些研究通过 PCR 方法发现，某些干燥综合征并发淋巴瘤的患者存在原癌基因 bcl-2 易位。其他研究发现，干燥综合征不伴淋巴瘤的患者中只有 5%可以在外周血或者骨髓中检出这种易位。相反，无淋巴瘤表现的某些 SS 患者未发现 bcl-2 易位。这说明，至少在一部分干燥综合征患者中，染色体易位似乎与淋巴瘤相关。

2.3 系统性红斑狼疮

系统性红斑狼疮（SLE）患者患肿瘤的风险是否升高尚无强有力的证据。一些小型的系列研究和队列研究表明，SLE 患者肿瘤患病率增高，一般是普通人群的两倍。易患肿瘤包括非霍奇金淋巴瘤、肉瘤、宫颈癌及乳腺癌等。有临床研究发现，部分肿瘤患者有多关节炎、多浆膜炎、抗核抗体阳性等特征，类似 SLE（狼疮综合征），常于肿瘤诊断后出现，在原发肿瘤治疗有效后，"狼疮综合征"即消失。另外一些小规模的系列研究认为，SLE 患者患肿瘤的风险及肿瘤类型与正常人群无差别。

为了证实 SLE 患者患肿瘤的风险是否确实增高，近期 6 个临床队列研究的综合分析发现，SLE 患者患肿瘤的风险有所增加，血液系统的肿瘤，尤其是非霍奇金淋巴瘤发生风险更高。研究也证实，女性 SLE 患者患妇科肿瘤（如乳腺癌）的风险是增加的。有数据支持乳腺癌的发生危险增加；然而，如果排除已知的乳腺癌高危因素，则 SLE 患者可能与一般女性人群相似，患乳腺癌的风险并不明显。服用避孕药、未生育、肥胖、吸烟是极少数 SLE 患者患乳腺癌和其他激素相关性肿瘤的风险因素。

其他还有研究表明，女性 SLE 患者宫颈涂片异常与宫颈异常的发生率，以及人类乳头瘤病毒感染与其他性传播疾病的发生率是增加的，部分原因可能是使用口服避孕药和免疫抑制药。

虽然这些相关性的确切原因不明，但已有几种解释 SLE 和肿瘤相关性的假说，尤其是 B 细胞淋巴瘤。有学者提出，患者由于存在特定的免疫缺陷，所以易患 SLE 和 B 细胞淋巴瘤，包括凋亡异常、慢性抗原刺激和 bcl-2 致癌基因过度表达。病毒，尤其是 EB 病毒也可能参与了 SLE 和淋巴瘤的发病。目前这些假说还没有得到证实。

总体说来，SLE 患者患淋巴组织增生性疾病，尤其是非霍奇金淋巴瘤的风险增高，其内在的发病机制尚不清楚，但似乎与免疫抑制和细胞毒性药物应用无关。

2.4 炎性肌病

炎性肌病（IM）是在成年人中以特发性、免疫介导的骨骼肌炎症导致的肌无力为特征的一组疾病。炎性肌病与肿瘤的发生之间是否存在关联仍存在争议。自 1916 年首例肌炎合并肿瘤被报道后，迄今为止已有近 30 个国家和地区约 60 个关于肌炎与肿瘤相关性的研究报道。出现于恶性肿瘤之前的炎性肌病是提示高肿瘤风险的原发性风湿性疾病，还仅是副肿瘤综合征的一个表现，目前尚无定论。与炎性肌病相关的肿瘤类型多种多样，包括乳腺癌、卵巢癌、胃癌等。

皮肌炎与多种肿瘤相关。恶性肿瘤相关的最常见类型是 DM，但 PM 也可与肿瘤相关。DM 患者患肿瘤的整体标准化风险比（standardized incidence ratio，SIR）为 3.8~7.7，PM 患肿瘤的风险相对 DM 小，但高于普通人群（SIR 1.7~2.2）[8]。Meta 分析提示，炎性肌病明确诊断 1 年内发生肿瘤的风险最高为 21。DM 与多种恶性肿瘤有关，在欧洲人中最常见的是卵巢癌、肺癌和胃癌，在亚洲人中最常见的是鼻咽癌。具有年龄大、进展快、吞咽困难、合并皮肤坏死、白细胞破碎性血管炎、抗 p155 或抗核基质蛋白 2（nuclear matrix protein-2，NXP-2）阳性等特征的 DM 患者发生肿瘤的风险较高[9]。合并肺间质病变[10]、雷诺现象者发生肿瘤的风险降低[11]。此外，多种肌炎自身抗体如 ANA、抗合成酶抗体阳性患者患肿瘤的风险较小[12]。

无肌病性皮肌炎是皮肌炎的一种特殊类型，仅有典型的皮肤表现而没有肌炎症状，该病与肿瘤的关系有争议。对无肌病性皮肌炎文献的系统性回顾分析发现，无肌病性皮肌炎与体内恶性肿瘤之间有着相关的联系。关于包涵体肌炎与肿瘤的关系所知甚少。来自北欧的 Buchbinder 研究发现，52 名包涵体肌炎患者中 12 名患肿瘤。由于单一肿瘤类型的病例数太少，不能发现二者之间的特异性关系。

目前大多数研究支持肌炎患者易患肿瘤这一观点。对于被确诊为炎性肌病的患者，也应开始针对肿瘤的检查。但检查内容尚有争议，因为泛泛的检查所得到的结果十分有限，没有针对性的检查很少能在皮肌炎和多肌炎患者中发现恶性肿瘤的证据，所以，任何一项检查都应根据患者的年龄、症状和体征进行。最近的研究发现，胸部、腹部和盆腔的影像学检查有助于发现肿瘤。其他的研究表明，血清肿瘤标志物的使用（血清 CA125 和 CA19-9）有利于发现皮肌炎或多发性肌炎患者相关的恶性肿瘤。炎性肌病相关性肿瘤可以在肌病确诊后数年内出现，因此，必须随访和重复肿瘤筛查。

特定人群（包括皮肌炎病情活动者）患肿瘤的风险较高，但肌酸激酶水平正常的 IM 患者患肿瘤的风险较高且预后较差。肌炎相关性抗体阳性的患者患肿瘤的风险较小。最近的研究发现,存在白细胞破碎性血管炎或皮肤溃疡的患者患肿瘤的风险更高。临床上,约80%肌炎合并肿瘤患者的肿瘤发生于肌炎起病的前后3年内,有学者将其称为肿瘤相关性肌炎（cancer associated myositis, CAM）。肿瘤可以和肌炎同时发生,可以发生在肌炎之前,也可以发生在肌炎起病之后。肌炎伴发肿瘤的类型多种多样,实体瘤常见。从肿瘤的组织来源看,大部分肿瘤来源于上皮组织,也可见其他各种组织来源的肿瘤。大多数患者只发生一种肿瘤,但也有同时或先后出现2~3种肿瘤的情况。

另外,肌炎抗体谱对于IM的诊断十分必要。抗Jo-1、抗U1-RNP、抗U3-RNP、抗KU、抗Mi-2等抗体作为肌炎特异性抗体被广泛研究,在IM的诊断和预后中发挥作用。Chinoy等研究发现,抗Jo-1、抗U1-RNP、抗U3-RNP、抗KU、抗Mi-2等抗体阴性时,肿瘤相关性肌炎发病率比抗体阳性组高,但可用于诊断肿瘤相关性肌炎的抗体并没有被明确定义。近10年来,抗TIF1抗体则成为肿瘤相关性肌炎的研究热点。TIF1家族蛋白包括TIF1-α、TIF1-β、TIF1-γ。已有研究表明,TIF1-γ通过与SMAD4相互作用来调节TIF1-β的表达及活性,而TIF1-β则作为蛋白信号,在肿瘤、自身免疫性疾病、组织纤维化等发病机制中起关键作用。在自身免疫性疾病患者中,DM患者抗155/140抗体阳性率最高且肿瘤发病率最高,因此,研究者普遍将抗155/140抗体作为DM特异性抗体来预测肿瘤,而抗155/140抗体阳性的其他自身免疫性疾病患者未见类似的肿瘤高发生率。

2.5 系统性硬化症

系统性硬化症（SSc）可以是一些恶性肿瘤的首发临床表现,其肿瘤的并发率为3%~7%,女性患者的肿瘤并发率较男性高3倍。腺癌与类癌最易并发SSc,实体瘤以肺癌、乳腺癌最多见,大多数血液系统肿瘤与SSc同时发病。有些SSc患者并发Barrett食管、黏膜不典型增生或食管腺癌。SSc患者在诊断后的5年内每年应常规行乳腺检查,肺有间质纤维病变者须每年拍摄全胸片,有吞咽障碍症状者应做食管镜及黏膜病理检查,应用免疫抑制剂治疗的患者更应做细致的体检及随访,以排除合并肿瘤的可能性。

大部分证据显示,SSc患者患恶性肿瘤通常出现在被炎症和纤维化累及的脏器,包括肺、乳腺、皮肤和食管。与正常人群比较,硬皮病患者患肺癌的发生率升高,其原因可能与肺纤维化有关,而与吸烟无关。硬皮病的出现与乳腺癌的发生存在一定的时间相关,但并未显示其总体乳腺癌发病率升高。老年发病的SSc患者患肿瘤的风险明显增加。一些研究认为,SSc的自身抗体与恶性肿瘤之间有潜在的相关性,而另一些研究则认为无关联。

非霍奇金淋巴瘤多出现在诊断硬皮病的第1年内。无论是局限性还是弥漫性硬皮病,Barrett食管和恶性食管癌的发病率都是增加的。有一项队列研究显示,SSc患者舌癌发病率升高,但其可能的机制尚不清楚。相反的是,有一项研究结果发现,SSc患者发生其他肿瘤（包括一些特殊的肿瘤）的概率并不会增加。局灶性硬皮病包括硬斑病或带状硬皮病的致癌风险不会增加。

2.6 痛风性关节炎

痛风性关节炎（GA）合并肿瘤多见于骨髓瘤、淋巴增殖性疾病、髓性增殖性疾病及实体瘤的转移患者,常于肿瘤发病前发生,也有继发于肿瘤之后出现,原因是肾脏对嘌呤代谢功能差,尿酸排泄减少,导致尿酸增高,或者放化疗后细胞内核酸分解突增,产生大量尿酸,从而诱发痛风发作,因此痛风性关节炎可以是肿瘤的首发症状。戴辉等[13]认为,痛风性关节炎合并肿瘤可能的机制与患者长期服用有丝分裂抑制剂秋水仙碱有关。

2.7 脊柱关节病

脊柱关节病（SpA）合并肿瘤较少见，如白血病、非霍奇金淋巴瘤及多发性骨髓瘤，还有消化道肿瘤等。脊柱关节病与肿瘤的关系研究较少，其发病机制可能为：① 治疗药物的影响。国外有文献报道，AS 在接受生物制剂治疗多年后继发白血病、非霍奇金淋巴瘤及多发性骨髓瘤等恶性肿瘤[14]。② 遗传。③ 感染。例如，反应性关节炎伴随肿瘤可能与肠道和泌尿道的细菌和（或）病毒感染有关；银屑病关节炎伴随肿瘤可能与人类免疫缺陷病毒感染有关等，但目前还没有确凿的证据支持。

2.8 结节病

结节病发生肿瘤的风险存在争议。部分研究发现，结节病患者肺癌和淋巴瘤的发病风险增加。而其他研究发现，结节病患者肿瘤的发病风险与一般人群无明显差别。非干酪性肉芽肿并不是结节病的特异性病理表现，可见于多种情况。类似的肉芽肿还可见于恶性肿瘤的淋巴结转移。许多恶性肿瘤，包括实体瘤和淋巴瘤可以出现肿瘤相关的组织反应而形成肉芽肿。结节病和肿瘤在临床和影像学表现方面没有明显的区别，因此对结节病患者进行随访评价非常重要。

3 肿瘤患者的风湿样表现

临床上肿瘤相关性风湿样表现与经典的风湿病或恶性肿瘤直接浸润或转移引起的皮肤、关节、肌肉病变很难区分。不典型风湿样表现主要有关节表现、皮肤表现、肌肉表现等方面。

3.1 关节表现

副肿瘤相关性关节表现多种多样[15]，其中比较常见的有肥厚性骨关节病（hypertrophic osteoarthropathy，HOA）、副肿瘤性多关节炎（paraneo-plastic polyarthritis，PP）、血清阴性滑膜炎伴凹陷性水肿综合征（remitting seronegative symmetrical synovitis with pitting oedema，RS3PE）、掌筋膜炎及关节炎（palmar fasciitis and polyarthritis syndrome，PFPAS）。HOA 最常见于肺癌[16]，典型表现为胫骨及股骨疼痛、邻近关节疼痛或滑膜炎、杵状指，X 线表现为骨膜增生。恶性肿瘤患者可出现多关节炎[17]，而多关节炎与恶性肿瘤在短期内相继或同时出现，且随着恶性肿瘤的治疗关节症状有明显好转，则提示可能为副肿瘤性多关节炎。其主要表现为对称性关节炎，但多具有以下特点：有关节外表现，无类风湿结节，缺乏特异性组织学、影像学特征，抗核抗体（anti-nuclear antibody，ANA）、类风湿因子（rheumatoid factor，RF）阴性，类风湿性关节炎（rheumatoid arthritis，RA）家族史阴性[18-19]。RS3PE 多见于老年人，主要表现为对称性小关节（手关节、腕关节、屈肌腱鞘）受累，伴手足背部可凹性水肿，RF 阴性，对激素有显著效果，目前认为这是某些恶性肿瘤的早期表现[20]。PFPAS 最常见于卵巢腺癌、乳腺癌等女性生殖系统肿瘤[21]，主要表现为掌指关节、近端指间关节、腕关节炎性表现，程度较轻，同时合并双手屈曲挛缩，严重时可形成掌筋膜挛缩症（Dupuytren's contracture）。故临床上遇到以下情况时应注意筛查肿瘤：① 老年（年龄>65 岁）突发非对称性关节炎；② RF 或抗环瓜氨酸肽抗体（抗 cyclic citrullinated peptide 抗体，抗 CCP 抗体）阴性；③ 肥厚性骨关节病；④ 血清阴性滑膜炎伴凹陷性水肿综合征（RS3PE）；⑤ 掌筋膜炎及关节炎。

3.2 皮肤表现

副肿瘤相关皮肤表现多种多样，临床上较多见的为副肿瘤天疱疮（paraneoplastic pemphigus，PNP）、红皮病。副肿瘤天疱疮主要临床特点为：① 广泛性、顽固性、痛性口腔黏膜糜烂和溃疡，也可累及眼结膜、外阴黏膜，激素治疗效果差；② 躯干部位可表现为多形性皮疹，手心、脚心皮疹对 PNP 较特异；③ 自身抗体（包括抗桥粒核心糖蛋白抗体、抗血小板溶素抗体）阳性[22]。红皮病也与恶性肿瘤相关[23]，尤其是 T 细胞淋巴瘤、胃癌。尽管红皮病常与患者既往的皮肤病史（牛皮癣、异位皮炎、角膜炎）、药物、结节病、皮肌炎、嗜酸性粒细胞增多症相关[24]，但对于无基础皮肤病、未接触药物且皮肤活检未见恶性肿瘤浸润者须警惕副肿瘤相关皮肤表现。红皮病主要表现为周身皮肤弥漫性发红、丘疹、浸润、肿胀、脱屑，尤其是面部及褶皱处。皮肤黏膜也可受累，表现为口腔溃疡及女性生殖道、尿道、肛周黏膜病变。故临床上对于年龄较大的无皮肤基础疾病的新发红皮病或突发皮肤红斑、非血小板减少性紫癜、副肿瘤天疱疮、恶性溃疡，且对常规治疗反应不佳者应积极筛查肿瘤。

3.3 肌肉表现

副肿瘤综合征也可表现为肌肉疼痛、无力，但与炎性肌病不同的是，副肿瘤相关肌肉表现主要特点多为年龄较大、肌肉表现更重、进展迅速，如急性坏死性肌病，广泛性、对称性肌萎缩，且远端肌肉受累、吞咽困难、低 C4 血症更为常见，肌外表现、间质性肺病、抗核抗体阳性、抗 Jo-1 抗体阳性少见[25]。因此，临床上炎性肌病患者表现为广泛性、对称性肌萎缩，肌力与肌萎缩不成比例，出现急性坏死性肌病，或者以远端肌肉受累、肌外表现为主，提示可能有潜在肿瘤[26]。

3.4 癌性多关节炎

癌性多关节炎是与肿瘤相关的关节炎，一般见于老年患者，起病迅速，通常与恶性肿瘤的发现密切相关。癌性多关节炎的表现各种各样，可以类似类风湿关节炎，更多地表现为血清阴性的不对称性关节炎，双下肢受累多见，较少累及双手的小关节。患者通常没有肿瘤直接侵蚀和转移的证据，也没有特异性的组织学和影像学表现。癌性多关节炎可以见于多种恶性肿瘤，报道频率最高的是乳腺癌、结肠癌、肺癌和卵巢癌及淋巴组织增生性疾病。潜在的发病机制尚未阐明。然而，恶性肿瘤的成功治疗可以改善关节炎症状。

一项纳入 65 例癌性多关节炎（PP）患者和 50 例新诊断为 RA 的患者作为对照的队列研究[27]表明，癌性多关节炎平均发病年龄为 50 岁，与 RA 相比，男性比例明显增高（65%）。PP 患者滑膜炎通常以急性非对称（91%）、多关节炎（34%）、寡关节炎（48%）或单关节炎（18%）起病，伴红细胞沉降率和 C 反应蛋白等炎性标记物水平明显升高。但该研究中 23% 的 PP 患者 RF 阳性，11% 的 PP 患者抗 CCP 抗体阳性，从而使诊断难度增加。

目前，关于癌性多关节炎的发病机制尚不明确。1 例肾癌合并少关节炎的病例报道发现，肿瘤组织和滑膜组织中可同时检测出克隆性 T 细胞受体基因重排，可能提示 PP 中肿瘤细胞和滑膜组织具有共同的抗原，从而发生交叉免疫反应[28]。研究还表明，瓜氨酸化波形蛋白是上皮细胞癌的一个重要肿瘤抗原，T 细胞可识别这一抗原，介导免疫反应，从而发挥抗肿瘤作用[29]。因此，至少部分癌性多关节炎，尤其是伴有抗 CCP 阳性者，可能与瓜氨酸化蛋白这一肿瘤抗原诱导的免疫反应相关。癌性多关节炎患者对 NSAIDs、糖皮质激素及免疫抑制剂的治疗反应均不佳。恶性肿瘤的成功治疗可以改善关节炎症状，而肿瘤的复发并不一定伴随关节炎的再次出现[30]。因此，当患者临床表现为不典型关节受累、对规范的抗风湿治疗如糖皮质激素反应不佳时，须警惕潜在恶性肿瘤的存在。

3.5 风湿性多肌痛

风湿性多肌痛多影响老年人，表现为肩部和臀部不适和僵硬、乏力、慢性贫血和红细胞沉降率加快。传统而言，中等剂量的泼尼松在48 h内起效。其他疾病（包括其他风湿性疾病、全身性感染和肿瘤）也有类似风湿性多肌痛的表现。风湿性多肌痛和肿瘤之间的关系存在争议，但是风湿性多肌痛的不典型特点可能提示肿瘤。这些不典型特点包括年龄<50岁，局限性或不对称受累，红细胞沉降率<40 mm/h或>100 mm/h，严重贫血、蛋白尿，泼尼松20 mg/d无效或疗效延迟。不典型风湿性多肌痛患者最常见的肿瘤是肾癌、肺癌、结肠癌和多发性骨髓瘤。一项研究对风湿性多肌痛患者进行评估后发现，10%的患者可诊断为恶性肿瘤。相反，一些前瞻性的研究发现，典型的风湿性多肌痛或颞动脉炎患者与同龄人相比，肿瘤的风险并没有明显增加。

3.6 指端坏死

指端坏死和严重的雷诺现象提示感染、炎症性疾病或肿瘤。年龄超过50岁的患者出现雷诺现象，尤其不对称或并发指端坏死，那么副肿瘤的可能性就会增加，通常在诊断肿瘤前平均7~9个月出现。各种实体瘤和淋巴组织增生性疾病与这种综合征有关[31]。已提出的发病机制包括冷球蛋白血症、免疫复合物诱导性血管痉挛、高凝状态、心内膜栓子脱落和坏死性血管炎。

3.7 脂膜炎

筋膜炎-脂膜炎综合征（包括嗜酸性筋膜炎）通常以皮肤和深部皮下组织肿胀和硬化为特征，同时与纤维化和慢性炎症有关。患者可以出现关节炎和类似结节性红斑的皮下结节。关节病变继发于关节周围的脂肪坏死，可以累及单关节或多关节，类似RA或幼年型RA。通常可见血液和组织中的嗜酸性粒细胞增多，但并非总是如此。筋膜炎-脂膜炎综合征可以是特发性的和有诱因的，也可以继发于各种感染、血管病变和外伤。少数患者与肿瘤有关，血液系统肿瘤最常见，常在确诊为筋膜炎-脂膜炎综合征时或1年内出现。胰腺癌和胰腺炎也与这种综合征有关。肿瘤相关的筋膜炎-脂膜炎综合征患者通常是女性，并且激素治疗无效。

3.8 掌筋膜炎

掌筋膜炎和关节炎是以进行性的双侧指端痉挛、掌筋膜纤维化和多关节炎为特征的一种综合征[32]。临床表现为急性、对称、弥漫的指间关节与掌指关节肿痛，伴手掌软组织明显增厚、变硬，甚至发展为关节屈曲挛缩、腕管综合征。掌指关节和近端指间关节受累最常见，也可累及肘关节、腕关节、膝关节、距小腿关节和足。与系统性硬化的弥漫肿胀期不同，本病通常不伴指端硬化、雷诺现象或内脏器官受累。实验室检查方面，掌筋膜炎和关节炎多无自身抗体表达，ANA、RF和ANCA偶为弱阳性，因此掌筋膜炎和关节炎也被称为血清阴性综合征。患者常伴有肿瘤标记物CA125或CA199升高，这可为诊断提供线索。关节X线表现一般无异常。掌筋膜炎几乎都与肿瘤有关，最常见的是卵巢癌、乳腺癌、泌尿生殖系统肿瘤、胃癌和胰腺肿瘤。它最初被认为是反射性交感神经营养不良的不典型类型，但是严重的临床表现、双侧受累和与肿瘤的密切关系提示掌筋膜炎的本质是一种副肿瘤综合征。通常糖皮质激素和化疗对该病无效[33]，尽管偶尔针对肿瘤的治疗可减轻筋膜炎症状。当手术完全切除肿瘤后，虽然掌筋膜炎和关节炎的滑膜炎症状可得到缓解，但由弥漫性纤维化导致的关节挛缩常难以逆转。一旦发现掌筋膜炎和关节炎表现，肿瘤往往已进展至晚期，故掌筋膜炎和关节炎患者整体预后较差。

3.9 缓解型血清阴性对称性滑膜炎伴凹陷性水肿（RS3PE）

RS3PE 是一种主要影响小关节的少见疾病，多见于老年人、男性。患者对称性小关节受累，表现为手足背部的可凹性肿胀，伴关节炎，无皮下结节，血清 RF 阴性，影像学上无骨侵蚀表现。患者通常对糖皮质激素治疗反应良好，预后较好。

RS3PE 的病因学和发病机制不明确，但它在淋巴瘤、骨髓增生异常综合征及多种实体肿瘤（尤其是腺癌）患者中均有报道[20]。欧洲及美国的相关研究发现，RS3PE 合并肿瘤的风险高达 31%。日本一项纳入了 33 例 RS3PE 患者的队列研究表明，8 例患者在诊断 RS3PE 后 2 年内发生了肿瘤，伴发肿瘤者常有血清 MMP-3 水平升高[34]。特发性 RS3PE 与副肿瘤性 RS3PE 在流行病学及临床表现方面并无差异。

治疗上，特发性 RS3PE 对小剂量糖皮质激素（泼尼松 10～15 mg/d）的治疗反应较好，而合并肿瘤的 RS3PE 对糖皮质激素的治疗反应不佳。因此，当老年患者出现对称性小关节炎伴手足背部肿胀，和伴有全身症状（如发热、体质量下降）、血清 RF 及抗 CCP 抗体阴性、影像学上无明显骨侵蚀改变，尤其对小剂量糖皮质激素治疗反应不佳时，须警惕潜在肿瘤的可能，同时应与老年 RA 相鉴别。

3.10 反射性交感神经营养不良综合征

反射性交感神经营养不良综合征及其变异型肩-手综合征的特征是受累肢体区域疼痛、肿胀、血管舒缩不稳定和局灶性骨质疏松。其病因是交感神经功能障碍。这种综合征起病前没有卒中、心肌梗死或外伤等诱因和常规治疗无效时，可能提示肿瘤。多种恶性肿瘤与反射性交感神经营养不良或其变异型有关。肺尖肿瘤综合征或其他侵犯颈胸神经节或臂神经丛的肿瘤可以出现反射性交感神经营养不良。抗肿瘤治疗可以改善部分临床症状。

3.11 血管炎

血管炎相关性肿瘤并不常见。据报道，恶性肿瘤患者血管炎的发生率仅为 8%。血管炎与淋巴组织增生性或骨髓增生性疾病的相关性较实体瘤要大，并且血管炎一般发生在肿瘤诊断前。血管炎多累及小血管和皮肤，很少出现明显的脏器受累；多用糖皮质激素和直接针对潜在肿瘤进行治疗，但疗效欠佳。

小血管的血管炎可出现在淋巴和骨髓增生性疾病之前或之后。一组 222 例血管炎患者的回顾性研究发现，11 例与肿瘤有关，其中 7 例为血液系统肿瘤，4 例为实体瘤。在 11 例患者中，9 例表现为皮肤血管炎，其余 2 例肠道血管受累，其中 4 例患者血管炎的表现早于肿瘤。另一组 192 例皮肤血管炎患者的研究中也有类似的现象，其中 8 例存在恶性肿瘤，大部分为血液系统肿瘤，5 例血管炎表现发生于肿瘤诊断之前。在一项 23 例有皮肤血管炎和血液系统肿瘤患者的回顾性分析中发现，血管炎占恶性肿瘤的 61%。

系统性血管炎与潜在肿瘤的关系不密切。病例报道和小规模的研究发现，抗中性粒细胞胞质抗体（antineutrophil cytoplasmic antibody，ANCA）阴性和 ANCA 阳性的血管炎与血液系统肿瘤都有关。此外，韦格纳肉芽肿与淋巴细胞增生性疾病、膀胱癌和肾细胞癌等类型的肿瘤有关。一些患者在被诊断为韦格纳肉芽肿的数月内出现肿瘤，另一些患者在韦格纳肉芽肿诊断和治疗数年后出现肿瘤，所以，肿瘤是血管炎本身还是治疗所致还不清楚。

肿瘤相关的血管炎通常对常规治疗反应很差。在一项对13例皮肤血管炎伴发淋巴或骨髓增生性疾病的临床研究中，非甾体类抗炎药、糖皮质激素、抗组胺药和抗5-羟色胺药治疗对改善患者血管炎的症状几乎无效。尽管有报道称针对肿瘤的化疗可以减轻血管炎，但这些患者对化疗反应也不佳。这13例患者中，最终有10例直接死于恶性肿瘤。此外，Hutson和Hoffman研究发现，潜在相关肿瘤得以充分治疗的同时，血管炎病情会有所改善。

3.12 狼疮样综合征

一些肿瘤患者可出现一组以非致畸性多关节炎、胸腔积液、抗核抗体阳性为特点的类似SLE的临床表现，称为狼疮样综合征。狼疮样综合征一般发生于肿瘤症状出现之后，有些患者的狼疮样表现在原发性肿瘤得到有效治疗后消失。因此，当肿瘤患者出现胸腔积液、心包积液、呼吸窘迫时，除了常见的肿瘤已发生转移和放射治疗反应外，还应考虑到狼疮样综合征的可能。

3.13 抗磷脂抗体

近期发现抗磷脂抗体与各种肿瘤相关。然而，癌症患者中抗磷脂抗体与血栓事件之间的关系尚不清楚。

几项研究发现，实体瘤和淋巴组织增生性疾病患者抗磷脂抗体的阳性率高于普通人群的1%~5%，同时抗体阳性患者出现血栓栓塞事件是抗体阴性患者的2倍；大部分血栓事件发生在抗体滴度较高的患者[35]。

3.14 肿瘤性骨软化症

骨软化症是骨质软化，通常与肾功能不全或缺乏维生素D引起的钙化不全有关。骨软化症与实体瘤和间质细胞瘤（包括良性和恶性）有关。

肿瘤性骨软化症（TIO）是一种由肿瘤引起的肾脏排泄磷增加所导致的获得性低磷性骨软化症。有文献报道，500例TIO患者，平均诊断年龄为40~45岁，该病也可见于儿童，男女发病无差异[36]。研究表明，TIO可产生过多的成纤维细胞生长因子23（FGF-23），血中高水平的FGF-23提示患者可能存在副肿瘤情况。FGF-23通过抑制近端肾小管磷的重吸收，使血磷下降，产生骨骼矿化障碍[37]。诱发TIO的肿瘤多为良性，大部分来源于间叶组织，多位于骨或软组织内，位置隐匿，生长缓慢，不易被发现。最常见病理类型为磷酸盐尿性间叶组织肿瘤，其他病理类型如血管瘤、骨肉瘤较少见。有研究发现，300例TIO患者中，40%的肿瘤起源于骨，55%来自软组织，仅8%为恶性。TIO临床表现为进行性骨痛、肌无力，严重者可出现肢体变短、身高变矮、病理性骨折、骨骼畸形等，这些表现与其他病因引起的骨软化症较难鉴别。实验室检查可见血磷水平降低，血碱性磷酸酶水平增高，血钙及甲状旁腺素水平正常，血1,25-二羟基维生素D3水平降低或正常。一旦明确TIO诊断，肿瘤定位至关重要。生长抑素闪烁扫描、18氟-脱氧葡萄糖（^{18}F-FDG）、PET-CT、^{99}Tc^m-标记奥曲肽显像、MRI以及结合B超、CT检查是定位TIO肿瘤的有效方法。切除肿瘤后，TIO症状缓解，血FCF-23水平恢复到正常。对于无法手术或不能完整切除肿瘤者，可选择磷和活性维生素D替代治疗，FGF-23单克隆抗体可能是潜在的靶向治疗药物[38]。

3.15 肥大性骨关节病

肥大性骨关节病（HOA）是一种以皮肤骨骼增生病变为特征的疾病。其标志性的特征为指趾远端球状畸形，也称为杵状指。此外，炎性、增生性骨膜炎可导致骨关节疼痛，甚至发生滑膜炎及关节腔积液[39]。该病好发于长骨，尤其是胫骨、腓骨以及膝、踝关节。骨膜炎症导致成骨激活，骨扫描表现为新生骨组织放射性摄取增多，X线表现为骨膜骨性增生、骨赘形成。

病因方面，原发性HOA只占3%，95%~97%的HOA继发于多种疾病。最主要的继发因素为肿瘤，常见于肺癌、胸膜间皮瘤。非肺癌转移、胸膜外肿瘤（如鼻咽癌、食管癌、非霍奇金淋巴瘤、肉瘤等）并发副肿瘤性HOA亦可见。因此，当患者出现HOA的症状或体征，X线提示对称性长骨远端骨赘形成不伴骨质破坏或骨折，须警惕副肿瘤性HOA，可能是恶性肿瘤的首发表现，甚至提示肺癌的转移，须完善胸部及胸腔外的影像学检查，加强肿瘤的筛查。其他继发因素还包括肺部感染、慢性阻塞性肺疾病、发绀型心脏病、肝纤维化、炎症性肠病等良性病变[40]。

HOA的主要特征为肢体远端胶原和骨的过度增生，因而HOA最初被认为是肢端肥大症的一种变异类型。但有研究证实，肿瘤细胞产生的血小板衍生生长因子（PDGF）和血管内皮生长因子（VECF）均与HOA的发生密切相关[41]。当成功治疗肿瘤如手术切除、化疗或放疗后，HOA症状可迅速缓解。在无法手术或放化疗对HOA症状改善不佳时，VEGF抑制剂（如贝伐单抗）可能有效。

3.16 化疗后风湿病

恶性肿瘤患者接受化疗后可以出现一些风湿性或肌肉骨骼表现。许多肿瘤，尤其是乳腺癌、卵巢癌和非霍奇金淋巴瘤化疗后可出现此类综合征。以非炎症性、自限性、游走性关节炎为主要表现；典型的症状在化疗结束后数月出现，包括肌肉痛、僵硬、关节痛和关节炎，主要累及手的小关节、膝和距小腿关节，可能被误诊为RA，但多数患者没有滑膜增生，没有RA的血清学和影像学证据。化疗后风湿病的发病机制不清楚。然而，化疗后风湿病通常是自限性的，持续时间在1年内，并且保守治疗有效。诊断化疗后风湿病前须排除肿瘤复发和其他炎症状态。常发生此种情形的化疗药物包括CTX、氟尿嘧啶和MTX。

其他免疫调节药物也可导致骨骼肌肉的症状。他莫昔芬与急性炎性关节炎（与类风湿性关节炎相似）有关。IL-2可导致脊柱关节炎或炎性关节炎、肌痛和关节痛。此外，应用IFN治疗可以出现自身抗体SLE和自身免疫性甲状腺疾病的表现。

风湿病综合征的特点及其相关的恶性肿瘤如表42-1所示。

表42-1 风湿病综合征的特点及其相关的恶性肿瘤

风湿病综合征	特点	相关的恶性肿瘤
皮肌炎	典型临床表现；血管炎存在进一步提示恶性肿瘤	卵巢癌、肺癌、胃癌、鼻咽癌
多肌炎	典型临床表现；肌力与肌萎缩不成比例，急性坏死性肌病	实体瘤及淋巴增殖性疾病
血管炎	皮肤血管炎最常见	淋巴系统和造血系统肿瘤；实体瘤少见；伴有韦格纳肉芽肿的肾细胞癌
抗磷脂抗体	恶性肿瘤患者有较高的阳性抗体	多种类型肿瘤
抗核抗体	不同肿瘤类型的研究结果未统一	非霍奇金淋巴瘤、乳腺癌、卵巢癌、肺癌

续表

风湿病综合征	特点	相关的恶性肿瘤
RS3PE	典型特点伴有发热、体重减轻、对糖皮质激素反应差	各种肿瘤类型
指端坏死/晚期	年龄大于50岁,非对称性受累,指端坏死,发作雷诺现象	各种肿瘤类型,特别是胃肠道及肺部肿瘤
非典型风湿性多肌病	年龄小于50岁,非对称性受累,对泼尼松反应差或迟发反应	肾癌、肺癌、结肠癌、多发性骨髓瘤
反射性交感神经营养不良综合征	单侧肢痛、肿胀及局灶性骨质疏松,缺乏常见先行因素且对传统化疗反应差	多种肿瘤类型,最常见是侵及颈胸神经节或臂丛肿瘤;Pancoast瘤(肺尖肿瘤综合征)
掌筋膜炎	指端和掌筋膜的进展性双侧坏死,炎性多关节炎	卵巢癌、乳腺癌、胃癌及胰腺癌
筋膜炎-脂膜炎	不纯一的病症,具有深部组织和皮肤硬结,常有嗜酸性粒细胞增多综合征	血液学肿瘤最常见,乳腺癌及前列腺癌、淋巴瘤
癌性多关节炎	老年关节炎患者,突然发病。下肢非对称性或类似RA	副癌综合征,无直接的肿瘤侵犯;多种肿瘤
转移性肿瘤	骨痛,特别是脊椎和骨盆,膝关节的单关节炎类型	前列腺癌、甲状腺癌、肺癌、乳腺癌及肾癌
化疗后风湿病	关节痛、僵硬,化疗后的手小关节、踝关节及膝关节的关节炎	乳腺癌、卵巢癌、淋巴瘤

4 风湿性疾病的治疗与肿瘤

既往研究提示,接受传统的改善病情抗风湿药物治疗的RA患者淋巴细胞增殖性疾病的发生机会有可能增加。但是近来更多的研究发现,这些恶性肿瘤风险的增加可能是与患者内在疾病的持续时间和严重性有关,而不是由于特殊药物的使用。现在风湿性疾病的治疗方法经历了巨大的改变,治疗风湿性疾病的都是免疫调节药。这些药物都能直接或间接地诱使潜在疾病转化为相关肿瘤。一种药物可直接通过诱发DNA突变增加肿瘤发病风险,或者通过免疫抑制作用诱发EB病毒相关性淋巴组织增生性疾病或损伤器官系统。例如,环磷酰胺可损伤膀胱,长期应用这类药物会增加患肿瘤的风险。然而,难以对单独一种药物的致癌性做出判断,尤其在自身免疫性疾病的背景下,因为疾病本身就可使患恶性肿瘤的风险增加。

4.1 环磷酰胺

环磷酰胺(CTX)是烷化剂,常用于治疗狼疮肾炎、血管炎和其他危及生命与器官功能的风湿性疾病。它可杀死静止期及增殖期的细胞,具有细胞毒性、潜在的致突变和致癌作用。应用环磷酰胺治疗狼疮肾炎时,膀胱癌、皮肤癌、血液系统恶性肿瘤(包括非霍奇金淋巴瘤和白血病)的发病风险均增加。危险因素包括总量大、长期应用、吸烟等。

此前一系列研究显示,CTX治疗韦格纳肉芽肿可以增加膀胱癌和其他恶性肿瘤的发生率[42]。用CTX治疗韦格纳肉芽肿后肿瘤的总体风险增加了2倍,而膀胱癌、白血病和淋巴瘤的患病风险更高。使用CTX治疗韦格纳肉芽肿发生膀胱癌的发病机制为活性代谢产物(丙烯醛)的高浓度聚集对膀胱的损伤。因此,冲击式静脉给药较每日口服用药安全。

一般来说，CTX 仅用于危及生命和器官功能的风湿性疾病，此时治疗的效益超过药物相关的风险。

4.2 甲氨蝶呤

甲氨蝶呤（MTX）是风湿性疾病最常用的治疗药物之一，其诱发实体肿瘤的证据尚不充分。一些研究认为，MTX 用于治疗 RA，与 EB 病毒相关性淋巴组织增生性疾病发生有关。多数病例为 B 细胞非霍奇金淋巴瘤，可以是大细胞型或者混合型。许多病例有淋巴结外受累，EB 病毒的相关程度低于移植后或艾滋病后出现淋巴瘤的患者，但高于一般人群中出现淋巴瘤的患者。

虽然使用 MTX 不增加患淋巴组织增生性疾病的总体风险，但同应用其他免疫抑制剂人群一样，可能会带来患 EB 病毒相关性淋巴样肿瘤的风险。这类患者在停用 MTX 后肿瘤病情可以得到缓解。

4.3 环孢素

环孢素（CsA）目前常用于治疗 RA 和 SLE，尤其是狼疮肾炎。应用 CsA 的风险之一是可诱使肿瘤产生，尤其是淋巴组织增生性疾病。由于移植后发生的淋巴组织增生性疾病被认为是使用免疫抑制药治疗同种移植排斥反应的并发症，所以应用 CsA 是否会增加风湿性疾病患者患恶性肿瘤的风险，仍须进一步研究证实。

4.4 硫唑嘌呤

硫唑嘌呤（AZA）是嘌呤类似物，可抑制嘌呤合成，并产生直接的细胞毒作用。其应用可增加淋巴瘤和非淋巴瘤组织增生性肿瘤的发病风险。与一般人群相比，应用 AZA 的患者患淋巴组织增生性疾病的风险增加 10 倍。此外，应用 AZA 的总量与肿瘤的发病率也有相关性。

4.5 来氟米特

来氟米特（LEF）是嘧啶从头合成的选择性抑制药，可导致快速复制细胞系细胞周期的终点（如类风湿性关节炎中活化的 T 细胞）。目前尚无关于 LEF 增加肿瘤患病风险的报道。

副肿瘤相关风湿综合征诊疗流程如图 42-1 所示。

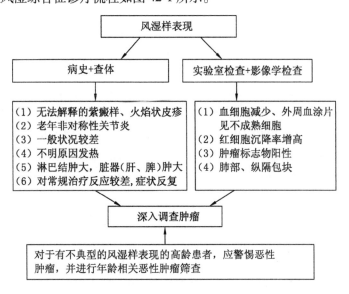

图 42-1　副肿瘤相关风湿综合征诊疗流程

参考文献

[1] 胡红华,程浩. 副肿瘤相关性风湿综合征的研究进展 [J]. 国际免疫学杂志,2011,34:123-126.

[2] 张乃峥. 临床风湿病学 [M]. 上海:上海科学技术出版社,1999:264-269.

[3] MACHADO R I, BRAZ ADE S, FREIRE E A. Incidence of neoplasms in the most prevalent autoimmune rheumatic diseases: a systematic review [J]. Rev Bras Reumatol, 2014, 54: 131-139.

[4] ANDAS C, CSIKI Z, PONYI A, et al. Paraneoplastic rheumatic syndromes [J]. Rheumatol Int, 2006, 26: 376-382.

[5] FIRESTEIN G S, BUDD R C, HARRIS E D, 等. 凯利风湿病学 [M]. 8版. 栗占国,唐福林,主译. 北京:北京大学医学出版社,2011:1947-1968.

[6] MIKUIS T R, ENDO JO, PUUMAIA S E, et al. Prospective study of survival outcomes in non-Hodgkin's lymphoma inpatients with rheumatoid arthritis [J]. J Clin Oncol, 2006, 24: 1597.

[7] MONTI G, PIOLTELL P, SACCARDO F, et al. Incidence and characteristics of non-Hodgkin lymphomas in a multicentercase file of patients with hepatitis C virus-related symptomatic mixed cryogiobulinemias [J]. Arch Intern Med, 2005, 165: 101

[8] TINIAKOU E, MAMMEN A L. Idiopathic inflammatory myopathies and malignancy: a comprehensive review [J]. Clin Rev Allergy Immunol, 2017, 52 (1): 20-33.

[9] YANG Z, LIN F, QIN B, et al. Polymyositis/dermatomyositis and malignancy risk: a metaanalysis study [J]. J Rheumatol, 2015, 42 (2): 282-291.

[10] SO MW, KOO B S, KIM Y G, et al. Idiopathic inflammatory myopathy associated with malignancy: a retrospective cohort of 151 Korean patients with dermatomyositis and polymyositis [J]. J Rheumatol, 2011, 38 (11): 2432-2435.

[11] AZUMA K, YAMADA H, OHKUBO M, et al. Incidence and pre-dictive factors for malignancies in 136 Japanese patients with dermatomyositis, polymyositis and clinically amyopathic dermatomyositis [J]. Mod Rheumatol, 2011, 21 (2): 178-183.

[12] TROYANOV Y, TARGOFF I N, PAYETTE M P, et al. Redefining der-matomyositis: a description of new diagnostic criteria that differentiate pure dermatomyositis from overlap myositis with dermatomyositis features [J]. Medicine (Baltimore), 2014, 93 (24): 318-332.

[13] 戴辉,丁健,万斌,等. 原发性痛风伴多发性骨髓瘤1例 [J]. 临床内科杂志,2003,20 (2):2.

[14] DAMBER L, LARSSON L G, JOHANSSON L, et al. A cohort study with regard to the risk of haematol-ogical malignancies inpatients treated with X-rays for benign lesions in the locomot or system [J] Acta Oncol, 1995, 34 (6): 7131-7191.

[15] MANGER B, SCHETT G. Paraneoplastic syndromes in rheumatology [J]. Nat Rev Rheumatol, 2014, 10: 662-670.

[16] VOGL A, BLUMENFELD S, GUTNER L B. Diagnostic significance of pulmonary hypertrophic osteoarthropathy [J]. Am J Med, 1955, 18: 51-65.

[17] NASCHITZ J E, ROSNER I. Musculoskeletal syndromes associated with malignancy (excluding hypertrophicosteoarthropathy) [J]. Curr Opin Rheumatol, 2008, 20: 100-105.

[18] YAMASHITA H, UEDA Y, OZAKI T, et al. Characteristics of 10 patients with paraneoplastic rheumatologic musculoskeletal manifestations [J]. Mod Rheumatol, 2014, 24: 492-498.

[19] MOREL J, DESCHAMPS V, TOUSSIROT E, et al. Characteristics and survival of 26 patients with paraneoplastic arthritis [J]. Ann Rheum Dis, 2008, 67: 244-247.

[20] RUSSELL E B. Remitting seronegative symmetrical synovitis with pitting edema syndrome: followup for neoplasia [J]. Rheumatol, 2005, 32: 1760-1761.

[21] MANGER B, SCHETT G. Palmar fasciitis and polyarthritis syndrome—systematic literature review of 100 cases [J]. Semin ArthritisRheum, 2004, 44: 105-111.

[22] YONG A A, TEY H L. Paraneoplastic pemphigus [J]. Australas J Dermatol, 2013, 54: 241-250.

[23] GE W, TENG B W, YU D C, et al. Dermatosis as the initial presentation of gastric cancer: two cases [J]. Chin J Cancer Res, 2014, 26: 632-638.

[24] DE VRIES H J, KOOPMANS A K, STARINK T M, et al. Ofuji papuloerythroderma associated with Hodgkin's lymphoma [J]. Br J Dermatol, 2002, 147: 186-187.

[25] CHINOY H, FERTIG N, ODDIS C V, et al. The diagnostic utility of myositis autoantibody testing for predicting the risk of cancer-associated myositis [J]. Ann Rheum Dis, 2007, 66: 1345-1349.

[26] 刘连科, 刘嘉玲. 肿瘤相关风湿综合征 [J]. 中国临床医生, 2006, 34 (3): 2-4.

[27] KISACIK B, ONAT A M, KASIFOGLU T, et al. Diagnostic dilemma of paraneoplastic arthritis: case series [J]. Int J Rheum Dis, 2014, 17 (6): 640-645.

[28] SCHULTZ H, KRENN V, TONY HP. Oligoarthritis mediated by tu-mor-specific T lymphocytes in renal-cell carcinoma [J]. N Engl J Med, 1999, 341 (4): 290-291.

[29] BRENTVILLE V A, METHERINGHAM R L, GUNN B, et al. Citrullinated vimentin presented on MHC-Ⅱ in tumor cells is a target for CD4+ T-cell-mediated antitumor immunity [J]. Cancer Res, 2016, 76 (3): 548-560.

[30] MOREL J, DESCHAMPS V, TOUSSIROT E, et al. Characteristics and survival of 26 patients with paraneoplastic arthritis [J]. Ann Rheum Dis, 2008, 67 (2): 244-247.

[31] HEBBAR S, THOMAS GAO. Digital ischemia associated with squamous cell carcinoma of the esophagus [J]. Dig Dis Sci, 2005, 50: 691

[32] PFINSGRAFF J, BUCKINGHAM R B, KILLIAN P J, et al. Palmar fasciitis and arthritis with malignant neoplasms: a paraneoplastic syn-drome [J]. Semin Arthritis Rheum,

1986, 16 (2): 118-125.

[33] MANGER B, SCHETT G. Palmar fasciitis and polyarthritis syn-drome-systematic literature review of 100 cases [J]. Semin ArthritisRheum, 2014, 44 (1): 105-111.

[34] ORIGUCHI T, ARIMA K, KAWASHIRI SY, et al. High serum matrix metalloproteinase 3 is characteristic of patientswith paraneo-plastic remitting seronegative symmetrical synovitis with pitting edema syndrome [J]. Mod Rheumatol, 2012, 22 (4): 584-588.

[35] BAIREY O, BLICKSTEIN D, MONSELISE Y, et al. Antiphospholipid antibodies associated with malignancies. Clinicaland pathological charcteristics of 120 patients Semi Arthritis Rheum, 2006, 35: 322

[36] GONZALEZ G, BAUDRAND R, SEPULVEDA M F, et al. Tumor-induced osteomalacia: experience from a South American academic center [J]. Osteoporos Int, 2017, 28 (7): 2187-2193.

[37] HAUTMANN A H, HAUTMANN MG, KOLBL O, et al. Tumor-induced osteomalacia: an up-to-date review [J]. Curr Rheumatol Rep, 2015, 17 (6): 512.

[38] JIANG Y, XIA WB, XING XP, et al. Tumor-induced osteomalacia: an important cause of adult-onset hypophosphatemic osteomalacia in China: Report of 39 cases and review of the literature [J]. J Bone Miner Res, 2012, 27 (9): 1967-1975.

[39] SCHUMACHER H R. Articular manifestations of hypertrophic pul-monary osteoarthropathy in bronchogeniccarcinoma [J]. Arthritis Rheum, 1976, 19 (3): 629-636.

[40] PINEDA C, MARTINEZ-LAVIN M. Hypertrophic osteoarthropathy: what a rheumatologist should know about this uncommon con-dition [J]. Rheum Dis Clin North Am, 2013, 39 (2): 383-400.

[41] ATKINSON S, FOX S B. Vascular endothelial growth factor (VEGF) -A and platelet-derived growth factor (PDGF) play a central role in the pathogenesis of digital clubbing [J]. J Pathol, 2004, 203 (2): 721-728.

[42] STONE J H, HOLBROOK J T, MARRIOTT MA, et al. Solid malignancies among patients in the Wegener's Granuiomatosus Etanercept Trial [J]. Arthritis Rheum, 2006, 54: 1608.

(郝冬林)

第四十三章 风湿病与妊娠

1 风湿病与妊娠

随着风湿病诊疗水平的不断提高，越来越多的风湿病患者希望可以建立家庭，对生育的要求也显著增加，风湿病妇女的妊娠问题逐渐为临床所重视。何时可以妊娠，妊娠期间如何控制病情，何种情况下必须终止妊娠，这些都成为当代风湿病学者研究的重要课题[1]。

在妊娠状态下，母体产生的自身抗体和（或）自身反应性淋巴细胞以及某些细胞因子能攻击滋养层细胞、母-胎界面血管内皮细胞、胎儿细胞，影响胚胎的种植及其今后的生长发育，严重者可导致复发性流产（recurrent spontaneous abortion，RSA）、早产、胎儿生长迟缓（fetal growth retardation，FGR）、羊水过少、死胎、子痫前期/子痫，以及溶血、肝酶升高和低血小板综合征（hemolysis, elevated liver enzymes, and low platelets syndrome，HELLP综合征）等不良妊娠结局。其中以RSA最为常见。而与此同时，妊娠期雌激素水平上升可激活体液免疫途径，使得原有自身免疫病的活动度上升，病情进展，严重者可危及母婴生命。而妊娠期间不同疾病所遇问题也不同。例如，许多类风湿性关节炎患者关节疼痛与炎症得到缓解，但部分患者仍需要接受长期的药物治疗；妊娠期系统性红斑狼疮患者的疾病活动度亦因人而异，严重活动时孕妇与胎儿均处于十分危险的状况；局限型系统性硬化症患者在妊娠期病情大多平稳，但如果患者出现硬皮病肾危象，其治疗将会十分棘手；抗磷脂综合征患者在妊娠晚期可能对最佳治疗方案亦不敏感。风湿病患者妊娠期的治疗对风湿科、妇产科等科的临床医生来说充满了挑战。近年来，免疫抑制剂在妇产科与生殖领域的应用越来越广泛，尤其是在RSA合并风湿免疫病患者的防治方面疗效肯定，在降低妊娠不良事件发生率、控制和降低妊娠期疾病活动度等方面的作用尤为关键，而且风湿病活动期炎症对孕妇与胎儿健康的威胁远大于许多免疫抑制药物的不良反应。因此，坚持应用能控制疾病活动的最低剂量药物对于风湿病患者获得良好的妊娠结局是十分重要的。

下列免疫机制在正常妊娠中起作用，使胎儿胎盘成活并长大[2]：① 母体淋巴细胞对抗原和有丝分裂原的反应和淋巴细胞介导的细胞毒性是正常的，自然杀伤（NK）细胞的作用受抑制。② 体外母体细胞淋巴因子（包括IL-1、IL-2、IL-1β、TNF）的产生是正常的。③ 脐带中的淋巴细胞对孕妇淋巴细胞的抑制作用增强，可能是通过体液因子起作用。④ 妊娠血清中的IgG阻止母体抗滋养细胞的淋巴细胞毒性作用，胎盘洗脱液中的母体IgG在体外可抑制T细胞反应。⑤ 与母体直接接触的滋养细胞层缺乏MHC Ⅰ和MHC Ⅱ抗原决定簇，因此，胎儿胎盘单元不被认为是异己成分。⑥ 子宫的大颗粒淋巴细胞具有NK细胞作用，受激素调控。⑦ 几种妊娠相关的血清因子，有些由胚胎产生（AFP及早孕因子、妊娠相关α2糖蛋白、妊娠特异的β1糖蛋白、胚胎相关的免疫抑制因子），对母体反应，尤其是母体-胎儿接触面的反应有免疫调节作用。⑧ 大幅度升高的激素，如雌激素、孕激素、皮质类固醇、绒促性素和生长激素可能在母体-胎儿接触面抑制细胞免疫。

风湿病妊娠相关免疫指标的检测：风湿病患者若要怀孕或者有复发性流产病史，在排除夫妻染色体（基因）异常、女性生殖道解剖结构异常、内分泌系统紊乱、感染因素及出凝血功能异常引起的 RSA 等病因后，临床医师还应通过筛查有关免疫指标来初步判断 RSA 是否与风湿免疫病相关。常用的免疫指标包括抗核抗体（antinuclear antibody，ANA）谱［包括可提取核抗原抗体（extractable nuclear antigens，ENA）］、抗磷脂抗体（anti-phospholipid antibody，aPL）［包括狼疮抗凝物（lupus anti-coagulant，LA）、抗心磷脂抗体（anti-cardiolipin antibody，aCL）IgG/IgM/IgA 亚型、抗 β2-糖蛋白 1 抗体（anti-β2-glycoprotein 1 antibody，anti-β2GP1）］IgG/IgM/IgA 亚型、抗双链 DNA 抗体（anti-double strand DNA antibody，anti-dsDNA）、类风湿因子（rheumatoid factor，RF）、抗环瓜氨酸肽抗体（anti-cyclic citrullinated peptide antibody，anti-CCP）、抗中性粒细胞抗体（anti-neutrophil cell antibody，ANCA）、补体 C3/C4/CH50、免疫球蛋白 IgG/IgM/IgA、外周血淋巴细胞亚群计数、抗凝血酶、蛋白 S、蛋白 C 等。目前尚无大样本、多中心随机对照试验（RCT）研究证实细胞因子、外周血 NK 细胞及其他淋巴细胞亚群与 RSA 的发生相关。

1.1 系统性红斑狼疮与妊娠

1.1.1 妊娠对 SLE 的影响

妊娠是一种异体移植过程，可引起免疫变态反应。妊娠对 SLE 病情的影响可能与妊娠时患者体内雌激素水平、泌乳素（PRL）水平明显升高以及分娩后胎盘分泌的糖皮质激素减少有关。动物实验证实，妊娠期雌激素水平的升高可诱导多克隆 B 细胞活化，进而增加了自身抗体的产生及表达，使机体免疫反应持续增强，最终导致 SLE 活动或加重[3]。此外，近年来 PRL 逐渐被认为是导致妊娠期间 SLE 恶化的另一重要因素。有报道称，PRL 作为一种免疫应答的刺激剂，参与了妊娠期间的免疫及炎性反应，与妊娠期及产褥期 SLE 的恶化密切相关[4]。

目前较一致的认识是：约有 50% 的 SLE 患者在妊娠过程中出现 SLE 病情加重或复发，在妊娠的各个时期和产褥期均可出现[5]。处于疾病活动期的 SLE 患者妊娠时，病情较易恶化。处于非活动期的 SLE 孕妇中，有 10%~30% 的患者在妊娠中或产后数月内出现病情复发和恶化；而 SLE 病变处于活动期的孕妇，SLE 恶化的概率比非活动期高 2~3 倍，尤以妊娠早期和产后更为多见。妊娠期间复发的症状与非妊娠期复发没有明显区别，以皮肤表现和关节炎最为多见，有些患者伴有轻度的发热、乏力、浆膜腔炎和血小板减少，严重的病例可出现肾和中枢神经系统的损害。轻型的复发患者经过治疗后，病情可以好转而不影响预后。但如果重要脏器严重受累，则患者预后较差。一些 SLE 患者在妊娠期间可出现肾病变或原有肾病变加重，甚至可出现尿毒症而危及生命。综合各家报道，约有 20% 的 SLE 患者在妊娠期间可出现短暂的肾功能不全，近 10% 的患者可能出现永久性肾功能损害，近 5% 的患者发生肾衰竭。在 SLE 活动期孕妇中，发生肾病变的可能性为 50%~60%，而病情控制良好的 SLE 孕妇及病情缓解 3~6 个月后妊娠的患者发生肾病变的可能性仅为 7%~10%[6-7]。

1.1.2 SLE 对妊娠的影响

SLE 对妊娠的影响主要表现为异常妊娠，如自然流产、死产、早产、胎儿宫内发育迟缓等，可发生于妊娠的各个时期。近年来统计显示，SLE 患者妊娠时自然流产发生率约为 15%，死产率为 3%~4%。活动性狼疮肾炎患者异常妊娠的发生率约为 50%，自然流产率为 30%~40%，死产率达 10%，早产率超过 30%，胎儿宫内发育迟缓率达 20%~30%，均较一般 SLE 孕妇高。伴有血肌酐水平>140 μmol/L 和高血压的 SLE 孕妇胎儿病死率超过 50%，而肾病综合征不伴有肾功能损害和高血压的 SLE 孕妇胎儿预后相对较好。

SLE 患者易发生先兆子痫，发生率为 3%~30%（正常孕妇则为 1.5%~10%），伴有肾病者先兆子痫发生率更高。SLE 患者发生妊高征的概率大大增加，且常伴发脂肪肝、HELLP 综合征（溶血、肝酶增高、血小板降低）等。SLE 孕妇所生新生儿可能出现新生儿狼疮综合征。尽管先兆子痫和狼疮肾炎（LN）可能在妊娠期同时出现，但是因为它们各自的治疗方法相差很大，所以分辨妊娠的狼疮患者是否伴有先兆子痫是非常必要的。当患者血压超过 140/90 mmHg，或收缩压比正常高 30 mmHg，或舒张压比正常高 15 mmHg，且有蛋白尿（>300 mg/24 h）和水肿，以上症状持续超过 20 周孕龄即可诊断为先兆子痫。LN 活动时血清 C3 及 C4 水平特异性下降 25%，而在正常孕妇及先兆子痫患者，血清补体水平会升高 10%~15%。如果患者有新近出现的与高血压相关的蛋白尿，或既往有先兆子痫、高血压、抗磷脂综合征病史，则引起蛋白尿的原因更可能是先兆子痫而非 LN。当出现阳性尿沉渣结果（排除其他原因的细胞或管型）时，LN 的可能性比较大；而伴有 HELLP 综合征时，更有可能是先兆子痫。类固醇激素对 LN 疗效好，但是可能加重先兆子痫的症状。对于先兆子痫的治疗，可在初期使用降压药，但最根本的措施是提前分娩。

SLE 患者血中出现的一组抗磷脂抗体与异常妊娠有明显关系，其中抗心磷脂抗体与异常妊娠的关系最为密切。血清抗磷脂抗体阳性的 SLE 患者妊娠后，有 40%~50%会发生流产和死胎；而抗磷脂抗体阴性者流产和死胎率仅 10%。另有报道，抗淋巴细胞抗体也可能与 SLE 的异常妊娠有关。

1.1.3 SLE 患者妊娠时机的选择

（1）妊娠。一般认为只有在下列情况下 SLE 患者才可以考虑妊娠：① 病情缓解 1 年以上，至少缓解达 6 个月，或预测在妊娠的 10 个月期间 SLE 病情处于缓解状态。② 在 SLE 缓解期，泼尼松用量≤15mg/d，基本无 SLE 活动的表现。③ 不存在肾功能障碍及 SLE 所致的其他器官系统严重病变。④ 既往无使用糖皮质激素所致的严重不良反应。⑤ 未合并使用免疫抑制药，尤其是环磷酰胺、甲氨蝶呤等细胞毒药物必须停用 3~6 个月或以上。

有文献显示，SLE 患者停药后 1 年或小剂量激素（5~15 mg/d）维持半年以上，病情恶化率低（33%），胎儿、新生儿及孕妇安全性较大（胎儿生存率为 85%~90%）。SLE 患者病情控制 1 年以上妊娠，胎儿生存率接近 100%，母婴安全度显著增高，但妊娠期间病情复发的危险性仍有 10%~20%。既往有内脏累及不构成特别的风险。妊娠前 1 年内有 SLE 活动者母婴风险显著增大。亦有研究表明，病情稳定 2 年以上妊娠、无重要并发症、接受小剂量泼尼松治疗者母婴预后较好。首次妊娠对病情和妊娠结局影响较大。尽可能避免多次妊娠（妊娠次数越多，新生儿体重越低），以免对下一次妊娠带来不良影响。

（2）终止妊娠。出现以下情况应及时终止妊娠：① 活动性肾病变，或血肌酐高于 200 μmol/L。② 严重的高血压、重度血小板减少、严重的神经精神狼疮。③ 并发心脏、肺、肝等脏器严重病变等。④ 停用环磷酰胺、甲氨蝶呤等致畸药物不足 3 个月。

1.1.4 妊娠期的 SLE 病情监测

大多数学者认为妊娠阶段 SLE 的发作主要累及皮肤、关节，小部分有肾脏、血液及神经系统受累。判断依据除了临床上有无活动性炎症损伤、全身症状外，还有实验室指标的变化。例如，补体水平下降、抗双链 DNA 抗体效价升高、红细胞沉降率加快、血象抑制则表明病情恶化。

（1）妊娠高血压综合征。正常妊娠时，妊娠高血压综合征（pregnancy induced hypertension，PIH）的发生率为 7%左右，而 SLE 孕妇并发 PIH 发生率为 18%～25%。当 SLE 累及肾脏时，PIH 和先兆子痫的发生率则更高。LN 在孕期常见的并发症为 PIH，不仅有蛋白尿增加、血压升高，还可伴有一系列先兆子痫症状，严重者可发生子痫。妊娠使 LN 恶化，一般多发生在妊娠晚期，妊娠晚期 SLE 患者又容易发生 PIH，二者临床特点相似，但临床处理有不同，因此区分二者尤为重要。为了区分二者，建议进行血清补体检查。如果是 LN 加重，则血清补体水平下降；而正常妊娠或 PIH 患者血清补体水平升高。临床处理二者的区别在于：严重 PIH 往往需要立即终止妊娠；LN 加重时，如果胎儿尚未成熟，则要增加激素和免疫抑制剂的剂量，以便控制病情。

（2）妊娠期胎儿监护。围生期要加强胎儿监护；妊娠早期可通过 B 超检查确定胎龄及胚胎情况；妊娠中期应监测胎儿生长，通过 B 超检查排除胎儿畸形。注意胎心听诊，必要时进行胎儿心电图和超声心动图检查，了解胎儿心脏传导阻滞及心脏受损情况；妊娠 30 周后，每周进行胎儿电子监护，及时发现异常，为适时终止妊娠提供参考。

（3）妊娠期母体监测。对合并 SLE 的孕妇，定期进行产前检查，注意血压、体重、宫高、腹围变化，尿常规检查发现蛋白尿时，进行 24 h 尿肌酐及蛋白定量和肾功能检查。孕前和孕期均应定期检查狼疮抗凝物（LA）、抗磷脂抗体（ACL）和抗 SSA 等免疫学指标，因为这些指标的水平与妊娠结局有关。当妊娠晚期不能确定是发生了 PIH 还是 SLE 病情加重时，进行补体检查可以提供鉴别诊断参考。定期进行糖尿病筛查，及时识别妊娠期糖尿病。

1.1.5 妊娠期 SLE 患者的治疗

糖皮质激素是防止病情活动和恶化的主要药物。即使对缓解已久的 SLE 患者，妊娠时也应用小剂量泼尼松以防止 SLE 复发。已有大量研究表明，小剂量泼尼松可明显降低 SLE 孕妇病死率，提高妊娠成功率，并预防发生流产[8]。

SLE 处于缓解期，孕前不用药者，在孕期应用泼尼松 10 mg/d 维持；孕前用 5～15 mg/d 者，孕期药物剂量应加倍，并视病情轻重增加泼尼松用量。在分娩时也应增加剂量，常规的做法是：分娩时给予甲泼尼龙 60 mg，静脉滴注，产后第 2 天 40 mg 静脉滴注，第 3 天恢复产前剂量，泼尼松最小剂量为 10 mg/d，维持 6 周。不宜常规应用地塞米松。

SLE 治疗中常用的免疫抑制药有环磷酰胺（CTX）、甲氨蝶呤（MTX）、环孢素（CsA）、来氟米特（LEF）、羟氯喹（HCQ）、霉酚酸酯（MMF）、硫唑嘌呤（ZAZ）、他克莫司（FK506）等。其中环磷酰胺和霉酚酸酯有明确的致畸作用；来氟米特和甲氨蝶呤会干扰叶酸代谢，影响中枢神经系统和骨骼发育，均禁用于妊娠期并于妊娠前停用 6 个月以上。其余药物也缺乏足够的安全性证据，使用时应充分权衡利弊，只有在对妊娠期患者利明显大于弊时方可考虑谨慎地使用[9-11]。另外，非甾体类抗炎药可抑制前列腺素合成，可经胎盘影响胎儿循环系统，导致胎儿动脉导管早闭，且对胎儿的肾功能有影响，因此不宜用于妊娠期患者。

对于妊娠合并 SLE 患者给药方案专家建议如下：

（1）SLE 患者妊娠的条件是泼尼松维持剂量≤10 mg/d（或其他不含氟的等效糖皮质激素如泼尼松龙、甲基泼尼松龙等维持治疗）、病情缓解 12 个月以上、未应用免疫抑制剂或已停用 6 个月以上，或者近期未使用妊娠期避免使用的免疫抑制剂且疾病静止的，计划妊娠及妊娠期继续维持之前的皮质激素用量而可保持疾病稳定或静止的。

（2）对可耐受者，建议 SLE 患者于计划妊娠 3~6 个月开始服用 HCQ（0.2~0.4 g/d，分 2 次服用），并在妊娠期持续服用 HCQ 直至产后至少 3 个月。

（3）未使用糖皮质激素的患者若无法耐受单纯服用 HCQ 或单纯服用 HCQ 时出现狼疮疾病活动，可考虑加用小剂量糖皮质激素（泼尼松剂量≤10 mg/d，或其他不含氟的等效糖皮质激素如泼尼松龙、甲基泼尼松龙等）治疗。

（4）若 HCQ 及小剂量泼尼松仍无法控制狼疮活动，可考虑使用 AZA［1.5~2 mg/（kg·d），分 2 次服用］、CsA［3~5 mg/（kg·d），分 2 次服用］或他克莫司（2~3 mg/d，每 12 h 服用 1 次）等妊娠期相对安全的免疫抑制剂。

（5）妊娠期若狼疮出现中重度活动或狼疮肾炎患者出现顽固性肾病综合征，可考虑静脉使用糖皮质激素［如甲基泼尼松龙 0.5~1 mg/(kg·d)，静脉滴注］、IVIG［400 mg/(kg·d)，连续输注 3~5 d］和（或）血浆置换等治疗。

（6）对经多药治疗无效、狼疮活动严重的患者，可于妊娠中晚期使用 CTX（500~1000 mg/m^2，静脉滴注，每月 1 次），并考虑终止妊娠。

（7）妊娠期应严密监测患者血压是否升高，有无出现蛋白尿，血小板计数有无减少，肾功能是否异常，以及抗磷脂抗体谱与补体 C3、C4、CH50 和抗双链 DNA 抗体等狼疮活动标志物是否波动，及时识别妊娠期高血压或子痫前期等妊娠期并发症及狼疮肾炎，预防子痫发生，保证母婴安全。

1.2 类风湿性关节炎（RA）与妊娠

1.2.1 妊娠对 RA 的影响

70% 的 RA 妇女在妊娠期间病情可以改善，大部分在妊娠 3 个月时病情即缓解。但妊娠期间病情仍会出现波动，而且大部分妊娠期间病情稳定的患者会在分娩 8 周后复发。一般认为，这与性激素尤其是雌激素有关[12]。

妊娠期间 RA 病情好转可能与接触胎儿 HLA 抗原有关。当胎儿与母体 HLA Ⅱ 类抗原不相容时，病情会减轻。具体机制尚不明确。一种观点认为，母亲对胎儿 HLA 抗原的抗体可能是关节炎改善的原因；另一种观点认为，暴露给胎儿的 HLA 抗原可能会诱导调节 T 细胞，抑制母体自身免疫反应；还有一种观点认为，胎儿 HLA 肽可能会影响母体 T 细胞受体的类型，暂时清除自身免疫反应 T 细胞。

1.2.2 RA 对妊娠的影响

目前有资料表明，RA 本身不会对胎儿造成影响，不会增加自然流产、胚胎停止发育等风险。但母亲患继发性干燥综合征者常有抗 SSA 阳性，可能导致新生儿狼疮。

（1）妊娠时机的选择。RA 患者妊娠时机的选择并不十分严格。一般而言，应尽量避免在疾病的活动期妊娠，如果患者病情处于非活动期，无明显脏器功能障碍，则可以妊娠。

（2）妊娠期的治疗。HCQ 有疗效且安全性高；SSZ、AZA、CsA、他克莫司等可在 RA 患者妊娠期使用，但尚无大样本数据证实这些药物能改善 RA 患者的妊娠结局[13]；妊娠期

RA疾病活动时，小剂量糖皮质激素可有效降低疾病活动度，生物制剂胎盘穿透率越低，胎儿的安全性越高，但生物制剂在复发性流产合并RA患者妊娠期使用能否改善妊娠结局仍存在争议[14]。

1.3 干燥综合征（SS）与妊娠

干燥综合征本身并不影响女性患者的生育能力，但妊娠合并干燥综合征患者的胎盘可作为靶器官而受到免疫损害，造成胎盘功能障碍，从而对妊娠产生影响。一般而言，原发性干燥综合征（primary Sjogren syndrome，PSS）对妊娠的影响比继发性干燥综合征的小。

1.3.1 妊娠对SS的影响

妊娠可使约30%的SS患者病情加重，大多表现为口干、眼干、关节痛、皮疹、肌肉疼痛等症状加重，抗SSA及抗SSB抗体滴度升高（一般分娩后或流产后可逐渐恢复到妊娠前水平）。患者若出现重要脏器损害或原有的脏器损害加重，则预后较差。

1.3.2 SS对妊娠的影响

目前一般认为，患PSS的孕妇发生自然流产、死产的风险增加，但早产和胎儿生长迟缓的发生率并不增加。新生儿狼疮综合征主要是妊娠16周后母体自身抗体［抗SSA和（或）抗SSB抗体］通过胎盘传递给胎儿所致。患儿可能会出现一过性狼疮性皮损、完全性心脏传导阻滞、血细胞减少、肝损及其他系统表现，其中最严重的并发症是先天性心脏传导阻滞，患儿病死率达20%。即使患儿能存活，也有约67%的患儿需要携带永久性心脏起搏器。当PSS合并抗磷脂综合征时，不育、早产、溶血、肝酶升高、血小板减少、子痫和胎盘血肿等严重并发症的发生风险明显增高，最严重的是引起胎盘缺血而导致自然流产、死产。

1.3.3 妊娠时机的选择

一般认为，SS患者符合下列条件时可考虑妊娠：

（1）病情得到控制，处于稳定状态。

（2）各项免疫指标正常或抗体滴度处于最低水平。

（3）未服用药物，或者服用的药物对妊娠的影响较小。

（4）能做到孕期严密随诊。

1.3.4 妊娠期SS患者的治疗

在SS患者妊娠期间，应避免使用影响唾液腺分泌的药物，如抗组胺药和阿托品等。

加强妊娠期的胎儿监测，尤其是抗SSA和（或）抗SSB抗体阳性的孕妇。产科医师从第16周开始每周要对胎儿心率进行评估，并在16~28周通过超声心动图密切监测胎儿病情变化。一旦发现胎儿心率减慢，则提示胎儿并发心脏传导阻滞，可对新生儿心脏传导阻滞进行早期诊断和早期治疗。不同于泼尼松龙的是，地塞米松和倍他米松因能通过胎盘屏障而用来尝试改善甚至逆转心脏传导阻滞。需要注意的是，约有1/2的新生儿狼疮患儿的母亲从未被诊断为结缔组织病，而她们中至少半数会在之后的10年内发展为干燥综合征或红斑狼疮[15]。

对于妊娠合并SS患者给药方案专家建议如下：

（1）患者于计划妊娠前3~6个月须服用HCQ（0.2~0.4 g/d，分2次服用），并在妊娠期持续服用HCQ，直至产后至少3个月。

（2）若患者无法耐受HCQ或服用HCQ时出现疾病活动，可考虑加用小剂量糖皮质激素（泼尼松剂量≤10 mg/d，或其他不含氟的等效糖皮质激素如泼尼松龙、甲基泼尼松龙等）。

（3）妊娠期若出现明显脏器受累及血管炎，可考虑静脉使用糖皮质激素［甲基泼尼松龙0.5~1.0 mg/（kg·d），静脉滴注］、IVIG［400 mg/（kg·d），连续输注3~5 d］和血浆置换等治疗，必要时终止妊娠。对于抗SSA和（或）抗SSB抗体阳性患者，建议联合使用HCQ和小剂量糖皮质激素（泼尼松剂量≤10 mg/d，或其他不含氟的等效糖皮质激素如泼尼松龙、甲基泼尼松龙等），妊娠期须密切监测胎儿心率（尤其是对有妊娠期发生过胎儿心脏传导阻滞病史再次妊娠者），必要时做胎儿超声心动图监测。产后仍须密切随访新生儿是否出现心脏房室传导阻滞。对已明确诊断的胎儿先天性心脏传导阻滞者，一度和二度心脏传导阻滞考虑口服地塞米松4 mg/d，但目前在妊娠期尚无明确有效的治疗方案能够逆转或阻止其进一步加重。

1.4 系统性硬化症（SSc）与妊娠

1.4.1 妊娠对SSc的影响

一般认为，处于病情稳定期的SSc患者妊娠时，病情变化不大。但因为许多妊娠期的表现如水肿、关节肌肉疼痛、胃食管反流、运动时气促等与SSc的症状相同，所以有时判断妊娠期SSc的病情变化非常困难。若SSc并发肾危象、肺间质病变、肺功能损害、心肌损害等并发症，则这些并发症很可能因妊娠而加重。其发病机制与妊娠后血管变化有关。其中较明确的是妊娠会加重肾危象，一旦发生，患者病死率较高。食管反流等消化道症状一般在妊娠期会加重，皮肤病变一般无变化，雷诺现象在妊娠期缓解而分娩后加重。在妊娠后期，随着子宫的增大，患者运动时气促的症状会更加严重。因此，在产前指导中应排除肺动脉高压，因为不考虑潜在因素的话，肺动脉高压导致孕产妇死亡的风险为50%，是妊娠的绝对禁忌证。

1.4.2 SSc对妊娠的影响

目前较一致的观点是，SSc患者不良妊娠的发生率明显高于正常人。主要不良妊娠为流产、早产、低体重新生儿等，也有新生儿死亡、孕妇死亡的个案报道。总的不良妊娠发生率各家报道不一，为32%~50%不等。

1.4.3 妊娠时机的选择

妊娠时机选择的总体原则与SLE基本一致。

出现下列情况时，要谨慎评估孕妇和胎儿的情况，决定是否继续妊娠：

（1）病程不足4年，全身皮肤广泛硬化，且抗Scl-70抗体阳性。

（2）有器官受累，如肺间质纤维化（肺活量<50%）、心肌炎（射血分数<30%）、胃肠道吸收功能不全、肾功能不全等。

1.4.4 妊娠期SSc患者的治疗

小剂量糖皮质激素对妊娠是安全的，可在必要时应用。

治疗SSc常用的免疫抑制剂大多有致畸性，如CTC、MTX、MMF等，而对SSc有效且妊娠期安全的免疫抑制剂，如AZA、CsA等，目前尚无大样本的临床研究证实其对改善妊娠结局有效[16]。

硬皮病肾危象是非常危重的妊娠期并发症，应及早、足量开始使用血管紧张素转化酶抑制药（ACEI），将血压控制在正常范围。ACEI在治疗肾危象中发挥至关重要的作用，但增加了胎儿畸形的发生风险，这些畸形多发生在妊娠晚期，包括肾闭锁、肺发育不全和胎儿死亡。

食管反流症状重者，可应用质子泵抑制药。雷诺现象一般在妊娠期间可缓解，妊娠前应停用钙离子通道阻滞药。

1.5 抗磷脂综合征（APS）与妊娠

1.5.1 APS 对妊娠的影响

APS 与病理性妊娠的关系已得到公认。习惯性流产为 APS 的常见临床表现之一。APS 患者的流产多发生在妊娠 10 周以后。一般在妊娠 10 周之内胎儿发育正常，之后出现胎儿生长缓慢、羊水减少、流产、早产或死胎。患者可发生严重的先兆子痫或 HELIP 综合征（溶血、肝酶升高、血小板下降）。既往有晚期妊娠流产史的患者更易再发流产。

已有充分证据表明，APS 的标志性抗体抗磷脂抗体（anit-phospholipid antibody，aPL 抗体）与习惯性流产有很强的相关性。aPL 抗体阳性者常有多次自发流产或妊娠中晚期胎死宫内的病史，且该病史与 aPL 抗体的滴度无关。有研究发现，其他结缔组织病（如 SLE）患者发生流产也与 aPL 抗体关系密切。有报道 aPL 阳性的 SLE 患者妊娠失败率可达 59%（阴性者为 25%）。

1.5.2 妊娠期 APS 患者的治疗

既往因 APS 而有过流产史的 aPL 抗体阳性的患者，再次妊娠时应进行抗凝治疗。由于华法林有致畸性，因此推荐使用普通肝素或低分子肝素抗凝（低分子肝素发生血小板减少和骨质疏松的风险更低，目前大部分医师倾向于使用低分子肝素）。氯吡格雷、阿加曲班、利伐沙班、达比加群等新型抗凝药物还没有应用于 APS 患者的对照研究，这些药物对妊娠的安全性尚不清楚。

（1）有过妊娠 10 周后流产史的 APS 患者应预防性使用肝素（普通肝素 30~40 mg，每天 1 次，皮下注射），并联合使用小剂量阿司匹林，在确认妊娠后即开始使用，直至预产期前 48 h，产后继续使用 8~12 周。这样可以使胎儿存活率从 50% 上升至 80%。

（2）因妊娠期间和产后再发血栓的风险显著增高，之前有过血栓形成史的 APS 患者妊娠期必须全程抗凝治疗（普通肝素 1 mg/kg，每天 2 次，皮下注射；或普通肝素 1.5 mg/kg，每天 1 次，皮下注射），在妊娠前或（可能的情况下）末次月经结束后即开始使用，至预产期前 48 h 停用，产后继续使用 8~12 周，然后逐渐减量至停药。

（3）对于 aPL 抗体阳性的初次妊娠患者、有过极早期流产史的患者、aPL 抗体为一过性或低滴度的患者，妊娠期是否应进行抗凝治疗尚无一致意见，多数医师推荐使用小剂量阿司匹林抗凝。

（4）既往有反复血栓史的 APS 患者若单用抗凝抗血小板药物无效[17]，推荐联合使用 HCQ。HCQ 应于计划妊娠前 3 个月开始服用，持续整个孕期；若以上治疗方案无效或既往有血栓史（尤其是曾有脑血管意外者）、LA、aCL、抗 β2-GP1 抗体双阳性或三阳性的 APS 患者，可考虑在妊娠早期加用小剂量糖皮质激素（泼尼松剂量≤10 mg/d，或其他不含氟的等效糖皮质激素如泼尼松龙、甲基泼尼松龙等）；若联合使用 HCQ、小剂量糖皮质激素和抗凝抗血小板方案治疗仍无效，须考虑采用 IVIG［400 mg/（kg·d），连续输注 3~5 d］或血浆置换等方法治疗。

1.6 其他风湿病与妊娠

1.6.1 肌炎/皮肌炎（PM/DM）

妊娠合并皮肌炎非常罕见，文献多为个案报道，且未见有合并肺纤维化的报道。由于病例数有限，妊娠和皮肌炎的关系目前还没有明确的结论。有研究发现，PM/DM 患者很少发生妊高征、胎盘早剥等其他自身免疫性疾病常见的并发症，而流产、死产、胎儿发育受限和围产儿死亡率明显增加。另有研究发现，处于病情活动期（包括妊娠期新发病）的患者中，1/2 发生胎死宫内或新生儿死亡，1/3 早产；14 例处于病情静止期的患者中，1/5 发生胎儿死亡，1/5 早产。国内有 2 例妊娠合并皮肌炎的报道，未见胎儿发育异常。推测：妊娠后免疫功能的变化是发生皮肌炎的因素。

1.6.2 白塞病（BD）

国外有研究发现，患有白塞病的妊娠妇女，2/3 病情恶化，1/3 缓解。恶化主要出现在妊娠初期，多为可疑型或皮肤黏膜型，而改善者多为不全型、完全型或关节炎与眼部病变型。由于病情改善者产后在月经期或月经后有反弹，说明黄体酮可能是影响白塞病发病过程的主要激素。

1.6.3 大动脉炎（TA）

TA 对妊娠的影响主要是动脉高血压引起的先兆子痫（60%）、心衰和脑血管意外（5%）、胎儿宫内死亡（2%~5%）及发育迟缓（18%）。所有不良后果均有腹主动脉受累，且就诊延误。孕期应及时发现该病及其并发症，加强监护，控制血压，确定适当的分娩和麻醉方式。妊娠、分娩对 TA 的影响未知，研究结果不一致。有报道，妊娠对 TA 有改善作用，产后 TA 的炎症反应未加重，一些因素如孕激素可能促发这些改变。但也有患者妊娠后症状加重的报道。胎儿体重正常表明子宫动脉结构、功能正常；反之，有弥漫性血管炎及全身疾病的孕妇可能发生多种并发症。

1.6.4 结节性多动脉炎（PAN）

PAN 可以造成中小动脉狭窄，同时易发生妊高征，使血管痉挛、管腔狭窄，二者相加使血管腔更加狭窄，造成组织严重缺血缺氧，所以易发展成重度妊高征，而致心、肝、肾功能衰竭及失明、胎盘早剥等严重并发症。胎儿因缺血、缺氧而发育不好，体重减轻，重者发生死胎。当患者合并重要器官损害，如心、肝、肾、脑功能受损者，应劝其绝育。对未孕、已确诊为结节性多动脉炎且合并重要器官功能障碍者，也应劝其绝育。

1.6.5 银屑病关节炎（PsA）

妊娠对银屑病患者可产生一定影响，其激素水平的变化是产生影响的重要原因。银屑病患者妊娠时可以发病或皮损增多，但也有患者皮损自行消退或缓解。国内有银屑病患者妊娠并且成功分娩的个例报道。但关于银屑病关节炎患者妊娠的研究少见。

1.6.6 溃疡性结肠炎（UC）

UC 可影响各年龄女性，高峰在生育期，但患者生育力不受影响。妊娠期结肠切除术有 60% 诱发自发性流产的危险，母亲和胎儿发病率、死亡率均高。

2 风湿病患者妊娠管理建议

风湿病患者一旦妊娠，即属高危妊娠，应主动定期进行产前检查，以便及时发现和治疗妊娠并发症。嘱患者避免劳累与日晒，指导患者学会自我监护，注意观察有无面部蝶形红斑、关节痛、口腔溃疡、光敏感等症状。血液学检查包括全血细胞分析，抗双链 DNA 抗体、补体 C3/CH50、肝肾功能、红细胞沉降率监测及血小板聚集试验，其中红细胞沉降率的监测对是否需要增加激素量有指导意义，而血小板聚集试验对于阿司匹林的使用及增减十分必要。补体 C3 水平下降超过 25%、抗双链 DNA 抗体的异常升高多提示疾病活动[18]。尿液检查主要包括尿常规及 24 h 尿蛋白总量，临床对于尿蛋白总量的测定尤为重视，尿蛋白 ≤ 30 mg/24 h 被认为是妊娠成功的必要条件。此外，通过多普勒（Doppler）了解胎儿血流情况对是否可以继续妊娠具有指导意义。风湿病妊娠管理具体建议如下：

（1）早期全面评估患者内脏器官受损程度，测定相关免疫学指标，评估病情活动程度。风湿病患者理想的妊娠时机是病情处于无活动或低度活动状态。

（2）妊娠前必须遵医嘱停用致畸药物足够时间。患者在接受致畸药物治疗时，尤其是环磷酰胺、甲氨蝶呤、来氟米特、霉酚酸酯，必须采取有效的避孕措施避免怀孕。

（3）应使用药物维持病情稳定，妊娠期可继续使用的药物有小剂量糖皮质激素（泼尼松剂量小于 15 mg/d）、羟氯喹、柳氮磺吡啶和硫唑嘌呤。

（4）密切随访，监测胎儿的生长发育、胎动情况，孕妇的血压、尿液、羊水情况。一旦发现胎儿有生长发育迟缓、心脏传导阻滞等情况，就应协同妇产科医生及时处理。

（5）妊娠期出现病情复发、活动，上述第（3）条建议中所列药物无法控制，就可加大糖皮质激素用量［泼尼松 0.5~1 mg/(kg·d)］，必要时使用非致畸药物，如环孢素；对于病情仍不能得到控制，继续妊娠可能导致不良后果的，或者用药后影响胎儿生长发育，不宜继续妊娠的，应及时终止妊娠。

（6）产后尽快恢复风湿病的正规治疗。

3　风湿病患者妊娠期常用的治疗药物

许多风湿病患者发病高峰阶段为育龄期，须长期用药维持疾病稳定，在妊娠期常难以避免使用相关药物。此外，女性患者妊娠期间可能面临病情波动或恶化的风险，风湿免疫科医生接诊育龄期患者时，须与其沟通妊娠计划、告知妊娠期注意事项及药物使用的母婴安全性问题。在疾病稳定的前提下，患者应在风湿免疫科、妇产科、新生儿科等专科医生共同指导下合理规划生育事宜。围妊娠期药物的使用须兼顾维持母体病情稳定和保证胎儿安全两方面问题，根据妊娠不同阶段、母体病情、药物安全性及药物是否通过胎盘屏障等多方面因素，及时调整治疗方案。下文提供风湿病患者备孕期、妊娠期及哺乳期常用药物的安全性建议，但具体治疗方案应依据个体化和多学科协作制订。

美国食品和药物管理局（FDA）根据药物对妊娠的风险对药物进行了分级（表 43-1），这对妊娠期临床用药有指导性意义。值得注意的是，FDA 妊娠药物分级与药物说明书、文献报道、临床使用的经验、专家共识等出入较大，并不能完全指导妊娠期的临床用药，仅可作为参考[19]。例如他克莫司、霉酚酸酯均为 C 类，环磷酰胺为 D 类，但药物说明书和几乎所有的文献都注明禁用于妊娠期；而硫唑嘌呤为 D 类，但用于妊娠期是相对安全的[20]。

表 43-1 FDA 妊娠期药物分类标准

FDA 分类	妊娠用药风险
A	有充分、严格的人体对照研究，早、中、晚期妊娠妇女用药后未发现对胎儿有危害。该类药物可能对胎儿的伤害极小
B	在动物实验中并未显示对胎儿的危害，但无充分、严格的孕妇对照研究；或动物实验显示有不良反应，但在充分、严格的孕妇对照研究中并未显示妊娠早、中、晚期使用后对胎儿有危害
C	在动物实验中证实对胎儿有不良反应，但没有充分、严格的人体对照研究证据。该类药物对妊娠妇女在利大于弊的情况下可使用
D	有确凿的证据证实用药对人类胎儿有危害，但对妊娠妇女在用药利大于弊的情况下可使用
X	动物或人的研究中已证实可致胎儿异常，或基于人类的经验知其对胎儿有危害，孕妇使用后危害明显高于可能带来的益处

一般来说，风湿病患者妊娠期用药安全需要注意以下几个方面：（1）风湿性疾病患者须在病情稳定的前提下计划妊娠，并与专科医生充分沟通，共同决定治疗方案。（2）女性患者在备孕期须停用沙利度胺、甲氨蝶呤、吗替麦考酚酯、雷公藤、环磷酰胺和来氟米特等药物，可酌情选用糖皮质激素、羟氯喹、钙调磷酸酶抑制剂、硫唑嘌呤、柳氮磺吡啶、秋水仙碱、非甾体类抗炎药、TNF 抑制剂、阿司匹林、肝素和静脉注射免疫球蛋白。（3）男性风湿性疾病患者在生育准备期不能应用环磷酰胺和沙利度胺，可以继续使用的药物包括硫唑嘌呤、秋水仙碱、羟氯喹和 TNF 抑制剂。

3.1 女性风湿性疾病患者围妊娠期药物使用

围妊娠期应避免使用可能导致胎儿畸形的药物，风湿免疫科医生须根据风湿病患者的病情和妊娠计划，合理规划用药。表 43-2 列出了女性风湿病患者备孕期和妊娠期应避免使用的药物及计划妊娠前停药时间。

表 43-2 女性风湿病患者在备孕期和妊娠期应避免使用的药物及计划妊娠前停药时间

备孕期和妊娠期应避免使用的药物	计划妊娠前停药时间
沙利度胺	4~12 周
吗替麦考酚酯	6~12 周
甲氨蝶呤	4~12 周
雷公藤	6 个月
环磷酰胺	3~6 个月
来氟米特	2 年以上，或者用螯合剂将血药浓度降至 0.02 mg/L 以下

3.1.1 *糖皮质激素*

糖皮质激素是治疗风湿病患者的主要药物之一，其与妊娠不良事件的相关性报道不一。建议在疾病稳定、无重要脏器累及的前提下，泼尼松剂量≤10 mg/d（或其他不含氟的等效糖皮质激素，见表 43-3）时考虑妊娠。如果在妊娠期出现疾病活动，经过风湿免疫科专科医生评估，与患者及家属共同决定继续妊娠时，可增加糖皮质激素剂量，并适当加用妊娠期相对安全的免疫抑制剂。当胎儿因母体存在抗 Ro/SSA 和（或）抗 La/SSB 抗体而出现一度或二度心脏传导阻滞时，可考虑使用地塞米松 4 mg/d，根据疗效情况短期使用数周。在妊娠后期，为促进胎儿肺成熟，也可选用地塞米松。在终止妊娠时，酌情调整激素剂量。

对于自然分娩的患者，在原使用糖皮质激素的基础上，在产程启动时静脉输注氢化可的松 25 mg，次日恢复原口服剂量。对于剖宫产手术的患者，在使用原糖皮质激素的基础上，术中静脉输注氢化可的松 50~75 mg，术后第 1 天使用氢化可的松 20 mg，每 8 h 一次，术后第 2 天恢复原口服剂量。医生可根据具体情况在围手术期选择其他糖皮质激素剂量调整方案。为控制疾病活动，部分妊娠患者需要在分娩后继续使用糖皮质激素。在使用糖皮质激素时，可以进行哺乳，但如果泼尼松用量≥20 mg/d，应丢弃服药后 4 h 内所产生的乳汁。此外，在使用糖皮质激素治疗的过程中，建议补充钙和维生素 D。

表 43-3　常用糖皮质激素的剂量换算

糖皮质激素种类	等效剂量/mg	糖皮质激素种类	等效剂量/mg
氢化可的松	20	甲泼尼龙	4
泼尼松	5	地塞米松（含氟）	0.75

3.1.2　羟氯喹

有多项研究支持羟氯喹（hydroxychloroquine，HCQ）对风湿病患者妊娠的益处，这些益处包括可能降低 SLE 孕妇的早产率、减少狼疮复发、降低胎儿不良结局的发生风险等。对有妊娠计划的患者，可使用 HCQ 治疗 SLE、RA、SS 等风湿病，建议妊娠期持续用药。抗 Ro/SSA 和（或）抗 La/SSB 抗体阳性的女性患者在妊娠期间使用 HCQ（0.2~0.4 g/d，分 2 次服用），可能降低胎儿先天性心脏传导阻滞的风险。HCQ 可分泌进入乳汁，但远低于安全阈值，因此哺乳期可以使用 HCQ。眼科并发症是 HCQ 的主要不良反应，如果患者在用药期间诉有视力、视野、色觉等变化，应及时进行眼科评估。对长期用药的患者应定期进行眼科检查。

3.1.3　钙调磷酸酶抑制剂

风湿病患者妊娠期使用的主要钙调磷酸酶抑制剂包括环孢素 A（cyclosprine A，CsA）和他克莫司（tacrolimus，TAC），用于治疗 SLE、IIM、SS、难治性 RA 等疾病。妊娠期使用 3~5mg/（kg·d）CsA 或 2~3 mg/d TAC 可能不增加胎儿畸形的风险，但可能增加妊娠期高血压、子痫和妊娠期糖尿病的发生率。长期稳定服用 CsA 或 TAC 的患者在围妊娠期不需要转换为其他药物，可酌情母乳喂养。局部使用 TAC 外用制剂时，可以母乳喂养，但不能将外用制剂局部应用于乳房。使用 CsA 和 TAC 的过程中，须监测血压、肾功能和血钾水平，并注意与合并用药之间的相互作用，必要时监测血药浓度。

3.1.4　硫唑嘌呤

硫唑嘌呤（azathioprine，AZA）是风湿病患者围妊娠期相对安全的免疫抑制剂，常用剂量为 1.5~2.0 mg/（kg·d）。哺乳期尽量避免服用 AZA，但其代谢产物 6-巯基嘌呤在母乳中的含量低于母亲体重调整剂量的 1%，因此，如果病情需要，不能停药，则可以酌情继续使用,并建议丢弃服药后 4 h 内所产的乳汁。建议密切监测血常规,以早期发现可能的骨髓抑制作用。

3.1.5 柳氮磺吡啶

柳氮磺吡啶(sulphasalazine,SSZ)主要用于治疗 RA 和伴有外周关节炎的脊柱关节炎。SSZ 可通过胎盘屏障,但可能不增加发生流产、低出生体重儿或先天性畸形的风险。最大剂量可用至 2 g/d。如果用量>2 g/d,新生儿发生中性粒细胞减少症或再生障碍性贫血的概率可能增加。SSZ 可抑制二氢叶酸还原酶,对使用该药的妊娠期患者须补充叶酸(妊娠期常规补充的剂量即可),以降低发生胎儿唇裂、心血管畸形及尿道畸形等风险。哺乳期患者使用 SSZ,对健康的足月新生儿可正常哺乳,但对早产儿、葡萄糖-6-磷酸脱氢酶缺乏症患儿及高胆红素患儿哺乳须谨慎。如果患者服用大剂量 SSZ(3 g/d)并母乳喂养,婴儿可能出现出血性腹泻。当母乳喂养的婴儿出现顽固性腹泻或出血性腹泻时,母亲应暂停哺乳或停用 SSZ。

3.1.6 秋水仙碱

秋水仙碱是一种抑制有丝分裂的生物碱类药物,具有抗炎、抗纤维化作用,常用于治疗痛风、家族性地中海热、白塞病、SSc 等风湿病。秋水仙碱可以通过胎盘,并作用于有丝分裂过程,曾被认为可能致畸。然而,有关多个家族性地中海热患者的队列研究表明,在妊娠期间服用秋水仙碱不会显著增加胎儿畸形或流产的发生率。女性风湿病患者在备孕期和整个妊娠期都可以使用秋水仙碱。秋水仙碱在乳汁中浓度较低,在哺乳期使用相对安全。为谨慎起见,也可以在服用秋水仙碱 12 h 后开始母乳喂养。

3.1.7 非甾体抗炎药

非甾体抗炎药(non-steroidal anti-inflammatory drugs,NSAIDs)广泛应用于治疗 RA、脊柱关节炎等风湿病。它通过抑制环氧合酶(COX)的活性而阻断前列腺素的产生,其主要作用为解热、镇痛和抗炎。NSAIDs 与不良妊娠的关系尚无定论。有研究表明,育龄期女性使用 NSAIDs 可能出现短暂性不孕,因而受孕困难的女性备孕期间应尽量避免使用 NSAIDs。在孕早期,使用 NSAIDs 可能造成羊水产生过少以及自然流产的风险增加,此阶段应尽量避免使用 NSAIDs。在孕中期,使用 NSAIDs 相对安全,首选非选择性 COX 抑制剂。在此阶段使用 NSAIDs 仍存在发生胎儿肾功能障碍、羊水过少的风险,通常在用药数日至数周后出现,停用 NSAIDs 大多可恢复。因此,如果孕中期必须使用 NSAIDs,应尽可能采用最小有效剂量和最短使用时间。进入妊娠晚期后,使用 NSAIDs 可显著升高胎儿动脉导管早闭的发生风险,应避免使用。当布洛芬使用剂量不超过 1600 mg/d 时,其乳汁分泌量低,为哺乳期首选的 NSAIDs。哺乳期应用 NSAIDs 的安全性数据相对有限,少量资料显示 NSAIDs 很少通过乳汁分泌。

3.1.8 肿瘤坏死因子(TNF)抑制剂

TNF 抑制剂常用于治疗 RA 和脊柱关节炎。妊娠期使用 TNF 抑制剂不增加不良妊娠事件和新生儿缺陷的发生率,且不增加新生儿发生严重感染的风险,因此 TNF 抑制剂对于妊娠期是相对安全的药物。另外,妊娠期停用 TNF 抑制剂可能增加围生期或产后疾病复发加重的风险,在备孕期和妊娠期可根据病情继续使用 TNF 抑制剂。妊娠期首选的 TNF 抑制剂为培塞利珠单抗。由于培塞利珠单抗不含 Fc 段,所以它在妊娠期极少通过胎盘转运,该药可以在整个妊娠期使用,不需要调整剂量。而其他 TNF 抑制剂(包括依那西普、注射用重组人Ⅱ型肿瘤坏死因子受体-抗体融合蛋白、英夫利昔单抗、阿达木单抗、戈利木单抗等）含 IgG1 Fc 段，在妊娠期（特别是妊娠晚期）的胎盘转运率较高，因此，含 Fc 段的 TNF 抑制剂应在妊娠晚期停药，以减少药物进入胎儿循环对胎儿所造成的潜在风险，具体停药时间依据药物半衰期的不同而有所差异。对于妊娠期有 TNF 抑制剂暴露的新生儿，在出生后的 6 个月内应避免接种减毒活疫苗，以免继发感染。哺乳期患者使用任何类型的 TNF 抑制剂均可进行哺乳。

3.1.9 阿司匹林

妊娠期风湿病患者通常使用阿司匹林的剂量为小剂量（50~100 mg/d），单用或者与低分子肝素联用，具体剂量须根据患者的药物耐受性、有无阴道出血及体重等情况进行调整。阿司匹林可单独用于抗磷脂抗体（aPL）阳性且未满足产科或血栓性 APS 标准的孕妇（整个妊娠期都需要使用），也可用于 SLE 患者以降低妊娠期高血压的发生风险。对于产科 APS 患者，在妊娠期间应使用小剂量阿司匹林和低分子肝素联合治疗，孕 36 周或计划分娩前 1 周停用阿司匹林，以避免分娩过程中及产后出血。

3.1.10 肝素/低分子肝素

原发和继发性 APS 患者妊娠期常需要使用低分子肝素/肝素或与小剂量阿司匹林联用，根据病情选择预防剂量（每日 1 次）或治疗剂量（每日 2 次）低分子肝素。在确定妊娠后应尽早开始给药。对部分反复流产的 APS 患者，可在计划受孕当月月经干净后开始给予预防剂量，且全妊娠期使用，分娩前 24~48 h 停药，分娩后 12~24 h 继续给药。对于产科 APS 患者，全妊娠期使用小剂量阿司匹林和预防剂量低分子肝素联合治疗，产后继续使用预防剂量低分子肝素 2~12 周。对于血栓性 APS 的孕妇，全妊娠期间以及产后 6~12 周使用小剂量阿司匹林和治疗剂量低分子肝素，孕前使用抗凝药物者产后 6~12 周开始恢复原长期抗凝方案。对于不满足产科 APS 标准的仅 aPL 阳性患者，不要使用预防剂量低分子肝素。低分子肝素预防剂量：那屈肝素钙注射液 2850 IU（0.3 mL）皮下注射，每日一次；或达肝素钠注射液 5000 IU（0.5 mL）皮下注射，每日一次，或依诺肝素钠注射液 4000 IU（0.4 mL）皮下注射，每日一次。治疗剂量：那屈肝素钙注射液 0.01 mL/kg（95 IU/kg）皮下注射，每日两次；或达肝素钠注射液 100 IU/kg 皮下注射，每日两次；或依诺肝素钠注射液 100 IU/kg 皮下注射，每日两次。

3.1.11 静脉注射用免疫球蛋白

风湿病患者围妊娠期可安全应用静脉注射用免疫球蛋白（intravenous immunoglobulin, IVIG）。IVIG 具有调节淋巴细胞免疫功能、抑制 B 细胞和抗体功能、封闭 Fc 受体、抑制补体功能、抑制 NK 细胞的活性等作用。此外，免疫球蛋白 IgG-F（ab）′2 段的微生物抗原特异结合特性可为机体提供被动免疫。IVIG 可以用于风湿病妊娠期风湿病病情活动患者或难治性 APS 患者，剂量及疗程目前尚无统一方案，多为 0.4 mg/（kg·d），持续 3~5 d，间隔 3~4 周 1 次。

3.2 对女性风湿性疾病患者妊娠期和哺乳期安全性尚不明确的药物

3.2.1 生物制剂

3.2.1.1 白细胞介素 6 受体拮抗剂

托珠单抗是重组人源化抗人白细胞介素 6（IL-6）受体的单克隆抗体，主要用于治疗 RA 和全身型幼年特发性关节炎。目前，托珠单抗在风湿病患者妊娠期应用的安全性数据尚不充分，不建议妊娠期患者使用托珠单抗。对于备孕期患者，建议停用托珠单抗 3 个月后再妊娠。对于正在使用托珠单抗的意外怀孕者，建议停用托珠单抗。由于托珠单抗分子量较大，预计乳汁中浓度较低，但尚不明确其在哺乳期应用的安全性。

3.2.1.2　白细胞介素 17 拮抗剂

司库奇尤单抗是一种全人源化 IL-17A 拮抗剂，主要用于强直性脊柱炎、银屑病和银屑病关节炎患者。动物研究没有发现司库奇尤单抗对妊娠、胚胎发育、分娩或产后发育有直接或间接的有害影响，但目前缺乏妊娠期和哺乳期妇女使用司库奇尤单抗的相关数据，妊娠期和哺乳期女性应避免使用司库奇尤单抗。司库奇尤单抗的药物半衰期为 27 d，有生育能力的女性应在治疗期间和治疗后至少 20 周内采取有效的避孕措施。患者在用药期间如果发现妊娠，应停用该药。

3.2.1.3　利妥昔单抗（rituximab，RTX）

利妥昔单抗是一种抗 CD20 的人鼠嵌合性单克隆抗体，临床用于治疗难治性重症 SLE、难治性 RA、肉芽肿性多血管炎、显微镜下多血管炎等自身免疫性疾病。有限的研究数据未显示药物增加新生儿畸形的发生风险，但在孕中期和孕晚期用药可能导致新生儿 B 细胞减少和全血细胞减少。建议在计划受孕前 6 个月停止 RTX 治疗，仅当 RTX 对妊娠期风湿病患者的潜在益处大于风险时考虑使用该药物，尤其在孕中期和晚期尽量避免使用。关于使用 RTX 治疗期间是否哺乳的问题存在争议，尚无文献报道母乳中是否可检测出 RTX，部分专家不建议用药期间母乳喂养。但 RTX 是一种大分子的药物，随乳汁分泌的可能性较小，因此也有专家建议可酌情考虑母乳喂养。

3.2.1.4　贝利尤单抗

贝利尤单抗是一种针对可溶性人 B 淋巴细胞刺激因子的特异性人源化单克隆抗体，主要用于治疗 SLE。由于贝利尤单抗在围妊娠期使用的安全性尚无定论，所以育龄期女性在治疗期间和治疗结束后至少 4 个月内应采取有效避孕措施。目前缺乏该药物通过乳汁分泌的研究数据，因此建议使用贝利尤单抗的患者暂停哺乳。

3.2.1.5　阿巴西普

阿巴西普是由 CTLA-4 胞外区与人源化 IgG1 Fc 段组成的可溶性融合蛋白，是一种选择性 T 细胞共刺激信号调节剂。阿巴西普通过与抗原提呈细胞表面的 CD80/CD86 结合，阻止其与 T 细胞表面的 CD28 相互作用，抑制自身抗原诱导的 T 细胞活化，减弱下游炎症反应而发挥治疗作用，主要用于治疗 RA。虽然前期动物实验未显示该药生殖毒性的证据，但由于缺乏妊娠期和哺乳期的安全性用药数据，因此不建议妊娠期和哺乳期患者使用该药。育龄期女性自开始使用阿巴西普至最后一次给药结束后 14 周内，应当采取有效的避孕措施。患者在接受阿巴西普治疗期间应停止哺乳，如需哺乳，应与末次给药间隔至少 14 周。

3.2.2　小分子靶向药物

以 Janus 激酶（Janus kinase，JAK）抑制剂（托法替布、巴瑞替尼）为代表的小分子靶向药物已获批治疗 RA。该类药物通过抑制 JAK 磷酸化，阻断 JAK-STAT 信号通路，直接或间接抑制 IL-6、IL-21、TNF-α 等炎性细胞因子的产生和免疫细胞的活化。由于 JAK-STAT 信号通路在细胞黏附和细胞极化过程中发挥重要生理作用，故该类药物可能影响胚胎早期发育过程。而且由于此类药物为小分子化合物，故而推测药物可能通过胎盘转运和乳汁分泌。在RA、银屑病关节炎、溃疡性结肠炎等疾病的大规模临床药物观察中，少部分患者发生妊娠期药物暴露，随访妊娠结局发现，妊娠不良事件和新生儿缺陷发生率较低。但现有数据不足以确立药物相关的重大出生缺陷、流产或其他母体及胎儿不良结局风险，故而不建议在妊娠期使用该类药物，育龄期女性在接受治疗时和结束治疗后至少4周内应采取有效避孕手段。因无法排除其对新生儿和婴儿可能造成的风险（如严重感染），所以患者在哺乳期不应使用该类药物。

3.3 风湿性疾病患者妊娠期禁用药物

3.3.1 甲氨蝶呤（MTX）

甲氨蝶呤是一种已知的致畸药，被严禁用于妊娠期。其在小鼠、大鼠和兔的实验研究中都表现出了胚胎毒性和致畸性。妊娠早期应用甲氨蝶呤可以引起一种特殊的临床综合征——甲氨蝶呤综合征。该病以胎儿宫内生长缺陷、颅骨严重缺如、眶上嵴发育不全、小低位耳、小颌畸形、四肢畸形和发育延迟等为特点，常出现在每周服用MTX剂量>10 mg的女性患者。受孕后6~8周是相对危险的MTX暴露期。考虑到活性的代谢物可在组织中长期存在，所以患者必须在受孕前3~6个月停止服用甲氨蝶呤。叶酸是甲氨蝶呤的拮抗药，因此，停用甲氨蝶呤后补充叶酸是非常必要的。甲氨蝶呤虽然在母乳中的分泌量低，但由于其可累积于婴儿的组织，因此，患者在哺乳期禁止服用MTX。

3.3.2 来氟米特（LEF）

LEF通过抑制二氢乳清酸脱氢酶的活性而阻碍嘧啶的从头合成，还能抑制蛋白质络氨酸激酶活性。动物实验表明，LEF同时具有胚胎毒性和致畸性，主要导致颅面、骨骼肌和心血管畸变。目前尚无确切的研究资料证实孕妇使用LEF后引起胎儿畸形增加，但为谨慎起见，应嘱患者在用LEF治疗期间避孕。LEF的活性代谢产物半衰期长，因此妊娠前须停药2年或采用考来烯胺洗脱治疗（8 g/d，分3次服用，治疗11 d，使其血药浓度在两次相隔2周的独立测量中均降至0.02 μg/mL以下即可）。虽然男性使用LEF是否会影响胎儿目前缺乏相关研究，但是为了减小风险，建议用考来烯胺进行洗脱治疗11d后再受孕。由于LEF可以经乳汁分泌，所以应禁止患者母乳喂养。

3.3.3 霉酚酸酯（MMF）

MMF已经被证实在妊娠期使用有很大风险。在实体器官移植后使用MMF的孕妇，流产发生率为42%，远远高于那些没有使用MMF的移植后孕妇。存活下来的婴儿中，有67%是早产儿，26%患先天性畸形（3/4是耳朵畸形）。由于有如此高的流产率和畸形率，所以建议患者在怀孕前停止使用MMF。对于通过使用MMF来维持治疗处于稳定期的SLE患者，建议孕前改为硫唑嘌呤治疗。

3.3.4 环磷酰胺（CTX）

环磷酰胺是众所周知的致畸药物，妊娠期间使用各种剂量的环磷酰胺对人和各种试验动物均有明显致畸作用，妊娠早期用药会导致脑、颜面结构、肢体、内脏器官的广泛畸形，中晚期用药则可引起胎儿发育迟缓、造血抑制和神经系统发育受损，因此妊娠期患者禁用该药。CTX治疗过程中要重视避孕，妊娠前用药不增加胎儿畸形和流产发生率，在停药3~6个月后可以妊娠。环磷酰胺可经乳汁分泌。有报告显示，CTX可抑制婴儿造血功能，因此不推荐哺乳期患者使用CTX。

3.4 男性风湿性疾病患者生育准备期的药物使用

(1) 男性风湿病患者在生育准备期可以继续使用的药物包括 AZA、秋水仙碱、HCQ 和各种 TNF 抑制剂。SSZ 可能导致男性可逆性精子缺乏。患者如果发生授孕困难,须在备孕前 3 个月停用 SSZ。

(2) 甲氨蝶呤、来氟米特、吗替麦考酚酯等药物的安全性尚不明确。

(3) 生育准备期不能使用的药物包括环磷酰胺和沙利度胺。环磷酰胺在备育前停用至少 12 周,沙利度胺在备育前停用至少 4 周。除 TNF 抑制剂外的多种生物靶向药物在男性生殖方面的安全数据有限,目前尚不推荐应用。

为了更好地指导临床医生用药,英国风湿病学会和英国风湿病专业人员协会(BSR/BHPR)对妊娠期和哺乳期风湿病处方用药指南进行了更新,包括经典抗风湿药、生物制剂及糖皮质激素和止痛药等多种抗风湿药物。妊娠期和哺乳期具体用药建议如表 43-4 所示。

表 43-4 妊娠期和哺乳期抗风湿药的使用

药物名称	围手术期能否使用	孕早期能否使用	孕中晚期能否使用	哺乳期能否使用
糖皮质激素				
泼尼松	能	能	能	能
甲泼尼龙	能	能	能	能
抗疟药				
羟氯喹	能	能	能	能
改善病情抗风湿药				
甲氨蝶呤(<20 mg/周)	孕前 3 个月停用	不能	不能	不能
柳氮磺吡啶(补 5 mg 叶酸)	能	能	能	能
来氟米特	需考来烯胺冲洗,不能	不能	不能	无相关数据
硫唑嘌呤($<2\ mg \cdot kg \cdot d^{-1}$)	能	能	能	能
环孢素	能	能&	能&	能*
他克莫司	能	能&	能&	能*
环磷酰胺	不能	不能**	不能**	不能
霉酚酸酯	提前 6 周停用	不能	不能	不能
IVIG	能	能	能	能
生物制剂				
英夫利昔单抗	能	能	妊娠 16 周停用	能*
依那西普	能	能	孕中期能用,晚期不能用	能
阿达木单抗	能	能	孕中期能用,晚期不能用	能
赛妥珠单抗	能	能	能*	能
戈利木单抗	无相关数据	无相关数据	无相关数据	无相关数据
利妥昔单抗	孕前 6 个月停用	不能##	不能	无相关数据
托珠单抗	孕前 3 个月停用	不能##	不能	无相关数据

续表

药物名称	围手术期能否使用	孕早期能否使用	孕中晚期能否使用	哺乳期能否使用
阿那白滞素	不能	不能##	不能	无相关数据
阿巴西普	不能	不能##	不能	无相关数据
贝利尤单抗	不能	不能##	不能	无相关数据

注：IVIG 为静脉注射用免疫球蛋白；＊相关数据有限；＊＊仅在重度或危及生命的母体疾病时考虑使用；#仅针对健康足月儿；##孕早期意外使用可能无害；& 建议监测孕妇血压、肾功能、血糖和血药浓度。

参考文献

［1］蒋明，YU D，林孝义，等. 中华风湿病学［M］. 北京：华夏出版社，2004：547-1204.

［2］FIRESTEIN G S, BUDD R C, HARRIS E D, 等. 凯利风湿病学［M］. 8版. 栗占国，唐福林，主译. 北京：北京大学医学出版社，2011：275-451, 1089-1563.

［3］VERTHELYI D. Sex hormones as immunomodulators in health and disease［J］. Int Immunopharmacol, 2001, 1:983-993.

［4］GORDON C. Pregnancy and autoimmune diseases［J］. Best Pract Res Clin Rheumatol, 2004, 18:359-379.

［5］RUIZ IRASTORZA G, KHAMASHTA M A, GORDON C, et al. Measuring systemic lupus erythematosus activity during pregnancy: validation of the lupus activity index in pregnancy scale［J］. Arthritis Rheum, 2004, 51:78-82.

［6］CLARK C A, SPITZER K A, NADLER J N, et al. Preterm deliveries in women with system ic lupus erythematosus［J］. J Rheumatol, 2003, 30:2127-2132.

［7］GAYED M, GORDON C. Pregnancy and rheumatic disease［J］. Rheumatology, 2007, 46(11):1634-1640.

［8］MITCHELL K, KAUL M, CLOWSE M. The management of rheumatic diseases in pregnancy［J］. Scand J Rheumatol, 2010, 39(2):99-108.

［9］HUSSEIN M M, MOOIJ J M, ROUJOULEH H. Cyclosporine in the treatment of lupus nephritis including two patients treated during pregnancy［J］. Clin Nephrol, 1993, 40(3):160-163.

［10］WEBSTER P, WARDLE A, BRAMHAM K, et al. Tacrolimus is an effective treatment for lupus nephritis in pregnancy［J］. Lupus, 2014, 23(11):1192-1196.

［11］FLINT J, PANCHAL S, HURRELL A, et al. BSR and BHPR guideline on prescribing drugs in pregnancy and breastfeeding—Part Ⅱ: analgesics and other drugs used in rheumatology practice: Table 1［J］. Rheumatology, 2016, 55(9):1698-1702.

［12］栗占国，张奉春，鲍春德，等. 类风湿关节炎［M］. 北京：人民卫生出版社，2009：261-267.

[13] GÖTESTAM SKORPEN C, HOELTZENBEIN M, Tincani A, et al. The EULAR points to consider for use of antirheumatic drugs before pregnancy, and during pregnancy and lactation[J]. Ann Rheum Dis, 2016, 75(5): 795-810.

[14] AL MAIMOUNI H, GLADMAN D D, IBAÑEZ D, et al. Switching treatment between Mycophenolate Mofetil and Azathio-prine in lupus patients: indications and outcomes[J]. Arthritis Care Res, 2014, 66(12): 1905-1909.

[15] IZMIRLY PM, COSTEDOAT-CHALUMEAU N, PISONI C N, et al. Maternal use of hydroxychloroquine is associated with a reduced risk of recurrent anti-SSA/Ro-antibody-associated cardiac manifestations of neonatal lupus[J]. Circulation, 2012, 126(1): 76-82.

[16] BASSO M, GHIO M, FILACI G, et al. A case of successful pregnancy in a woman with systemic sclerosis treated with cyclosporin[J]. Rheumatology (Oxford), 2004, 43(10): 1310-1311.

[17] SCIASCIA S, BRANCH D W, LEVY R A, et al. The efficacy of hydroxychloroquine in altering pregnancy outcome in women with antiphospholipid antibodies. Evidence and clinical judgment[J]. Thromb Haemost, 2016, 115(2): 285-290.

[18] CONTRERAS G, PARDO V, LECLERCQ B, et al. Sequential the rapies for proliferative lupus nephritis[J]. N Engl J Med, 2004, 350:971-980.

[19] 陈新谦，金有豫，汤光. 新编药物学[M]. 17版. 北京：人民卫生出版社，2011: 609-620, 691-703.

[20] HAZES J M, COULIE P G, GEENEN V, et al. Rheumatoid arthritis and pregnancy: evolution of disease activity and pathophysiological considerations for drug use[J]. Rheumatology (Oxford), 2011, 50(11):1955-1968.

（郝冬林）